改訂新版

大量調理

－品質管理と調理の実際－

編 集

殿塚婦美子

執 筆

殿塚婦美子	三好　恵子
笹島　道雄	山部　秀子
辻　ひろみ	堀端　薫
吉永　和美	榎本　真理
奥田　静男	長田　早苗

株式会社 学建書院

改訂にあたって

　近年，労働人口の減少による人手不足への対応策は，給食施設のみならず多くの企業において喫緊の課題になっている．

　給食施設の新設，大改修においては，人手不足対応策も含めて，生産性の向上，衛生的安全性の確保，品質管理（おいしさなど），労働環境の改善などの面から，新調理システム，クックチルシステム，ニュークックチルシステムおよびニュークックサーブシステムが検討され，導入が進展している．

　一方，機器についても，スチームコンベクションオーブン，各種急速冷却機および再加熱カートの機能性の向上，IH 加熱カートなど，厨房業界や給食関連および調理科学の専門家によって，研究・開発や改良が進んできている．

　調理システムは，給食施設の規模，食数および食種などにより検討されるが，病院やセントラルキッチンシステムの施設においては，新調理システム，クックチルおよびニュークックチルシステムが多く導入されている．比較的小規模の高齢者施設では，ニュークックサーブシステムが適当と考えられる．

　このような現状を考え，今回改訂にあたって，新たに「ニュークックチルシステム」と「ニュークックサーブシステム」を加えた．いずれも給食提供の実績や，研究的に取り組まれている先生方にご執筆をお願いした．ページ数の関係で十分ではなく，課題も多々ある．

　給食経営管理ご担当の教員の皆様，実務に携わっておられる管理栄養士および管理栄養士・栄養士をめざしている学生の皆様によって，よりよいシステムになることを切に願っている．研究課題等の一助になれば幸いである．

　最後に改訂にあたって，種々ご配慮いただきました学建書院木村勝子社長，ご協力いただきました編集部の馬島めぐみさんに心から御礼申し上げます．

2019 年 11 月

殿塚　婦美子

はじめに

　集団給食の大量調理は，給食施設の食事計画に基づいて作成された献立を，施設の調理条件，すなわち，時間，施設・設備，調理担当者の人数などの限られた条件のなかで調理し，衛生的に安全で，おいしく，食事として満足できる料理を提供することを目的に行われる．また，料理の品質管理と生産性が求められる．そのため，施設・設備や調理担当者，調理時間などの諸条件を効率よく使って，一定の品質のものを恒常的に生産するための調理操作，調理機器の入力条件の制御などが必要になる．すなわち，給食における調理は，量の多少にかかわらず，品質管理としてその過程を統制することになる．

　いいかえると，栄養士はこれらの大量調理の条件を前提に献立を作成し，調理指導をしなければならない．真にマネジメント機能をもった献立を作成するためには，施設の調理条件を把握する必要がある．よい献立を作成するためには，ある程度現場経験が必要であるといわれているのはそのためである．

　一方，栄養士養成施設の学生は，栄養士資格取得の単位のひとつである校内給食管理実習で，はじめて大量調理を経験する．また，給食施設に栄養士として仕事に従事したときには，給食の調理指導ができなければならない．

　本書は，これらに対応できることを目標に，大量調理の調理過程の現象をこれまであきらかになっているデータで紹介し，料理の品質管理と調理の標準化ということを中心に述べ，調理条件設定の理論付けをして，一般の給食施設で活用できるようにした．また，実際の調理の方法をレシピとして示した．

　給食管理実習の教科書として，また，給食の現場で役に立つことを念願しているものであるが，項目によっては不十分なところもある．今後多くの方々のご叱正をまって，改訂していきたいと思っている．どうぞ，ご批判，ご指導くださるようお願い申し上げます．

　大量であるために生じるいろいろな問題点を実験的に確かめようとするとき，実験条件設定のモデル化が難しいものが多く，実際に大量に調理して再現性，普遍性のある結果を得るための実験をしなければならない．そのため調理科学の分野での研究成果をたくさん引用させていただいた．著書，文献を引用あるいは参考にさせていただいた諸先生に心から謝意を表したい．

　また，私共の大量調理の研究は，女子栄養大学教授 鈴木久乃先生の大量調理の技法の分析から理論の体系化など，その業績に負うところが大きく，今回の上梓にあたって深甚な敬意を表したい．

　最後に，本書出版の企画と執筆を熱心に薦めてくださった学建書院取締役社長 益子邦夫氏と編集の大崎真弓氏に厚く御礼申し上げます．

1997 年 3 月

殿塚　婦美子

もくじ

1 大量調理の品質管理

　給食の大量調理は，給食施設の食事計画に基づいて作成された献立を，施設の調理条件，すなわち，時間，施設・設備，調理担当者の人数などの限られた条件のなかで調理し，衛生的に安全で，おいしく，食事として満足できるものを提供することを目的に行われる．また，出来上がった料理は，製品としての生産性と品質管理が求められる．そのため，大量調理では，施設・設備や調理担当者，調理時間などの諸条件を効率よく使って，一定の品質のものを恒常的に生産するための調理操作の標準化が必要になる．

　ここでいう品質とは料理のおいしさをいい，供食時の料理の形状，テクスチャー，味，温度など総合的な尺度のものである．給食における調理は，量の多少にかかわらず，品質管理としてその過程を統制することが大切になる．なぜなら大量調理では，調理工程の諸条件が一般的な調理方法，技術に加えて料理の品質に影響するからである．

　新調理システムにおけるクックチル，クックフリーズ，真空調理法においても，大量調理としての品質管理，生産管理が必要である．

　また，大量調理の品質管理は，HACCP の概念に基づいた衛生管理が前提であることはいうまでもない．

● ● ● ● ●

1 大量調理の特性

　　大量調理は，家庭で行う少量調理と比べて，1 つの料理を調理する量が多いために調理操作の時間が長くなる．調理操作時間を短縮するために，複数の調理担当者の協同作業や機械化が行われる．それでも少量調理と比較して，大量調理では，調理操作，調理過程，加熱速度などにおいて，少量調理とは異なる現象が生じることがある．さらに調理後から喫食までの時間が長いために起こる品質の変化や，作業能率，衛生的安全性の面からも検討が必要になる．

1）大量調理の特徴
① 調理する量が大量であるため，調理する量によって，調理過程の食品および料理の重量変化が異なる．これらに対応した調理操作の標準化が必要になる．
② 加熱中の蒸発率が低いため，加える水（だし汁）の量が少ない．そのため煮物では加熱の度合いや調味の不均一が起こりやすく，炊飯では沸騰までの時間の管理が大切になる．
③ 加熱機器の性能および熱容量と加熱する分量との関係によって，食品の温度上昇速度が異なるため，加熱に要する時間が違ってくる．そのため加熱時間の指示は，沸騰後，または，ある温度に達してからの所要時間を示す必要が生じる．
④ 水を媒体とする加熱調理操作では，少量調理と比べて温度上昇速度が緩慢であるため，酵素の作用する温度帯の通過時間が長く，料理の品質に影響することがある．
⑤ 加熱条件が，色，かたさ，テクスチャー，味および栄養成分の変化に顕著に影響する．
⑥ 余熱が大きいため，加熱時間が短縮でき，省エネルギーになる．余熱を考慮した加熱条件にする．

2 調理工程と品質管理

　大量調理では，それぞれの料理の品質基準を設定し，各施設の調理機器の性能や調理担当者数などの調理条件をふまえ，調理の手順，調理操作，調理時間などを標準化する.

　大量調理の問題点と標準化の要因について，調理操作別に述べる.

1）下調理操作

（1）洗　浄

　付着水を少なくする（水きり）方法を検討する．付着水量はゆでる，炒めるなどの加熱条件と出来上がりの料理の品質に影響する．また，生野菜では調味料の浸透や野菜からの放水にも関係する.

（2）切截方法と廃棄量

　料理を予定の量に仕上げるためには，廃棄量を少なく，一定にするための作業管理が必要である．廃棄量は切り方（調理法），調理技術，機械化（性能）などによって変動する.

（3）調味（下味）

　一定の味に仕上げるための変動要因，すなわち処理量，調理操作，調味順序，調味時間を統制する.

2）加熱操作

（1）ゆでる

　加熱に要する時間は，加熱機器，ゆで水量，食品の投入量によって異なる．また，加熱時間の長さは，色，やわらかさ，テクスチャー，味および無機質・ビタミン類の残存率などにも関係する.

　ゆで物の標準化は，加熱機器に対して，ゆで水量と1回にゆでる量を決める.

　一方，ゆで水および食品の内部温度上昇速度は，加熱機器（鍋など）の熱容量とゆで水および食品の分量との関係で異なる．従っておいしくゆでることのできる加熱時間を目安に，加熱機器ごとにゆで水量と1回にゆでる分量を決めることになる.

（2）煮　る

　和風の煮物では，煮くずれ，加熱の度合いや調味の不均一などの問題が生じる．加熱機器および1回の仕込量，煮汁の量，加熱速度，調味や撹拌の時期，余熱を含めた加熱時間などを標準化する.

　洋風の煮込み料理では，ルーの加熱速度と加熱最終温度，香味野菜の加熱の程度，さらに煮込み時間の長さが，色，香味，旨味，コクなどの品質に影響する.

（3）炒める

　熱源と加熱機器の熱容量に対して炒める分量が多いと，材料投入後の温度降下が大きく，炒め時間が長くなる．炒め時間が長くなると，野菜からの放水量が多くなり，調味料や栄養成分，旨味などが流出し，品質が低下する．炒め時間を短縮する調理操作の標準化が必要である.

（4）揚げる

　揚げ物のおいしさは，食品が適度に加熱され，衣（表面）がからりと軽いテクスチャーにある．食品および衣の水分と油の交代の温度管理が大切になる.

揚げ油の量，設定温度，投入量を標準化する．揚げ時間は投入量による影響が大きい．

（5）焼　く

焼き物は料理の種類により品質基準が異なる．加熱温度と加熱時間が焼き物の品質に影響するが，一般には，焼き上がり重量減少率の低い条件がよい．おのおのの焼き物調理の目的に応じた加熱条件を標準化する．

（6）蒸　す

常圧では，蒸気の温度は100℃または100℃以下で食品を加熱する．蒸し器内の温度は火加減により調節するが，スチーマーおよびスチームコンベクションオーブンのスチーマーモードは自動制御できるので温度管理が容易である．

蒸し物は，加熱速度（加熱温度）が品質に影響するものが多い．加熱に必要な時間はおのおのの料理の加熱最終温度と1個の分量（大きさ）によって決まる．伝熱量は温度差によって決まるので，加熱温度は加熱最終温度より高めに設定する．

3）調味操作

調味は，料理をおいしくするための調理操作である．調味料の分量や調味の方法は，食品や料理の物理化学的変化に関係し，品質管理の重要な要素である．

大量調理において，常に予定の味（調味）に仕上げるためには，調味を数量化することと，前述のように調理操作の標準化が伴わなければならない．

調味の数量化とは，調味するものに対する調味の割合を示すことであるが，調理材料の何に対する割合かによって違ってくる．また，大量調理の調理操作や調理過程および供食時間の変化に対応した調味の割合を検討しなければならない．調味の数量化は，出来上がりの料理の味の濃淡が数値によって検討できるので，次回の調理に役立つ．

調味の割合を効果的に使用するためには，調味の割合の数値を味（感覚）で覚える，すなわ

表 1-1　調味の割合（調味パーセント）の使い方

汁 物	実の少ない汁……だし汁に対しての割合 実の多い汁……だし汁，または出来上がり容量に対しての割合
煮 物	煮上がったとき，煮汁を残さないもの……全食品材料に対しての割合 すき焼き風煮などの煮汁が残るもの，中華風の炒め煮など……食品材料とスープ（だし汁）に対しての割合 おでん……だし汁に対しての割合
あえ物	調味前の食品材料に対しての割合 　下味……加熱前または加熱後の重量 　あえ衣……下調理後の重量
サラダ	生，または下調理後の重量に対しての割合
ソース類（ホワイトソース，カレーソースなど）	出来上がり重量に対しての割合
味つけ飯	具と飯，または具と米に対しての割合
焼き物，揚げ物	生の重量に対しての割合で行うが，調理による重量減少を考慮する． たとえば，塩味を1％にしたいとき，加熱後の重量が80％になるものは，生の重量の0.8％にする．

ち味を数値で覚えることが必要である．これは正確に調味された料理を味わうことをくり返し行えば容易である．

調味の割合の使い方を**表 1-1** に示した．

4）適温給食の管理

料理を適温で供食するためには，配食時間に合わせた調理作業計画と保温，保冷機器の活用が必要である．とくに温かい状態で供食するものは，加熱終了からの品温の低下がすみやかであるため，保温機器の使用は不可欠である．

保温機器には，料理を加熱終了後から配食までの間，保温する温蔵庫と，配食後に保温する保温配膳車があり，加湿，再加温および湿熱加温機能を備えたものもある．いずれの場合も，料理のおいしさを損なうことのないような配慮が必要である．そのため保温機器の機能と保温による料理の品質の変化を考慮し，各料理ごとに保温機器の設定温度と保温時間の限界をあきらかにする必要がある．そのうえで調理および配食の作業計画を検討する．

（1）保温中の料理の品温の変化

温蔵庫内の温度は，設定温度と設定温度プラス 20℃の間を，およそ 60 分間の周期で変化する．また庫内の位置による差もある（p.16 参照）．

保温中の料理の品温観察[1]では，設定温度を高くすると品温は高くなるが，設定温度には至らず，庫内温度と品温の差は料理によって異なった．また揚げ物は庫内温度の変化に伴い品温も変化したが，1 個の重量が大きいもの（ハンバーグ）や水分含量が多く組織が緻密なもの（かぼちゃの煮物など）は，保温中の品温の変化がほとんどなかった．熱の伝わり方は，食品の形状，密度，比熱，熱伝導率など，種々の要因により変化するものと思われる．

庫内温度の影響を受けにくい料理は，温蔵庫投入時の品温が低いと，品温の回復が遅れるため，調理後すみやかに温蔵を開始することが必要である．

（2）料理の品質の変化

① 重量変化

保温中の重量変化率（**図 1-1**）は，保温時間が長くなると高くなった．また，設定温度が高いほど変化率が高く，ピーマン油通し，フライドポテトは顕著である．野菜類の重量減少には，水分含量と表面積が関係する．

② 総ビタミン C およびかたさの変化

総ビタミン C の減少率は，設定温度，保温時間に依存したが，総ビタミン C 含量の多いものは減少率が低かった．保温中の物性については，水分含量の減少とともに表面が乾燥，変性するため，かたさ（テクスチュロメーター測定値）に変化がみられた．

③ 食味の変化

保温したものは，保温しないものに比べ，外観，色，テクスチャーの評価が低くなった．テクスチュロメーター測定値および水分含量の変化は食味テストの結果とよく一致しており，食味の低下は水分蒸発による表面の物理的性状および組織の変化の影響が大きい．

かぼちゃの煮物は保温による食味の低下はなかったが，ピーマン油通しは色とかたさの変化が著しかった（**表 1-2**）．

温蔵庫に保管したものと室温に放置したものおよび調理直後のものについて松浦らが行った嗜好調査[2]では，温蔵庫保管（約 70℃）2 時間であきらかに風味および嗜好度が低下したもの

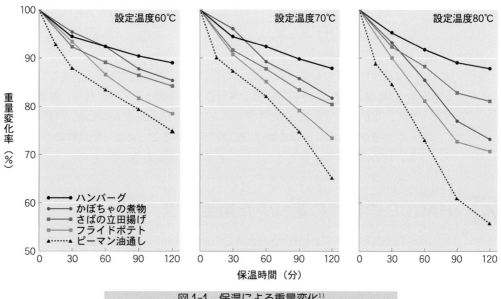

図 1-1　保温による重量変化[1]

表 1-2　官能検査の結果（総合評価）[1]　（n=12〜19）

	保温時間	設定温度		
	（分）	60℃	70℃	80℃
ハンバーグ	30	0	0.4	0.1
	60	−0.3**	−0.4*	−0.5**
	90	−0.4**	−0.9**	−1.0**
	120	0.4**	1.1**	1.3**
さばの立田揚げ	30	0.2	0.3	0.4
	60	0.1	0*	−0.1
	90	−0.2	−0.2*	−0.3*
	120	−0.5	−0.7**	−1.2**
フライドポテト	30	−0.4	0.4	0.3
	60	−0.4	−0.4	−0.5
	90	−0.8**	−0.5	−1.0**
	120	−1.2**	−1.2**	−1.3**
かぼちゃの煮物	30	0.1	0.1	−0.6
	60	0.8	0.3	−0.2
	90	−0.3	0.1	0.2
	120	0.1	0.6	0.2
ピーマン油通し	15	0.7	0.7	0.7
	30	0.8	0.3	−0.4
	60	−1.2	−0.5	−1.4**
	90	−1.4**	−1.6**	−1.6**
	120	−1.5**	−2.5**	−2.5**

保温なしの試料との有意差：*p<0.05，**p<0.01
評点：5 段階評点法，よい（＋2）〜普通（0）〜悪い（−2）

▶▶食味テストの総合評価から，設定温度と保温時間の限界は，ハンバーグは各温度において 30 分，さばの立田揚げは 60℃ 120 分，70℃および 80℃ 60 分，フライドポテトは各温度で 60 分，ピーマン油通しは 60℃および 70℃ 60 分，80℃ 30 分，かぼちゃの煮物は各温度で 120 分である.

は炒飯，肉だんごであった．一方，嗜好差がみられなかったものは，豚肉のシチュー，茶碗蒸し，米飯，みそ汁であった．

（3）保温条件

温蔵庫保温中の品質の低下は，水分蒸発がおもな原因である．ふたをして水分蒸発を抑えることは，気化熱により料理の熱が奪われるのを抑えることになり，保温効果を高めることにもなる．しかし，一方で，ふたをすることにより蒸気がこもるため，品質が低下する料理もある．ハンバーグ，かぼちゃの煮物は，水分蒸発を防ぐことによって品質低下を抑える効果があるが，揚げ物の水分蒸発を抑えることは，必ずしも効果的ではない．

3 HACCP の概念に基づいた衛生管理

HACCP とは Hazard Analysis Critical Point（危害分析重要管理点）の略称で，危害の発生を未然に防止することを目的とした衛生管理手法である．7 つの原則〔危害分析（HA），重要管理点（CCP）の設定，管理基準（CL）の設定，モニタリング方法の設定，改善措置の設定，検証方法の設定，記録（保管）方法の設定〕が基本となり，食品加工における生産工程に適用されている．

給食施設では，食中毒発生を予防するために「大量調理施設衛生管理マニュアル」（厚生労働省，最終改正平成 29 年 6 月 16 日）を実施している．このマニュアルは HACCP の概念に基づき，調理過程における重要管理点（CCP）を示し，これらの重要管理事項について管理基準（CL）を設定し，点検・記録を行うとともに，改善が必要な場合は改善措置を講じるものである．

給食は，料理および組み合わせ（献立）が日々変化し，それぞれの料理を複数の調理担当者によって，衛生的に安全かつ一定の品質の食事を予定の時間内に提供しなければならない．そのため調理工程計画において，重要管理点（CCP）の設定を行わなければならない．CCP の管理基準（CL）は，品質管理のための調理作業の標準化・効率化，あわせて衛生的安全性を確保するための基準を設定することが重要である．

食材の搬入から供食までの重要管理点と管理基準を**表 1-3** に示した．第 6 章 調理の実際では各料理の調理工程をフローチャートで示し，各工程の作業内容に対する管理基準と管理の方法を記載した．

表1-3　調理工程と危害分析・重要管理点

	調理工程	想定される危害分析（HA）	重要管理点（CCP）	管理基準・管理の方法
1	搬入・検収	食材　　汚染物質 　　　　異物混入 　　　　腐敗 業者・容器を介しての汚染	配送時の温度管理 食品別の検収基準 専用容器への入れ替え	・品質，鮮度，包装容器などの状況 ・検収時の品温 ・食肉類，魚介類，野菜類など専用食器に入れ替え
2	食材保管	細菌増殖 品質劣化（腐敗） 損耗	保管温度の管理 保管期限の管理 保管場所の区分化 害虫の侵入防止措置	・食材料の相互汚染を防ぐため，食材ごとに区分して調理時まで専用の清潔なふたつき容器に入れて保管 ・生鮮魚介類：5℃以下，食肉類：10℃以下，野菜・果物類：10℃以下，殻つき卵：10℃以下，冷凍食品-15℃以下など
3	下調理 　洗浄，消毒 　切截，成形	汚染物質の残存・増殖 二次汚染 （手指・器具など）	調理区分の明確化 器具類の区分と清潔 食品別の洗浄・消毒 手指の清潔保持	・専用白衣・使い捨て手袋着用 ・洗浄用浄水は上水道水または水質検査合格水を使用：遊離残留塩素 0.1 mg/l 以上 衛生害虫，異物混入，腐敗，異臭などを確認・洗浄 ・野菜・果物類の洗浄：専用シンク流水 3 回以上，次亜塩素酸 Na 溶液，または電解水などで殺菌・すすぎ，二次汚染防止 魚介：専用シンクで洗浄，専用まな板・包丁，二次汚染防止 ・調理まで 30 分以上の場合は 5℃または 10℃以下で冷蔵保存
4	冷菜調理 　サラダ 　あえ物 　デザート	細菌の残存・増殖 手指・容器による汚染 混合による汚染 落下細菌による汚染 取り扱い中の温度	時間・温度の設定 調理後の保管方法 器具類の清潔保持 手指の清潔保持 落下細菌の防止 官能検査	・手指の洗浄・消毒，使い捨て手袋・マスク着用 ・専用白衣・服装の清潔保持 ・消毒済み専用器具の使用 ・二次汚染防止 ・加熱（下調理）品は 30 分以内に 20℃付近または 60 分以内に 10℃付近まで冷却
5	加熱調理 　蒸す，煮る，焼く 　炒める，揚げる 　汁物，炊飯	細菌の残存 加熱後の手指・容器による汚染 汚染食品の混入（調味料など） 品質劣化	調理別温度・時間の設定 品温設定，官能検査 手指の清潔保持 器具の清潔保持 油などの鮮度チェック	・揚げる，焼く，炒める，煮る，ゆでる：それぞれ中心温度75℃・1分間以上（85～90℃・90 秒間以上）加熱 ・揚げ油の品質確認（酸価の測定など） ・加熱後，消毒済み器具の使用
6	保管 　保冷 　保温	細菌の残存 器具による汚染 保管中の品質劣化 腐敗 落下細菌による汚染	保管場所・方法 温度・時間 手指の清潔保持 器具の清潔保持	・調理終了後 30 分以上要する場合：冷菜は 10℃以下，加熱調理品は 65℃以上で保管 ・2 時間以内に提供
7	供食 　（盛りつけ配食）	細菌の残存・増殖 落下細菌による汚染 手指・器具・食器類による汚染 異物混入（毛髪など） 配膳車などの汚染	温度・時間の設定 落下細菌の防止 手指の清潔保持 食器・容器の清潔保持 帽子・マスク類の着用 手袋の着用 配膳車の洗浄・消毒	・手指の洗浄・消毒，使い捨て手袋・マスク着用 ・専用白衣・服装の清潔保持 ・消毒済み盛りつけ器具の使用 ・10℃以下，2 時間以内の喫食（室温なら 30 分以内） ・65℃以上，2 時間以内の喫食（室温なら 30 分以内）

太田和枝：改訂新版「給食管理」（鈴木久乃，太田和枝，殿塚婦美子編著），157，第一出版（2005）
厚生労働省：「大量調理施設衛生管理マニュアル」（2013）を参考に作成

2 大量調理の調理機器

　近年の給食システムの変化に伴い，厨房機器の開発はめざましいものがある．調理工程の機械化は，効率化と品質管理を目的に行われるが，大規模施設ほどその効果は大きい．

　1,000 食程度の規模では，調理工程の機械化の部分は変わらないが，機器の生産性の向上と機能面の多様化に加え，マイコン制御も付加されたことで，料理の品質管理が容易になってきた．

　一般に大量調理では，予定の時間内に効率よく調理・供食するために必要な調理機器を選定する．したがって，施設の規模により機械化の程度や設置する機器が異なるため，機器の種類や性能が異なるものが数多くある．機器の選定は，生産性と料理の品質管理の両面から検討しなければならない．

　多くの調理機器は，加熱条件により品質が制御される．一定の品質の料理を効率的に生産するためには，加熱条件の標準化が必要である．

　本章では，およそ 1,000 食以下の給食施設のおもな調理機器について，機器の原理，性能および使い方と品質管理のための標準化について述べる．同様に新調理システムの機器についても記載した．

●　　●　　●　　●　　●

1 水圧式洗米機

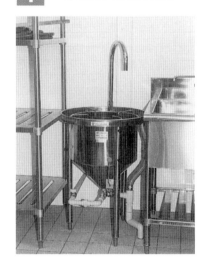

　洗米はぬかやゴミを洗い落とす操作であるが，洗米による米の変化は，炊き上がりの飯の品質に影響する．

　水圧式洗米機（**写真**）は，水圧を利用して米を水といっしょに循環させながら洗米するもので，最も普及している．

　下からの水圧で，中心の丸い筒のなかを米と水がいっしょに吹き上げられて循環して洗米され，オーバーフローからとぎ水が排水される．とぎ水が澄んできてレバーをたおすと，米と水が出てくる構造になっている．構造・原理も簡単であるが，一定の水圧がないと設置できない．また，米は水中に入れると，すぐに吸水が始まるので，最初の汚れ水を吸水させないため，注水時間が長くならないような水栓の径と水圧が必要になる．

　洗米機の容量は 1 回の洗米量 15，20，30 kg用などがあるが，1 釜の炊飯量に合わせて洗米したほうが作業の標準化が容易である．

　また，洗米量が多くなると洗米時間も長くなるので，この点も考えなければならない．機械の操作時間，すなわち洗米時間は米 4〜5 kg で 2〜3 分が標準であり，洗米時間が 5 分以上になると吸水した米粒が砕けやすい．砕米率が高くなると炊き上がりの飯がべたついたものになる．

　早川ら[3]によると，4 回の水洗操作により白米重量の 2.3 ％の固形物（胚乳成分に近い組成）が溶出するとしている．したがって，水洗後の白米の表面は胚乳の細胞壁が露出し，その一部が破損してでん粉粒が流出，あるいは流出しやすい状態にある[4]．

　一定の品質の飯にするためには，洗米量と洗米時間を標準化することが必要である．

2 球根皮むき機（ポテトピーラー）

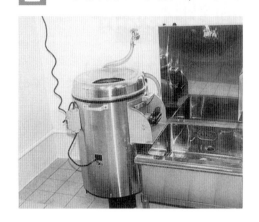

球根野菜類の皮むき機で，機械化による作業能率の面から，大量調理では不可欠な機器の1つである（**写真**）．おもにじゃがいもやさといもの皮むきに使用されるが，たまねぎなどにも使用できる．

鋳鉄製の支柱の上にピーラー部分とモーター部分があり，ピーラー部分と底部の円盤に研削材砥粒（カーボランダム粒）が堅牢に定着されている．モーターで円盤を回転させ，上部投入口より材料を入れると，材料は互いにすりあい，周壁や回転盤で皮がすり取られる．給水口より水を噴射させて洗浄しながら短時間で皮をむくことができる．適度に皮むきをしたのち，芽とりは包丁などで行う．

容量は1回7〜8 kg，10〜15 kg，20〜30 kgなど各種ある．ピーラー操作時間と廃棄率の面から，1回の処理量はカタログ表示の重量の70％くらいが効率がよい．

ピーラー操作時間は，野菜の状態（じゃがいもの場合，新いもか貯蔵いもかなどのいもの状態）や1回の処理量によって異なる．

処理量が同じ場合，ピーラー操作時間を長くすると廃棄率は高くなるが，その後の芽とりの廃棄量は変わらない．したがって，ピーラー操作時間は最小限にとどめたほうが廃棄量は少ない．1例をあげると，じゃがいも8 kgの場合，ピーラー操作時間2分間では廃棄率4％，4分間では13％であった．芽とりの廃棄率は両者とも4％であったので，全廃棄率は前者は8％，後者は17％になる．

1回の処理量や機器の操作時間によって廃棄率が異なるので，廃棄量を少なく一定にするためには，1回の処理量とピーラーの操作時間を標準化することが必要である．

3 合成調理器（フードスライサー）

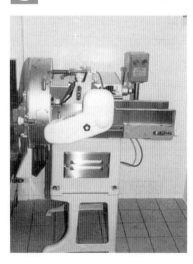

野菜切截機のなかで最も広く使用されており，スタンド型（**写真**），卓上型，特殊型などがある．

鋳鉄製の台の上にモーターと速度変換器があり，これに切截ケースが取り付けられている．野菜を切る刃型は，**図2-1**のように各種あり，これを取り換えることにより種々の形に切ることができる．輪切りプレートではキャベツのせん切り，だいこん，にんじんの小口切り，おろしプレートではだいこん，にんじんのおろし，パン粉，たまねぎ，にんじんのみじん切りなどができ，切截寸法も設定できる．

切截作業の機械化は，**表2-1**のように，かなり効率的であるが，食品，切り方および調理目的により製品の良し悪しがみられるので，機器の使用を選択することが必要である．包丁で切ったものに比べ，切截後の野菜からの放水量（浸出液）が多い食品もある．また，生食する野菜を切截する際は，機器およびプレートの消毒が必要である．

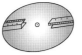
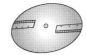

輪切りプレート　　短冊プレート　　角せんプレート
0〜10　　　　　　3×15 ´3×4　　6×6 ´10×10
　　　　　　　　　10×20

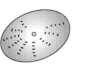

おろしプレート　　丸せんプレート　　笹切りガイド

図2-1　プレート

表2-1　切截能力例（kg/H）	
キャベツせん切り	230
たまねぎせん切り	360
じゃがいもいちょう切り	780
だいこんおろし	230

（メーカーカタログより）
給食現場での実測値（10〜20kg）から算出し
たものとほぼ一致した.

4 揚げ物機（フライヤー）

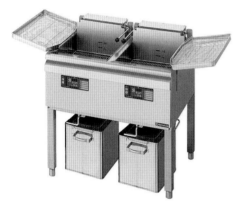

SEFD-18KW

　給食の献立は揚げ物の頻度が高く, 必要度の高い機器である. 自動フライヤー（自動温度調節式, **写真**）は, 一度に大量に均一に揚げることができ, 比較的品質管理が容易である.

　自動フライヤーには, 箱型の油槽が1槽と2槽のものがあり, 油量は1槽20kgのものが多い. 油槽の中段に燃焼パイプが並んでおり, パイプの上は熱対流が活発で, パイプの下方は穏やかなので, 揚げかすはパイプの下方に落ちる.

　油が一定の温度（設定温度）に達すると, 自動フライヤーのガス供給主管の電磁弁が閉じるが, 揚げ材料の投入後, 油温が急激に降下するのを防ぐため少量のガスが常に燃焼している. 材料投入量が増し, 油温の低下が大きくなると, 電磁弁が開き, 供給主管からのガスの燃焼により, 油温の回復が促進され, 設定温度を維持する. 使用後は, 下部より揚げかすをこしながら油を抜いて, 洗浄し乾燥させておく.

　フライヤーの能力は, 油槽の表面積と油量によって決まり, 両者が大きいほど処理能力が大きくなる.

　揚げ材料の投入量は, 油量, 揚げ物の種類, 材料の種類および設定温度によって異なる. 投入量は, 揚げ物製品として必要な揚げ時間内に, 材料投入によって低下した油温を回復できる量で, 油量のおよそ10％である. 投入量は油温を高くすることで増すことができる.

　生産性と品質管理の面から, おのおのの揚げ物に対して, 設定温度と投入量および揚げ時間を標準化することが必要である.

5 スチームコンベクションオーブン

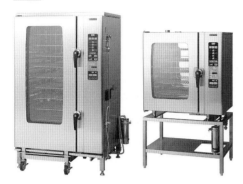

左：SCOS-2010 RH-R，右：SCOS-1010 RH-R

スチームコンベクションオーブンとは，ファンにより熱風を強制対流させるコンベクションオーブンと，蒸気加熱によるスチーマー機能の両方を兼ね備えた加熱調理機器である（**写真**）.

基本機能は，オーブンモード，スチーマーモードに加え，スチームを与えながらオーブン加熱が可能な自動加湿オーブンモードがあり，蒸す，焼く，蒸し焼きにする，煮る，煮込む，さらにフライ風の調理，炒め物風の調理など，多彩な調理を行うことができる．また，スチームコンベクションオーブンは，加熱調理上最も重要となるT・T管理（温度と時間の管理）が正確に行えるため，調理をシステムとしてとらえる"新調理システム"に適した機器といえる.

ただし，スチームコンベクションオーブンはあくまでも加熱調理機器であり，それを使いこなすのは使用者である．調理従事者の考え方と，周辺機器とを組み合わせた活用方法がポイントである．オーブン調理における温度と時間の管理は，調理従事者の長年にわたる経験と勘，コツ，テクニックなどのすばらしいスキルを数値化し，標準化作業することが重要となる.

＜スチーマーモード＞

蒸す，ゆでるなどの調理に適したモードである．37℃の低温スチームから160℃の高温スチームまで幅広い温度設定が可能である．栄養素が流出しにくく，食材のもつ風味を保つことができる．また，温度調節が難しい茶碗蒸しなどの卵調理のほか，同じスチーム料理でも，高温でのスチームにより繊維質の強い野菜やえび・かになどの甲殻類などを蒸す場合は，とくに効果的である．さらに，スチーマーモードでの低温加熱は真空調理に適している.

＜自動加湿オーブンモード＞

スチームコンベクションオーブンの特性を最も生かしたモードであり，煮る，焼く，炊く，揚げる，炒めるなどの調理に適したモードである．オーブン，コンベクションオーブンに比べ，水蒸気を熱の媒体として加熱調理を行うことができるので，熱伝達率が高いのが特徴である．従来のオーブン調理と比較して調理時間も短く，また加湿の効果により食材の水分が保持されるため，加熱調理の外観，食感の劣化が少ない.

＜オーブンモード＞

最高温度300℃設定が可能である．従来のオーブンに比べ庫内が密閉されているため，食材自体の乾燥が少なく保水性が高い状態で調理を行うことができる．また，庫内に熱風を均等に行き渡らせることで，むらなく焼き上げることができる.

6　竪型ガス炊飯器（自動式）

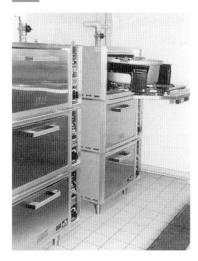

　炊飯機器の開発はめざましく，手動式から自動式に，次いでマイコン制御方式の開発によりタイマー炊飯器が開発された．さらにファジィ制御で火加減パターンが自動化され，誰にでもおいしい飯が炊けるようになった．

　自動式竪型ガス炊飯器（**写真**）は，最も広く使用されており，炊飯釜が防熱された庫内にあるため，保温性が高く，加熱時間の短縮と蒸らしに有効である（消火後の温度降下が緩慢なため，余熱が沸騰後の加熱時間として利用されている）．炊飯釜が2段と3段のもの，これを2列組み合わせたものなどがある．

　1釜の炊飯能力（炊飯可能な量）は5，7，10 kgなど各種ある．しかし，炊飯能力100 %の炊飯量では，釜の上層と下層の飯に差異が生じやすい．均一な品質の飯は，炊飯能力の70〜80 %炊飯がよい．

　加水量は，米が飯になる（2.2〜2.3倍）ために必要な水と蒸発量（米の5〜10 %）を加えたもので，米の1.35〜1.4倍重量である．蒸発量は炊飯器，ふたの密閉度によっても異なるので各施設で実測しておくことが必要である．

　加熱時間は手動式では，沸騰まで10〜15分間，弱火15分間，蒸らし15分間である．自動式では，点火から消火まで約25分間，蒸らし15分間である．点火から消火までの時間は炊飯機器によって多少異なるが，おいしい飯に炊き上げるための加熱時間を把握しておくことが大切である．

　加熱時間の長さは炊飯量や季節による水温の違いなどによって変動する．また米を炒めて炊飯するピラフでは，米の品温が高く，点火から消火までの時間が短くなり，芯のある飯になることがある．この場合は，加えるスープの温度によって加熱時間の調節をする．加熱時間を管理することが，飯の品質管理となる．

7　回転釜

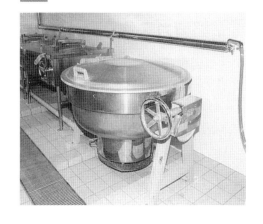

　回転釜（**写真**）は，湯を沸かす，だしをとる，ゆで物，汁物，炒め物，煮物，揚げ物，炊飯など各種の調理に使用できる．

　材質は鋳鉄，アルマイト，ステンレスなどがある．釜底が湾曲しており，加熱面が広く，熱源とともに二重におおわれた構造になっているため，熱エネルギーの利用効率が高い．釜の周辺と中心部では熱の対流が異なり，煮物などでは中心部の食品の内部温度上昇速度が遅れることがあるので，加熱の途中で撹拌が必要である．

　回転釜の容量，熱源の大きさ（消費熱量），釜の材質や厚みなどは釜の熱容量に関係し，水および食品を加熱したときの温度上昇速度に影響する．

　表2-2の回転釜で水50 Lを加熱したときの沸騰までの時間

表 2-2　加熱機器と熱源の種類例[5)]

加熱機器の種類		加熱機器と熱源の種類							熱源	
		能力水量 (L)	径 (cm)	深さ (cm)	容量 (L)	重量 (kg)	鍋の材質成分	鍋の熱容量 (kcal/deg)	ガスの種類	ガス流量 L/分
A	回転釜 1	100	80	29	150	37.00	鋳鉄 Fe＝93.8％	3.70	天然ガス 13-A	35.4
B	回転釜 2	75	72.5	27.1	100	19.75		1.97		12.2
C	回転釜 3	55	68	22.5	75	18.75		1.87	L-P-G	10.3

発熱量：天然ガス 11,000 kcal/m³，L-P-G 23,560 kcal/m³，Fe 比熱 0.108 kcal/kg·deg
鍋の熱容量：鍋の温度を 1℃上げるのに要する熱量を，その鍋の熱容量という．熱容量は鍋の材質の比熱に質量をかけたもの．熱容量の大きい鍋は温度変化が小さい．

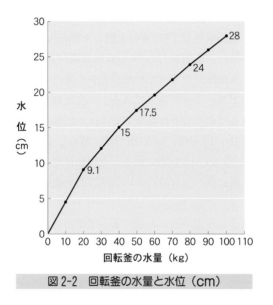

図 2-2　回転釜の水量と水位（cm）

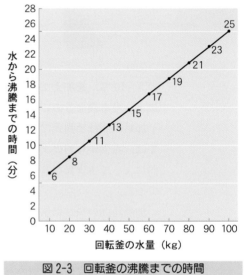

図 2-3　回転釜の沸騰までの時間

は，およそ A：32 分，B：36 分，C：53 分であった．回転釜の選定は，容量とともに材質などを含めた熱容量も考慮したい．熱効率は釜の熱容量や水量および温度帯によって差があり，水量 70 ％以上が高かった[5)]．

　各施設の回転釜の水量（kg）と水量の高さ（cm）の関係や水量に対する沸騰までの時間を作図しておくと便利である（図 2-2，図 2-3）．

8 ガスレンジ

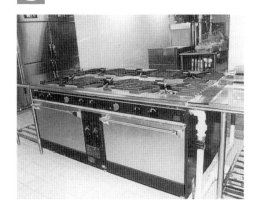

上部はコンロ，下部がオーブンになっているものをレンジ（**写真**）という．ガスコンロは，鍋などの調理器具とともに，炊く，煮る，焼く，炒める，揚げるなど，ほとんどの調理が可能である．しかし1回の調理量に限界がある．煮物，汁物では50〜100食，炒め物では30〜50食，焼き物では10〜15食が目安である．

バーナー部分と"ごとく"で構成されている．バーナーはリング状が多く，空気孔から吸入される空気とガスが混合されて燃焼する．バーナーのサイズにより供給されるガス量が異なり発熱量が決まる．サイズはレンジにのせる鍋の大きさと調理量（処理量）を考慮して決定する．

ガスコンロのガス燃焼の熱エネルギー利用効率（目的に使った熱量/消費した熱量）は，40〜50％であり，バーナーの大きさと鍋の大きさによって異なる．しかし火力の調節と着火が簡単にできるので，効率よく使うと熱エネルギーの利用効率は高くなる．たとえば，多くの調理では沸騰までは強火であるが，その後は沸騰を持続できる火力（中火〜弱火）に調節する．このときのガス流量は強火（全開）に対して中火（半開）では約1/4である．また，火力は沸騰継続中の蒸発量にも関係する（p. 77参照）．

火力の調節は経済性だけでなく，料理の品質管理，調理操作の標準化の要因でもある．

参考：ガスもれに注意する．13-A 天然ガスは，比重0.65〜0.67，プロパンガスは1.5〜1.8である．比重が空気（＝1）より大きいプロパンガスはガスもれしたとき，下部に淀み，天然ガスは天井に漂う．

9 温蔵庫

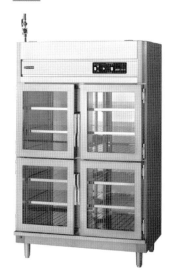

HS-1200 SBG-C

料理を適温で供食するために，加熱処理後から配食（供食）までの間，保温する機器である．乾燥タイプの温蔵庫（**写真**）のほか，加湿，再加温および湿熱加温機能を備えたものや遠赤外線放射熱を利用したものなどがある．いずれの場合も保温機器の機能を把握し，保温条件を標準化して，料理のおいしさを損なうことのないような配慮が必要である．

温蔵庫内の温度分布は，ヒーターの位置関係や温度制御の働きなどにより，庫内の位置による差や温度変化はさけられない．庫内温度は通電開始後から上昇を続け，最高温度に達するとサーモスタットが作動して降下し，設定温度と設定温度プラス20℃の間を，およそ45〜70分間の周期（設定温度により異なる）で変化する（図2-4）．

保温中の料理は，設定温度を高くすると品温も高くなるが，庫内温度の変化に伴い品温が変化するものと，庫内温度の影響を受けにくい料理とがある．また，温蔵庫投入時の品温が低いと，品温の回復が遅れるため，調理後すみやかに温蔵を開始することが必要である．

図2-5は，温蔵庫の設定温度と料理の品温の関係を示したが，保温中の料理の品温はいずれも設定温度には至らず，庫内温度と品温の差は料理によって異なった．

　また，保温中の料理は，水分の蒸発をはじめ物理化学的な変化が起こる．保温による料理の品質の変化を考慮して，料理ごとに保温機器の設定温度と保温時間の限界をあきらかにしておくことが必要である．

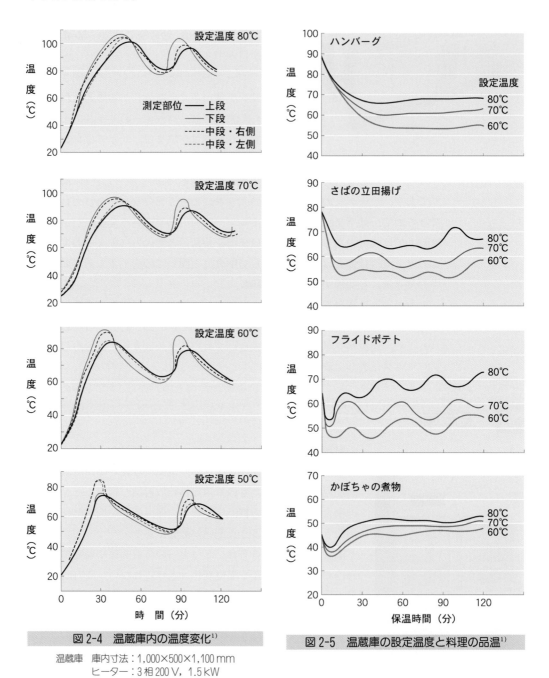

図2-4　温蔵庫内の温度変化[1]

温蔵庫　庫内寸法：1,000×500×1,100 mm
　　　　ヒーター：3相200 V，1.5 kW

図2-5　温蔵庫の設定温度と料理の品温[1]

10 急速冷却機（ブラストチラー）

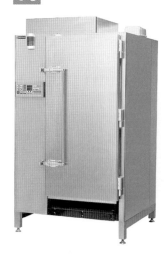

新調理システムにおける真空調理およびクックチルシステムの調理工程に必要な機器である（**写真**）.

庫内の強制冷風（−40℃付近）の凍結温度の空気により，加熱直後の熱い料理を効率よく短時間で冷却する能力がある.

庫内温度，料理の芯温および経過変化のデジタル表示と記録ができる能力をもっている.

料理を急速に冷却することは，細菌が増殖する危険な温度帯（65〜10℃）を速やかに通過させ，衛生的安全性の確保と品質管理面からも重要である.

「大量調理施設衛生管理マニュアル」の"加熱後30分以内に20℃付近，または60分以内に10℃付近まで冷却する"際に，急速冷却機が利用される. またゼラチンゼリーを当日つくりにする，前日仕込みの加熱調理品を冷蔵保存する前に冷却する，などの場合に用いられる. **表2-3**に用途例を示した.

急速冷却機は，大量調理の作業能率と衛生管理のために必要な機器である. また，急速冷却のための専用機器である. 冷却使用時間外に電源を切ると，その間に庫内温度が上昇して細菌が繁殖する. そのため，使用する前には必ず庫内を殺菌する必要がある.

＜新調理システム使用での注意点＞

① クックチルシステムでは，加熱後速やかに冷却を開始し，90分以内に0〜3℃に冷却しなければならない. 料理により冷却速度が異なるので，料理ごとに90分以内に冷却することのできる1天板あたりの料理重量と天板数を標準化する.

② 真空調理では，真空包装前に湯通ししたり，焼き色をつけた際の冷却と，加熱調理後の冷却と二度の冷却プロセスがある. いずれの場合も，細菌の増殖を防ぐために短時間で行わなければならない. さらに0〜3℃に冷却することで危険なボツリヌス菌の毒素形成を防止することができる.

③ 冷却速度は，食材の大きさやポーショニング（ホテルパンや1袋の調理量）に留意する（図2-6，図2-7）. また，ホテルパンのふたは使用しない.

表2-3　ブラストチラー用途例

	総　量	時間(分)	備　考
ゼラチンゼリー	120個	30	容器（耐熱ガラス）1個85g　50→10℃
寒天ゼリー	120個	5〜10	容器（耐熱ガラス）1個85g　40→10℃
蒸しプリン	130個	15	容器（アルミ缶）　1個75g　70→20℃
ゆでもやし	9kg	60	ホテルパン6枚に入れて　70→20℃
ゆでブロッコリー	12kg	20	ホテルパン6枚に入れて　70→20℃
ゆでキャベツ	3.4kg	25	ホテルパン3枚に入れて　70→20℃

ブラストチラー：BQC45型

料理名	食材の状態		投入量
	重量（1段あたり）	初期芯温（℃）	
すり身　パック	1680 g（1パック 560 g×3個）	70℃	焼皿　3段
白身魚　パック	750 g（1パック 250 g×3個）	70℃	穴あきホテルパン　6段

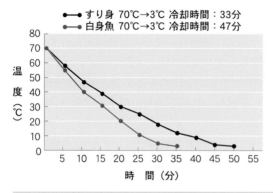

- ● すり身 70℃→3℃ 冷却時間：33分
- ● 白身魚 70℃→3℃ 冷却時間：47分

温度（℃）／時間（分）

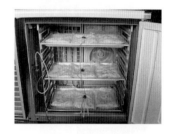

図 2-6　冷却温度曲線（設定：チルドモード）[6]

ブラストチラー：NBC-1610 RE

料理名	食材の状態			投入量
	切り方	重量（g）	初期芯温（℃）	
にんじん	せん切り	1436 g／段	63℃	穴あきホテルパン　6段
ほうれんそう	おひたし用	882 g／段	65℃	穴あきホテルパン　6段
キャベツ	乱切り	1284 g／段	60℃	穴あきホテルパン　6段

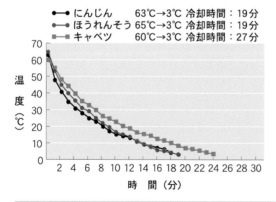

- ● にんじん　　　63℃→3℃ 冷却時間：19分
- ● ほうれんそう 65℃→3℃ 冷却時間：19分
- ■ キャベツ　　　60℃→3℃ 冷却時間：27分

温度（℃）／時間（分）

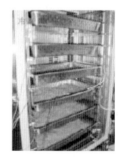

図 2-7　冷却温度曲線（設定：チルドモード）[6]

ブラストチラー：NBC-1010 RE

11 真空冷却機

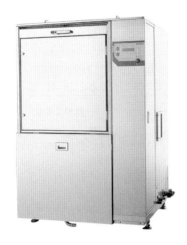

　真空冷却機は，庫内を真空（減圧状態：10℃で沸騰する気圧）にして，食品を短時間で均一に冷却するものである（**写真**）．加熱された食品を庫内に入れ，発生する熱（潜熱）により水分を蒸発させ，冷却するしくみである．水分は内部からも蒸発するので，中心部分も均一に冷却することができる．水分の蒸発量（脱水量）は食品および冷却開始温度により異なる．

　冷却モードは，標準モード（一般食品）のほか，煮物および揚げ物モードなど，各種あり，マイコン制御システムになっている．また，真空冷却中の調理品のはげしい沸騰を緩和するために庫内の圧力を徐々に下げる徐冷工程の設定や，真空状態にある庫内を常圧に戻すとき，調理品のしまりやくずれを緩和するために，庫内の圧力を徐々に上げる徐圧工程を設定することができる．いずれにしても各食材および調理品ごとに冷却方法の標準化，マニュアル化が必要である．

　表2-4 にゆでまたは蒸し操作後(80〜90℃)，すみやかに10℃付近まで冷却した場合の実測例を示した．

表 2-4　真空冷却機の実測例

食　材	重量減少率(%)	温度下降速度(℃/分)
もやし	87〜90	
キャベツ	75〜80	9.5±1.5
にんじん，ブロッコリー じゃがいも，だいこん	87±0.96	(8〜11)
ほうれんそう，こまつな	74±3.5	

食材重量9.0〜3.5kg

12 氷水チラー（ウォーターチラー）

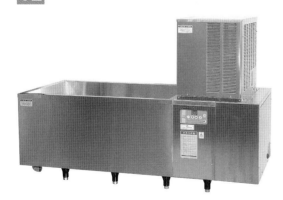

RS 30 N-C-G1

　3℃以下のチルド帯の氷水を水槽内でつくり，パックした加熱食品や寸胴鍋に入れた加熱スープ類を直接氷水水槽に入れ，チルド温度付近に冷却する冷却機である（**写真**）．真空パックされた食材を冷却するには，空気（冷風）を媒体にするブラストチラーよりも，冷水を対流させている水槽に投入するほうが冷却効率がよい．

　冷水チラー（**図2-8**）は，内蔵ポンプによりシンク内の冷水を強制循環する構造になっている．仮に表水を張ったシンク内（**図2-9**）では，対流がないため料理を入れている寸胴鍋の表面に熱がこもり，そのことにより料理の熱を奪うための氷水との熱交換が延滞してしまう．

　また，氷水チラーでは限りなく 0℃に近づいても，それ以下になることはなく，食材の表面

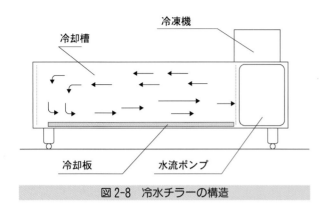

図 2-8　冷水チラーの構造

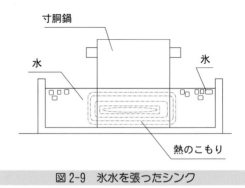

図 2-9　氷水を張ったシンク

が凍結する心配がない. ただし, 氷水チラーは真空包装する前の焼き色をつけた食材などを冷却するためには使えないので, ブラストチラーとの併用も考慮する必要がある.

13　真空包装機

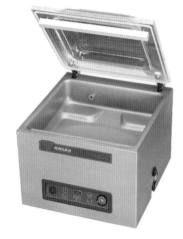

JUNBO 42

食品を真空包装する機器である(**写真**). 真空包装袋に下処理した食材と調味液を入れ真空包装機のふたをすると, 真空ポンプが作動しチャンバー内の空気を排出(脱気)する. はじめに真空包装機の空気を排出(脱気)し, 次にパック内の空気, そして最後に食材自身の空気を排出し, 真空パックされた状態となる. 食材を真空包装することで, 食材内の空気が抜け, 代わりに調味料が素材によく浸透し, 熱が伝わりやすくなる.

真空調理に使用する真空包装機は, チャンバー方式で真空度の高いもの, また, 時間調整のできるものが適している.

やわらかい食材をパックする際, 食材の型崩れを防ぐ入気速度調節バルブを備えた機種や, 真空包装時に食材がフィルムからふきだしたときに有効な停止スイッチ付きの機種, フィルム内にガスを注入できる機種などがある.

参考：通常 1 気圧の場合は 100℃で沸騰するが, 真空包装機の中では非常に気圧が下がるため沸点が下がり, 10℃前後でも沸騰してしまう. したがって, 真空包装機にかけるときには食材を前もって冷やす作業が必要となる.

＜真空度設定について＞

①　真空包装し, 加熱調理する場合は, パック内に空気が残存していると熱効率が悪く, 適切な加熱がされないので, 99 ％以上で空気を排出することが望ましい.

②　コンポート類, マリネ, つけ込みなど味をよく染み込ませたいものは, 真空度を高く(99 ％以上), さらに空気の排出時間を長くする(30 秒以上)ことがポイント.

③　レタスなどの葉もの野菜類を保存目的でパックする場合, 真空度が高いとシーリング後の圧力の作用により, 冷凍されたような透明に変化してしまうので, 目安として 30 ％から 80 ％ぐらいの範囲で行う.

④　型を使用したもの, 冷凍状態のもの, かたいものなどは強くパッキングされるので, 状態を確認しながら真空にするための秒数や入気速度などの設定を決める.

<真空フィルムを選ぶ上での留意>

① 酸素の遮断性に優れたもの.

*JIS 基準では，室温 23℃，湿度 0 ％の状態で，24 時間 1 気圧 1 m² 当たりの酸素透過度を測定することになっている.

数式では「23℃×0 ％ RH」

と書き，この値の少ないほうが，遮断性に優れていることになる.

② シール性に優れている.

③ 耐熱，耐冷性のあるもの（たとえば−50℃〜120℃）.

④ 耐酸性のもの.

⑤ ピンホールに対する強度のあるもの（シール強度 2.0 kg/mm 以上）.

<真空包装機でできるパッキングの種類>

真空パック：専用フィルムに食品を入れ，袋内と食品中の酸素を抜きシーリングすることにより，酸化による食品の変色や腐敗を防止し，鮮度を保持する.

例）生鮮食品の鮮度保持，加工食品の長期保存，真空調理

脱気パック：真空パックは残存酸素量が極めて少ないのに対し，脱気パックは食品の種類や形態にあわせ，真空度を調整して酸素を残した状態でシーリングする. 多少の酸素を必要とする野菜などの鮮度保持や乾燥防止に活用される.

例）生野菜，カット野菜などの保存

ガスパック：専用フィルムに食品を入れ，真空ポンプで空気を取り除いた後に窒素・炭酸ガスなどの不活性ガスを注入しシーリングする.

例）かつおぶし，乾しいたけ，お菓子などの長期保存

⊡14 スービークッカー

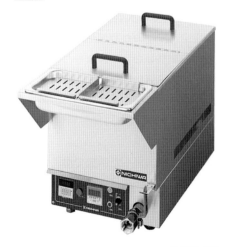

SCW・350

真空パックされた食品を，マニュアルどおりの時間と温度（58〜95℃）で簡単に加熱調理することができる，真空調理用の湯せん器である（写真）. 調理能力は，パックのサイズや食材にもよるが，湯槽内部容量が 42 L のタイプに水 20 L を入れた場合，10〜15 kg が目安となる.

サーモスタットによって適温制御を行い，循環ポンプにより湯槽内の温度を均一に保ち，加熱むらを防ぐ（温度設定は 40〜98℃）. 調理人の不在時でも温度管理と安全性の両面で適切な機器であるため，長時間調理を行うオーバーナイトクッキングにも適している.

スービークッカーでの温度上昇曲線を図 2-10，2-11 に示した.

料理名	食材の状態		
	大きさ（mm）	重量（g）	初期芯温（℃）
ハンバーグ	160×90×20	302	9.8
グリルチキン	160×65×20	130	7.3

料理名	食材の状態		
	大きさ（mm）	重量（g）	初期芯温（℃）
かぼちゃの煮物	30×30×25（5個入）	266	5.9
だいこんの煮物	30×30×25（5個入）	266	5.2

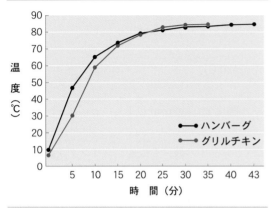

図 2-10　スービークッカー（設定温度 85℃）[6]

スービークッカー：SCW-350

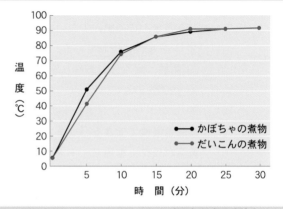

図 2-11　スービークッカー（設定温度 94℃）[6]

スービークッカー：SCW-350

15　アクアクッカー

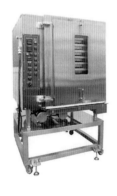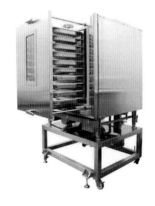

アクアクッカーとは，アクアガスを加熱媒体とした新しい加熱調理機（写真）である．過熱水蒸気に高温の微細な水滴が混在した状態をアクアガスといい，加熱庫内は115℃，湿度100％である．

過熱水蒸気は，飽和水蒸気を二次加熱することによって得られるが，食品の加熱においては水蒸気密度が低いため，加熱が進むと食品が乾燥する．このため加熱する食品や加熱目的に応じて加熱条件を調整しなければならない．

アクアガスは通常の過熱水蒸気に比べて，加熱初期での熱伝達効率が高いことや，微細水滴により加熱時の蒸発による食材の水分減少が制御できるなどの加熱特性[7),8)]がある（図 2-12）.

なかでも，加熱初期では表面に水蒸気の凝縮による水滴が存在し，湿った状態で潜熱の形で熱が伝達されることにより，野菜などの表面短時間殺菌ができることが注目されている．

1）アクアガスによる殺菌効果

生食する野菜・果実類を，生野菜の品質を損なわない（生野菜として許容できる）程度にアクアガス加熱を行った結果，野菜類の加熱時間は，きゅうり，キャベツ，セロリ，カリフラワー，にんじんなどでは 10〜30 秒で，一般生菌数を 300 以下ないし 10^3 cfu/g 以下に減少させることができる．

巨峰，カットパイン，メロン，レモンなどの果実においては，加熱時間 5〜20 秒で一般生菌

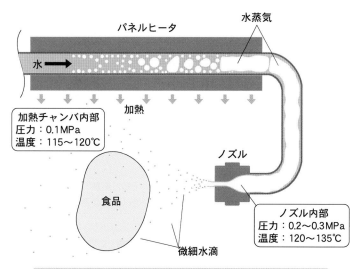

図 2-12　アクアガス発生のメカニズム

数を 300 以下に減少させることができる.

　野菜, 果実いずれもアクアガス加熱により一般生菌数を減少させることができるが, 未加熱試料の生菌数が多い場合は, 残存菌数が上述した数より多い傾向が認められた. HACCP の概念に準拠した適切な温度で配送されていることなど, 食材の鮮度管理が重要である.

　また, アクアガス加熱処理後は食品内部への熱伝導を抑制するために, 速やかな冷却が必要である.

　アクアガス加熱の殺菌効果は, 病院などで「加熱食」を必要とする免疫力の低下した患者さんに対して, 生の食感を味わえる料理や生の果実を提供したり, 生野菜サラダの提供が控えられている学校給食や, 微生物制御と日持ち性が求められる中食・外食産業において期待されている.

2）アクアガスの加熱特性とメニュー開発

　アクアガスの加熱特性は, 以下のようにまとめることができる.

　①　短時間加熱（10〜30 秒）で生の食感を損なうことなく野菜, 果実の表面殺菌ができる.

　②　高い熱伝達により加熱時間を短縮することができる. とくに加熱時間の長い食材（調理）において有効である.

　③　重量減少が小さくジューシーな食感に仕上がる.

　④　製品の品質評価が高い（ほかの加熱法に比べて外観, 味, テクスチャー等）.

　⑤　加熱媒体（アクアガス）が一定（庫内温度 115℃, 湿度 100 ％）であるため, 調理加工の標準化（マニュアル化）, 品質管理が容易である.

　⑥　⑤に関連して作業工程が簡略化するので, 作業の省力化につながる.

　すなわち, 高品質で微生物的安全性の高い製品の調製が, 作業管理, 品質管理の面からも容易なレシピということになる.

　アクアガスのレシピは, アクアガス独自のレシピとスチームコンベクションオーブン等の加熱機器でも調理可能なレシピに大別される. また焼成できないため, アクアガス処理をした後, 焦げ目をつけたり, 揚げ操作をすることにより, アクアガス加熱の特性を生かすことができる.

表 2-5　スチームコンベクションオーブンとの違い

アクアクッカー	スチームコンベクションオーブン		
・アクアガス：115℃～120℃　湿度 100 %	・各種料理の特性に対応して加熱条件の標準化が必要		
	モード	オーブン：30～300℃	
		コ ン ビ：30～300℃	
加熱条件の標準化	設定温度	スチーム量：10～90 %	
↓		ス チ ー ム：30～130℃	
品質（恒常的）一定	加熱時間	標準化	
	↓		
	・加熱条件が料理の品質に影響		
	・機種により伝熱特性（熱伝達率）が異なる		

3）スチームコンベクションオーブンとの違い

　　アクアクッカーは，スチームコンベクションオーブンに比べて，調理の標準化（品質管理）が容易である（表 2-5）.

16　保冷・加熱カート

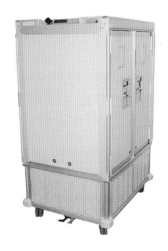

　　保冷・加熱カートは，保冷（約 0～3℃）機能に加え，加熱が必要な料理だけを保冷状態のカートのなかで提供する時間に合わせて再加熱ができるものである（写真）. EH（電気加熱），IH（電磁誘導加熱）方式があり，20 膳用（20 食），32 膳用などがある.

　　IH による加熱の原理は，①棚プレート内のコイルに電流を流し，磁界を発生させる. ②食器の底に転写された発熱体のなかに磁界による電流が流れ，発熱体の抵抗（Ω）により熱が発生する. ③食器が加熱され，盛りつけられた料理が加熱されることによる（図 2-13）.

　　IH カートは，4 つの加熱コイルの制御を用いて，料理別に温度設定を行い，IH 対応トレーを通して，食器の底の発熱体によって料理別の温度で再加熱することができる. 冷菜についても 0～10℃の設定で料理別の温度で提供できる（図 2-14）. また加熱ゾーン，保冷ゾーンの仕切り板は移動式になっており，メニューにより，4 か所の加熱位置を 2 か所に変更できる（図 2-15）.

　　盛りつけられた料理が 75℃・1 分間以上に達する時間は，料理や盛りつけ量により異なるので，これらの標準化が必要である. 図 2-16 は各種専用食器に水を入れ，カート内で加熱したときの温度上昇曲線である. 食器，盛りつけ量により温度上昇速度が異なることを示している.

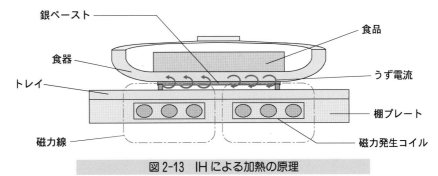

図 2-13　IH による加熱の原理

図 2-13〜15：日本病院会雑誌，50，6，884（2003）より

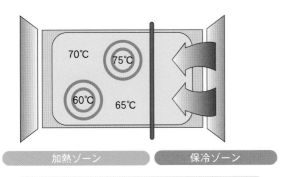

図 2-14　加熱ゾーンと保冷ゾーン

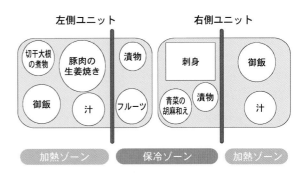

図 2-15　仕切板の移動による個別対応

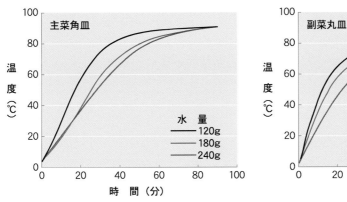

図 2-16　水の加熱温度上昇曲線

保冷加熱カート（22 食タイプ）　CH 12-IA 422 型

3 大量調理の方法

　料理は，おいしくつくることを目標に食品に種々の操作を加える．その過程では食品の調理性，嗜好性，調理操作の効率化，栄養成分の変化，衛生および安全性が考慮される．なかでも調理操作は，これらに関与する条件によって調理過程の現象が異なり，出来上がりの料理の外観，味，テクスチャーに影響する．これは少量調理でも大量調理でも同じである．さらに大量調理の場合は，量的な変化が調理過程の現象に大きく影響し，料理の品質の変動が大きい．また，調理操作の効率化のために機械化が行われるが，機器の機能と入力条件により品質が制御される．

　大量調理では，それぞれの料理の品質基準を設定し，各施設の設備，調理担当者数などの調理条件をふまえ，調理の手順，調理操作，調理時間などを示すことが必要になる．

　本章では，品質管理を目的とした調理方法の標準化を中心に，調理操作別に大量調理の方法について述べる．

● ● ● ● ●

I　下調理操作

1　洗　浄

　洗浄の目的は，有害物（大腸菌やその他の細菌など）や汚物，不味成分などを除去し，衛生的に安全で食味上も好ましい状態にすることである．洗浄方法は食品の種類や調理目的により，それぞれに適した方法にする．

1）生で食する野菜，果実類

　きゅうり，トマト，なすなどの果菜類，だいこん，にんじんなどの根菜類，りんご，みかん，なしなどの果実類は，ため水と流水で十分こすり洗いをする．レタスは芯をくり抜き，キャベツは2つ割りまたは4つ割りにし，ため水と流水で十分振り洗いをする．衛生上の安全性を重視する場合，次亜塩素酸ソーダ100 ppm（約500倍）の水に浸漬消毒後，ため水と流水で十分すすぎ洗いをする．電解水（pH 2.7以下の強酸性水）を用いて殺菌消毒する場合も浸漬後，ため水と流水で十分すすぎ洗いをする．また合成洗剤を使用することもある．合成洗剤の使用は，残留農薬除去や除菌の効果があるという報告がある．消毒液や合成洗剤の使用は，施設の方針によるが，いずれも残留することのないよう注意する．

2）ゆでる，煮るなどの加熱処理をする野菜

　加熱殺菌できるので消毒はしない．ため水と流水で十分洗浄する．炒め物は加熱操作であるが，大量調理では食材そのものは高温には至らず，加熱による殺菌は期待できない場合が多いので，材料によっては合成洗剤または消毒液を使用することもある．

3）魚　類

　切身の場合でも，表面に付着している細菌や解凍後（冷凍魚の場合）のドリップ，生臭さを除去するために流水で手早く洗う．魚専用のシンクを用い，二次汚染に注意する．

2　水きり

　洗浄後の付着水をできる限り少なくする方法と時間を検討する．水きりの方法は，洗浄作業を早めに行い，大ざるに広げて放置する．ざるを振とうすることもかなり効果がある．脱水機を使用すると時間的にも効率がよい．洗浄後の付着水は，調理過程における調理操作および出来上がりの料理の品質に影響する．

　生野菜のサラダは，水きりが悪いと調味が薄くなるだけでなく，水っぽく歯ざわりも悪い．また，調味後の野菜からの放水量も多くなる．

　ゆでる材料の付着水が多いと，沸騰水に材料投入後のゆで水の温度降下が大きく，温度回復が遅れる．それにより品質や作業効率が低下する．

　炒め物は，付着水が炒め油の温度低下に影響し，炒め時間が長くなり食材からの放水量が多くなる．

3　浸　漬

　洗浄後，あくなどの不味成分や塩分の除去，吸水，軟化，膨潤化，酵素作用の抑制，あるいは旨味成分の浸出などを目的に，水または微温湯，そのほか種々の溶液に漬ける．浸漬水の温度，および浸漬時間は，材料の種類や調理の目的に応じて適切にする．

1）乾　物

　乾しいたけは，さっと洗って水または微温湯に漬けて適度に軟化するまで吸水させる．浸漬時間は厚み，乾燥度などにより異なる．乾しいたけの呈味成分は，酵素の作用で生成されるが，長時間浸漬しておくと，分解酵素の作用で呈味成分が減少するので，すみやかに加熱して酵素を失活させる．浸漬水は呈味成分が溶出しているので調理に利用する．

　干しわかめ，ひじきは，さっと洗って水に浸漬する．高野豆腐は微温湯に漬け，落としぶたをして膨潤させる．さらに水中で押し洗いをしたあと水気をきる．かんぴょうは洗って塩もみ後，約10倍の水でゆでる．

　乾物をもどしたあとの重量を知ることは，使用量や調味を決めるときに役立つ．

2）あく抜きと褐変防止

　野菜や果物のなかには，皮をむいたり切ったりしたあと，水や塩水，酢水に漬けて褐変を防止するものがある．これは組織中のポリフェノール化合物が，酸化酵素の作用により褐色の物質を生成するのを防ぐために行うものである．

（1）　じゃがいも，さつまいも

　じゃがいもは酵素チロシナーゼの作用によって酸化され，褐色のメラニンを生じる．これは水溶性のため水に漬けて除去するが，あまり長く漬けすぎない．さつまいもも酸化酵素の作用

により着色するが，タンニン（あく）を含むので，これらを除去するために水に漬ける．

（2）ごぼう，なす，れんこん

切ってそのまま放置すると，酸化酵素の作用により褐変する．ごぼうはあく抜きと褐変防止のため，切ったあとすぐに水に漬ける．れんこんは3％程度の食酢液に漬けると酵素作用が抑制され白く仕上げることができる．なすは1％食塩水に漬ける．

（3）りんご，なし

切ったあとすぐに水または薄い食塩水に漬ける．食塩は酸化酵素の作用を抑制する効果があるが，水の場合は，切り口から酵素が除去され，また空気が遮断されるので褐変を防ぐことができる．長く漬けておくと水っぽい味になり，水溶性ビタミンが流出する．フルーツサラダなどに用いる場合は，ほかの材料（缶詰など）の果汁に漬けると褐変を防ぎ，味もよい．

4 切截方法の標準化と廃棄量

野菜類の廃棄率は，切截機器を使用する場合，手作業による場合など，切截作業の方法によって異なる．さらに大量調理では，作業能率面からほうれんそうは束のまま根を切り落とす，キャベツは2つ割りまたは4つ割りにして切るなど，切截方法が少量調理とは異なるため，食品成分表に記載されている廃棄率の数値とは異なる．また，同じ食品でも規格や季節，調理法（切り方），調理技術などによって変動する[5]．廃棄量をできるだけ少なく，また一定にするために調理操作の標準化を行う必要がある．これは発注量の算定や予定配食量の管理のためにも必要なことである．

じゃがいも，たまねぎは，季節による品質の違いにより廃棄率の変動が大きく，廃棄率の高い月と低い月に分けた数値を使ったほうがよい．たまねぎ，キャベツ，長ねぎは，切り方による違いもあり，みじん切りの廃棄率は高い．また，キャベツ，にんじん，長ねぎは，作業管理によって廃棄率を少なくすることのできる食品である[9]．

球根皮むき機（ポテトピーラー）の1回の処理量は，皮むき時間，廃棄率の面からカタログ表示の70％程度が効率がよい（p. 10参照）．

5 調味（下味）の標準化

下味はおもに食塩および食塩を含む調味料が用いられる．これらの調味料の浸透および拡散は，調味料の濃度，食品の成分や組織，切り方による表面積，温度，時間などの影響をうける．さらに，大量調理では調理操作による変化が大きく，調味の標準化は，調理操作の標準化が伴って成り立つものである．

1）生野菜

材料に塩味をつけるとともに，適度に水分を除き，組織を軟化させる．食塩量は材料の0.5～1％であるが，食品の種類，切り方，処理量および調味時間によって調整する（図3-1～3）．

ふり塩と食塩水に浸漬する場合では，ふり塩のほうが吸塩量は大きい（表3-1）．

あえ物や酢の物では，予備操作として下味をつけることと，適度の水分を除いておくことは必要であるが，サラダなどでは下味操作を省くことが多い．

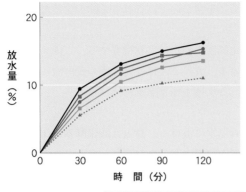

図3-1 キャベツの放水量（処理量の違い）[10]

▶▶即席漬は，材料の1〜2％の食塩を加えるが，処理量，洗浄後の付着水の有無，手もみ操作，漬け込み時間によって野菜からの浸出液（放水量）が異なり，塩味に影響する．手もみ操作をし，付着水があると放水量は多くなる．また処理量が多くなると放水量が増加するのは，材料の重みが加わり，食塩の浸透が促されるためである．

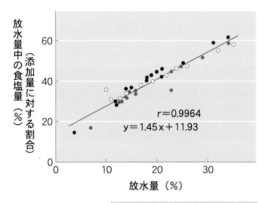

図3-2 放水量と放水量中の食塩量の関係[10]

▶▶放水量は添加食塩量が多くなると増加するが，放水量と放水量中の食塩量は相関があり，放水量から材料中の残存食塩量（塩味）を推定することができる．放水量が多いと食材中の残存食塩量は少なくなる．

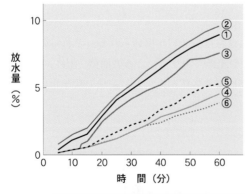

図3-3 食塩，食酢，油脂の調味順序による放水量の影響[11]

▶▶食塩，食酢，油脂の調味順序によって放水量は異なり，油脂を先に調味すると，食塩の浸透が抑制され放水量を少なくすることができる．油脂の効果は油脂量（材料の1〜15％）の多少には関係ないので，下味または仕上げの調味による野菜からの放水量を抑制したいときに利用することができる．

表3-1 きゅうり，だいこんの塩分に
及ぼした調味法の影響[12] （%）

品　名	放置時間（分）	食塩濃度			
		1.0%		2.0%	
		ふり塩	浸漬	ふり塩	浸漬
きゅうり	5	0.53	0.22	1.08	0.48
だいこん	5	0.63	0.28	1.02	0.46
だいこん	10	0.59	0.21	1.15	0.43

調味後の重量減少率は，両野菜とも浸漬法で平均13%，ふり塩法で27%.

▶▶きゅうりを0.2cm厚さの輪切りにし，食塩をまぶして5分後に手しぼりしたものと，食塩水に5分間浸漬して5分後に手しぼりしたものについて食塩濃度を測定した場合,ふり塩のほうが吸塩量は大であった.だいこんについても同様の結果を示し，5分間で大部分が吸塩された.

2）ゆで野菜

　ゆでた物は細胞膜の半透性が失われているので，調味料の拡散によって味つけが行われる．下味として用いる食塩量は生の重量のおよそ0.5%の食塩またはしょうゆ，だし割りしょうゆである．

　もやしやキャベツのように，ゆでたあと，塩で下味をする場合，ざるにあげたものに下味をすると，材料の重さで放水量が促進し，その後のしぼり操作が容易である．

　しょうゆなどで下味をする場合，軽くしぼって下味を行うが，しぼり加減によってナトリウムの残存率が異なる．また，食品の種類によっても違いがみられる（図3-4）．表3-2にほうれんそうのしぼり加減と食味の関係を示した．

　しぼり加減は，塩味のつき方，あくの抜け方に関係する．一定の塩味に仕上げるためには，食品ごとにしぼり操作を標準化したうえで，仕上げの調味の割合を決めることが必要になる．

3）魚介類・肉類

　魚や肉には，特有の生臭い匂いがある．下味の際，これらを除くために香味野菜を加えた調味液に浸漬する．食塩，しょうゆ，みそ，酒，みりんなどの調味料を食品の種類や調理法により選択する．

　下味の食塩量は材料の0.5〜1.0%である．これも食品の種類や調理法および調理による食品の重量変化などを考慮して決める．一般に食べておいしいと感じる食塩濃度は0.8〜1.0%といわれる．たとえばハンバーグステーキは材料全重量の0.8%の食塩で下味をする．焼き上がり重量は約80%であるからハンバーグの塩味としては約1%になる．

　豚肉，鶏肉などをしょうゆ液に浸漬して下味をする場合，調味の割合（%）と浸漬時間により吸塩率が異なる（図3-5）．出来上がりの品質基準に合わせて調味の割合と調理工程（浸漬時間など）を決めることが必要である．

　魚の下味として行われるふり塩は，魚に塩味をつけると同時に浸透圧の作用によって魚肉の生臭い成分を除去することができる．"塩をふって20〜30分おく"ことは，ふられた食塩がほぼ浸透する時間であることがわかる（図3-6）．一定の塩味に仕上げるためには，魚の種類によって調味の割合と調味時間を決めることが必要であることを示している．

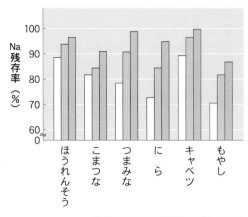

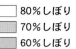

▶▶調味（しょうゆ：塩分１％量）による添加 Na 残存率は，ゆで操作後 80％しぼりでは 70〜88％，70％しぼりは 82〜96％，60％しぼりはもやしを除き 90％以上であった．しぼり操作による重量変化が大きいほど Na 残存率は高い．Na 残存率を食塩濃度にすると，0.75％（80％しぼり）〜0.84％（60％しぼり）で，弁別できる濃度差である．

図 3-4　しぼり操作とナトリウム残存率[13]

表 3-2　ゆでほうれんそうのしぼり加減と食味　　　　（n=12）

しぼり加減		ほうれんそう塩分残存率	食味テスト*（強い順位）		
下味前	下味後		塩味	あく	総合評価
しぼらない	80％	36％	3	1	3
90％	80％	54％	2	3	1
70％	しぼらない	100％	1	2	2

*Kramer の順位法の結果
調味：しょうゆ（１％塩分），下味時間：30 分，しぼり操作：手しぼり

▶▶ほうれんそうは，ゆでたあと軽くしぼり（生の重量の約 90％），下味をしたあと 80％にしぼったものが好まれた．

　一方，大量の魚にふり塩をした場合，食塩の浸透は不均一になりやすいため，濃度の高い食塩水に浸漬する方法（立て塩）がある．

　立て塩では，食塩の浸透が均一に行われ，魚肉からの脱水を防ぐことができ，食味もよい．食塩水の濃度が高いほど，魚肉中の食塩濃度は高くなる．食塩水濃度は 10〜15％，浸漬時間は魚の種類，重量および表面積が関係するが１〜10 分間である．たとえば，魚のムニエルの下味では，さけ切身１切 120 ｇの場合，10％の食塩水に 10 分間浸漬，あじを三枚におろしたもの１枚 50 ｇの場合，10％食塩水に１分間浸漬で，いずれもふり塩１％とほぼ同じ塩味である．

　魚の種類別に食塩水濃度，浸漬時間を標準化することにより，一定の塩味に仕上げることができる．立て塩法は，作業量，時間の面から効率的であり，大量調理向きの方法である．しかし，使用する食塩量が多く，水溶性の旨味成分の溶出があるという欠点もある．

　調味（下味）の食塩量（％）例を**表 3-3, 4** に示した．下味の調味の割合は，調味時間，加熱条件により重量変化が異なることを考慮して決めなければならない．塩味は出来上がり重量（推定）の 0.8〜1.0％を目安とする．

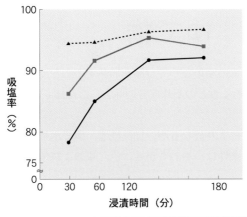

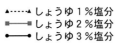

試料：豚もも肉 200 g（厚さ 0.5 cm，1 枚 50 g）
吸塩率の経時変化：
　添加しょうゆ 1 %塩分94〜97%
　　　　　　　　2 %塩分87〜95%
　　　　　　　　3 %塩分78〜92%

図 3-5　豚肉のしょうゆ浸漬による吸塩量の経時変化[14]

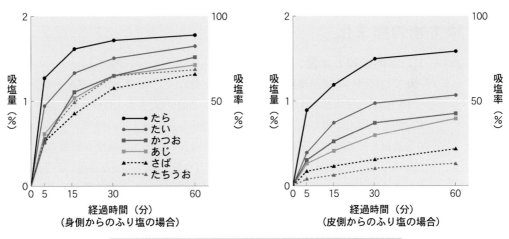

図 3-6　吸塩量の経時変化の魚種間比較[15]
吸塩量：魚肉に対する吸収食塩量，吸塩率：ふり塩に対する吸塩量の
割合，添加食塩量：魚の 2 %

▶▶魚の種類により吸塩量は異なり，水分含量の多い魚は吸塩量が多く，水分含量と吸塩量はよく対応している．
また，最初の 5 分間の浸透は急速であるが，30 分以降は緩慢である．

表 3-3　焼き物の調味（下味）

料　理　名	塩分（%）
豚肉しょうが焼き	0.8〜1.0
鶏肉照り焼き	0.5
ポークソテー	0.8〜0.9
ハンバーグステーキ	0.5
鶏つくね焼き	0.5
魚塩焼き	1.0
魚ムニエル	0.6〜0.8
魚照り焼き	0.5
ふくさ卵	0.7〜0.8
洋風卵焼き	0.8

表 3-4　揚げ物の調味（下味）

料　理　名	塩分（%）
さば立田揚げ	0.8〜1.0
豚肉立田揚げ	
カツレツ	0.5
魚フライ	
じゃがいもコロッケ	0.5

II　ゆで物

　　ゆでるという調理操作は，大量の湯のなかで食品を加熱することで，調理の前処理として行われる．目的は，組織の軟化，あくなどの不味成分の除去，たんぱく質の凝固，でん粉の糊化，酵素の不活性化などである．

　　加熱条件は食品の種類や用途により異なるが，加熱機器，ゆで水量，食材の投入量によってゆで時間が異なる．また，加熱条件は，やわらかさ，色，味および栄養成分の変化などの品質に影響する．

　　ゆで物を一定の品質に仕上げるためには，おのおのの食品について品質基準に基づいた加熱条件を設定することが必要である．その際，大量調理ではおいしさ，衛生面とともに作業能率も考慮しなければならない．

1　ゆで物の標準化

1）加熱機器と水量

　　ゆで物に用いる加熱機器は，回転釜（平釜），スープケトル，ブレージングパンなどである．加熱機器の種類と大きさ（釜の熱容量），熱源の大きさ（消費熱量）およびゆで水量によって実効的な熱容量が異なり，これらは加熱開始から沸騰までの時間，さらに食品を投入したあとの再沸騰までの時間に関係する．すなわち食品の加熱温度履歴が異なる．

　　高橋ら[5]は，回転釜などを用い，釜の能力水量（調理可能な容量）の7〜100％水量における水から沸騰までの温度上昇を測定し，加熱機器別・水量別熱効率を算出している．熱効率は釜の種類や水量によって差があり，熱効率が高いのは回転釜の場合，水量70％以上で，35.8〜42.9％である．加熱機器や水量による熱効率の違いは，釜の熱容量や消費熱量および水量に対する蒸発面の大きさなどが相互に関係し，温度上昇速度に影響していると思われる．

2）投入量

　　ガス回転釜などで水を加熱した場合，水量が多くなると，高温になるにしたがい温度上昇速度は小さくなる．沸騰水に食材を投入するとゆで水の温度は低下するが，投入量が多くなると温度低下も大きく，再沸騰までの温度上昇速度も小さくなる．

　　図3-7は分量の異なるゆで水に対して，ゆでる食材の代わりに水を加えて温度変化を測定したものである．これはゆで物における食材の量が，食材の温度履歴に与える影響を予測したものである．

　　温度変化に大きく関与する要因には水量に対する蒸発面の大小があるが，調理の目的や食品によっては，ゆで水に油を添加することがある．油を添加すると沸騰までの時間と材料投入後の再沸騰までの時間を短縮することができる（図3-8）．これは油が水面をおおい蒸発による放熱を防ぐためで，調理作業の効率化にもなる．油添加の効果は油量と蒸発面積によって異なる．

3）加熱時間

　　加熱時間は，加熱機器，水量，投入量によって異なるが，少量調理の場合より長くなること

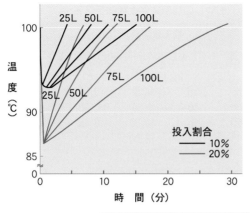

ガス回転釜 150 L 容量（天然ガス 31.9 L/分）
A（100℃－x）＝B（x－20℃）
x：最低温度，A：はじめの水量，B：投入量

▶▶ 沸騰水 25，50，75，100 L に，それぞれの水
量に対して 10 ％および 20 ％の水投入後の再
沸騰までの温度上昇曲線を示した．
最低温度は，投入量 10 ％で 92℃，20 ％では
86℃．100℃の水に 20℃の水を混和した場合
の計算値とほぼ一致する．投入割合が高くな
ると水量の増加分だけ温度上昇速度が小さく
なるが，同水量の水から沸騰までの温度上昇
速度と一致する．

図 3-7　水（20℃）投入後の再沸騰までの温度上昇曲線

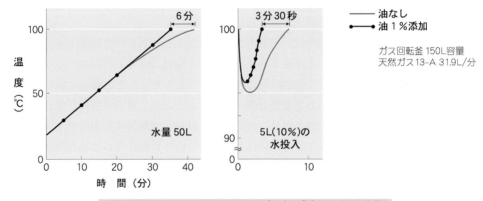

図 3-8　ゆで水の沸騰までおよび水（10 ％）投入後再沸騰
まきの温度上昇曲線（油を添加することの効果）

が多い．また，ゆで水の温度変化はゆで物の品質に関係し，温度変化を考慮した加熱時間とす
る必要があるため，沸騰後，またはゆで水がある温度に達してから何分という考え方が必要になる．
　葉菜類は，ゆで水量と材料投入割合によってゆで水の温度変化が異なるが，それぞれの食品
の標準的な加熱時間（少量調理の加熱時間が目安）内に，ゆで水が再沸騰して，加熱を終了す
ることができる条件を設定する．
　いも類，麺類などは，材料投入後，再沸騰までの時間を短縮できるゆで水量と材料投入量を
標準化すると，沸騰後の加熱時間を一定にすることができる．
　固ゆで卵の加熱時間は，卵黄の中心温度が 80℃になるまでの時間[16]であるから，加熱開始か
らの時間で推定することができる（p. 42 参照）．

2　ゆで操作

1）葉菜類

　葉菜類をゆでることは，食品の持ち味を生かし，色よく，適度なやわらかさに仕上げること
を目標に行われるが，加熱条件により出来上がりの色，やわらかさ，味およびあくなどの不味

表 3-5　もやしの加熱条件と食味テスト[17]

ゆで水に対して	ゆで水の量 30 L			ゆで水の量 50 L			ゆで水の量 100 L		
	もやし重量	ゆで時間	総合評価*	もやし重量	ゆで時間	総合評価*	もやし重量	ゆで時間	総合評価*
％	kg	分 秒		kg	分 秒		kg	分 秒	
10	3	4.00	＋0.80	5	5.00	＋0.31	10	5.15	＋0.37
20	6	5.30	＋0.30	10	6.30	＋0.16	20	11.00	−0.87
30	9	7.00	−0.20	15	10.30	−0.18	30	14.00	−0.62
40	12	7.45	−1.10	20	13.00	−1.12	40	18.00	−0.62

加熱機器：ガス回転釜（天然ガス 31.9 L/分）
*食味テスト：5 段階評点法，＋2（非常によい）〜0（普通）〜−2（非常に悪い）.

▶▶普通よりおいしくプラスの評価を得られる条件は，30 L では 20 ％（6 kg）以内，50 L では 20 ％（10 kg）以内，100 L では 10 ％（10 kg）以内．給食施設のガス回転釜の熱容量はさまざまであるが，上記の回転釜は水 100 L（水温 20℃）の沸騰までの時間は 54 分であった．水が沸騰するまでの時間がこれより短い釜（熱源）では，ゆで水に対する投入量を上記の条件より増すことができる．

成分や栄養成分の溶出が異なる．

　葉菜類の加熱条件は，沸騰水に食品を投入したあとの温度降下をできるだけ少なくして，高温で短時間にゆで上げるように設定する．加熱の温度と時間は，とくに組織の軟化の程度と食味に関係する．また加熱時間の短縮はほうれんそうなどの緑色の保持，旨味成分や無機成分，ビタミン類の溶出および熱分解を抑制することができる．逆に無機質摂取量の管理を必要とする治療食の調製においては，ゆで時間を延長して無機成分の溶出を促すことがある．

　一定の品質に仕上げるためには，おのおのの食品について品質基準を設定し，それらに対応した加熱条件を制御することが必要である．

（1）　ゆで水に対する材料投入量とゆで時間・食味

　表 3-5 は，ゆで水に対する投入量を変えて，もやしをゆでたときのゆで時間と食味テストの結果である．ゆで水量とゆで水量に対する投入量が多くなると，ゆで時間が顕著に長くなる．プラスの評価は，いずれもゆで時間はおよそ 6 分以内で再沸騰したものである．

　ほうれんそうについての同様の実験[18]でも，加熱時間が短いほど評価が高く，プラスの評価を得たゆで時間は 3〜4 分であった．また投入割合が高くなるとテクスチュロメーター測定値（かたさ）のばらつきが大きかった．これは食材が多くなると，ゆで水の対流が食材により阻害され，釜内のゆで水の温度分布に差が生じるためである．

　葉菜類の加熱に必要な時間は，少量調理と大差はなく，大量の場合では再沸騰までの温度上昇速度が小さいため，わずかに長くなると考えることができる．葉菜類の加熱条件は，少量調理の加熱時間を目安にして，その時間内にゆで水が再沸騰してゆで上げることのできる，ゆで水量と投入量を各施設の加熱機器ごとに設定することである．その際，品質管理，作業能率，経済性を考慮して，可能な限り投入量を少なくする条件を検討することが望ましい．

（2）　重量変化

　ゆで操作による重量変化は，食材の細胞組織の特性，切截の有無とゆで時間による影響が大きい．またゆで時間が長いものほど重量減少率が高く，水さらしの有無によっても異なる（表 3-6）.

　ゆで水に油を添加するとゆで時間が短縮される．チンゲンサイを油無添加と油 1 ％添加のゆで水で，おのおの 2 分間ゆでたときの重量変化をみると，油無添加では 103.7 ％，油 1 ％添加

表 3-6 ゆで時間・ゆで操作による重量変化率[13]

試　料	ゆで時間 沸騰水に試料投入後 再沸騰までの時間各 1分30秒を含む	未加熱試料に対する重量変化率（％）	
		水さらし無	水さらし有
ほうれんそう	3分00秒	100.8	111.1
こまつな	4分00秒	95.6	102.5
つまみな	2分30秒	84.2	91.4
に　ら	3分30秒	92.9	98.7
キャベツ	3分30秒	97.2	
もやし	4分00秒	83.5	

熱源：ガスコンロ（天然ガス 13-A），ガス流量 13.5 L/分，平均温度上昇速度
　　8.7 deg/分
鍋：アルミニウム打出し両手鍋（径 36 cm），ゆで水量 4 L，試料重量 400 g

▶▶ 4 L の沸騰水におのおの 400 g を投入したときのゆで時間と重量変化率である．沸騰水に食品投入後再沸騰に至る時間はいずれも 1 分 30 秒であった．沸騰継続を含めたゆで時間は食味テストにより決定したものである．ゆで時間は食品により異なるが，つまみ菜を除き，ゆで時間が長いものは重量減少率が高い傾向がみられる．

では 112.2 ％（付着油脂量 4.3 ％含む）であった[19]．油添加のほうが組織の軟化は進んでいたにもかかわらず，ゆで上がり重量％が高いのは，油が食品の表面をおおって，ゆで操作およびゆで上がり後の水分の流出を抑制するためと思われる．

　一方，下調理操作としてのゆで物の調理工程では，加熱後すみやかに 10℃ まで冷却するために急速冷却機（ブラストチラー）または真空冷却機を使用する．いずれも冷却中に食材の水分は蒸発または脱水され重量が減少する（p. 19 参照）．調理工程における重量変化は，調味，盛りつけ量などに関係するので把握しておくことが必要である．

（３）　色の変化

　青菜はゆで時間が長くなると，緑色色素のクロロフィルがフェオフィチンに変化して緑色が減少する．また投入量が多くなると，ゆで水の pH が酸性になり変化が著しい．ほうれんそうをゆで水量 30 L−投入割合 5 ％と 60 L−20 ％でゆでたときのゆで時間とゆで水の pH は，それぞれ 3 分−pH 7.1，7 分−pH 6.6 であった．測色値の色差は "感知できる" 差であり，食味テストにおいても有意差が認められた（表 3-8 ①参照）．

　チンゲンサイは，ゆで水に油を添加すると緑色が濃くなるといわれている．油無添加と油 1 ％添加のゆで水で 2 分間ゆでたときの測色値の色差は，葉は "わずかに"，茎は "感知できる" 差であった．識別テストの結果では，茎は油添加のほうが有意に緑色が濃かった（表 3-7）．油が空気を遮断し酸化を防ぐためと思われる．

　表 3-5 のもやしの加熱条件のゆで水と投入割合 50 L−40 ％，100 L−30，40 ％でゆでたもやしは，褐変の進行が認められた．これらはもやし投入後の温度上昇が緩慢で，再沸騰に至る前にゆで上がってしまった．加熱中の温度が酵素作用をより促進させたものと思われる．

　色よくゆでるには，投入割合を低くして加熱時間を短くする．1～2 ％の食塩水でゆでると，クロロフィルの安定化に役立つことが報告されているが，大量の食塩を使用することや食品に塩味がつくことを考慮すると，加熱時間を短縮する加熱条件を検討することがより有効である．

表 3-7　チンゲンサイの食味テスト（ゆで水に油を添加することの効果）[19]

	パネル（人）	葉		茎	
		油・無	油・有	油・無	油・有
緑色が濃い		5	10	2	13**
やわらかい	15	4	11	1	14***
味がよい（おいしい）		1	14***	1	14***

加熱条件：ゆで水2L，投入量ゆで水の10％，油添加量（ゆで水に対して1％），ゆで時間2分
試料：チンゲンサイ
食味テスト：2点識別試験法，**$p < 0.01$，***$p < 0.001$

▶▶ゆで水に油を添加したほうが，茎は緑色が濃く，やわらかく，味がよいと評価された．葉は味（おいしさ）にのみ有意の差が認められた．

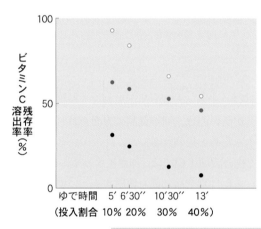

○ゆで汁・ゆで実合計
● ゆで汁
● ゆで実

ゆで水量：50L
ゆで材料：もやし

▶▶ゆで水量および食品の投入割合が増すと，ゆで時間が長くなり，ビタミンC残存率は低くなる．また，加熱時間が長くなると熱分解による破壊が大きい．

図3-9　加熱時間とビタミンC残存量の関係[17]

（4）　栄養成分の変化

　ゆで操作により，食品のビタミン，無機質などの栄養成分やシュウ酸，あくなどの不味成分が溶出する．

　ビタミンCは，ゆで水量およびゆで水に対する投入量が多くなることによるゆで時間の長さが残存率に著しく影響する（図3-9）．無機質，シュウ酸など，加熱中に溶出してくる成分についてもゆで水量が多くなり，加熱時間が長くなると残存率は低くなる（表3-8②）．

2）いも類

　少量調理では，いも類は水から入れてゆっくり加熱したほうが，外側の過熱をさけ，煮くずれを防ぐことができるとされている．しかし大量調理では，沸騰水に入れる場合が多い．これは水から入れた場合，ゆで水の温度上昇速度が緩慢になり，それに伴って，いもの内部温度上昇速度が遅れるため，加熱に必要な時間が長くなるためである．

　水量は材料の1.2〜1.5倍重量が適量である．水量が多いと再沸騰までの時間が延長され，加熱時間が長くなる．また，加熱時間は処理量（いも重量）によっても異なる．

　沼倉[20]らによると，じゃがいもなどの根菜類を緩慢に加熱した場合，急速加熱よりも煮汁へ

表 3-8　ほうれんそうの加熱条件と色，無機質・シュウ酸の含有量と残存率[18]

①加熱条件と色

水　量		30 L			60 L		
投入割合（%）		5	10	20	5	10	20
ゆで時間（分）		3	4	5	4	4	7
測色値	L	25.9	26.2	26.1	26.6	25.7	27.0
	a	−2.3	−2.0	−1.9	−1.9	−1.8	−1.5
	b	8.1	9.0	8.5	8.6	8.7	9.2

▶▶ゆで時間は沸騰水にほうれんそうを投入後の加熱時間である．測色値Lは表面の明るさ（明度）を示し，aはマイナスの数値が大きいほど緑色が濃いことを示し，bはプラスの数値が大きいほど黄色を表す．ゆで水量，投入量が多くなると鮮緑色が低下していくことを示している．

②無機質，シュウ酸の含有量（mg/100 g）と残存率（%）

水　量		30 L			60 L			未加熱
投入割合　（%）		5	10	20	5	10	20	
ゆで時間　（分）		3	4	5	4	4	7	
水　分　（%）		91.1	90.9	90.6	92.6	92.1	92.3	86.0
無機質 mg（%）	Na	8 (64.2)	7 (48.1)	8 (57.1)	5 (41.9)	5 (38.5)	5 (36.4)	15
	K	314 (40.0)	302 (34.2)	312 (36.7)	197 (25.7)	219 (27.7)	209 (26.3)	930
	Mg	67 (55.5)	69 (50.9)	72 (55.4)	48 (41.0)	52 (42.4)	48 (39.5)	142
	Ca	84 (107.6)	88 (100.1)	92 (108.3)	83 (108.8)	91 (115.1)	73 (93.1)	92
	Fe	1.9 (53.0)	1.7 (42.3)	1.7 (43.3)	1.2 (35.0)	1.2 (31.5)	1.2 (33.4)	4.2
	P	61 (64.4)	58 (54.8)	57 (56.3)	46 (50.4)	47 (49.7)	45 (47.4)	112
シュウ酸 mg（%）	総	848 (50.6)	1,062 (56.3)	1,162 (64.0)	713 (43.5)	698 (41.2)	853 (50.4)	1,988
	可溶性	427 (43.2)	471 (42.3)	562 (52.4)	275 (28.4)	292 (29.2)	407 (40.7)	1,174
	不溶性	421 (61.3)	591 (76.4)	600 (80.5)	438 (65.3)	406 (58.6)	466 (64.4)	814

（　）内は残存率：ゆで試料全体含有量（mg）/未加熱試料全体含有量（mg）×100

▶▶ほうれんそうの無機質，シュウ酸の残存率は，ゆで水に対する投入割合の影響はみられないが，ゆで水 30 L に比べて，60 L のほうが残存率が低い傾向がみられる．

の糖，アミノ態窒素の溶出率が高く，食品の味の評価も低かった．また食品を水から入れて緩慢に加熱すると，酸化酵素の活性化が起こりやすいと報告している．沸騰までの時間はできるだけ短縮するような加熱条件を検討することが必要である．また，ガス回転釜では，釜の構造

上，釜の周辺と中心部では熱の対流が異なり，いもの内部温度上昇も異なるため，加熱の途中で撹拌が必要である．

　粉ふきいもにする場合，ゆで水に食塩（ゆで水の0.3〜0.5％）を加えると均一の塩味にすることができる．いもの吸塩量はゆで水の食塩濃度によって異なる．また，ゆで水といもの割合によっても異なるので，これらの条件を一定にして添加食塩量を決める．ゆでたあとの調味をふり塩にすると，撹拌による煮くずれが大きい．

　さといもは，粘質物を除去するため下ゆでをする．沸騰水に入れ再沸騰したあとゆで水を捨て，水洗いをする．ゆで水に食塩（ゆで水の1％）を加えると水洗いが容易であるが，わずかに吸塩されるので調理法によってはひかえる．

3）麺　類

　麺類は多量の沸騰水のなかでゆでる．生麺はゆでると約2倍重量になる．乾麺は3〜3.5倍重量，スパゲティなどは2.5〜2.8倍重量である．一般には麺重量の7〜10倍の水でゆでる．ゆで水に対する投入割合では10〜15％になる．これは先に述べたように，釜の実効的な熱容量によって異なる．熱容量の大きい釜は，ゆで水量および投入割合を多くすることができる．再沸騰までの時間が長くなると，麺の表面のでん粉が流出し対流を阻害するため，ゆで上がりの麺のテクスチャーに影響する．再沸騰までの時間を短くする条件を検討することが必要である．

　ゆでた麺は冷水にとり，流水でよく洗って表面のでん粉を除く．スパゲティは洗うと水っぽくなるので，ゆで水をきったら次の調理操作に移る．大量調理ではある程度の時間経過はさけられないので，バターまたはサラダ油をまぶしておく．

　スパゲティ，マカロニ類は，下味としてゆで水に食塩（ゆで水の0.3〜0.5％）を入れる．スパゲティ，マカロニのゆで水に食塩（ゆで水の0.3％）を入れてゆでた報告では[12]，麺の食塩濃度は約0.36％で，ゆで水に対する麺の割合（3〜20％）の影響はみられない．また，ゆで水の食塩濃度を0.3〜1.0％にした場合，麺の食塩濃度は，ゆで水の食塩濃度に近似した．この場合においても，ゆで水と麺の割合の差はみられなかった．

4）卵

　殻つきのままゆでる場合（固ゆで，半熟）と，殻から出してゆでる場合（落とし卵，ポーチドエッグ）がある．卵白の凝固は60℃，卵黄は65℃付近から始まるが，卵量およびゆで水の量によりゆで水の温度上昇速度が異なり，目的の凝固状態にするための温度と時間は異なる．

（1）　半熟卵

　一般には卵を70℃で15〜20分間加熱すると，卵白・卵黄とも半熟状態のものが得られる[21]．これは卵黄の中心部が流動性を失う温度70℃に到達する時間である．スチーマーを使用するとこれらの温度管理は容易であるが，簡便には沸騰水中に入れて沸騰後何分，または水から加熱して沸騰後は消火して余熱何分などとしている．いずれも卵白・卵黄の凝固状態は異なる．また，これらの温度と時間は卵量，ゆで水量，加熱速度によって変化する．一定の品質のものを得るためには，これらの条件を一定にする必要がある．

（2）　固ゆで卵

　固ゆで卵に必要な加熱時間は，ゆで水が80℃に達したあと，沸騰時間を含めて11〜12分である[16]．卵が少量の場合，80℃から沸騰までの時間はきわめて短いため，この間の時間を無視して

①固ゆで卵の加熱条件

試料No.	A				B				C			
	①	②	③	④	①	②	③	④	①	②	③	④
熱源・都市ガス ガス消費量	ガスコンロ（径20 cm） 4,100 kcal/h				ガスコンロ二重バーナー（径20,32 cm） 14,000 kcal/h				ガス回転釜 49,500 kcal/h			
卵　量　　　　　（kg）	1.00	1.90	4.65	6.40	4.40	6.40	10.36	13.03	4.90	6.75	11.65	17.42
個　　数　　　　（個）	16	31	75	103	72	105	165	210	80	112	190	286
水から沸騰までの時間（分）	10	17	26	57	10	20	30	37	6	8	12	17
80℃から沸騰までの時間（分）	5	7	9	25	3.5	6	10	12	4	3.2	4	5

加熱条件：卵，水ともに常温から加熱（16〜20℃），A，Bの鍋はアルミ打出し和鍋径54 cm，39 cm，20 cmのいずれかを用いた.
測定卵の重量は60±1 g

②ゆで水の温度上昇曲線

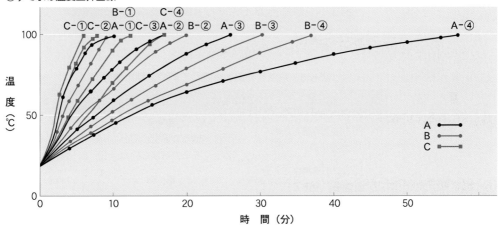

図3-10　固ゆで卵の加熱条件とゆで水の温度上昇曲線[22]

▶▶①給食施設の現場で卵をゆでたときの記録である. 熱源と使用した鍋は，卵の量によって決めた. A-④，B-②，C-②の
卵の量はほぼ同じであるが，加熱開始から沸騰までの時間は，それぞれ57分，20分，8分. また80℃から沸騰までの時間
はそれぞれ25分，6分，3.2分である. このときの沸騰継続時間はAは0分，Bは6分，Cは9分である.
②加熱条件によりゆで水の温度上昇速度は異なる. とくに卵白・卵黄のたんぱく質の熱凝固に関与する70℃以上の温度上
昇速度は著しく小さくなる.

沸騰後の加熱時間で指示することができる. しかし大量の場合には，80℃から沸騰までの時間
が長いばかりでなく，加熱条件によって異なり，80℃から沸騰に至るまで12分以上の場合もあ
る. そのため，80℃から沸騰までの時間の予測と80℃から沸騰までの時間を考慮した固ゆで卵
の加熱時間を決定することが必要になる（図3-10）.

　① 沸騰後の加熱時間の予測

　実際の現場では，80℃から沸騰までの時間を経験的に予測して，沸騰以後の加熱時間を決め
ることが多い. 図3-11に示すように80℃から沸騰までの時間（y）は，水から沸騰までの時間
（x）と高い正の相関を有し，$y=0.38 x-0.07$ と回帰式で表すことができる. すなわち水から沸
騰までの時間を実測すれば，80℃から沸騰までの時間を推定できる.

　② 余熱の利用

　卵の量およびゆで水の量が多いと，消火後のゆで水の温度降下が緩慢で，80℃に至るまでの

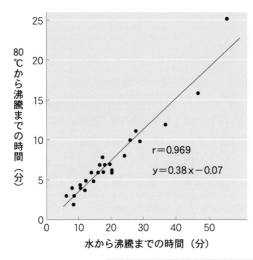

熱源 A，B，C は図 3-10 表①参照.
卵量：1〜18kg

▶▶水から沸騰までの時間を実測し，80℃から沸騰までの時間を推定する．沸騰以後に必要な加熱時間は 12 分から y を差し引いた時間である．ただし，80℃から沸騰まで 12 分以上の場合は，沸騰までの加熱が必要である（熱源の大きさ，卵量の関係から温度上昇速度が小さくなると卵の内部温度上昇も遅れるため）．卵量が多い場合，熱源を大きくすると加熱時間は短縮できる．

r＝0.969

y＝0.38x−0.07

図 3-11　熱源 A，B，C における固ゆで卵の水から沸騰までの時間と 80℃から沸騰までの時間の関係[23]

表 3-9　余熱を利用した固ゆで卵の識別と嗜好[23]

試　料	パネル数	テスト結果		検　定
イ．80℃以上沸騰を含めて　12 分間加熱	12	識別者　　　　　　　9　固ゆで卵としてどちらが好ましいか	イ．4　ロ．5	**　n.s.
ロ．80℃から沸騰まで 4 分　沸騰後，余熱 8 分		嗜　好	イ．5　ロ．4	n.s.

3 点識別試験法，3 点嗜好試験法
**1％の危険率で有意差あり，n.s.有意差なし

▶▶沸騰後の余熱を利用した場合の卵白・卵黄の凝固は，カードメーター測定において違いが認められ，食味テストにおいても識別できたが，標準の固ゆで卵としての優劣，嗜好の差は認められなかった．

時間が長いので，この間の余熱を利用することもできる．余熱の利用は，調理時間の短縮と燃料の節約の面からも有効である（表 3-9）．

III　あえ物・酢の物・サラダ

　あえ物，酢の物，サラダは副菜として，主菜とのバランスを考慮し，材料の配合，分量，調味の割合などを決める．材料は野菜類を中心に魚介類，獣鳥肉類，果物などの生鮮品や魚肉加工品，海藻，缶詰など，ほとんどの食品が使われる．これらの材料を1種類または多種類組み合わせ，下調理をして調味液（衣）と混ぜ合わせる調理法である．

　材料の組み合わせと調味（衣）の変化により，給食の献立に変化と季節感を盛り込むことができる料理である．

　調理上の要点は，少量調理の要点のほかに，大量調理では，処理量が多いため洗浄後の水きりおよび下調理操作における水分の変化を適切にできない，調味してから喫食までの時間経過がある，また作業能率上の制約から調味の時期を適切にできないことがあるなど，おいしさを阻害する因子があることを考慮しなければならない．また，新鮮な材料を衛生的に取り扱う，器具および調理担当者の衛生など，一貫した衛生管理が重要である．

1　あえ物・浸し物

　あえ物，浸し物は，下調理をした材料をあえ衣で混ぜ合わせる調理法である．冷たい料理であるから，下調理をした材料とあえ衣は，混ぜ合わせるまで冷蔵しておく．また，供食直前にあえられるような作業手順を考える．

1）材料の下調理（下調理操作の項参照）

（1）　生のまま用いる野菜，果物

①　洗浄・消毒，水きりを十分に行う．

②　組み合わせる材料に合わせて形，大きさを決め切截する．切り方は歯ざわり，味のつき方に関係する．

③　レタス，果物などは生のまま下味をつけない．あくのあるもの，褐変するもの（セロリー，うど，りんご，なしなど）は水または食塩水に漬け，そのあと水きりする．

④　水分含量の多い野菜類は食塩で下味をする．処理量，調味の割合，下味の時間，しぼり上がり重量を標準化する（p.30 参照）．

（2）　加熱して用いる野菜など

①　ほうれんそう，しゅんぎく，こまつななど，あくのあるものは，ゆでたあと水に漬けてあく抜きをする．キャベツ，はくさい，もやしなどは，ゆでたあと，ざるにとり水気をきる．いずれも軽くしぼり，食塩またはだし割りじょうゆで下味をしてしぼる．ゆで操作，調味の割合，下味前後のしぼり加減を標準化する（p.32 参照）．

②　きのこ類，根菜類，海藻類，高野豆腐，油揚げなどは，だし汁で薄味の下煮をする．調味は材料に対して食塩濃度0.5％の食塩またはうすくちしょうゆを用い，煮汁は残さないよう煮る．

　いずれの場合も加熱後はすみやかに冷却する．

表 3-10　あえ衣の調味割合　　　　　　　　（材料に対する%）

料理名	材料の下味	あえ衣				
	塩 分	おもな材料	塩 分	しょうゆ	糖 分	その他
ごまあえ	0.5 またはしょうゆ 3，だし汁 2.5	8〜10	0.8〜1.0	5〜6	3〜6	
ごま酢あえ	〃	8〜10	0.8〜1.0		10	酢 7，だし汁
酢みそあえ	0.5	みそ 20			5〜10	酢 5
白あえ	0.5	豆腐 50	0.8〜1.0		8	白ごま 8〜10
白酢あえ	0.5	豆腐 50			8	酢 7
おろしあえ	0.5	だいこん 50	1.0〜1.2		6〜10	酢 7〜10
浸し物	0.5 またはしょうゆ 3，だし汁 2.5			5〜6		だし汁 5
からしあえ	〃	からし 0.5		5〜6		

（3）　魚介類，鶏肉，魚肉加工品など

　給食では，生の魚介類は使用しない．使用するときは完全に加熱する．したがって，塩でしめてから酢洗い，または酢に浸して用いたり，あるいは熱湯を通し霜ふりにして使用することはない．表面だけでなく，中心部まで衛生的に安全な状態にする．

　加熱の方法は，ゆでる，炒める，煮る，焼く，蒸すなどがあり，下味をつけて旨味の流出を防ぐ処理をして加熱する．

　ハム，ソーセージ，かまぼこ，竹輪などの魚肉加工品についても，焼く，ゆでるなどする．いずれも加熱後はすみやかに冷却する．

2）あえ衣

　材料に対するあえ衣の分量は，あえ物の出来上がりの味を左右する．あえ衣の種類と分量は，あえる材料との調和を考慮する．あえる材料が淡白なものはあえ衣は濃厚な味のものに，またあえ衣の味が淡白なものは多量に用いる．大量調理では，あえる前の材料重量に対する食塩濃度を基準にして，衣の材料の分量を適宜調整するのが簡便である．あえ衣の食塩濃度は，あえる材料の塩味がどれくらいあるかによって決まるので，下調理操作（下味の調味の割合としぼり加減，下煮の調味の割合と煮汁の残量など）の標準化が伴って成り立つものである．

　一般によく使用するあえ衣の調味の割合の例を表 3-10 に示した．

3）調味，供食

　冷蔵しておいた材料およびあえ衣（調味料）は，供食直前に混ぜ合わせる．実際には喫食状況に合わせて 50〜100 食単位であえる．これをあえるのに要する時間は，お浸しでは 2〜3 分，ごまあえでは 3〜5 分間である．この盛りつけ作業時間は 5〜10 分間である．手順よくすればさらに能率的に行うことができる．おいしく提供するためには，あえてから喫食までの時間は 30 分以内にする．

　また，衛生的に安全に適温で供食するためには，盛りつけてから冷蔵庫，保冷配膳車などの利用が必要である．盛りつけてから喫食までの時間と温度管理の方法は，供食システムによっても異なるが，この間の温度管理の方法を検討しなければならない．

2 酢の物

　材料および材料の下調理はあえ物と同じである．下調理した材料を調味酢（合わせ酢）で調味したもので，材料の持ち味に香りと酸味が加わった料理である．

　調味酢の種類と割合は，あえる材料によって選択する．酸味料は食酢が用いられるが，レモン，ゆず，すだちなどの柑橘類の汁も合わせて用いることが多い．中華風の調味酢は食酢，しょうゆ（食塩），砂糖のほかにごま油，練りからしを加える．

　調味の時期と供食の仕方もあえ物と同じである．酢の物では生の野菜を用いることが多い．生野菜は調味料の浸透により放水するので，下味の際，できるだけ材料の水分を除去しておく．また，酢が野菜の色に影響する場合がある．緑黄色野菜のクロロフィルは酸性のもとではフェオフィチンなどに変化して茶褐色になる．調味してから長くおくことはさけたい．材料に下味をつけないものや中華風では，盛りつけたあと，調味酢をかけることもある．

3 サラダ

　調理操作の手法としては“あえる”ものである．野菜類を中心とした各種の材料を各種のソースであえるものが，西洋料理ではおもにサラダである．給食では利用頻度の高い料理である．材料および材料の下調理，調味，供食の要点は，あえ物と同じであるが，ここではサラダとしての要点を述べる．

1）サラダの材料とソース

　生食できる野菜のほとんどはサラダの材料になる．さらに，果物，加熱した野菜，魚肉加工品，卵など，サラダの材料は多種ある．しかし，給食では，価格の制約から使用できる材料の種類は限られ，季節の野菜，旬のものを使うことが中心になるので，材料の取り合わせと切り方，ソースにより変化をつけることになる．また，同時に栄養のバランスなどの点も考える．

　数種類の野菜を取り合わせる場合には，それぞれの持ち味が生きるようにする．淡白なものや酸味の強いもの，しゃきしゃきとした歯ざわりのもの，独特のあくっぽさのあるものなどを調和よく変化に富んだ組み合わせにしたり，淡白なものに味や香り，歯ざわりなどでアクセントになるものを組み合わせるとよい．同時に緑の濃淡に赤を組み合わせるなど，野菜の色の調和も考えると，栄養のバランスの点でも効果的である．

　それぞれの材料にどのようなソースを用いるかは，とくに限定されていないが，一般に生野菜ではフレンチドレッシングが多く用いられ，いも類など根野菜や魚肉加工品などにはマヨネーズソースが用いられる．また，これらのソースを基本とした応用ソースは多種類ある．

　香辛料と香味野菜は，ともにサラダには欠かせないものである．マヨネーズソースやドレッシングに香りと辛味を添えるために必ず入れるこしょうをはじめ，味を引き立て，香りをつけ，いろどりを添えるために，からし，にんにく，エストラゴン，たまねぎ，パプリカなどを材料に合わせて加える．

2）ソースの種類

　基本のソースは数種あるが，ここではフレンチドレッシングとマヨネーズソースの特徴とその応用について述べる．

（1）　フレンチドレッシング（英 french dressing　仏 sauce vinaigrette）

　基本は食塩，食酢，油，こしょうを材料とするが，サラダの材料に合わせて，ほかの香辛料や香味野菜などを加えるとバリエーションが楽しめる．これらは混合して用いるか，あるいは食塩，食酢，油をそれぞれ順にかける．食酢，油のみを混合して食塩は別にかける方法もある．

　食塩：サラダの味の決め手は，食塩の使い方と量にあるといっても過言ではない．食塩は塩味をつけると同時に野菜の水分を浸出させるので，調味の仕方と時期が大切である．

　食酢：ドレッシングにさわやかな酸味と香りを与え，同時に塩味と油っぽさをやわらげる．サラダには，風味が豊かで芳香もあるワインビネガーやりんご酢などの果実酢が適しているが，穀物酢を使う場合には，レモン汁少量で風味をつけてもよい．

　油：食塩や食酢の味をやわらげて，全体の味わいをなめらかにする．さらに野菜に調味料が浸透するのを抑え，同時に野菜からの水分の放出を抑制する効果があるので，野菜がしんなりするのを多少は防ぐことができる．油の質はドレッシングの味を左右するので，香りや味に癖の少ない精製されたサラダ油，オリーブ油を用いる．

　調味料の分量：基本は材料の重量に対して，食塩 0.8〜1 ％，食酢 4〜5 ％，油 4〜10 ％が一般の量である．材料の何％と計算しなくても，塩：酢：油を 1：5：10〜15 の割合でつくっておき，これを材料の約 15〜20 ％として計算してもほぼ同様の調味になる．

＜フレンチドレッシングの応用＞

　①　ラヴィゴットソース

　たまねぎ，ピーマン，パセリのみじん切り，あるいはピクルスのみじん切りをフレンチドレッシングの 20〜30 ％加えたもの．

　②　トマトフレンチドレッシング

　完熟トマトを湯むきして，さいの目に切ったものをドレッシングの約 30 ％加えたもの．

　③　からしを土台にしたドレッシング

　練りからしのなかに食酢，サラダ油を撹拌しながら交互に加えたもの．からしの量は材料の約 0.15 ％で，粘稠なマヨネーズ状のソースになる．好みでたまねぎ，にんにくのすりおろしを加えてもよい．マヨネーズソースよりもさっぱりしており，野菜を盛りつけたあと，上からかけるようなサラダに向いている．

（2）　マヨネーズソース

　卵黄 1 個，食酢 15 cc，食塩 1.5 g，サラダ油 150 cc，これに好みでこしょう，からし，砂糖を加えたもの．大量になるとボールに泡立て器でつくることは困難になるので，フードミキサーなどを用いる．卵の衛生上の問題から，市販品の業務用マヨネーズを用いることが多い．マヨネーズソースの 1 人分の分量は材料重量に対して 8〜15 ％である．

＜マヨネーズソースの応用＞

　①　クリームマヨネーズ

　生クリームを泡立てたものと，レモン汁少量を加えたもの．

　②　グリーンマヨネーズ

　ほうれんそうの青寄せなどを混ぜた緑色のソース．

③　トマトマヨネーズ

トマトケチャップ，トマトソースを煮つめたものを加えた薄紅色のソース．

④　タルタルソース

固ゆで卵，たまねぎ，ピクルス，パセリのみじん切りを加えたもの．

3）調味の方法

生野菜をフレンチドレッシングで調味する場合，調味してすぐ食するときは，下味をして軽くしぼったあと(野菜の付着水を除く程度)，仕上げの調味をしたものが好まれる．しかし給食では，供食直前に調味しても，盛りつけ時間，喫食状況により，ある程度の時間経過はさけられない．そのため下味をしないことが多い．マヨネーズソースで調味する場合は，食塩，食酢，サラダ油などで下味を行う．

（1）　調味後の放水

フレンチドレッシングを用いたレタスサラダの調味後の放水量は，下味をした場合（図3-12①），食塩，食酢，油脂の調味順序（図3-12②）によって異なり，油脂は野菜の表面に付着して調味料の浸透と水分の放出を抑える効果がある（図3-12③）．調味後の時間経過をさけられない給食では，おいしさと品質管理の面で工夫したい．

（2）　放水量と塩味・酸味

調味後の放水量と放水量中の食塩および総酸量は，放水量に比例して増加し，高い相関関係が認められた[24]．すなわち，放水量から放水量中の食塩および総酸量を推定できる．放水量が多くなると，野菜の塩味が薄くなるだけでなく，水っぽく，歯ざわりも悪い．図3-12④から調味してから30分を限界として，調味・供食の方法を検討する必要がある．

4）フレンチドレッシングの油脂の付着量

フレンチドレッシングを用いたサラダの油が，どれくらい摂取されたかをあきらかにすることは，栄養価計算のうえからも必要である．レタスを2×2cmの大きさに切り，レタスの重量に対して食塩1％，食酢5％，油脂5,10,15％のソースであえて付着油脂量を調べた結果[25]，添加油脂量の71〜75％の範囲であった．また時間経過による変化は，30分以内ではその差はほとんど認められなかった．

調味順序と油の付着量の関係をみてみると，塩，酢を先に添加し，あとから油を添加したほうが，油を先に添加したものや塩，酢，油を混合したものより付着油脂量は数％多かった．これは，先に加えられている酢がレタスの表面に付着し，表面張力の関係で表面積が大きくなることが関係しているのではないかと思われる．実際に，レタスを洗ったあと，よく水きりしても水分がレタスの重量の10％前後は付着する．これを付着水のないものと比べてみると，やはり付着油脂量は数％増加する．

切り方では細かく切ったほうが付着率は高い（レタスせん切り約80％）．また，材料のかさの大きさも関係し，せん切りではキャベツ63％，にんじん57％，きゅうり53％であった．

①下味の影響

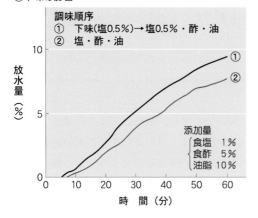

②調味順序の影響

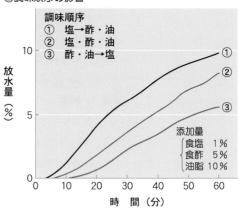

③添加油脂量の影響

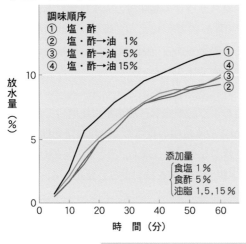

④放水量中の食塩量

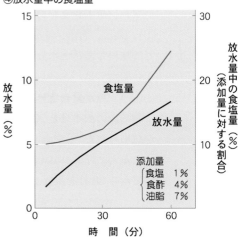

図 3-12　フレンチドレッシングサラダ（レタス）の放水量[24]

▶▶①用いる食塩の 1/2 量で下味をしたあと，残りの食塩と食酢，油脂を混合したものを添加した場合，放水量は下味をしないものより多い.

②調味は調味料を混合して用いるほかに，食酢と油脂を混合して，食塩はあとから添加する場合もあり，放水量をかなり少なくすることができる. 食味テストでは，調味直後では図中②が好まれたが，調味 20 分後では図中③が好まれた. 調味直後は味がなじんでいなかったものが，20 分後には調味料がほどよく浸透したためである.

③食塩と食酢を添加したあと，油脂を 1，3，5，10，15 ％添加した場合，添加油脂量が 1〜15 ％の範囲では添加油脂量の多少による影響はみられない.

④給食の条件でサラダを調製し，おのおのの時間経過ごとに皿から野菜を取り出し，皿に残った放水量とこの放水量中の食塩を定量したものである. 放水量中の食塩量は，30 分までは変わらないが，その後は多くなる傾向がみられる. 調味後 30 分までは使用した食塩の 10 ％が放水量中へ流出してしまうので，1 ％で調味したものは 0.9 ％の塩味になる.

Ⅳ　煮　物

　煮物は，和・洋・中華それぞれ種類が多く，煮方や調味の仕方などでそれぞれ特徴がある．加熱機器は，回転釜，ブレージングパン，スチームコンベクションオーブンなどが使用される．

　煮る操作は，煮汁の対流伝熱と伝導伝熱によって食品を加熱し調味をする方法であるが，少量調理に比べ大量調理では煮汁量が少ないため，加熱の度合いや調味の不均一，煮くずれなどが起こりやすい．また，加熱機器の熱容量や処理量によって温度上昇速度が異なり，食品の加熱に必要な時間が違ってくる．

　煮物の調理の標準化は，加熱機器および1回の処理量に対して，煮汁の量，加熱速度，調味や撹拌の時期，加熱時間などを決めることである．一方，煮物は調理の熟練者ほど適切に仕上げることができる．これは，煮物の標準化の要因が，調理工程のなかで微妙に変動し，適切な対応が必要なためである．調理技術を要する調理法である．

1　煮物の標準化

1）材料の配合と切り方

　材料の配合や分量は，出来上がりの外観や味に関係する．材料配合は，煮物の特徴や材料の持ち味を生かすように考える．1品の分量は，煮物の種類によって異なり，ひじき，切り昆布，きんぴらなど，いり煮，炒め煮など濃い味つけのものは少量であり，おでん，ポトフなどは比較的多量である．それぞれの適量を決める．

　切り方は一般的な要点のほかに，大量調理では切り込み作業の能率や，盛りつけの際，手早く均一に盛りつけられるような切り方にしなければならない．また，煮える速さの異なる材料を同時に煮る場合は，大きさを違えるか，下ゆでをする．

2）煮汁の量

　煮汁の量は食品を加熱，調味するために必要な量を用いる．これは煮物の種類や食品の種類，また切り方の違いによる加熱時間の長さによって異なる．さらに，加熱機器や1回の仕込み量によっても異なる．

　煮汁の量は加熱中の水分蒸発量が関係する．加熱中の蒸発量は加熱機器によって異なるが，火力と加熱時間による要因が大きいので，加熱機器および1回の仕込み量に対して加熱時間と火加減の標準化が必要である．

　煮しめ，炒め煮の加熱および調味をできるだけ均一にするためには，材料の20〜30％の煮汁が必要である．しかし，この分量は材料容積の1/4くらいであるので，加熱途中の撹拌が必要であり，煮上がったときに煮汁が残ってしまう．煮汁の残量の多少は，材料への味のつき方に関係するので，調味料の分量はこの点も考慮しなければならない．きんぴら，炒り鶏のように煮上がったときに煮汁の残液がない状態の煮汁の量は，材料の10〜15％である．一方，含め煮，おでんなど，味をしみ込ませるために長時間煮るか，煮汁に浸しておくものの煮汁の量は材料の80〜100％である．

3） 火加減と余熱利用

　煮汁が沸騰するまでは強火とし，そのあとは沸騰継続できる火力に調節するが，中火よりや　や弱い程度，ガス流量では全開の 1/3 程度で十分である．強く沸騰させても温度は 100℃以上に　ならないばかりでなく，燃料のむだや煮くずれ，水分蒸発が大きくなり，こげつきの原因とも　なる．また水溶性成分の溶出が多くなり，好ましくない．

　大量調理では余熱が大きいので，消火後余熱を利用して加熱時間を短縮する．余熱の利用は　燃料の節約と煮くずれを防ぐことができる．余熱を利用して食品を軟化させる効果は，1 釜の仕　込量が多いほど大きく，煮汁の量が多いほど顕著である．シチュー類のじゃがいもなどは，仕上　がり間際に加え，余熱を利用して加熱する．

4） 調　味
（1）　和風の煮物

　一定の味（調味）に仕上げるためには，煮汁の量，煮汁の残量とともに加熱時間と調味の時　期を決める．

　調味の時期は，加熱の初期に行うと，調味液により煮汁量が増すため，加熱および調味の不　均一を補うことができる．また，加熱中の撹拌操作も早い時期に行う．調味の順序は，煮汁が　沸騰したら砂糖を加え，溶けてから塩を加える．同時に加えると分子量の小さい塩が先に浸透　し，砂糖の浸透が阻害される．しょうゆの香気は揮発性であるため，加熱によって失われてし　まうので，できるだけ遅く加えたい．煮汁を残さない煮物では，塩といっしょに加えるか，使　用量の一部を出来上がり間際に加える．みそ，酢は最後に加える．

　落としぶたをすると，加熱や調味料の拡散を均一にする効果がある[26]．

（2）　洋風の煮込み料理

　ロールキャベツ，ポトフなど，スープで長時間煮込むものは，食品重量とスープの出来上が　り重量に対して調味する．調味の時期は加熱の途中に予定の食塩量を 2〜3 回に分けて行うと，　出来上がってからのスープの塩味の変化が少ない．ミートソース，カレーソースなどは，出来　上がり重量に対する調味の割合を決める．調味の時期は加熱の途中 2〜3 回に分けて行う．

5） 加熱時間

　加熱時間の長さは，食品の種類，切り方などの大きさ，加熱機器および 1 釜の仕込量によっ　て異なる．食品の種類では，おもな成分の加熱による変性や組織の軟化度が加熱時間の目安に　なる．加熱時間の標準化は，加熱機器や 1 釜の仕込量などの加熱条件を一定にすることが必要　になる．

2　加熱速度と品質管理

1） 野菜類の加熱

　野菜類の加熱による軟化の難易は，ペクチン質の含量が関係[27]し，野菜の種類によって加熱時　間が異なる．

　加熱時間の長さは一般に沸騰後何分と示されることが多いが，大量の場合は，常温から沸騰　までの時間が長く，沸騰水に材料投入した場合も温度降下が大きく，再沸騰に至るまでの時間

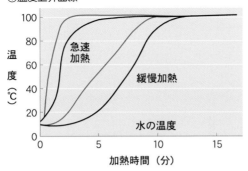

①温度上昇曲線

——— じゃがいもの内部温度
——— 水の温度

じゃがいも：20g
加熱時間：急速加熱 20分
　　　　　緩慢加熱 40分

②味の差異

試　料	水っぽさ			甘　さ			旨　さ			総合的なおいしさ		
	A	B	C	A	B	C	A	B	C	A	B	C
煮　汁	29	15**	28	25	29	18	19	32*	21	21	28	23
じゃがいも	27	21	23	18	21	32*	22	21	29	17*	23	32*
にんじん	28	25	19	15**	26	31*	19	25	28	17*	25	30*
たまねぎ	30	28	16*	18	24	30	16*	25	33**	16*	26	30*

パネル：12名
供試料　A：急速加熱したもの
　　　　B：食品を別々に急速加熱して煮汁は供試直前に混合したもの
　　　　C：緩慢加熱したもの
判　定：クレーマーの検定表による
　　　　*5％の危険率で有意差あり，**1％の危険率で有意差あり

③糖量および煮汁への溶出率の比較

食品名	還元糖量 (mg％)			非還元糖量 (mg％)			総糖量 (mg％)			煮汁への 溶出率（％）	
	生	A	C	生	A	C	生	A	C	A	C
じゃがいも （メークイーン）	1,535	1,455	1,427	114	101	85	1,649	1,556	1,512	25	36
にんじん	1,915	2,094	2,381	2,203	1,563	1,946	4,118	3,657	4,327	35	47
たまねぎ	4,030	4,419	4,777	2,272	2,005	1,366	6,035	6,424	6,143	34	62

図 3-13　急速加熱と緩慢加熱による温度上昇曲線，味
の差異，糖量および煮汁への溶出率の比較[20]

が長い．これらは大量になるほど顕著である．加熱過程における各温度の通過時間は，食品の物理化学的な変化に影響すると思われる．

　沼倉ら[20]は，食品を急速に加熱（少量調理）した場合と緩慢に加熱（大量調理）した場合の違いについて（図3-13①），糖量，アミノ態窒素量の煮汁への溶出は緩慢加熱のほうが多く（図3-13表③），食味テストの結果では，食品の味は緩慢加熱のほうが有意に評価が低かった（図3-13表②）が，汁ごと食するシチューなどでは，緩慢加熱のほうが好まれると推測している．

　各種野菜類の加熱操作に関する報告から判断して，大量調理の加熱条件では，煮物は急速加熱の条件を設定することが，品質管理，加熱時間などの効率化につながると考えられる．

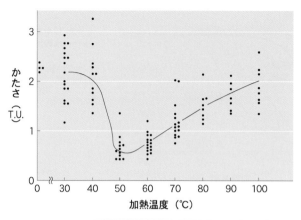

試　料：あじ魚肉25gを水中で各温
度で10分間加熱
かたさ：テクスチュロメーターによる
測定

図 3-14　魚肉の加熱中におけるかたさの変化[29]

2）魚肉の加熱

　煮魚は，煮汁を沸騰させてから魚を入れる．高温で魚肉の表面のたんぱく質を凝固させ，内部の旨味成分などの流出を防ぐためである．水溶性たんぱく質の溶出は，はじめの煮汁の温度によって異なり，30〜40℃から加熱を始めた場合が最も多い[28]．

　煮魚の煮汁は，魚の20〜30％である．沸騰した煮汁に魚を入れても温度降下が大きく，加熱開始時の温度は低くなりやすいので，鍋の熱容量との関係を考慮し，1回の仕込量は少ないほうがよい．また，40〜50℃で急に肉のかたさが減少し，60℃以上になるとたんぱく質が凝固しかたさが増していく（図3-14）．このため，加熱の途中で動かすとくずれやすいので注意する．再沸騰後は，沸騰を継続できる程度に火加減を調節する．このときの火力が強いと加熱後の魚肉の重量減少率が高い．

　また，常温から加熱する場合，沸騰までの加熱速度は魚肉の旨味成分などの変化に関係する[30]．

3）獣鳥肉類の加熱

　シチューなどの洋風の煮込み料理には，結合組織の多いかたい牛，豚肉が用いられ，筋線維がほぐれやすくやわらかくなるまで弱火で長時間加熱する．鶏肉はやわらかいので，クリーム煮など比較的短い加熱時間の煮込み料理に用いられる．これらの料理は，肉の旨味とともに煮汁中に溶出した肉の旨味を味わうものである．

　肉中のたんぱく質の種類によって加熱変性が異なり，加熱速度や加熱時間の長さが肉や煮汁の食味に関係する．

　畑江ら[31]は，肉を加熱したときの加熱速度の影響について，次のように報告している．鶏もも肉を内部温度80℃になるまで，急速加熱と緩慢加熱で水煮した場合（図3-15），緩慢加熱のほうが煮汁への溶出成分が多く，5′-IMP量は肉，煮汁とも著しく少ない．これは，5′-ヌクレオチドを分解する酵素が失活するまでの時間が長いためであるとしている．肉の内部のかたさは，加熱速度による差は認められなかった．肉の食味テストの結果では，煮汁への溶出成分の少ない急速加熱の肉が好まれた．また，両加熱法で70分間加熱した場合は，急速加熱のほうが肉の重量減少が大きく，かたく，収縮も大きい．煮汁は急速加熱のほうが溶出成分が多くなるが，5′-IMP量には有意な差が認められず，食味テストでも差が認められなかった．これらのことか

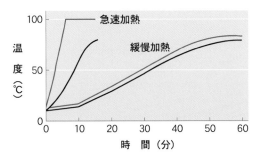

図 3-15　鶏もも肉を内部温度 80℃まで加熱したときの
肉と煮汁の温度上昇曲線[31]

ら，温度上昇速度は急速のほうが好ましいとしている．

　これを大量調理の加熱条件で考えてみると，鶏肉を沸騰させたスープのなかに入れ短時間で
再沸騰させることのできる熱源の大きさと，1回の仕込量を決めることが必要になる．

　牛肉，豚肉は長時間加熱すると，結合組織コラーゲンがゼラチン化し，筋線維がほぐれてや
わらかくなる．冨岡[30),32)]らの加熱速度と旨味成分の溶出についての報告では，急速加熱（7.5℃/
分）と緩慢加熱（0.8℃/分）で加熱したとき，肉中のイノシン酸の加熱による減少は緩慢加熱
のほうが大きかったが，遊離アミノ酸の加熱による増加は緩慢加熱のほうが大きいとしている．

　実際のシチュー類の調理では，肉は表面が色づくまで炒め，温めたスープを加え，スープが
再沸騰するまでの温度上昇速度は，冨岡らの報告の急速加熱程度である．肉が適度にやわらか
くなる煮込み時間は 1.5〜2 時間である．

4）シチュー・ソースの煮込み時間

　ホワイトシチュー，クリーム煮などは，120〜130℃まで加熱したホワイトルーで，ビーフシ
チュー，カレーソースなどは，180℃まで加熱したブラウンルーでとろみをつける（p. 67 参照）．

　ホワイトルーを用いる料理では，肉，野菜類はスープで煮込み，別にホワイトルーに牛乳を
加え 20〜30 分煮込んだホワイトソースを最後に加える．調味はスープ，ソースおのおのに同じ
塩分濃度で行う．また，スープの煮込み時間とソースの濃度を決め，出来上がりを一定にする．

　ブラウンソースは，ブラウンルーの調製条件によって適切な加熱時間が異なる．ブラウンソ
ースは，ブラウンルーを土台としてブイヨン，香味野菜などを合わせて，数時間〜数 10 時間と
かなり長時間煮込んだものがよい[33),34)]とされている．しかし，給食施設の調理条件では，ソース
の煮込み時間は 1〜2 時間が限度である．

　温度上昇速度の異なるルーについて，煮込み時間を 1 時間と 2 時間で比較した結果では，温
度上昇速度の小さい緩慢加熱のルー（E）は 1 時間煮込んだものに比べ，2 時間煮込んだものの
ほうが色，味，口当たりなどすべての評価項目において有意に好まれたが，温度上昇速度の大
きい急速加熱のルー（A）は差がなかった（図 3-16 表②）．緩慢加熱のルーは，煮込み時間が長
くなると粘度が低下することも関与していると考えられる（図 3-16 ①）．

　ブラウンソースの味は，コク，風味，旨味，なめらかさなどの複合した味と考えられるが，
これは小麦粉や油脂の成分の加熱による変化と考えられる．小麦粉中のたんぱく質の熱変性が，
ブラウンルーの風味に何らかの影響を与えているだろうとの報告[37)]もある．

①ソースの粘度の変化

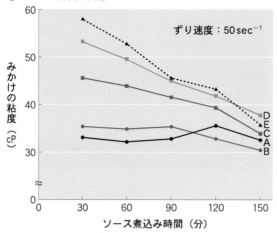

ルー	加熱最終温度（℃）	加熱時間（分）	温度上昇速度（deg/分）
A	220.0	33.0	5.4
B	210.0	54.0	3.4
C	190.0	120.0	1.5
D	185.0	169.0	1.0
E	180.0	270.0	0.8

②ルー希釈加熱液の嗜好（煮込み時間の影響）

ルー希釈加熱液（煮込み時間）	パネル数（人）	識別数（人）	嗜好			
			色	味	口当たり	総合
A （1 時間） E	19	12**	3 9**	2 10***	4 8*	3 9**
C （1 時間） D	11	11***	3 8***	1 10***	2 9***	4 7**
D （1 時間） E	15	5 n.s.	2 3	2 3	1 4	2 3
A （1 時間） （2 時間）	17	14***	3 11***	7 7	7 7	7 7
E （1 時間） （2 時間）	15	15***	4 11***	2 13***	2 13***	2 13***

*p<0.05，**p<0.01，***p<0.001，n.s.有意差なし

図 3-16　ソースの粘度の変化[36]とルー希釈加熱液の
嗜好（煮込み時間の影響）[35]

　ブラウンルーの代わりに，焙焼小麦粉（p. 61 参照）を用いた場合の煮込み時間は，120 分間に比べ，5 分間が有意に好まれ，調製条件の影響は認められなかった（表 3-11）．これは，でん粉の水に対する溶解性は，140℃以下で加熱してもほとんど変化は認められないが，これ以上の温度で加熱すると，180℃を境にして冷水溶解性は急激に高まる[39]ことや，でん粉の加熱焙焼により得られた焙焼デキストリンは高度に枝分かれしている[39]ことなどが関係しているのではないかと思われる．また長く煮込んでいると焙焼香気成分[40]や一部その他の揮発性物質が失われ，食味に関係するのではないかと考えられる．

表 3-11　焙焼小麦粉 7 ％希釈加熱液（ソース）の煮込み時間の検討[38]

試料	希釈加熱液煮込み時間[1]（分）	パネル数（人）	識別者数（人）	3 点嗜好試験法					
				色	香り	味	口当たり	粘性	総合
A	5 120	18	15***	8* 7	9** 6	12*** 3	4 11***	6 9**	12*** 3
B	5 120	19	18***	12*** 6	10*** 8*	10*** 8*	8* 10***	10*** 8*	10*** 8*
C	5 120	18	15***	8* 7*	9** 6	10*** 5	9** 6	5 10***	10*** 5
D	5 120	19	15***	9** 6	11*** 4	13*** 2	9** 6	8* 7	12*** 3

1) 煮込み時間 5，30，60，90，120 分間のすべての組み合わせのうち 5 分と 120 分間を除く相互間に有意差は認められなかった．

*p<0.05，**p<0.01，***p<0.001，焙焼小麦粉の調製条件は，図 3-25（p.63）参照

V　蒸し物

蒸し物は，水蒸気の潜熱によって食品を加熱する方法である．常圧では蒸気の温度は100℃であり，それ以上になることはない．

蒸し鶏，魚の酒蒸しなどのように肉，魚類を下調理して100℃で加熱するものと，卵豆腐，茶碗蒸し，カスタードプディングのように100℃以下で加熱するものがある．また，いも類や野菜をゆでる代わりに蒸すこともある．この場合は100℃加熱である．

加熱機器は，スチーマー，スチームコンベクションオーブンのほかに，蒸籠を鍋や回転釜に水を入れた上にのせて使用するなどがある．前者のスチームコンベクションオーブンの蒸気モードは，30℃の低温スチームから130℃の高温スチームまでの設定温度および調理時間の設定もできるので品質管理が容易であるが，後者は火加減により温度調節を行うので，100℃以下の調理では，温度管理に注意しなければならない．いずれも料理ごとに加熱する分量を一定にし，加熱温度と時間を標準化することが必要である．

1　蒸し物の標準化

1）100℃加熱

蒸し加熱での熱伝達率は，水中での加熱と同程度である[41]とされており，ゆで加熱の加熱時間が目安になる（図3-17）．加熱に要する時間が長いいも類などは，大きさによって加熱時間が異なり（図3-18），処理量によっても異なる．

1天板の分量が多くなると食品の内部温度上昇速度は緩慢になるので，1天板の分量を少なくして，天板数を多くしたほうが効率がよい（図3-19）．

また，蒸し加熱では加熱量（天板数）が多くなると，加熱時間が長くなる．しゅうまい（2.7×2.7×3.0 cm，24 g）を1天板65個蒸したときの加熱時間は8分であったが，4天板では10分，5天板では14分であった．

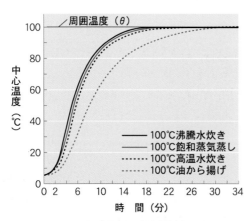

図3-17　各種の加熱法で加熱した
じゃがいもの温度上昇[42]

じゃがいも 32×32×32 mm

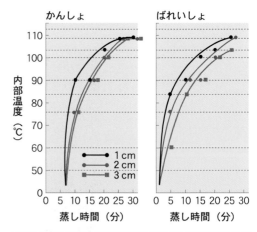

図3-18　蒸し物の内部温度[43]

①加熱条件・水量別温度上昇速度

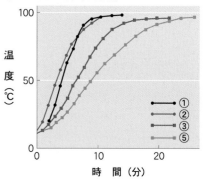

②水の温度上昇（水量別）

	天板サイズ	数(段)	水量(kg)	水深(cm)	加熱時間(分)	温度上昇速度（deg/分）	
						90℃まで	98℃まで
①	1/2	1(中)	2	3.5	15.5	10.7	6.7
②	1/1	1(中)	4	3.3	14.0	10.1	6.9
③	1/1	1(中)	8	6.3	21.5	6.4	4.6
④	1/1	2(中) (下)	4 4/8	3.3	19.5	6.5	5.1
⑤	1/1	2(中) (下)	8 8/16	6.3	26.3	5.2	3.6

スチーム100℃

図 3-19　加熱条件・水量別温度上昇速度[44]

▶▶スチームコンベクションオーブンを用い，1天板の分量，天板数，天板の位置を変えて水を加熱した場合，1天板の分量が多くなると温度上昇速度は緩慢になるが，水深が同じであれば，ほぼ同じ温度上昇速度になる．また，同じ重量を加熱する場合，1天板の分量を少なくして天板数を多くしたほうが効率がよい．

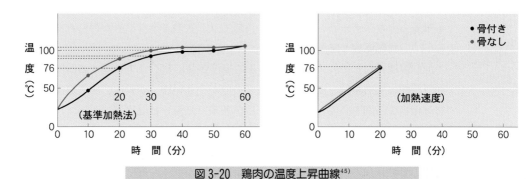

図 3-20　鶏肉の温度上昇曲線[45]

▶▶鶏肉の胸肉ともも肉を骨付きと骨なしで20分間加熱した場合，加熱中の内部温度上昇は骨付きのほうが緩慢に加熱され，やわらかさ，多汁性に富み，好まれた．しかし，内部温度上昇が等しくなる加熱条件では，その差は認められなかった．

　一方，食材によっては加熱速度が料理の品質に影響する（図3-20）．蒸し物の標準化は，調理作業能率，品質管理（おいしさ）の面から，食材・料理ごとに1天板の分量と天板数を決める．

2）100℃以下の加熱

　卵液を希釈した蒸し物には，茶碗蒸しや卵豆腐，カスタードプディングなどがある．卵液の濃度と添加調味料によって異なるが，加熱温度は85〜90℃，卵液の加熱最終温度は70〜80℃である．

　カスタードプディングの加熱については多くの報告がある．卵液を40℃に予備加熱し，100℃で加熱して中心部が86〜90℃になった時点で消火して，余熱を5分間利用する方法[46]，卵液を60℃に予備加熱し，卵液の凝固温度80℃までは2℃以下/分になるような火力で10〜15分間加熱する方法[47]などがある．また，茶碗蒸しについては，90℃で15分間加熱するとよい[48]．予備加熱は温度上昇速度を抑えるので，よい成績が得られるとされている．

　大量調理では，調理操作，作業能率とあわせて，これらの条件をどのように適応させるかを検討することになる．

表3-12　カスタードプディングの加熱温度と時間

カスタードプディングの材料：卵22g，牛乳56g，砂糖7g，合計85g（卵：牛乳＝1：2.5）
プリン型：アルミニウム

加熱温度[1] (℃) 加熱最終温度(℃)	80	85	90	95
①　80	25'00" (78)[2]	13'16"	9'18"	6'55"
②　85		30'00" (83)[2]	12'47"	10'18"
③　90			30'00" (88)[2]	11'06"

機器：スチームコンベクションオーブン
1) スチームモード設定温度
2) 加熱最終温度．予定の加熱温度には達しなかった

　筆者らのカスタードプディングの実験では，次のような結果が得られた．
（1）　加熱温度と時間
　加熱温度に対して，プディングの中心温度が80，85，90℃に達する時間を表3-12に示した．加熱時間は加熱温度と加熱最終温度との差が小さいほうが長く，中心温度が加熱温度に達するには相当な時間を必要とする．これは伝熱率（熱流）は温度差によって決まる[41]ためである．
　また加熱温度（スチーム）が低いほど，プディングの温度上昇速度が小さく，プディングはやわらかかった．加熱最終温度90℃では，過熱により"す立ち"ができた．加熱速度はゲル形成に影響し，加熱速度が緩やかなほど凝固温度が低く，凝固時間が長くなることが報告されている．
　食味テストの総合評価は，すべての加熱温度における加熱最終温度80℃のものと，加熱温度90℃で加熱最終温度85℃のものがよい成績であった．加熱時間の長さを考慮すると，大量調理では，加熱温度85〜90℃，加熱最終温度80〜85℃が最適といえる．
（2）　加熱条件と加熱時間
　スチームコンベクションは，小型のもので6天板，大型になると10数天板を1度に加熱することができるが，天板の位置や天板数によって加熱時間が異なる．
　天板の位置では下段は温度上昇が遅れ，加熱時間が長くなる．また，5天板を1度に加熱した場合，温度上昇速度の遅れが著しい．庫内の位置による違いは，強制対流の影響と思われるが，加熱量が多くなると温度上昇速度が遅れるのは，強制対流の影響と伝熱量が関係しているものと思われる．加熱する食品の量に対して，加熱温度を標準化することが必要である．また，卵液を入れる容器の材質や天板の材質の熱伝導率の違いも温度上昇速度に関係する．

VI　焼き物

　　焼き物は，焼き方の種類によって料理に特徴があり，加熱条件が品質に影響する．

　　焼き物機は，おもにオーブン，コンベクションオーブン，赤外線焼き物機，また，遠赤外線放射熱を利用した機器などが使用されている．また，スチームコンベクションオーブンのようにオーブンにスチームが組み込まれ，それぞれの単機能と同時併用機能をもち，調理状況（食品の中心温度や時間）のデジタル表示，調理温度および時間の自動制御など，品質管理が容易なものもある．しかし，いずれの機器の場合も加熱温度や時間などの条件設定は，料理ごとにあらかじめ検討しておかなければならない．

　　焼き物は，煮物や蒸し物などの湿熱調理に比べて，適温の設定が難しく，経験的に行っている場合が多い．焼き物の品質管理は，料理ごとに最適加熱温度と時間を設定することがポイントになる．

1 焼き物の標準化

1）オーブンの性能と加熱条件

　　オーブン加熱は，加熱された空気からの対流伝熱と庫壁からの放射伝熱と天板からの伝導伝熱によって，食品を加熱する．加熱の条件はオーブンの設定温度と時間で示されるが，機種により異なる．これは機器の構造や機能により加熱能が異なるためで，渋川[49]は次のように報告している．

　　被加熱物の受熱速度からオーブンの熱伝達率を測定し，これを複合熱伝達率として，食品の加熱時間との関係をみると高い相関関係があり，複合熱伝達率は食品を加熱するときの加熱能の目安となるとしている(図3-21)．このことは，焼き物調理の標準化は機種により異なることを示すものであり，品質管理とともに生産性を考慮した機種の選定が必要であることを示唆している．

2）オーブン設定温度と時間

　　オーブンの加熱温度（設定温度）は，焼き物の種類，食品の種類により異なる．魚肉，獣鳥肉類では，高温で加熱して表面のたんぱく質を凝固させ，内部の水分や旨味成分などの流出を防ぐ．しかし，加熱温度が高すぎると内部が加熱されないうちにこげすぎになる．一般には表面が適度にこげて，内部は適度の水分を保って十分に加熱されている（中心温度75℃・1分間以上）状態がよい．卵液と副材料を合わせて天板に入れて焼くオムレツ，よせ焼き卵などは，はじめ高温で材料の温度を上げてから加熱温度を低くすると，表面のこげを防ぎ均一に加熱することができる．いも，スポンジケーキなどのでん粉性食品は，比較的低温で加熱する．

　　オーブンの設定温度と時間は，オーブンの機種，すなわち加熱能によって異なることは前述のとおりである．同一オーブンでは，食品の内部温度上昇速度は食品の熱伝導率が大きいほど大きいが，設定温度の影響を受ける．したがって，同一食品では設定温度を高くすると加熱時間は短くなる．

　　焼き色は加熱過程において，食品の表面の水分が蒸発し，高温になるためこげることによっ

①各種オーブンの加熱能

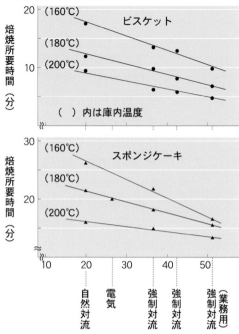

②食品の焙焼所要時間

オーブンの種類	複合熱伝達率 W/(m²・k)
強制対流式ガス（業務用）	51
強制対流式ガス（家庭用）	47
強制対流式ガス（家庭用）	40
強制対流式ガス（家庭用）	37
強制対流式電気	35
電気（シーズヒーター）（下）（石英管ヒーター）（上）	27
電気（シーズヒーター）	24
自然対流式ガス	20
自然対流式ガス	19
自然対流式ガス	20

図 3-21　オーブンの複合熱伝達率と食品の焙焼所要時間[50]

▶▶①に各種オーブンの複合熱伝達率を示した．強制対流式オーブンは，自然対流オーブンより値が大きく，また風速（ファンの能力）によって加熱能は異なる．②はオーブンの複合熱伝達率と食品の焙焼所要時間の関係を示したものである．複合熱伝達率の高いオーブンでは，加熱時間は短い．複合熱伝達率の低いオーブンでは，庫内温度の違いによる加熱時間の差が大きい．また天板からの伝導伝熱の影響は，強制対流式オーブンでは小さいが，自然対流式オーブンでは，熱伝導率のよい天板を使用することによって焼き時間を短縮することができる[51]．

てできる．焼き色は設定温度の影響が大きいが，水分の蒸発量は加熱時間の影響が大きい．

　オーブンにスチームを加えたコンビモードでは，食品の内部温度上昇速度はスチームなしと比較して大きくなるため，加熱時間が短縮され，水分蒸発量も少ない．焼き色をつけずに短時間で加熱したいものや，水分蒸発を少なくしたい卵料理に適している．

3）ハンバーグステーキの加熱温度と時間

　ハンバーグステーキは，牛ひき肉にたまねぎ，パン粉，卵などの副材料を加え，よくこね，成形して加熱するものである．ひき肉に対する副材料の割合やひき肉中の脂肪含量は，加熱前後の重量変化に関係する[52]．ハンバーグステーキの焼き上がりの重量減少と各成分の減少率を図 3-22 に示した．また加熱による重量減少は加熱条件によっても異なる．ハンバーグを各種の温度で加熱した場合，設定温度が高くなるほど加熱時間は短くなる（図 3-23 ①）．食品の内部温度上昇速度は設定温度と加熱する食品の熱伝導に依存すると考えられる（図 3-23 ②）．このことは加熱する食品の温度上昇速度をあきらかにしておくと，加熱時間の予測が可能となり，加熱条件を検討することができる．

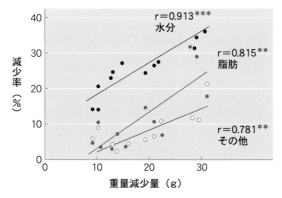

▶▶ハンバーグステーキの焼き上がりの重量減少は，水分の蒸発および流出が主であるが，重量減少量が多くなると，脂肪，そのほか肉汁などの減少率が高くなった.

図3-22　ハンバーグステーキの焼き上がりの重量減少と各成分の減少率[53]

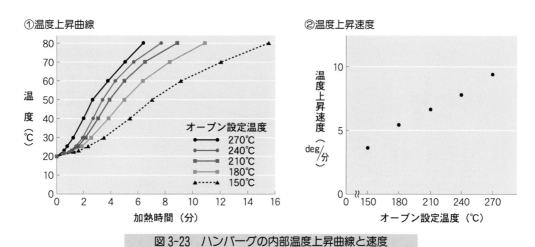

図3-23　ハンバーグの内部温度上昇曲線と速度

スチームコンベクションオーブン：CSD-0611 E

▶▶設定温度を変えて，ハンバーグステーキ（1個120 g）を焼いたときの内部温度上昇曲線と各設定温度におけるハンバーグの内部温度上昇速度を示した．設定温度と食品の温度上昇速度の間には，相関があることが推察される．ハンバーグは適度に焼き色がつき，こげの風味があり，加熱時間が短く，重量減少の少ないものがテクスチャー，味として好まれる．この条件では，オーブン設定温度270℃の評価が高かった.

4）焼き物の加熱条件

　ゆで物，蒸し物，揚げ物などでは，加熱する分量が加熱時間に影響するが，焼き物では1天板の分量および天板数の増加は，加熱時間にほとんど影響しない．加熱時間の長さは，焼き物機の設定温度，食品の種類のほかに1個の大きさ，なかでも厚さが影響する．卵焼きは回転釜などで半熟状にしてから天板に移すため，半熟の状態により焼き時間は異なる．表3-13に焼き物のオーブン設定温度と加熱時間の例を示した．設定温度は各料理について，各種の設定温度で加熱し，食味テストにより選定したものである.

5）焙焼小麦粉の調製

　洋風料理のスープやソースの濃度づけに用いられるブラウンルーは，油脂の使用量が多いことや長時間撹拌しながら加熱を必要とするなどの問題がある．ルー調製の別法として，油脂を

表 3-13 焼き物の加熱条件と加熱時間例

| 料理名 | 加熱条件 | | 加熱時間 | 1 個 の | 1天板重量 | サイズ(cm) |
	オーブン℃	スチーム量	（分）	重量(g)	kg(数)	たて×よこ×厚さ
ハンバーグステーキ	270	－	8～10	120	1.77(16)	9.0×11.0×1.2
さけのムニエル	270	－	8～10	80	1.40(18)	6.5×14.0×1.5
さんまの塩焼き	270	－	6～ 7	120	1.20(10)	32.0
たらときのこのホイル焼き	250	－	12～14	130	1.30(10)	13.0× 6.0×3.0
さばの幽庵焼き	250	－	10	65	1.7 (27)	8.4× 9.0×2.3
鶏肉の松風焼き	230	－	14～16	(75)	2.40	29.0×47.0×1.8
かにたま	250	⑤	7～ 8	(130)	2.60	30.0×50.0×2.5
ふくさ卵	250	⑥	6～ 7	(120)	1.70	30.0×50.0×1.8
スペイン風オムレツ	250	⑥	5～ 6	(125)	2.10	30.0×50.0×1.5
焼きいも	220	③	28	80	2.20(27)	6.0× 4.5×4.5

スチームコンベクションオーブン：CSD-0611 E

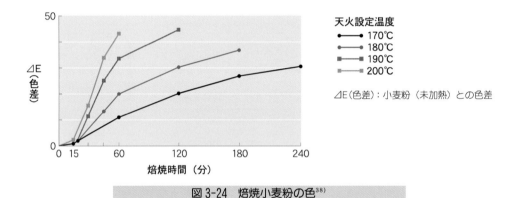

図 3-24 焙焼小麦粉の色[38]

▶▶▶オーブン設定温度を 170, 180, 190, 200℃とし，小麦粉を焙焼したときの測色値L，a，bから，色差（⊿E）を算出したものである．食味テストの結果から，オーブン設定温度と焙焼時間は，180℃(120 分)，190℃(60分)，200℃(45 分)が適切であると判断できた．これらの色は小麦粉（未加熱）に対する色差では ⊿E 31～36で，きな粉または米ぬかに似た色〔マンセル記号（HV/C）：2.5 Y 8.3/2.5〕である．

用いず小麦粉を天板に入れ，オーブンで焙焼する方法は，作業能率面からも有効である．嗜好の面からもブラウンルーに代わり得るものとして使用されている．

（1） 焙焼条件と色

　小麦粉はふるいにかけながら，天板に高さ 1 cm まで入れる．小麦粉粒子間に空気を均一に抱き込むと，均一に焙焼することができる．

　小麦粉の焙焼による色の変化は，焙焼温度による影響が大きく（図 3-24），焙焼温度と焙焼時間は，香り，おいしさ，口当たり，粘性に関係する．一定の色に仕上げることは香り，粘性の点からも重要である．

　品質管理の面からは，200℃は焙焼時間による色の変化が顕著であり，わずかな時間のずれによる品質の低下が目立ち，厳重な時間の管理が必要である．作業能率を考慮すると，色，香り，おいしさ，総合評価が最も高い 190℃（60 分）の条件がより適当と思われる．

（2） 焙焼小麦粉の煮込み時間

　焙焼小麦粉希釈加熱液の粘度は，焙焼条件 180, 190, 200℃では煮込み時間による変化は，ほと

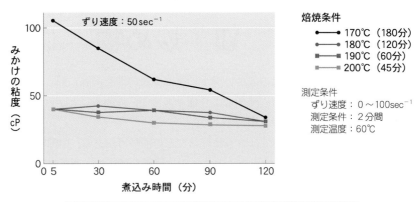

図 3-25　焙焼小麦粉希釈加熱液のみかけの粘度[38]

▶▶焙焼小麦粉希釈加熱液のみかけの粘度は，170℃は 180，190，および 200℃に比べて著しく高く，煮込み時間が長くなると低くなる．180，190，200℃は，温度が高いほうがわずかに低い傾向がみられるが，煮込み時間による変化は小さい．

表 3-14　焙焼小麦粉とブラウンルーの比較（希釈加熱液[1)]）[38]

	試　　料					評　　点					
	加熱条件	希釈加熱液の煮込み時間	希釈加熱液の色 L	a	b	色	香り	味	口当たり	粘性	総合
焙焼小麦粉	190℃[2)] 60分	5分	29.9	6.5	14.9	0.84***	0.53	0.58	0.16	0.26	0.61
ブラウンルー	180℃[3)] 150分	120分	34.0	3.7	12.5	−0.89	0.89	0.16	1.00*	−0.16	0.26

1）焙焼小麦粉 7％希釈加熱液およびルー 12％希釈加熱液（小麦粉濃度 7％）
2）天火設定温度
3）加熱最終温度
評点：よい（＋2）〜悪い（−2），n＝19．*p＜0.05，***p＜0.001

▶▶焙焼小麦粉は最も評価の高かった 190℃で 60 分間焙焼したもの，ブラウンルーは好ましい条件で調製したものを比較した．色は焙焼小麦粉のほうが有意に好まれ，口当たり（なめらかさ）はブラウンルーのほうが好まれたが，これは油脂の影響と思われる．香りはブラウンルーのほうが評価が高いが，味，粘性，総合評価は焙焼小麦粉のほうが高かった．

んどみられない（図 3-25）．これらは食味テストの粘性の評価とほぼ対応した．

　170℃ではみかけの粘度が高く，煮込み時間が長くなるにつれて粘性が低下したのは，加熱温度と時間によりでん粉粒の損傷・崩壊の程度が異なる[54]ことによるものと思われる．設定温度 180〜200℃では，みかけの粘度および煮込み時間による変化が類似しているが，乾燥状態で 180〜200℃に加熱したでん粉粒は，膨潤性がまったく失われる[39]ためではないかと考える．焙焼小麦粉のソースの煮込み時間は，いずれの焙焼条件の小麦粉でも，120 分間に比べ，5 分間が有意に好まれた．すなわち加熱終了間際に加えればよいことになる．また焙焼小麦粉の嗜好はブラウンルーに比肩した（表 3-14）．

VII　炒め物

　　炒め物は，熱容量の大きい厚手の鍋と少量の油を高温に熱し，食品を加熱する料理である．炒める料理は炒め方の種類により種々あるが，炒めることがおもな調理法であるものと，調理の予備操作として行う場合がある．

　　前者は，日本料理ではおもに野菜などの油炒めがある．中国料理では炒め物を炒菜(チャオ・ツァイ)というが，炒め方によりさらに区別している．西洋料理ではおもにSauté (仏，ソテ)などがある．後者は，炒め煮のように炒めたあとだし汁と調味料を加えて煮るもの，野菜スープのように炒めてスープで煮込むもの，米を炒めて炊飯するもの (pilaff)，そのほか各種の料理に広く利用されている．また，炒め物の調理の予備操作として，食品を低温の油のなかで短時間加熱する (油通し) 方法は，大量調理ではよく行われている．

　　一方，比較的長時間炒めるもので，加熱温度と時間が色，香り，味などの品質に影響するものがある．ルーは小麦粉をバター (サラダ油) で炒めたもので，最終加熱温度によりホワイトルー (約130℃)，ブラウンルー (約180℃) などがある．ブラウンルーは加熱速度により色，香り，口当たり，味，粘度が異なる．ビーフシチューやカレーソースのたまねぎは濃褐色まで炒めるが，炒める量や加熱速度によって色や味の変化が異なる．

1　炒め物の問題点

　　炒め物は，調理操作としては簡単であるが，調理条件を標準化しにくいため品質管理面からは難しい調理法である．

　　炒め物の問題点としては，次の3つがあげられる．

　　①　大量の材料を均一に加熱するため，撹拌操作が多くなり，炒め時間が長くなる傾向がある．そのため蒸し煮のような仕上がりになってしまう．

　　②　炒め上がったあとの配食および供食までの時間経過と余熱により，材料からの放水が多く，外観が悪くなるばかりでなく，色やテクスチャーが変化し食味が低下する．

　　③　食品の種類によっては，炒めた材料の品温が衛生的に安全な温度 (75℃・1分間以上) に至らないことがある．

　　これらのことは，作業能率面での制約から，鍋の熱容量 (火力など) に対して1回に炒める量を適切にできないことや，大量調理の炒め物の伝熱効率も関係する．

　　大量調理の炒め物では，これらの問題に対応して調理工程と調理上の諸要因を検討しなければならない．

2　炒め物の標準化

　　ここでは炒めることがおもな調理法である炒菜，野菜のソテーなどの調理工程について述べる．

表 3-15　炒め物と油量の関係

①油量と炒め物製品の性状[55]

油量(%)	炒め物製品の性状
1	こげてつやがない.
3	鍋に油が残らず，製品につやがある.
5	鍋に油が多少残るが，適当な製品となる.
7.5	鍋全体に油が浮いて波状に残る.
10	油が流れて揚げ物と似た状態になる.

試料：1mm幅のキャベツ100g

②炒め物に対する油の適量[57]　　　　　　　　　　　　　（％）

食品	太田ら[55]	島田[56]	杉山ら[57]	備考
キャベツ	3		6〜12	1mm程度のせん切り
もやし	3			そのまま
卵	4			
飯	10			そのまま
牛肉	5			厚さ5mm程度
魚肉	5			ひらめ切身
たまねぎ（みじん切り）	－	7		－
たまねぎ（薄切り）			6〜12	－
じゃがいも			8〜14	
にんじん			6〜10	
ほうれんそう			6〜10	

▶▶①キャベツ100gを1mm幅のせん切りにして，一般の炒め物の条件で油量を変えて炒めたときの製品の性状である．このキャベツ炒めでは3％が適当な油量と考えられるが，大量調理の場合と近似している.
②官能検査などの結果から，各種の食品に対する炒め油の適量について報告されたものである．大量調理では，太田らの使用量に近い．なお，バターやマーガリンは水分が約15％含まれているので使用量を多くする.

1）材料の下処理

　野菜は洗浄後の水きりを十分に行う．炒め物は短時間に加熱するものであり，また，伝熱の効率も悪いので，材料は熱の伝わり方が均一になるように，切り方の大きさや形，厚みなどを決める．火の通りにくい材料はあらかじめ加熱しておく.

（1）緑黄色野菜，根菜類などの扱い

　ほうれんそう，こまつな，さやえんどうなどは下ゆで，または別に炒める．ピーマンやなすは別に炒めるか，油通し（低温で揚げる）をする．いずれも炒め操作の最後に合わせる．過熱を防ぎ，色を保持するためである．ごぼうなどのあくのある野菜や根菜類は下ゆでをする.

（2）肉，魚介類の扱い

　調味液に浸漬して下味をする．そのまま炒めるか，小麦粉やかたくり粉をまぶして炒める，または油通しをする．いずれもはじめに炒めて取り出すか，別に炒めて最後に合わせる.

2）炒め油の分量

　炒め物の油の適量は，炒め物の種類，食品の種類や切り方などによって異なる．大部分の油は炒め操作中に材料に付着，または浸透するが，鍋に残油がない状態が外観・食味上適量である（表3-15）．生の葉菜類では3〜4％，中華風の炒め物で，油を多くしたほうが食味上好ましいものでは5〜8％くらいである．油を多くした場合は，高温で炒め上げることができるように，1回に炒める材料の分量を少なくする．多量の油を用いて低い温度で炒めると油っぽくなり，おいしい炒め物にはならない.

3）1回に炒める材料の分量

　水分量の多い野菜類は，炒め操作中に野菜から水が浸出し，蒸発しきれずに鍋底に残る．炒め上がりの状態を悪くするだけでなく，残液には材料の旨味や調味料も含まれているので，調味も薄くなる．これは1回に炒める量が多くなるほど顕著である.

炒め物の品質管理は，野菜からの放水量と分離油量をできるだけ少なくすること，すなわち加熱中の蒸発量を多くする方法を検討することである．それには熱源および鍋の熱容量に合わせて1回に炒める量を適切にすることと，調理作業時間が許される限り少量ずつ炒めることである．

4）加熱温度と時間

炒め物の加熱温度は火加減によって調節する．鍋および炒め油を180〜190℃に加熱して材料を投入し，投入後の温度降下を火加減（多くの場合強火）によってすみやかに回復させる．このときの温度変化は，鍋の熱容量，材料の種類，投入量，油の使用量などが関係するが，投入量の影響が大きい．投入量が多くなると加熱時間も長くなる．

炒め物の材料の温度は，水分の多い材料と少ない材料ではかなりの相違がみられるが，いずれにしても材料の温度が100℃を大きく上まわることはない．また，鍋のなかの部位(底部，中央部，表面)によって品温の変化が異なる[55]．底部にある材料は高温で加熱されるが，そのほかの部位の品温は低い．上下を撹拌して均一に加熱する必要がある．

5）炒め方

鍋は十分に熱し，材料投入後は鍋の熱を効率よく使うように，全体に広げてときどき撹拌する．撹拌しすぎると加熱時間が長びくことがあるので注意する．炒める順序は，香味野菜を低温で先に炒め，次に火の通りの遅いものから順に炒めていく．緑野菜は別に炒めたものを最後に合わせるほうがよい．八分通り火が通ったところで，調味料を加え消火する．余熱をさけるためすみやかに別の器に移す．また，炒めすぎないように注意する．

6）油通し（泡油）

油通しは，加熱した油のなかをごく短時間くぐらせるという意味で，炒菜の下調理操作としてピーマン，たまねぎ，はくさい，なす，たけのこなどの野菜や，肉類に下味をつけてでん粉をまぶしたものなどに利用される．

油通しによって，材料に平均して火が通るので，炒め操作による加熱むらを防ぐことができる．また，油通しを含めた総加熱時間を短縮することができる．油の設定温度は130〜150℃，油通しの時間は少量調理では10〜30秒で十分であるが，大量調理ではやや長めで10秒〜1分弱である．

松本ら[58]の報告では，油通しの効果について，油通しをしないで炒めたものと比較して，野菜は重量減少が少なく，歯ごたえがあり，テクスチャーも有意に好まれた．鶏肉は重量減少および加熱による収縮が少なく，やわらかく，テクスチャーも有意に好まれた．また，油通しをすることは，低温で内部温度の緩慢な上昇を促すことになり(図3-26)，これが炒め時間を短縮し，色やテクスチャーに好ましい影響を与えるとしている．また，ピーマンの表面色は油通しをしたものは緑色が鮮やかで，調理後時間経過による変化も小さかった．

炒め油の量を，油通しをした場合は材料の5％，油通しをしない場合は12％としたときの付着油率は，油通しなしではピーマン6.6％，はくさい2.2％，鶏肉2.3％であったが，油通しをしたものでは，それぞれ7.4％，2.4％，1.7％であった．野菜は多くなるが，鶏肉は少なくなっている．鶏肉は油通しによるたんぱく質の熱変性により，肉の収縮がおこり表面積が減少

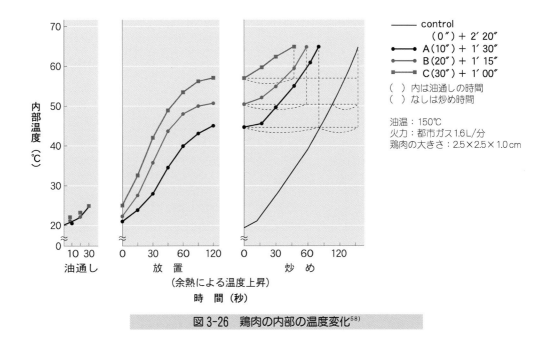

図 3-26　鶏肉の内部の温度変化[58]

するためと報告[58]されている.

3　ルー（roux）

　小麦粉をバター（サラダ油）で炒めたものである．洋風料理のスープやソースの濃度づけに用いられる．ソトワール，回転釜などを用い撹拌しながら加熱を行う．一般に加熱温度によりホワイトルー（加熱最終温度120～130℃），淡黄色ルー（140～150℃），ブラウンルー（180～190℃）に分類され，加熱温度と色を目安に調製する．しかし大量調理では，1回の仕込量や火加減によってルーの温度上昇速度が異なり，ルーの色や性状に影響する．この傾向はブラウンルーにおいて顕著である．

1）ルーの温度上昇速度と色

　ルーの色は内部温度が同じであっても温度上昇速度により異なり，急速加熱に比べ緩慢加熱のほうが褐色化する（図3-27）．したがって一定の色のルーを調製するためには，ルーの内部温度の管理だけでなく，温度上昇速度すなわち加熱時間の長さもあわせて検討しなければならない．なお，ブラウンルーの色は未加熱試料との色差 $\Delta E \fallingdotseq 47$ が目安になる．

2）ルーの加熱温度および温度上昇速度とソースの粘度

　ソースの粘度はルーの加熱温度の影響をうける（図3-28）．また，ソースの粘度はルー調製時の温度上昇速度の影響もうける．加熱最終温度が同じでも温度上昇速度の小さい緩慢加熱，すなわち時間をかけて炒めたルーほど粘度が低くなる（図3-29）．

　ルーの加熱温度180℃のブラウンソースの食味テストの結果は，香り，味，口当たり，粘性，総合評価において，温度上昇速度の小さいほうが有意に好まれた．ルーの炒め時間は約150分

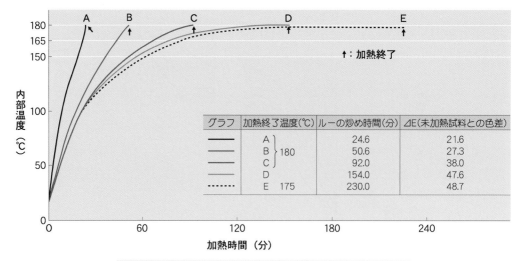

図3-27 ルーの加熱時間－温度曲線[35]

グラフ	加熱終了温度(℃)	ルーの炒め時間(分)	⊿E(未加熱試料との色差)
A	}180	24.6	21.6
B		50.6	27.3
C		92.0	38.0
D		154.0	47.6
E	175	230.0	48.7

▶▶加熱条件をルーの調製上可能な範囲の，急速加熱Aから緩慢加熱Eの5段階にして，小麦粉2kg，サラダ油1.6kgを180℃まで炒めたブラウンルーの加熱時間と温度曲線である．Eは加熱130分後に175℃に達したあと上昇せず，ブラウンルーとして適度な色まで加熱を続けたものである．

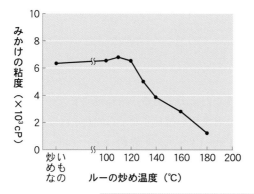

BL型回転粘度計による測定
撹拌速度60rpm
バター：小麦粉＝22g：22g
牛乳400g，食塩2gほか

▶▶加熱温度の異なるルーで調製したソースの粘度である．ルーの加熱温度が120℃まではソースの粘度はほとんど変わらないが，130℃を越えると徐々に低下し，180℃のブラウンルーでは粘度低下が顕著である．

図3-28 ルーの炒め温度によるソースの粘度変化[59]

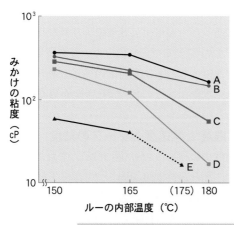

A：24.6分
B：50.6分
C：92.0分
D：154.0分
E：230.0分

ルーの炒め時間は，上記で調製し，12％に希釈した．希釈液の煮込み時間は1時間，希釈加熱液は60℃に保ち，回転数25rpm，ずり速度132.25sec⁻¹で測定した．

図3-29 ルー希釈加熱液のみかけの粘度[35]

以上が望ましい．また煮込み時間については，温度上昇速度の小さいルーは，1時間煮込んだものに比べ2時間煮込んだものが有意に好まれた．

④ たまねぎの炒め方

たまねぎを油で炒めると特有の色，香り，味などの変化を生じる．炒め操作中のたまねぎの変化は**表**3-16のようであるが，炒める量や温度上昇速度によって異なる．島田[56]は，加熱によるたまねぎの変化について次のように述べている．

加熱初期は組織の軟化により水分が放出され，その水分とともに100℃程度で加熱されて透明になる．成分の変化は刺激性物質の揮発，甘味の生成がわずかに行われ，まだ生たまねぎの臭いや味を残している．120℃付近になると温度の上昇に伴い水分の蒸発が激しく，それに交替して油脂が浸透する．硫化物からの甘味生成が進むとともに，含有する糖質の濃縮が行われるので甘味は強くなる．150℃付近で糖質のカラメル化が行われるため褐色に色づき，炒めたまねぎ特有のよい香りがするようになる．またねっとりした状態になるのは糖質の濃縮と油脂の粘度の増加が考えられる．加熱最終温度180℃前後では，糖質やたまねぎ小片の炭化が始まるので，これがこげ色，こげ臭，苦みの原因となる．また油の使用量が5～15％では，油の使用量が少ないほど温度上昇速度が大きい．

ミートソース，カレーソースなどのたまねぎは，色を目安に濃褐色まで炒める．図3-30①は火加減を調整して加熱速度を変えて炒めたときのたまねぎの色の測色値[62]である．食味テストの結果，各加熱速度とも色，香り，味，総合評価において最も評価の高かったものは，未加熱のたまねぎを基準にした色差がおよそ $\Delta E = 50$ のもので，A，B，C間に有意差は認められなかった．また色の変化は炒め上がり重量と相関があり[60]（図3-30②），色の目安は炒め上がり重量約15～20％で指示することができる．炒めやすさ，熱の効率，作業能率の面からは，中火程度で炒めるとよい．

⑤ 炒め物の油脂の変化

炒め物に使用される油は薄い膜の状態で，空気との接触面も大きく，かなり高温に加熱されるため油の劣化が著しい．

また，油の量を少なく，お好み焼きのようにごく少量の油を薄膜の状態で加熱した場合，極度に油が劣化し，重合物が増加したと報告[61]されている．

炒め物の油の劣化について，炒め物の5分間加熱は，揚げ物の場合の180℃で10時間以上の加熱に相当する[55),61)]といわれている．また炒め油加熱中の重合物の生成は，2分間加熱においても栄養的にはあまり好ましい状態ではない[61)]．

炒め物を短時間に仕上げることは，製品の出来ばえの点からも，油の劣化の点からも考慮しなければならない．とくに油脂のみの加熱は短時間で劣化が進むので，鍋に油を加えたら過熱をさけ，発煙しないうちに材料を加え，短時間に仕上げる条件をつくる．

表3-16　たまねぎを炒めたときの変化

加熱時間（分）	状　態	色	香　り	味
2	半透明，歯ざわりは生に近い	着色しない	たまねぎの臭いが残る	薄い甘味がある 辛味が残っている
8	たまねぎから水分蒸発が激しい．芯が残っている	色が少しつき始める	まだたまねぎ臭さが残っているが，よい香りが出てきた	甘味がかなり出てきたが，辛味が少し伴う
10	小片はしんなりしているが大片は芯がある	8分より少し濃くなってきた	〃	〃
20	しんなりした状態で芯がやわらかい	黄褐色	よい香りでたまねぎの臭いがない	辛味がなくなり甘味が強くなってきた
30	ねっとりした状態，水分がほとんど蒸発している．小片にこげ目つく	黄褐色	甘味を伴ったよい香り	甘味が強くなる
40	べっとりした状態，カラメル化してきた	褐　色	香ばしいよい香り	甘味にコクが出てきた
50	べっとりした状態，こげが鍋底につき始める	褐　色	こげ臭のまじった香ばしいよい香り	濃厚な甘味
60	水分かなり減少，全体均一にカラメル化，薄く煙がたつ	濃褐色	〃	濃厚な甘味に少し苦みがある

たまねぎ：3kg（せん切り），油の使用量：たまねぎの5％
回転釜：都市ガス21.9L/分，炒め上がり重量は20％

①加熱速度とたまねぎの色の変化

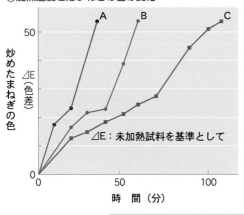

②炒め上がり重量とたまねぎの色

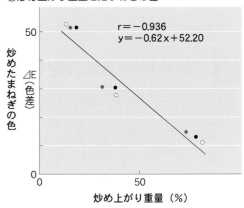

図3-30　たまねぎの色と加熱速度，炒め上がり
　　　　重量の関係[60]

加熱速度：都市ガス消費量A-32.2L/分（強火），B-21.9L/分，
C-13.9L/分（極弱火）
材料：たまねぎ2kg，油の使用量：たまねぎの5％

VIII 揚げ物

　揚げ物調理は，魚肉類，野菜類など多種の食品に適し，素揚げ，から揚げ，衣揚げ(天ぷら，フライ，フリッター，そのほか副材料を加えた変わり揚げなど) など，各種の揚げ物があり，大量調理では頻度の高い調理法である．

　"揚げる" ということは，120～200℃の高温に熱した多量の油のなかで食品を加熱する操作で，この間に食品および衣の脱水吸油が行われる．この "油と水分の交代" は，揚げ操作中の油の温度変化と時間が関係し，揚げ物製品の品質に影響する．

　一方，油の比熱は 0.47 で，水の比熱の約 1/2 である．そのため，油の量，揚げ材料の投入量の違いによって，油の温度変化が著しく異なる．ことに火加減の調節ができない自動温度調節式フライヤーでは顕著である．

　揚げ物の品質管理は，揚げ物の種類および食品の種類に対して，揚げ油の適温と材料投入量および揚げ時間を設定することである．

1 揚げ物の標準化

1) 油の設定温度

　一般の料理書に示されている揚げ物の適温と揚げ時間の目安は，油の量に対する 1 回の投入量と火力を適宜調節し，油の温度変化をできる限り一定に保つことが条件になっている．しかし，大量調理でこれらの条件を確保することは困難である．

　フライヤーでは，揚げ操作中の油の設定温度が自動的に維持される機構になっているが，揚げ物の種類，設定温度および投入量の相違によって油の温度変化が異なる．

　油温の設定は，生産性を考慮した 1 回の投入量と合わせて考えることが必要であり，また，油温は揚げ時間に関係する．揚げ操作中に食品材料が適度に加熱され，衣または表面がからりと揚げ上がっているとともに，魚肉およびその加工品では，衛生管理の面から中心温度が75℃・1分間以上になっていることも条件である．一般に魚肉類は高温で短時間に揚げる．いも類のようなでん粉性食品は，糊化するのに時間がかかるので，比較的低めの温度にする．

2) 材料投入量と温度変化

　じゃがいもやさつまいもの素揚げは，十分時間をかけてでん粉を糊化させるとともに，表面はからりと揚げることが必要であるが，材料投入後の揚げ油の温度降下が大きく，揚げ条件による製品の品質に差が生じやすい (図 3-31)．一般には油の温度は 160～180℃，材料の投入量は油量の 5～15 ％である．

　一般的には，コロッケのように表面の加熱だけでよいものは，油の温度降下が小さいため，投入量を多くすることができ，高温・短時間でよい．中心まで十分に加熱するものは，低温で長く加熱する．

　揚げ物の標準化は，おのおのの揚げ物に対して，油量，油の温度，投入量を標準化して，揚げ時間を設定することである．表 3-17 は揚げ条件と揚げ時間の例である．

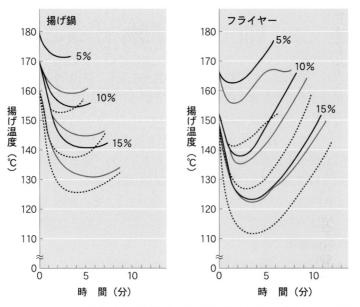

図3-31　フライドポテトの揚げ条件と油の温度変化[62]

▶▶給食施設の揚げ鍋，フライヤーを用いた実験によると，材料投入後の油の温度降下は，揚げ油の温度が高く，投入割合が高いものほど大きかった．温度降下は脱水した水分の気化熱によるもので，高温に投入した場合ほどすみやかに脱水が行われるためである．脱水が終了すると油の温度は上昇するが，温度上昇速度はほぼ一定であるため，温度降下の大きいものは回復も遅れ，揚げ時間は長くなった．これらの条件で揚げたじゃがいもの素揚げの食味は，いずれの揚げ温度においても，投入割合10％と15％で，揚げ時間8～12分が有意に好まれた．

表 3-17　各種揚げ物調理の温度

種　類	フライヤー設定温度（℃）	1回に揚げる量（油量に対する％）	所要時間（分）
フライドポテト	170～180	8～10	8～10
さつまいもの素揚げ	〃	10	6～8
野菜素揚げ	150～180	少量ずつ	1弱
天ぷら	180～190	7～10	
魚から揚げ	170～180	〃	5～6
豚肉立田揚げ	〃	〃	4～5
魚フライ	180	〃	6～7
カツレツ	〃	〃	6～7
コロッケ	180～190	10～15	1～2

3）揚げ条件と吸油量

　揚げ物の吸油量は，食品および揚げ物の種類により異なるが，種々の要因による変動が大きい．吸油量に影響を及ぼす要因は，揚げ材料の表面積，衣の状態と分量，油の劣化度，油の温度，揚げ時間などがある．なかでも揚げ条件，すなわち油の温度と投入量および揚げ時間の影響が大きい．

　吸油量は，揚げ物の品質管理を前提に，これらの条件を一定に，または標準化したうえで考えることが必要である．

（1）　から揚げ

じゃがいもの素揚げは，揚げ油の温度が高く投入割合が高いほど温度降下が大きいことは先に述べたが，温度降下の大きい順に吸油率は高かった．フライヤー，油温170℃の投入割合5，10，15％の吸油率は，それぞれ4.86，5.26，5.90％であった．また，投入割合10％の油温160，170，180℃の吸油率は，それぞれ5.05，5.26，6.11％であった．

魚肉類に小麦粉やかたくり粉をまぶして揚げるから揚げは，衣の水分が少ないため，食品の表面が脱水，吸油される．高温で短時間に揚げるもので，吸油率は揚げ条件による影響が大きく，揚げ上がりの製品の品質に関係する．また，食品材料が熱の影響を受けやすく，脂肪含量の少ないもののほうが多いものより吸油率は高くなる．とくに脂肪含量の多い豚バラ肉のようなものでは，食品中の脂肪が揚げ油へ移行して，吸油率としてはマイナスになる[63]ものもある．

（2）　パン粉揚げ（フライ）

フライの衣の材料は，小麦粉，卵，パン粉であるが，卵は，卵だけ（とき卵）の場合，卵を水で希釈して卵水にする場合，卵水に小麦粉を混ぜて用いる場合がある．それぞれパン粉の付着量が異なり，吸油率は衣全体の分量が多いものほど高い．

パン粉は水分が少ないので，材料投入後の揚げ油の温度降下が小さくこげやすい．揚げ条件は，パン粉の水分が脱水され，からりとして適度にこげ色がついたとき，なかの材料が加熱されていることが必要で，揚げ材料ごとに油の設定温度と材料投入量で揚げ時間を調整する．フライの吸油量は揚げ条件に加え，揚げ材料と衣の扱いおよび衣の量による影響が大きいので，これらを標準化することが必要である．

（3）　天ぷら

天ぷらの衣は，小麦粉（薄力粉）と卵水（卵を水で希釈）が用いられ，重炭酸ナトリウム（重曹）を用いることもある．よく冷やした卵水と小麦粉をグルテンの粘りを出さないように少量ずつ軽く混ぜ合わせる．実際には小麦粉と冷やした卵水をおのおの用意し，10〜20食単位に一定割合で合わせながら用いる．

卵を用いることや卵水を冷やすこと，重曹を用いたりすることは，揚げ操作中の油と水の交代を促進させ，よい衣をつくる条件であり，吸油量に関係する．衣の配合と揚げ衣の性状の実験例を表3-18に，衣のつき方による吸油率の違いを図3-32に示した．天ぷらの吸油量は揚げ材料に付着した衣の量の影響が大きいが，変動要因が多岐にわたるうえに，施設により揚げ物機器，揚げ条件も異なるので，揚げ材料（衣の扱い方や量など）と揚げ条件などを可能な限り標準化して一定にする．また，吸油量は使用前後の油の重量"油の減り"から推定しても大差はない．

4）"油の減り"と吸油量

揚げることによって減少した油量を実測[65]し，揚げる前の重量に対する割合でみると，フライヤーでは，じゃがいもの素揚げ5〜6％，魚フライ，豚カツ10〜15％，いかリングフライ20％であった．それぞれの吸油量（定量値）との間には高い相関（相関係数r=0.92）が認められ，吸油量は実測値のおよそ80％と推定できた．実測値に含まれるものは，吸油量と揚げ操作中に飛散，揮発したもの，油きりバットに落ちたもの，その他である．

給食施設のレシピおよび調理条件が標準化されていれば再現性が得られ，吸油量として妥当な値と考えられる．

表 3-18　生衣の種類と揚げ衣の性状[64]

生 衣 （g）				揚げ衣 （％）		
小麦粉	水	卵	重 曹	水 分	脂 質	砕け分*
10	15			18.4	32.4	7.4
10	13.2	5		13.2	46.1	11.4
10	15		0.02	5.1	53.9	21.3

*衣を所定の方法で撹拌したときの砕け分によって衣の脆さを表す.

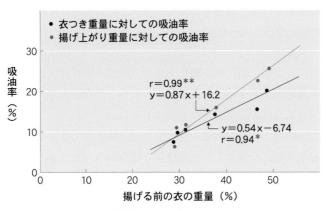

図 3-32　天ぷらとかき揚げの衣のつき方と吸油率[63]

▶▶吸油量は揚げ材料に付着した衣の量が影響する．衣のつき方は衣の濃度（小麦粉と卵水の割合）や材料の種類および表面積などが関係するが，材料に付着した衣の割合が 20 ％以上では，付着した衣の量が吸油率に影響するおもな因子であり，そのほかの要因による影響は小さい.

2　揚げ油の劣化と使用限界

　　揚げ油は，さし油をしながらくり返し使用する．この間に揚げ油の劣化がどのように進み，使用限界をどのように判断するかは，揚げ物の品質管理，作業管理，原価管理の面からも重要である.

　　揚げ油の劣化に関しては，多くの研究が報告されているが，劣化に関与する要因が多く，給食現場での指標にはなりにくい．実際には，揚げ油の色，泡立ち，油きれ，使用回数などにより判断する場合が多い．各施設の揚げ油の使用状況および揚げ条件，すなわち，油の種類と量，揚げ材料と1回の重量，加熱時間，使用頻度，保存条件などは，ほぼ一定している.

　　筆者ら[66]の調査では，酸価(油の劣化)は揚げ物の品質と相関があり，揚げ物製品の成績から，揚げ油の使用限界は酸価 0.4～0.5 であった．酸価は揚げ重量および加熱時間との間にも一定の関係が認められた.

　　揚げ重量，加熱時間，油量と材料の比および使用回数は，使用限界の目安になるが，揚げ油の劣化は揚げ材料の種類による影響が大きいので，現場で手軽にできる簡易酸価測定をあわせて行うことが望ましい.

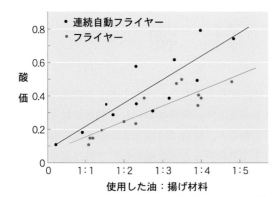

	自 動 フライヤー	連続自動 フライヤー
油の量 （kg）	16	264
さし油量	前回の減少量	0〜30％
加熱時間 （分） （1回平均）	60	140
揚げ材料（kg） （1回平均）	12	338

図3-33　揚げ油と揚げ材料の累積重量の比と酸価[66]

▶▶各種揚げ物をくり返し揚げたときの，揚げ油と揚げ材料の累積重量の比と酸価との関係を示したものである．酸価0.5の揚げ油と揚げ材料の比は，フライヤーでは1対5，連続フライヤーでは1対3である．フライヤーと連続フライヤーで酸価の進み方が異なるのは，1回に使用する油量と揚げ材料の割合が関係していると思われる．

1）揚げ油の原価計算

　揚げ油の原価計算は，廃油量を含めた使用油脂量により行う．すなわち，揚げ材料の総重量に対する，さし油量を含めた油の総使用量の割合を算出する．酸価0.5まで使用した場合，フライヤーでは揚げ材料の20％，連続フライヤーでは30〜35％になる（図3-33）．揚げ鍋では15〜20％であった．何回使用するかによって油の原価はかなり違ってくる．

　油の使用計画に基づいた献立作成や揚げ油の処理と保管方法など，油を効率よく使用して，原価を下げる工夫も必要である．

IX 汁　物

　汁物は，旨味成分を浸出した汁，すなわち煮だし汁を主とする調理で，献立のなかでは主食とともに主菜，副菜の味のバランスをとり，食事をおいしく満足したものにする役割がある．

　汁物は出来たてを供するものであるが，給食では出来上がってから喫食までの時間経過をさけられない．そのため一定の塩味で供食することは難しい．これは調味後，汁の塩分は実のほうへ移行し，また食塩を含む材料からの溶出もあり，汁の食塩濃度が変化する一方，保温中の水分蒸発によって汁が濃縮するという現象が平行して起こるために，単純な方策では食塩濃度を平衡状態に保つことが不可能なためである．また味の適否は汁物のみならず，一食事の構成におけるほかの食品，料理による影響も無視できない．さらに汁の供食温度，だし汁の旨味によっても異なってくる．

　給食のなかで汁物をおいしく，予定の量に仕上げ，喫食者の好みの塩味で供食するためには調理工程の標準化が必要になる．

1　汁物の標準化

　汁物を常に予定の出来上がり量にするためには，まず，火加減（消費熱量）と加熱時間を標準化したうえで，調理工程に必要な蒸発量を予測し，はじめの水量を決める．すなわち出来上がりの汁量に蒸発量を加える．これは配食の問題だけでなく，予定の塩味に仕上げるための調味料の分量を管理するうえでも必要な条件である．また，加熱機器や仕込量によって，加熱中の温度上昇速度が異なることに対応しただし汁のとり方，および汁の塩味の変化をできるだけ少なくする調味の方法の検討などが必要である．

1）加熱および保温中の蒸発量

（1）　水から沸騰まで

　水を沸騰まで加熱する場合，一般にはガス流量を全開にして時間の短縮をはかる．この間の時間は，加熱機器の種類，水量によって異なるが，水から沸騰までの蒸発量は所要時間によって推測できる[67]．ガス回転釜の場合，大きさ（容量），水量に関係なく，蒸発量（y）は，水から沸騰までの時間（x）と関係（r=0.958，p<0.001）があり，y=0.08 x−0.58（ただし x>8分）で示すことができる．水から沸騰までの所要時間の予測については図3-34 に示した．

（2）　沸騰継続中

　沸騰後の蒸発量は，火加減，加熱機器の種類，ふたの有無によって変動する．汁物，煮物などの食品を加熱するときの熱の対流は，水だけの加熱とは異なるが，蒸発量は水だけの場合と同様である．じゃがいもでん粉濃度 1，3，5％では，熱の対流に著しい差はみられない[68]が，蒸発量は水だけの場合に比べ，わずかに少ない傾向であった．

　沸騰継続中の蒸発量は，おのおのの加熱機器に対して，火力と加熱時間の長さから推測することができる（表3-19）．

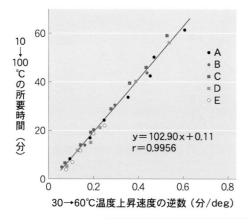

温度上昇速度　deg/分$= \dfrac{(T_1-T_0)\text{deg}}{(t_1-t_0)\text{分}}$

	加熱機器	能力水量	熱源	ガス流量（L/分）
A	回転釜1	100	天然ガス	35.4
B	回転釜2	75	L-P-G	12.2
C	回転釜3	55	L-P-G	10.3
D	アルマイト両手鍋	3.84	L-P-G	1.4
E	アルミニウム半寸胴	4.08	L-P-G	1.4

水量は能力水量の7～100％

$y = 102.90x + 0.11$
$r = 0.9956$

図 3-34　30 → 60℃温度上昇速度の逆数と 10 → 100℃の所要時間の関係[5]

▶▶各種加熱機器の水から沸騰までの所要時間の予測については，水の沸騰までの温度上昇曲線のなかで，30 → 60℃の間は直線に近い温度上昇を示すことから，30 → 60℃の温度上昇速度を用いて，沸騰までの時間を推定できる．30 → 60℃の温度上昇速度の逆数と水から沸騰までの関係は，機器，水量に関係なく，高い相関をもつ回帰直線が得られる．すなわち 30 → 60℃の任意の 2 時点の温度上昇速度を実測すれば，おのおのの加熱機器，水量に対する水から沸騰までの所要時間を推定することができる．

表 3-19　沸騰継続中の蒸発量とガス消費量[67]

	ガス全開		沸騰維持に調節	
	蒸発量（g/分）	ガス消費量（L/分）	蒸発量（g/分）	ガス消費量（L/分）
回転釜	250～300	35	170～200	20～22
寸胴鍋	140～170	27	40	7～8

回転釜（150 L 容量），寸胴鍋（径 35.7 cm，35 L 容量），ふたなし

（3）　保温中

　汁物の保温は，ウォームテーブル（湯せん器）を使用することが多い．汁温が高く，また，汁量の減少に伴い，蒸発率は高くなる（図 3-35）．汁の蒸発は汁の食塩濃度の変化でもあるので，配食中はできるだけふたの開閉を供食に応じて行うことが必要である．

2）だし汁のとり方

　和風の汁物のだし汁は削り節，煮干し，昆布などが用いられ，洋風，中華風では獣鳥類の肉や骨を用いたスープストックが使用される．これらのだし汁のとり方やスープストックの調製法については，多くの研究報告や成書もあり，これらを参考に各施設の調理作業条件のなかで種々の方法で行われている．ここでは給食の現場のなかで比較的簡便に効率よくできる方法について述べる．

（1）　調理操作の標準化

　だし汁およびスープストック調製に使用する加熱機器の熱容量はさまざまで，さらに仕込量によって加熱中の温度上昇速度が異なる．一方，削り節，煮干し，昆布の旨味成分の浸出は温度と時間が影響する．また，だし汁のとり方には各種の方法がある．そこで大量調理では，旨味成分の浸出量と作業効率を考慮して，浸水時間，水から沸騰までの時間，沸騰継続時間の標

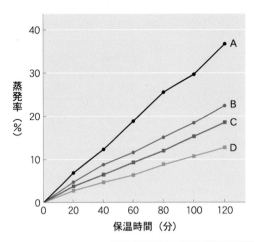

	加熱機器	汁温(℃)	汁量
A	ウォーマー 98℃	87	1/2
B	直 火	92	
C	ウォーマー 98℃	86	
D	ウォーマー 93℃	78	

室温　21〜23℃
汁量　13 L

▶▶ふたを開けた状態での実測値である．ウォーマーの温度および汁温が高いほど蒸発率は高い．釜の表面からの蒸発量はほぼ一定であるため，汁量が1/2（A）になると，蒸発率はCと比較して約2倍になる．

図 3-35　保温中の汁の蒸発率[67]

表 3-20　削り節だしのとり方

①使用量の相違[69]　　　　　　　　　　　　（mg/100 mL）

成 分 ＼ 使用量	水の2%	水の4%	水の8%
総窒素	41.1 (1)	65.6 (1.6)	111.0 (2.7)
アミノ態窒素	10.1 (1)	16.9 (1.7)	25.1 (2.5)

沸騰1分，静置3分
（　）は2%使用に対する浸出割合

②浸水時間の影響[69],[70]　　　　　　（mg/100 mL）

成 分 ＼ とり方	沸騰水に入れる	水中に入れただちに加熱	浸水30分後加熱
総窒素	38.5	41.8	42.6
アミノ態窒素	13.2	13.9	14.5
5′-リボヌクレオチド	7.2	7.2	7.7

かつお節使用量2%，沸騰1分，静置3分

③沸騰時間の影響[69]　　　　　　　　　　　（mg/100 mL）

加熱時間	1分沸騰		5分沸騰	
種　類	削り節	伊豆節	削り節	伊豆節
成 分 ＼ 使用量	水の2%	水の4%	水の2%	水の4%
総窒素	34.2	65.6	33.4	64.0
アミノ態窒素	8.5	16.3	7.7	16.5

準化が必要になる．

（2）　削り節だしのとり方

削り節の使用量は，旨味成分の総窒素およびアミノ態窒素の浸出量と呈味の点から2〜4%が適当である．沸騰水中に投入後，1分間加熱し，3分後に取り出す．**表3-20**①②③は，吉松ら[69],[70]の報告に基づくものである．

削り節は，こす手間を省くため，大きめのさらし地の袋にゆったりと入れる．使用後の袋は十分洗浄し乾燥させて，くり返し使用する．

（3）　煮干しだしのとり方

煮干しは厚みがあるので，削り節と異なり，予備浸水と加熱時間の長さがだし汁のおいしさ

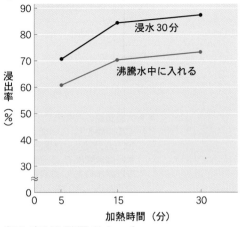

①沸騰継続時間による浸出率[71]

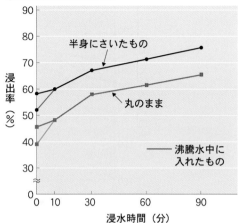

②浸水時間による浸出率[71]

煮干し中の5′-RNT 11.1 mg/g

浸出条件
煮干し　　2 g
水　　　　100 mL
浸水時間　30分
沸騰時間　5, 15, 30分

煮干し中の5′-RNT 11.9 mg/g

浸出条件
煮干し　　4 g
水　　　　200 mL
浸水時間　0, 10, 30, 60, 90分
沸騰時間　5分

③3点嗜好試験法による沸騰10分の
だし汁と浸水30分のだし汁の比較[72]

試　料	A	B
浸水時間　　（分）	0	30
沸騰継続時間（分）	10	1
識　別	**	
強　度		
なま臭みが強い	B**	
旨味が強い	n.s.	
嗜　好		
好ましい	n.s.	

n=20, *p<0.05, **p<0.01, ***p<0.001,
n.s. 有意差なし

図 3-36　煮干しだしのとり方

に影響する．旨味成分の定量と食味テストの結果から，次のような方法がよいとされている．

　①　煮干しは頭と内臓を取り，半身にさいて，浸水は30分間程度とし，沸騰継続15分間とする（図3-36①②）．

　②　煮干しは①と同様にし，浸水30分間，沸騰継続時間1分間とする（図3-36 表③）．

　③　煮干しを粉末にし，浸水30分間，沸騰継続1分間とする[73]．

　浸水30分間，沸騰1分間という方法が簡便で燃料の節約にもなる．本実験条件においては加熱を開始してから沸騰まで約7分間要していた．大量調理では鍋の熱容量，仕込量などによって沸騰までの所要時間が異なる．旨味成分はこの間にかなり溶出していることが考えられる．

　図3-37の結果は，先の報告と比べると加熱時間が長くなっているが，煮干しの量が関係しているのではないかと思われる．全エキス分はだし汁の旨味のおおまかな指標といわれている．

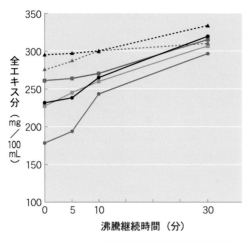

	浸水の有無	沸騰までの所要時間
●— 30分	} 30分	5分
■		30分
▲----		60分
■— 無	} 無	5分
■		30分
▲----		60分

▶▶大量調理の沸騰までの時間を考慮して，沸騰までの時間を5，30，60分間とし，沸騰継続を5，10，30分間とした場合では，沸騰まで60分間，または沸騰まで30分間，沸騰継続30分間のものが好まれた．いずれも浸水を30分間行ったものである．全エキス分は食味テストの結果とほぼ一致した．

図 3-37　煮干しだし汁中の全エキス分の変化[74]

煮干しだし中の食塩の溶出量は，沸騰継続時間および浸水時間に関係なく 0.16 ％程度である[72]．

（4）　昆布だしのとり方

昆布だしのとり方については，種々の方法の報告がある．松本ら[75]は，4 ％の昆布を使用して，浸水時間，浸水温度，沸騰までの時間が異なるだし汁を調製し，官能テストを行った．高い評価を得ただし汁は，10℃で 60 分間浸水する方法，10℃の水に入れて 5 分間で沸騰させる方法および沸騰水中で 5 分間加熱する方法であった．給食の昆布の使用量は 1〜2 ％である．昆布の使用量が少ない場合，浸水 30 分間のあと，30 分間で沸騰させる方法が，時間，熱の効率の面からもよい方法である．

（5）　スープストック

①　鶏がらのスープストック

材料使用例を表 3-21 ①に示した．鶏がらは水で洗浄後，香味野菜とともに鍋に入れ，水を加え沸騰までは強火で加熱する．沸騰したらあくをとり，ブーケガルニを加え，あくを除きながら弱火で約 40 分間加熱したあとこす．

鶏がらの下処理は，水で洗浄するほか，水洗後熱湯処理または 30 分間浸漬，下ゆでをすることもある．水で洗浄した場合に比べ，下処理をすると総窒素量，アミノ態窒素量が減少し，旨味は多少減少するが，鶏がら臭が弱く，スープとして好ましいという報告[76]もある．

鶏がらは若鶏，地鶏がよい．ブロイラーのがらは加熱時間を長くすると不味成分が溶出してくるといわれている．

②　牛すね肉（くび肉）のスープストック

結合組織が多くてかたいが，呈味成分が多い．脂肪の少ない部位を用いる．ほかに牛骨，鶏がらを用いる．香味野菜は肉の臭みを消し，スープに色，香り，甘味をつける．食塩は塩味をつけるだけでなく，スープの濁りを抑え，旨味成分の溶出を促すといわれている．牛すね肉のスープストック材料使用例を表 3-21 ②に示した．

多くの調理書にスープストックの加熱時間は 3〜3.5 時間と記されているが，図 3-38 ②はこれを裏付けている．肉の使用量は一般に仕上がり量の 30〜40 ％といわれているが，20〜30 ％用いることが多い．

表 3-21　スープストックの材料

①鶏がらスープストック

材　料	分　量		下調理
鶏がら		450 g	仕上がりストックの
手羽先		150 g	30 %
にんじん	1本	200 g	0.8～1.0 cm に切る
たまねぎ	1個	200 g	
セロリー	1本		縦に切れめを入れ，タ
長ねぎ	2本		イム，ロリエをはさみ
タイム			パセリの茎とともにた
ロリエ	1枚		こ糸でしばる
パセリ茎			
粒こしょう			
塩		5 g	
水		2.5 L	

スープストック仕上がり量：2 L，蒸発量：20 %
加熱時間：沸騰まで8分，沸騰継続40分

②牛すね肉のスープストック

材　料	分　量		下調理
和牛すね肉	1/2 本	(骨 3.5 kg, 肉 1.5 kg)	肉は仕上がりストックの 25 %
鶏がら	2羽	560 g	
手羽先	4本	270 g	
たまねぎ	3個	600 g	縦 2 つに切る
にんじん	3本	300 g	細いものはそのまま
長ねぎ	3本		たこ糸でしばる
セロリー	11/2 本		
塩		10 g	
水		15 L	

スープストック仕上がり量：6 L，蒸発量：60 %
加熱時間：沸騰まで 25 分，沸騰継続 3.5 時間

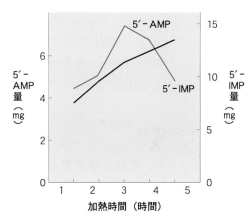

①エキス分溶出量に及ぼす肉使用量の影響

②5′-AMP，5′-IMP 溶出量に及ぼす加熱時間の影響

抽出条件：牛肉角切り　1 個 20 g，水　100 mL，アルミ箔
　のふたをする
加熱時間　3.5 時間，ビーカー内温度　98～100℃に保つ.
図中の数字は 20 g の値を 1 としたときの比率を示す.

加熱条件：肩肉　1 個 20 g，2 個 40 g，水　100 mL

図 3-38　溶出成分に及ぼす肉の使用量と加熱時間[77]

▶▶溶出成分に及ぼす肉の使用量と加熱時間についての報告では，肉の使用量が多くなると，溶出成分の総量は増加するが，肉 1 g 当たりの溶出量は低下する（①）. また，加熱時間が長くなると溶出成分は増加するが，5′-IMP 量は 3 時間以後急激に減少する（②）.

3）調味の標準化

　　汁物の調味の標準化は，おのおのの汁物の調味後から供食までの変化を想定し，これらの変化に対応した調味の時期と調味の割合を決める. 調味の割合は，一般にはだし汁の量に対する割合を用いる. 実の少ない汁物では 0.6～0.7 %，実の多い汁物では 0.8～0.9 % である. 洋風の実の少ないスープやポタージュでは，スープの旨味がおもになるので塩味は薄くする.

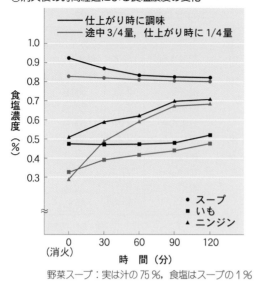

①消火後の時間経過による食塩濃度の変化[78]

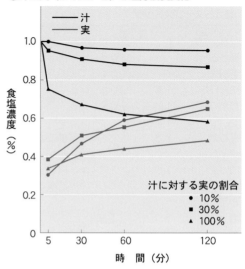

②汁と実（じゃがいも）の塩分濃度変化[79]

野菜スープ：実は汁の75％，食塩はスープの1％

図 3-39　時間経過による塩分濃度の変化

　調味の方法は，みそ汁は仕上がりの直前に行う．清汁は食塩としょうゆで調味するが，実が多い場合，食塩は加熱の途中で調味し，最後にしょうゆで味をととのえる．洋風の実が多いスープは，加熱の途中で大部分を調味しておくと，仕上がり後の時間経過に伴う汁の食塩濃度の変化が小さい（図 3-39 ①）．汁に対する実の割合と汁の食塩濃度の変化を図 3-39 ②に示した．でん粉，ルーなどの汁に濃度がある場合，汁の食塩の実への移行は抑制される．

2　汁の塩味

1）嗜好食塩濃度と塩味弁別能力

　汁物の嗜好食塩濃度は，対象集団によって異なり，個人差も大きい．また，先に述べたように，調味の段階で喫食者の嗜好に合わせても汁中の食塩濃度は変化する．こうした変化が喫食者に感知できる範囲のものであるなら，それらに対応した方策を検討しなければならない．

　塩味弁別テスト（表 3-22）によると，汁物の食塩濃度が0.6〜1.0％の範囲では，0.1％の濃度差を識別できたが，食塩濃度1.4％以上になると弁別不可能であった．

　このことは食塩濃度が高い場合は，より濃くしたいとするとき，かなりの量を加える必要があることを示し，Weber の法則[81]に適応する．また薄味で供食したい場合1.0〜1.3％あたりの濃度では，薄めの濃度に調製しても喫食者の満足が得られることになる．

2）献立と汁の塩味

　汁を献立の一部としてとらえ，食事全体のなかでの汁の食塩濃度の適否，喫食時期のずれによる塩味強度の相違についての調査[80]によると，汁の食塩濃度がおよそ0.8〜1.3％では，0.1％以内の濃度変化は，弁別可能な差であっても感知できなかった．

　料理において味に関する要素が複雑になるとき，その一要素が料理に影響を与える割合は小

表 3-22 食塩濃度弁別能力[80]　　　　　　　　　　　　　　　　　　　　　　　　　　（n=10〜15）

| 試　料 | 濃度差(%) | 濃　度　(%) | | | | | | | | | | | | | | | |
		0.1	0.2	0.3	0.4	0.5	0.6	0.7	0.8	0.9	1.0	1.1	1.2	1.3	1.4	1.5	1.6
食塩水	0.05	**	**	**	*	*	**	**	n.s	n.s	n.s	n.s	n.s	n.s	n.s	n.s	
	0.1	**	**	**	**	**	**	**	**	*	(n.s)	*	*	*	n.s	n.s	
	0.2		**		**		**		**		**		**		n.s		
												*		**		n.s	
食塩水（だし添加）	0.1	**	**	**	**	**	*	**	**	**	(n.s)	**	(n.s)	**	n.s	n.s	

*5％の有意差，**1％の有意差，n.s 有意差なし，ただし（n.s）　n>36 において5％の有意差

▶▶食塩水および食塩を加えただし汁についての濃度差の塩味弁別テストによると，食塩水濃度差0.05％の場合，食塩濃度が0.8％以上になると弁別不可能であった．
濃度差0.1％，0.2％の食塩水および0.1％濃度差のだし汁の場合では，それぞれの食塩濃度が1.4％以上になると弁別不可能であった．また食塩濃度1.0％あたりでは，食塩に対する弁別能力がやや低下し，1.3％以上の濃度になると塩味の濃さを識別する能力が急激に低下した．

さくなる[82]ことを考慮すると，この程度の食塩濃度差では，塩味強度の変化として感知できなかったのであろうと推察される．したがって，喫食者の好む塩味に仕上げるための調理および保温供食の標準化がなされているかぎり，特別の配慮は必要ないといえよう．

料理の塩味の強さは，そのときいっしょに食べたものの影響を受けるといわれている．食べはじめのひと口に感じる塩味の強さと，食事途中で感じる塩味の強さとの間に差があるものは，コーンチャウダー，ポークシチューなどのように，献立中の総食塩量に対する汁中の食塩量が50％を超すものであった[80]．これらの汁は盛りつけ量も多く，献立総盛りつけ量に対する割合が高いものであった．

食事のおいしさは，食べはじめのひと口にも大きな影響を受けるものであるが，食事後の満足感も無視できない．食べ終わったとき，ちょうどよい塩加減にするためには，いくぶん薄めの食塩濃度に仕上げることが望ましい．

X 炊　飯

　炊飯は水分15％の米に水を加えて加熱し，約65％の水分を含む飯にすることである．おいしい飯にするためには，米の主成分であるでん粉を糊化させるために必要な水を米粒の中心部まで浸透させ，米粒内のでん粉を完全に糊化（α化）させることであるが，調理操作の各工程には要点があり，松元，貝沼らをはじめ多くの研究者の報告がある．

　炊飯要領の基本は，大量炊飯の場合も少量炊飯と同じであるが，大量に炊飯することによって起こる現象を少量炊飯の要領にどのように適用させるかを検討することが必要になる．

　炊飯は単純な操作であるが，施設の規模が大きくなると作業量が多くなるため，米の計量からすべての工程が自動化されたもの，加熱操作だけが自動式のものなどが利用されている．回転釜での炊飯や手動式の竪型炊飯器は，炊飯量や季節による水温の違いなどに対して，火力の調節により加熱時間を調整できる．

1　炊飯要領

1）大量炊飯の要点

　ここでは炊飯の基本的な要点について述べる．

（1）計　量

　米の計量は，容量ではなく重量で，1釜の炊飯量単位で行う．重量で行うということは加える水量も重量で行うことになり，能率的で，加水量の管理も容易である．

（2）洗　米

　洗米はぬかやゴミを除去するために行う操作である．1釜の炊飯量（4〜7 kg）ごとに行う．手で洗う（とぐ）場合もあるが，一般には水圧式洗米機が使用される．洗米時間は機械洗いの場合は3〜4分が目安である．洗米時間が長くなると，吸水した米が砕けやすくなり，砕米率が著しく高くなる[3),83)]．手洗いの場合は4〜5分で，この時間内に洗米するには米の量は3〜4 kgが限度である．これは洗米操作に必要な給水能力（通常の開栓状態：給水栓13 mm径，約22 L/分）が関係する．

　洗米が不充分であると，ぬか臭が残り，食味も低下するといわれているが，現在出荷されている米は，米ぬかが十分取り除かれているので，洗米方法（洗う，とぐ）が飯の食味に与える影響は小さい[84)]といわれている．また洗米操作で分離する固形分量は，洗うととぐでは，それぞれ米重量の1.45％，2.35％である[84)]．ビタミンB₁はじめ栄養成分の流出を考慮し，洗米時間はできるだけ短くすることが望ましい．

（3）水きり

　湯炊き，米を炒めてから炊飯する場合は，浸漬しないで水きりをする．洗米後ざるにあげ放置しておくと，約1時間後には米に付着した水がおよそ10％（米重量の）吸収される．水きりによる吸水量は，放置時間，ざるの形および大きさ，米の量などによって異なるので，これらの条件を一定にしたうえで，水きり後の吸水量を求め，加水量を決定する．

　米の浸漬の必要性については松元ら[85)]により報告されているが，給食施設では作業条件などの制約から，洗米後浸漬しないで30〜60分間放置（水きり）したあと炊飯することもある[86)]．

これは加熱中の温度上昇速度が少量に比べて緩慢であり，沸騰までの間に米のでん粉の糊化に必要な水分を吸水することができるので，浸漬したものに近い飯になる．

（4）　加水量

よく炊けた米飯は，大量炊飯の場合も米の重量の2.2～2.4倍である．したがって加水量は米重量の1.2～1.4倍の水と炊飯中の蒸発量を合わせた量である．蒸発量は炊飯機器の種類，炊飯釜の材質および形，ふたの密閉度などと1釜の炊飯量，加熱時間によっても異なる．

竪型炊飯器の場合，1釜の炊飯量5～6kgの炊飯中の蒸発量は，米の重量の6～10％である．炊飯量，加熱時間を標準化したうえで，蒸発量を測定しておくことが必要である．

回転釜による炊飯では，湯炊きにすることが多く，沸騰までの間に1～2回撹拌して熱の分布を均一にする．この場合の加水量は，撹拌操作による蒸発量と洗米，水きりによる吸水量を考慮する．炊飯量，洗米方法，水きり時間，撹拌操作，加熱時間を標準化することが必要である．

（5）　浸　漬

米を水に浸漬しておくと吸水し膨潤する．浸漬した米粒の顕微鏡観察[87]によると，30分間浸漬しておくと，吸収された水によってでん粉粒，細胞は膨潤する．2時間浸漬でかなり多くの水が中心部まで取り込まれ，30分間浸漬の米とは明らかな差を示すが，浸漬2時間以上では，組織の状態はほとんど変わらなくなる．2時間程度が浸漬操作による飽和の吸水状態を示す時間と考えられるとしている．浸漬は30分間以上，2時間程度としたい．

一方，浸漬した米の飯は，浸漬しないものに比べて，動きやすい水が少ないため，赤外線水分計による脱水速度が遅いが，加熱時間の延長によりこの差を縮めることができる[85]．

図3-40に，大量炊飯の浸漬の有無による飯の脱水速度を示した．

飯の脱水速度は食味テストの結果とよく一致し，いずれの加熱条件においても，浸漬したものの評価が高い傾向を示した．

炊飯後，保温した飯は，浸漬の有無にかかわらず，炊飯直後のものに比べて食味が劣るが，浸漬したほうが高い評価が得られた．また浸漬の有無の差は，飯の脱水速度，食味においてきわめて小さくなった．

（6）　加　熱

大量炊飯では加熱条件，なかでも沸騰に至るまでの時間の管理が重要である．少量炊飯では炊飯量にかかわらず10～15分が適当とされているが，大量炊飯でも同様である．一般には炊飯量を炊飯器の炊飯容量のおよそ80％にすると，この範囲の時間になる．沸騰までの時間が10分より短い，あるいは15分を越える場合は，炊飯量や水温，火力を調整する．炊飯量が多く沸騰までの時間がかなり長くなる場合は湯炊きにする．この場合，米を洗米後水きりして，付着水を吸水させておくことが大切である．

沸騰に至った時点で米に吸収されずに残っている液を激しく沸騰させる沸騰期は，でん粉の分子の分散ならびに関連するさまざまな変化を十分に行わせる時期で飯の食味に関係する[88]．大量炊飯では沸騰までの時間が長くかかる傾向があり，また少量炊飯に比べて蒸発量も少なく，加水量が少ないため，沸騰時点で残存液量がない場合もある．この場合，釜の上・下層部による飯の水分含量やかたさの差が生じる．

沸騰後は沸騰継続1～2分，弱火10～15分間で消火する．飯粒が一定のやわらかさを示すようになるのは，沸騰状態を15～20分続けたところである[89]とされ，官能検査で有意に好まれた沸騰継続15分以上の飯は，蒸らし終了直後と2時間後のかたさの差が小さい[90]．

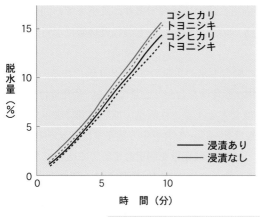

▶▶大量調理の条件のなかで浸漬操作が飯のおいしさに与える影響について検討した実験によると，赤外線水分計による飯の脱水速度は加熱条件（沸騰までと沸騰後の加熱時間）を変えても，浸漬しないもの（洗米後ざるにとり60分間放置）より浸漬したほうが遅かった．沸騰までの時間10分を15分に延長させると，浸漬の有無の差が小さくなった．また標準価格米（トヨニシキ）は，浸漬の有無の差が大きかった．

図 3-40　飯の脱水速度[86)]

　大量炊飯では炊飯器の保温効果が大きく，消火後も 98℃以上を維持できるため余熱が利用される．これ以上の加熱は遊離の水がほとんどない状態であるので，底部の飯のこげの原因となる．消火後は 10〜15 分蒸らす．蒸らし後は釜内の部位による差を均一にするため軽く撹拌する．

2）自動炊飯器による炊飯

　自動炊飯器は，炊飯要領の要点をもとに作製されたもので，炊飯技術と炊飯作業の合理化に役立っている．マニュアルに従って操作すれば，おいしい飯が炊けるようになっているが，多少の調整が必要な場合もある．

　加水量は，それぞれの釜の蒸発量に合わせて目盛がついている．または自動的に加水される．しかし米の品種や季節による品質に対応して加水量の調整が必要である．

　加熱時間は，温度調節のためのセンサーにより熱源の火加減などが制御されるので，炊飯量によって異なる．点火から消火まで約 25 分間，蒸らし 15 分間がよい．炊き上がった飯に問題がある場合は，炊飯量，加水量，浸漬時間，加熱の過程を観察し，炊飯の原理にあてはめて調整する．

② 炊飯の種類

　変わり飯には，あらかじめ調理した魚介類，野菜類を白飯に混ぜ合わせる混ぜご飯，炊きあげた飯に酢味をつけるすし飯，食塩やしょうゆなどの調味料を加え，米だけ，または種々の副材料を米といっしょに炊く炊き込み飯，米を炒めてから炊飯するピラフなどがある．大量炊飯では炊飯の加熱過程での問題や作業能率，品質管理面から，おのおのの調理操作や具の取り扱いなどが少量調理とは異なることがある．

1）味つけ飯

　調味料は塩，しょうゆ，酒が用いられ，調味の割合は，塩分で飯の約 0.6 ％である．これは米に対する割合では 1.5 ％に相当する．塩としょうゆの割合は，飯の種類により変える．酒は米の 5 ％くらいが一般的である．加水量は予定の加水量から調味液量を差し引いた分量とする．

表 3-23　炊き込み飯の具の量（例）

種　類	米に対する%
ぎんなんご飯	10～15
ピースご飯	20～30
くりご飯，えだまめご飯，きのこご飯	30～40
たけのこご飯	40～50
あさりご飯，かきご飯	50～60
五目鶏飯	70
中華風炊き込みご飯	70～80
えびピラフ	60～80

五目鶏飯（鶏肉 20，油揚げ 5，にんじん 10，ごぼう 10，乾し
いたけ 1，しらたき 10，グリンピース）
中華風炊き込みご飯（豚肉 20，こまつな 30，たけのこ 10，に
んじん 10，乾しいたけ 1）
えびピラフ（小えび 50，たまねぎ 10，マッシュルーム 8）

しょうゆ，酒は米の吸水を阻害する[91]ので，水浸漬によって十分吸水させ，調味料は加熱の直前に加える．

しかし，しょうゆ，塩を加えた水に浸漬して炊飯した場合でも，2時間程度浸漬して加熱をすれば，調味料添加時期の違いによって生じる差が小さくなり，好ましいテクスチャーの飯になる[92]．

また，しょうゆ，酒は，加熱中の吸水，膨潤を阻害する[91]ので，加水量を白飯の場合より減らすか，加熱時間を多少長くする．また，池上ら[93]は，酒を添加して炊飯したしょうゆ味飯は，酒無添加の飯より水っぽくなく，ぱらりと均一にかたく炊けているとしている．

2）炊き込み飯

炊き込み飯の具の取り扱いは，米といっしょに炊く場合と，具は別に下煮しておき，煮汁を加えて炊き上げた飯に混ぜ合わせる場合がある．前者は加熱によって材料から浸出する水分を考慮して加水量を減らすことが必要である．きのこ類などは洗浄により吸水し，かなりの放水があるので注意する．具の調味は飯と同じ塩分約 0.6％として炊飯時に加えるか材料にふりかけておく．

大量調理では，下煮をした具を炊き上げた飯に混ぜ合わせることが多い．具に対する塩分は 0.6～0.8％で飯よりやや濃いめにする．

また，具を入れる時期は，材料の加熱時間によっても異なる．グリンピース，そらまめ，くりなど炊飯時間でちょうどよく煮えるものは，はじめから入れる．加熱時間の短い貝類，魚肉類は，飯が沸騰してから入れる．炊き込み飯の具の量を表 3-23 に示した．

3）ピラフ（炒め飯）

米をバターなどの油で炒めてから炊飯するものである．油の使用量は炒め操作の容易さ，油の吸着状態，食味などの点から 7％がよい[94]とされている．塩分は飯の 0.6～0.7％が適量である．米は洗米後，ざるにあげて約 30 分間水きりをして，米が透き通るまで炒める．炒め時間は米の量などによって異なるが 7～8 分間である．加水量は米と同重量とし，加熱時間は白飯より長くする．

炒め飯の炊飯工程での米の変化については，関ら[94]によって次のように報告されている．

　米は炒め操作によって重量が減少し，炒め時間が長くなると重量減少も大きい．したがって，加水量は炒めた米の重量を基準にすることが必要である．また，炒め時間が長くなるほど飯の硬粘度が高くなる．これは炒め時間が長いほど赤外線水分計による飯の脱水速度が速く，釜の上・下層部の差も大きくなり，米粒に吸収された水が米の成分と十分結合していないためとしている．また，水分を吸収した米を炒めると米粒表層部が一部糊化するため[95]，米粒中心部への水の浸透，でん粉の糊化が遅れ，白飯と同じ加熱条件では芯のあるかたい飯になる．これらの問題を改善するには，炊飯時間を延長してでん粉の糊化を十分に行うことである．また炊きむらについては，水ひき寸前に釜内の飯の温度が90℃に達したときに撹拌を行うと上・下層部の脱水速度の差は小さくなり白飯と同じ傾向を示す．湯炊きの効果は認められなかった[94]としている．

　大量の炒め飯では，米の炒め操作が十分に行えない．米のこげない程度の火加減にすると低温で炒めることになり，油が米の表面に付着した状態で米に吸着されない．そのため油の使用量は4〜5％にする．また1釜の炊飯量を通常より少なくするとよい．

　自動炊飯器の場合，米およびスープの温度が高いと沸騰までの時間が短く，でん粉の糊化が十分に行われないため芯のある飯になりやすい．そのため加えるスープの温度を常温より低くして，沸騰までの時間を調整する．

　また，炒め操作を省略して加熱前にバターを加えて普通に炊飯することが多い．

4　新調理システム

　給食運営の生産システムは，大別するとクックサーブシステム（従来方式），セントラルキッチンシステムおよび新調理システムがある．食事ごとに調理，配食を行うクックサーブ方式に対して，調理と配食（食事の提供）を別に行う新調理システムは，①クックサーブに加えて，②クックチル・クックフリーズシステム，③真空調理法，④外部加工品活用（アウトソーシング）という4つの調理・保存法を種々に組み合わせて運用するシステムであり，集中計画生産方式である．

　新調理システムを導入するにあたっては，現状の調理作業を計数管理に対応した調理の量，品質等の標準化が必要であり，T・T管理では，食品の安全性だけでなく，これまでの経験や勘により行われてきた調理技術を，温度（Temperature），時間（Time）として取り込むことも重要である．また新調理システムを構成する4つの調理・保存法の特徴を知り，品質管理，労働生産性の面から適用レシピの分類とマニュアル化が必要である．

●　　●　　●　　●　　●

1　新調理システムにおける生産管理

　　給食は，1日1食あるいは3食毎日，変化のある食事として提供しなければならない．また献立は多品種・多様な調理形態により構成されている．このような給食施設では，全献立（料理）の調理工程をHACCPの概念と品質管理を前提に精査し，生産計画に対応できるレシピの検討・作成をしなければならない．

　　その上で食品の安全性，品質管理を含めた労働生産性の効率化につながる生産システムを構築する必要がある．

　　新調理システムは，厳格な衛生管理とメニュー計画，料理の品質，調理工程の計数管理が求められる．

　　運用にあたっては，喫食者のニーズ，品質管理（おいしさ），運営管理の面から，クックサーブ，クックチルシステムおよび真空調理法などの構成バランスを十分に検討する必要がある．

　　その結果，調理においては料理の品質管理と恒常化，スタッフ間の調理技術の均一化，また計画生産の実施により作業の標準化に伴う労働環境の改善，人件費の適正化につながる．さらにHACCPの概念に基づいた衛生管理による加熱，冷却，保存を温度と時間で管理（T・T管理）することにより，食品の安全性の向上，科学的根拠・効果が確認できる作業マニュアルや衛生的な厨房環境が整備される．

　　新調理システムは，生産管理の目標である衛生的に安全でおいしい食事の提供と，労働生産性の効率化や，個別対応の食事提供も容易になる．

2　クックチルシステムの生産管理

　　クックチルシステムとは，通常の方法で加熱調理した料理（食品）を，急速冷却後，チルド

表4-1 クックチルシステムの調理工程と品質管理（ブラストチラー方式）

工　程	使用機器類	品質管理
素　　材		・食材入荷検収 ・高鮮度素材
（食材保存）	冷蔵庫／冷凍庫／ 高湿チルド庫など	・鮮度管理
下　処　理	各種調理備品 冷蔵庫	・下調理作業の標準化 ・衛生管理（二次汚染の防止）
一次加熱調理 （通常の調理）	各種加熱調理機 各種調理備品	・調理工程の標準化 ・ポーション管理 ・T・T管理（温度と時間） ・衛生管理〔二次汚染の防止，中心温度75℃・1分以上 （85～90℃・90秒以上）〕
急　速　冷　却	ブラストチラー	・急速冷却の標準化 （冷却単位，急速冷却所要時間） ・衛生管理 （30分以内に冷却開始，90分以内に中心温度0～3℃）
冷　蔵　保　存	高湿チルド庫 冷蔵庫	・温度管理（3℃以下でチルド保存） 5日間（96時間以内）
（配　送）		（必要な場合）チルド配送
再　加　熱	スチームコンベクショ ンオーブン スーピークッカー （湯せん器）	・再加熱条件の標準化 ・T・T管理（温度と時間） ・衛生管理〔二次汚染の防止，中心温度75℃・1分以上 （85～90℃・90秒以上）〕
（盛りつけ） ホールディング		・温度管理 （中心温度65℃以上）
提　　供		・再加熱後2時間以内に喫食

（0～3℃）保存し，必要なときに再加熱して提供するシステムである．冷却方法は，強制冷風（ブラストチラー）方式と，冷却水が循環するタンクにパック詰めした料理を入れ，タンクを回転させながら冷却するタンブルチラー方式の2つに分類される．

　クックチルシステムの生産計画は，品質管理，作業管理およびクックチルの衛生基準に基づいて作成される．そのため各工程の計画と統制は，品質管理，衛生管理の面から検討され，さらに効率化のための生産管理が必要である．

　クックチルシステムの調理工程と品質管理項目を表4-1に示した．

　ブラストチラー方式の急速冷却と再加熱の生産管理について述べる．

1）急速冷却の生産管理

　クックチルシステムの衛生基準である"加熱後30分以内に冷却を開始し，90分以内に0～3℃

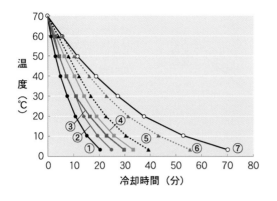

料理名	1天板の分量 （　）は1個の重量
① ごぼうのしぐれ煮	1,944 g
② 鶏のつくね煮	1,140 g（40 g）
③ ひじき煮	2,900 g
④ さばの塩焼き	1,138 g（91 g）
⑤ ハンバーグ	1,164 g（97 g）
⑥ ヒレカツ	2,440 g
⑦ ビーフストロガノフ	2,540 g

ブラストチラー：BQC 45 型
冷却能力　20 kg/90 分

図 4-1　冷却温度曲線[96]

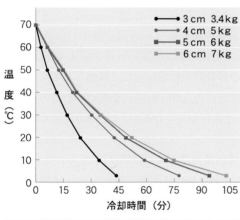
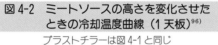

図 4-2　ミートソースの高さを変化させた
ときの冷却温度曲線（1 天板）[96]
ブラストチラーは図 4-1 と同じ

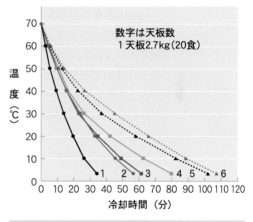

図 4-3　冷却単位（天板数）のちがいによる
冷却温度曲線（カニたま）[97]
ブラストチラーは図 4-1 と同じ

まで冷却すること”を遵守するためには，一次加熱調理の生産単位を1回で冷却できる量としなければならない．したがってクックチルの生産計画は，一次加熱調理工程と急速冷却工程をあわせて検討しなければならない．一方，各種料理の急速冷却所要時間は，料理の成分組成，形状，重量および熱物性値などにより異なる．

（1）料理の種類と急速冷却所要時間

　急速冷却所要時間は，料理の大きさ，厚みが増すほど長くなり，料理の形状も関係する（図 4-1）．また固形のものに比べ，ソースなど液状のものは長くなり濃度の影響もみられた．冷却所要時間は料理の比熱，熱伝導率および熱伝達率が関係していると考えられる．このことは，急速冷却の生産単位が料理によって異なることを示している．

（2）1 天板の分量・天板数と急速冷却所要時間

　各種料理の1天板の分量（高さ，重量）が多くなると急速冷却所要時間が長くなり，単位重量当たりの所要時間も長い（図 4-2）．また，1天板の重量を一定にして，天板数を多くした場合の急速冷却所要時間は，天板数が多くなると長くなるが，1天板当たりの時間は短い（図 4-3）．すなわち，1天板の重量を少なくして天板数を多くしたほうが効率的である．

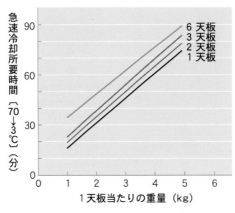

1天板：r=0.862　y=14.45 x+ 0.70
2天板：r=0.877　y=14.85 x+ 3.00
3天板：r=0.888　y=15.63 x+ 4.88
6天板：r=0.806　y=13.78 x+18.90
n=125
ブラストチラー：HSI·5 BC
冷却能力34 kg/90分，収納天板7枚

図4-4　1天板の重量と急速冷却所要時間[97]

（3）　急速冷却所要時間の推定

　各種料理において，1天板の重量を少なくして天板数を多くしたほうが効率的であった．図4-4は，主菜，副菜の各種調理法における125種類の料理を急速冷却したときの，1天板の重量と急速冷却所要時間の関係をおのおのの天板数に対して算出したものである．1天板の重量と各天板数において有意な相関関係が認められ，回帰式を推定することができる．急速冷却所要時間は，1天板の重量が増加すると著しく長くなるが，天板数の増加による所要時間の増加はわずかであった．

　回帰式から，1天板の場合，2 kgでは急速冷却所要時間は約30分，4 kgでは約58分であるが（図中1天板の回帰式から算出），1天板2 kg，2天板の場合（4 kg）は約33分である（図中2天板の回帰式から算出）．

　急速冷却所要時間を短縮するためには，1天板の重量を少なくして天板数を多くすることが有効であるが，これは一次加熱調理の生産能力とブラストチラーの能力との関係のなかで，急速冷却を標準化することを検討しなければならない．急速冷却の標準化は，工程管理，作業管理の計画と統制のためにも必要である．

2）再加熱の生産管理

　チルドで保管された料理は供食時に再加熱する．再加熱は従来方式（配食時刻に合わせて調理する）と同様に，喫食者に適温で供食することを目標に行われる．

　一次加熱の調理工程は，料理のおいしさを目標に危害分析（HA）と重要管理点（CCP）を設定し統制する．調理後の急速冷却，チルド保存，再加熱および供食までの各工程では，料理のおいしさを形成する要因（外観，色，香り，テクスチャー，調味，旨味など）の品質管理を目標に統制しなければならない．なかでも再加熱条件の選択は，再加熱時間や再加熱前後の料理重量の変化，すなわち料理のおいしさなどの品質に影響する．

　再加熱の生産計画には，料理ごとの再加熱方法と時間，再加熱後配食までの保管方法と温度管理，配食の方法と配食作業時間などの作業工程およびクックチルシステムにおける供食システムの検討が必要になる．

　再加熱機器には，スチームコンベクションオーブン，遠赤外線加熱方式の再加熱レンジ，湯せん器などがある．再加熱機器と加熱条件の選択は，クックチル料理としての適否に関係する．

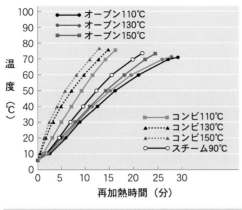

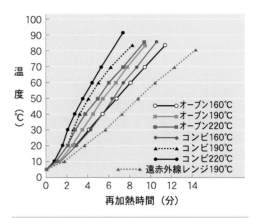

図 4-5　厚焼き卵の再加熱温度曲線[99]　　図 4-6　さばの立田揚げの再加熱温度曲線[100]

再加熱の生産管理には，再加熱方法の標準化と再加熱および配膳作業の効率化が求められる．

（1）　再加熱時間

再加熱は料理の芯温が 75℃・1 分間以上の加熱が必要である．75℃以上に達してから 1 分間加熱すると 80〜95℃となり，料理によっては，さらに高温になり，一次加熱における加熱温度とほぼ同じになる．

料理の芯温が 75℃に達するまでの時間は，再加熱機器の種類や加熱条件（設定温度など）により異なり，料理の品質に影響する．

①　再加熱機器と再加熱時間

再加熱レンジは遠赤外線ヒーターが各段の上下にあるため，再加熱の天板数の影響はわずかであった．しかし 1 天板の重量が多くなると再加熱時間は長くなった．

遠赤外線ヒーターによる加熱では，食品は遠赤外線部分の波長に強い吸収をもち，表面付近で効率よく熱に変わるため内部も速く加熱される．食品の水分の保持もよい[98]といわれ，再加熱には有効である．

スチームコンベクションオーブンは，1 天板の重量，天板数が多くなると再加熱時間は長くなるが，再加熱条件（オーブン，コンビ，スチームおよびおのおのの設定温度）により異なる．オーブンでは，設定温度が高くなると加熱時間は短くなるが，過熱になるおそれがある．コンビでは，設定温度による加熱時間の変化は小さいが，品質の差は大きい．スチームによる熱移動速度が大きくなることと加熱中に吸水されることが影響していると思われる．スチームでは，設定温度が低くなると水蒸気の密度が高くなるため，熱移動速度も大きくなり，加熱時間が短くなる．

ソースなどの液状のものは，急速冷却後，真空パック詰めにして，湯せん方式で再加熱すると，料理の品質，作業効率がよい．

②　再加熱条件と温度上昇速度

図 4-5 に厚焼き卵の再加熱温度上昇曲線を示した．温度上昇速度は設定温度が高いほうが大きく，またオーブンに比べコンビのほうが大きい．これはスチームにより熱移動速度が大きくなるためで，スチーム 90℃の温度上昇速度はオーブン 150℃より大きい．スチームによる加熱は再加熱時間の短縮と熱効率の点からも優れている．

図 4-6 にさばの立田揚げの再加熱温度上昇曲線を示した．厚焼き卵同様，温度上昇速度は設

定温度が高くなると大きく，またオーブンに比べコンビのほうが大きい．遠赤外線レンジは緩慢な温度上昇であった．

厚焼き卵，さばの立田揚げ以外の料理についても再加熱条件の違いは同様の傾向を示した．

（2）　再加熱条件の標準化

一次加熱調理後，チルド保存した料理を各種の条件で再加熱したあと官能検査を行い，再加熱による品質の変動要因と再加熱条件の標準化について検討した．その結果[99〜101]，官能検査の総合評価がほぼ普通（0）以上と評価された再加熱条件は，パネラーの80％以上の人が再加熱条件および料理がクックチルに適していると回答しており，これらを再加熱条件と判断した．

① 煮　物

煮物は煮方や調味の特徴などによりさまざまな種類があるが，クックチルに適した調理法である．しかし，加熱終了後，時間経過に伴い煮汁の調味料および食品表面に浸透した調味料が食品内部へ拡散して味が変化する．クックチルでは一次加熱調理後，急速冷却，チルド保存および再加熱条件により，水分の変化によって味の濃淡や味のよさが変化することもある．含め煮のように食品を煮汁のなかに浸して調味料を拡散させたい煮物や長時間煮込むシチュー類は最適である．しかし色（外観）を重視する料理や食品は工夫が必要である．

再加熱に適する条件は，図4-7のように適用範囲が広いが，作業管理の面から最適条件の選択と許容範囲を決めておく．

＜再加熱時間および重量変化と官能評価＞

再加熱時間はオーブン（100℃，120℃）に比べ，コンビ（120℃，140℃）は短く，スチーム100℃はコンビとほぼ同じである．再加熱時間が長くなると外観，味およびテクスチャーの評価が低くなり，味が濃くなる傾向がある．

再加熱前後の重量変化は，オーブンおよび遠赤外線レンジでは減少し，コンビおよびスチームでは増加した．重量が増加するものは外観，味およびテクスチャーの評価が高くなり，やわらかく，味が薄くなる傾向がある．

② 焼き物

焼き物は下調理の作業量が多く，クックチルの活用は調理作業の効率化につながる．図4-8のように多くの焼き物料理は，通常のレシピがクックチルに適用できるが，一部の料理は調理操作および調味の方法など，クックチルによる品質の変化に対応したレシピの検討が必要である．たとえば照り焼きのたれは再加熱時にぬる，あんかけ，ソースは別に冷却・再加熱するなどである．

再加熱に適する条件は，図4-8のように適用範囲が広いが，作業管理の面から最適条件の選択と許容範囲を決めておく．

＜再加熱時間および重量変化と官能評価＞

再加熱時間は，オーブン（110，130，150℃）に比べコンビ（110，130，150℃）は短く，料理1個の重量が増すと長くなるが，設定温度による差は小さい．

再加熱前後の重量変化は，加熱方式（オーブン，コンビ）により差が認められ，オーブンでは減少し，コンビでは増加する．また設定温度が高くなるとオーブンでは重量減少率が高くなり，コンビでは重量増加率が低くなる．

料理によっては再加熱時間および重量変化が官能検査の評価に影響するので，各料理の品質特性を考慮した再加熱条件の選択が必要である．

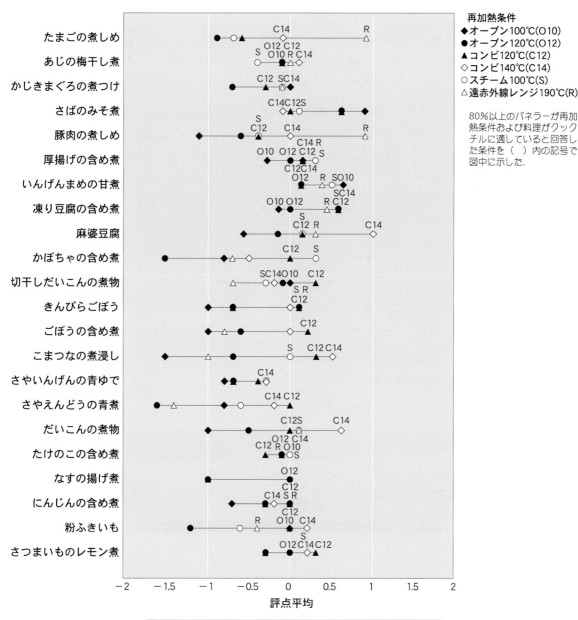

図4-7 官能検査の総合評価（再加熱条件別評点平均）[101]

③ 揚げ物

　各種揚げ物はクックチルが適用できるが，再加熱条件の選定が重要である．これは調理後，チルド保存中に揚げ物の表面と内部の水分が拡散しテクスチャーの変化が起こるためである．一次加熱時のテクスチャーをいかに復元させるかが再加熱の要点になる．パン粉つき衣揚げ，から揚げは，再加熱で一次加熱時と同等の食感がだせるが，天ぷらは揚げ種の選択と揚げ衣の配合および揚げ方の技術を要する．

　揚げ物は煮物，焼き物に比べ，全般に評価が低く，再加熱条件および料理がクックチルに適している（パネラーの80％以上）とされたものでも，官能検査の総合評価が普通(0)よりやや低いものもある（図4-9）．

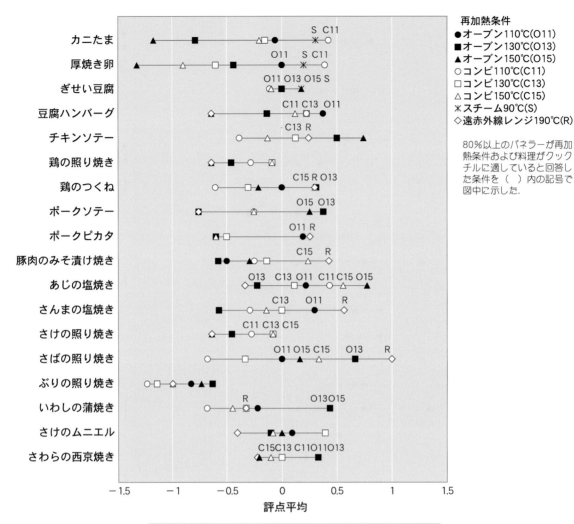

図 4-8　官能検査の総合評価（再加熱条件別評点平均）[99]

食品材料の選択と一次加熱時の品質および再加熱条件の選択が重要である.

＜再加熱時間および重量変化と官能評価＞

　再加熱時間は加熱条件により異なり，コンビ，オーブン，遠赤外線レンジの順に長く，設定温度が高くなると短くなる. また再加熱時間は料理重量（1個）が増加すると長くなる. 揚げ物の種類では素揚げが短く，から揚げ，パン粉つきフライが長い傾向がみられた.

　再加熱前後の料理重量は加熱条件により異なり，コンビに比べオーブンの減少率が高く，設定温度が高くなると減少率も高くなる. 遠赤外線レンジ190℃はコンビ220℃と同程度であった. また料理重量（1個）が増加すると減少率は低くなり，揚げ物の種類では素揚げの減少率が高く，から揚げ，天ぷら，パン粉つきフライの順に低くなる傾向がある.

　官能検査の評価は，再加熱時間の長さより，重量変化の影響が大きく，重量減少率が高いほうが評価が高い傾向がみられた.

④　蒸し物

　クックチルに適した調理法である. 再加熱においても温度制御により，一定の品質が得られ

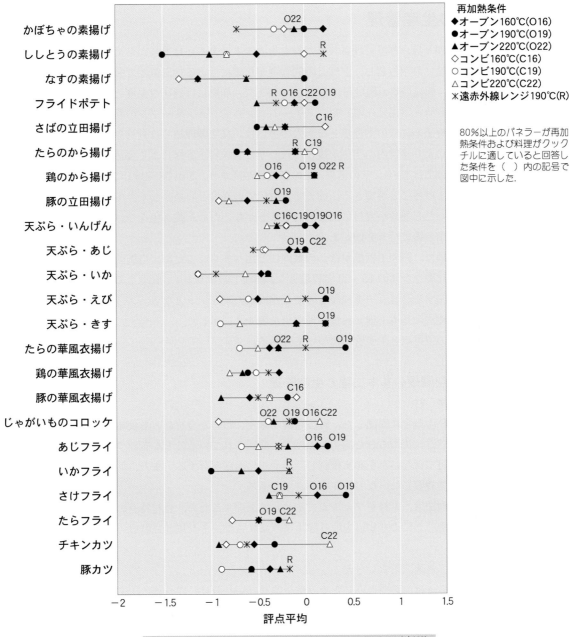

再加熱条件
◆オーブン160℃(O16)
●オーブン190℃(O19)
▲オーブン220℃(O22)
◇コンビ160℃(C16)
○コンビ190℃(C19)
△コンビ220℃(C22)
✳遠赤外線レンジ190℃(R)

80%以上のパネラーが再加熱条件および料理がクックチルに適していると回答した条件を（　）内の記号で図中に示した.

図 4-9　官能検査の総合評価（再加熱条件別評点平均）[100]

る.
　⑤　炒め物
　通常の調理においても，加熱機器の熱容量と加熱する食材の分量との関係から品質管理が難しく，また加熱による殺菌が期待できないなど問題点の多い調理法である．しかし，麻婆豆腐，八宝菜などはクックチルに適している．料理の選択とレシピの検討により適用できる．

3 真空調理の生産管理[102)

　真空調理とは，鮮度管理された食材を生のまま，あるいはあらかじめ熱処理して調味料・調味液と一緒に真空包装し，温度と時間管理が正確に行える加熱機器で袋ごと低温加熱する調理法である．低温加熱の温度帯は芯温58〜95℃で，加熱には適切な温度と時間の管理が行えるスービークッカー（湯せん器）や，スチームコンベクションオーブンの利用が一般的である．

　真空調理法と従来の調理法との最大の違いは，真空調理法では食材を真空包装することである．これにより素材内の空気が抜け，代わりに調味料が素材によく浸透する（ただし，味が濃くなるわけではない）．その結果，熱の伝導性が高まり，芯温58〜95℃での加熱でも，望ましい状態に仕上げることができる．加えて食材組織の過度な収縮がなく，歩留まりや味の均一性に優れる．ただし熱源が食材に直接触れることがないため，焼き色をつける場合は，包装前やパック取り出し後に行う必要がある．

　真空調理は，調理工程数がほかの調理法と比べ多くなるため，自施設だけの運営であれば真空調理の比率を全体の15〜20％程度とし，調理上のメリット，管理上のメリットの両面を分析して，実施するメニューを検討することが成功のポイントとなる．

　真空調理法の基本工程と品質管理項目を**表 4-2** に示した．

　各工程の留意点と生産管理について述べる．

1） 真空調理の基本工程と生産管理

（1） 素　材

　HACCP の概念に準拠した，鮮度管理を厳密に行った食材のみを使用する．

　食材の芯温は決められた適切な温度で，配送されていることを確認する．検品時には，食材が不良食材ではないかを必ず確認し，速やかに冷蔵保存する．また，使用する前の食材は室温に長い時間放置しないなどの注意が必要である．

　真空調理法は，素材をフィルムに密封して調理するため，食材特有の匂いがある場合は，下処理や加熱などにより匂いを取り除くようにするが，それ以前に鮮度のよい食材の入手が必須となる．

（2） 下処理・下ごしらえ

　下ごしらえは，必要に応じたカッティング（切り分け）以外に，①あくやくせの強い食材の湯通し，②野菜，甲殻類の色出し，③食材表面への焼き色つけ，④酢水による下処理（水 500 mlに対して小さじ 1 杯の酢），などの処理を行う．

　下処理・下ごしらえで使用した器具類は，使用後に必ず洗浄・殺菌を行い，交差汚染を防止する．また，生の肉や魚などを扱った後は，必ず手洗いをし，調理済みの食材には，直接素手で触れないよう衛生手袋などを着用するなど，衛生管理の基本的なルールを徹底する．また，食材にワインや日本酒など加える場合は事前に気化させたうえで使用する．煮汁や表面の焼き色をつけた場合は完全に冷やす．

　一定の品質に仕上げるためには，下処理法の標準化が必要である．

＜真空調理特有の下処理・下ごしらえ＞

① 動物性の素材

　動物性の素材の場合，細胞組織から多くのたんぱく質を含んだ水分が流出され，それが加熱

表 4-2　真空調理の基本工程と品質管理[102]

工　　程	使用機器類	品質管理
素　　　　材		・食材入荷検収 ・高鮮度素材
（食材保存）	冷蔵庫／冷凍庫／ 高湿チルド庫など	・鮮度管理
下ごしらえ／下味つけ	各種調理備品	・下調理の標準化 ・衛生管理（二次汚染防止）
（焼き色つけ）	各種加熱機器	（真空包装前加熱調理品は冷却してから袋詰め）
（冷　却）	氷水チラー／ ブラストチラー	
袋　　詰　　め		・衛生管理（二次汚染防止）
真　空　包　装	真空包装機	・真空度と脱気時間の調整 ・製造年月日（時間）の記入
加　熱　調　理	スチームコンベクショ ンオーブン スーピークッカー （湯せん器）	・設定温度と時間の標準化 ・T・T管理（温度と時間） 　低温殺菌加熱　58〜95℃
急　速　冷　却	氷水チラー／ ブラストチラー	・衛生管理 　（30分以内に開始，90分以内に中心温度0〜3℃） ・急速冷却の標準化
冷　蔵　保　存	高湿チルド庫／ 冷蔵庫など	・温度管理（3℃以下でチルド保存） 　6日間以内
（配　送）		（必要な場合）チルド配送
再　　加　　熱	スチームコンベクショ ンオーブン スーピークッカー （湯せん器）	・再加熱条件の標準化 ・T・T管理（温度と時間） 　低温殺菌加熱　58〜95℃を含む ・衛生管理 　〔中心温度75℃・1分以上（85〜90℃・90秒以上）〕
（盛りつけ） ホールディング		・温度管理 　（中心温度65℃以上）
提　　　　供		・再加熱後2時間以内に喫食

により凝固し，食材表面に付着することがある．対策として，下処理の段階で食材の余分な水分を取り除くなど，素材ごとの特性を把握し，処理を行う必要がある．

　　例）ふり塩…………脱水作用，臭み取り

　　　　　　　　　　　身を引き締め，型くずれを防ぐ

　　　　　　　　　　　内部の旨味の溶け出しを防ぐ

焼き色つけ……たんぱく質の表面を加熱し，旨味を閉じ込める
　　　　　　焼くことにより生じる特有の芳香，表面の殺菌
　　下ゆで…………あくなどの不味成分の除去
　　　　　　脱水，たんぱく質の凝固

② 植物性の素材

「あく」を含む植物性素材の場合には，下ごしらえの段階で「あく」抜きが十分にできていないと，苦味が強く感じられてしまうことがある．この場合は，従来の調理技法と同じく，下ゆでするなど料理本来の処理で解決する場合が多い．ただし，こうした処理をする際に，食材の中心部まで完全に加熱をしてしまうと，素材によっては一時加熱での芯温コントロールができないため，注意が必要である．

　緑黄色野菜は，もともと短時間の加熱が一般的で，あえて複雑な工程を経る真空調理を選択しない場合が多いが，真空状態や少量の脱気状態にして保存することは，葉緑素の保持に一定の効果がある．しかし，これも短時間の加熱向きであって，真空状態であっても長時間の加熱をした場合，葉緑素の色を保つことはできない．

（3）袋詰め

下ごしらえをした食材と調味料・調味液を真空包装用フィルムに入れ脱気する．この工程で一番重要なことは徹底した衛生管理である．

① 手指は手指のSSOP（標準衛生作業手順書）に従って洗浄されている．
② 清潔な使い捨て衛生手袋を使用し，食材に直接手を触れない．
③ 下処理加熱を行った食材や煮汁は，必ず冷却したものを使用する．
④ 品質管理を適切に行うため，加熱温度や時間が異なる食材は別々に入れる．

（4）真空包装

食材を入れた真空包装用フィルムを真空包装機に入れて，真空度と脱気時間を調整し，食材の周囲の空気を抜いて熱シールし，袋状にパックする．

真空包装の際には以下の点に注意する．

① 機器が正常に働いているか確認をする．
② ピンホールがないか確認する．
③ シール部分に異常がないか確認する．
④ 食材により真空度，脱気時間を調整する．
⑤ 真空包装後真空調理として加熱する場合は真空度99％以上であることを確認する．

食材および調理別の真空度（秒数）については，機種の標準値を参考に標準化する．

（5）加熱調理

食材と調味料を入れ，真空パックした袋をスービークッカー（湯せん器）か，スチームコンベクションオーブンで低温加熱する．加熱温度や加熱時間は食材や仕上がり状態，保存期間に応じて設定をする．加熱温度は58〜95℃で，95℃（袋の耐久温度も考慮する）を超えると，食材や真空フィルム内の水分が水蒸気となって袋を膨張させ破裂する恐れがある．また，加熱温度は，基本的には厚生労働省で決められている"75℃・1分以上または同等以上の加熱"を行うが，真空調理では75℃未満の低温調理を行うことが多いため，より長い時間をかけて加熱することで，"75℃で1分間"と同等の殺菌効果を得ることが多い．

　真空調理の加熱は，品質管理（おいしさ）を前提に，食材の種類・特徴を考慮し，加熱殺菌

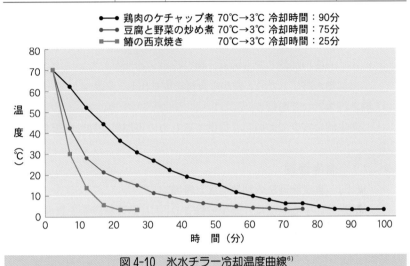

使用機器：氷水チラー　RS 30 N　　水量：300 L
設　定　：0℃設定　※各食材をそれぞれ冷却する

料理名	総投入量	食材の状態	
		重量（1段あたり）	初期芯温（℃）
①鶏肉のケチャップ煮	16,800 g	1,050 g×16 パック	70℃
②豆腐と野菜の炒め煮	9,450 g	1,050 g×9 パック	70℃
③鰆の西京焼き	7,260 g	330 g×22 パック（1 パック 6 切れ）	70℃

●─●　鶏肉のケチャップ煮　70℃→3℃ 冷却時間：90分
●─●　豆腐と野菜の炒め煮　70℃→3℃ 冷却時間：75分
■─■　鰆の西京焼き　　　　70℃→3℃ 冷却時間：25分

図 4-10　氷水チラー冷却温度曲線[6]

できる設定温度と時間の標準化（マニュアル）をしなければならない．また細菌検査の実施など各施設における自主的な衛生管理が必要である．

（6）　急速冷却

加熱後の食材は，細菌類が繁殖しやすい温度帯（10〜60℃）を速やかに通過させるために，90 分以内に芯温 3℃以下になるように急速冷却を行う．

氷水チラーは，ブラストチラー（強制冷風）に比べて冷却効率が高いので多く用いられる．

一般に急速冷却時間は，1 回の冷却量が多くなると長くなるが，1 パックの分量の影響が大きい（図4-10）．すなわち，同重量を冷却する場合，1 パックの分量が少ない方が冷却時間は短い．また急速冷却時間は，食材の調理，料理の形状などによっても異なる．氷水チラーによる冷却は，食材の種類（料理）ごとに効率化，生産性を含めて，90 分以内に 3℃以下に冷却することのできる 1 回の冷却単位（1 パックの分量）を標準化する．

（7）　冷蔵保存

冷却した食材は芽胞菌の毒素の産出を防ぐため，チルド（0〜3℃）で保存する．基本的な保存期間は調理後 6 日以内であり，それ以上の長期保存をする場合は−22℃以下で冷凍保存する．

70℃以下の低温調理で 6 日間の保存を行う場合など，自主衛生管理として自施設における過酷な条件設定で検査を行い，安全性を確認する必要がある．フィルムには製造年月日を記入し，定期的に検食と食品検査を行う．

（8）　再加熱

冷蔵保存していた真空パックした袋を，スービークッカー（湯せん器）か，スチームコンベ

クションオーブンなどで再加熱し提供する．食材の中心温度は，食材の芯温を1時間以内に一次加熱と同じ温度帯に上げる．ただし，衛生上の安全性を高めるには，細菌の至適繁殖温度帯10〜60℃をすばやく通過させるため，1時間以内に芯温65℃まで上げなければならない．この際，加熱時の設定温度を一次加熱よりも高く設定し，芯温は一次加熱と同じ温度に仕上げる方法もあるが，味の劣化を避けるため加熱温度を極端に上げないように注意する．また，以下のことを遵守する．

　　① 袋に記入されている製造年月日をみて，決められた保存期間内であることを確認する．
　　② 再加熱前に食材の芯温が5℃以上になったものは，12時間以内に使用する．
　　③ 再加熱前に食材の芯温が10℃以上になったもの，製造年月日が不明なものは廃棄する．
　　④ 一度再加熱したものは，再び冷蔵・冷凍をしないこと．

　再加熱が終了したら，袋から食材を取り出し，サラマンダーなどで余分な水分を飛ばしたり，焼き色つけなどを行う．

　衛生的に安全でおいしく提供するための再加熱条件の標準化が必要である．

2） 温度管理

（1） 真空調理法の加熱温度と時間

　加熱時の中心温度は，厚生労働省の「大量調理施設衛生管理マニュアル」では，"芯温75℃で1分以上またはこれと同等以上まで加熱されていること"とされているが，真空調理法では，75℃未満の低温で加熱調理を行うことが多いため，75℃・1分以上と同等の殺菌効果がある方法を取ることが多い．また，ノロウイルス対策温度として85〜90℃・90秒以上の場合もある．ただし，同等の加熱における明確な基準は示されていないため，各施設での細菌検査の実施など，自主衛生管理が重要となる．

（2） 基本となる加熱終了時の芯温

　加熱する食材の種類・特徴により決定されるが，加熱芯温のベースは下記に示した．これらの芯温のベースは保存したい期間に左右される．6日間の保存期間とする場合は，加熱殺菌が可能である芯温70℃以上に設定する(2〜3日という短期間の保存の場合は，芯温70℃以下に設定することも可能)．

　　　・赤身肉（ロゼ）　　　　　　　　　　…58〜60℃
　　　・赤，白身肉（ソテー，ブレゼ，ゆで）…62〜68℃
　　　・魚　　　　　　　　　　　　　　　　…62〜68℃
　　　・野菜　　　　　　　　　　　　　　　…85〜95℃

① 食 肉

・食肉は，60℃付近からたんぱく質の一部（ミオグロビンなど）が熱変性を起こし，それ以上高くなると肉の色は灰褐色に変化する．
・筋繊維を加熱する場合，まず64℃付近でコラーゲンの可溶化が始まり，次に68〜70℃で肉繊維の変性が起こり保水性を失う．この変性開始温度からレア以外に仕上げる場合の芯温は62〜68℃．

② 魚

・魚のコラーゲンは30〜45℃でゼラチン化を始める．たんぱく質の保水上限温度は62〜68℃．
・食肉・魚の芯温は70℃以下に設定した方がよいといわれている．70℃を超すと食材の構造が

破壊され（たんぱく質の熱変性を起こす），保水性が失われ，水分やそのほかの成分が流出してしまう．また，保水性の低下とともにその食材の多汁性も低下するためである．ただし，食品の安全を確保することが必要である．

③ 野菜・果物

・セルロースは野菜の食感を決める要因の大部分を占める．これに火を通すには野菜の重量の10％の水を加え，加熱温度はほかの食材よりも高く設定しなければならない（90〜93℃）．反対に，りんごのコンポートなど，シャキシャキした食感を残したい場合は92℃以下で85℃あたりに設定するとよい．

4 新調理システム導入の効果

1）クックチルシステム

給食施設内でクックチルシステムを導入する目的は，給食運営の合理化であるが，従来方式（クックサーブ）にクックチルを併用すると，以下のような効果があげられる．

（1） 計画生産による作業の平準化と生産性の向上

給食の調理作業は，作業内容により集中的に労力を必要とする時間帯と比較的作業密度の低い時間帯がある．また，献立の種類や加工食品の導入度によって調理（狭義）作業時間が異なる．調理作業員を適正に配置し，調理作業計画のなかにクックチル製品の調理加工を組み込むことにより，調理・配食作業の省力化につながる．

（2） レシピおよび生産工程のマニュアル化による衛生管理（品質管理）の徹底

クックチルのレシピは，一次加熱→急速冷却→チルド保存→再加熱による料理の品質の物理化学的変化に対応して検討しなければならない．また生産工程は，温度と時間の厳重な管理とHACCPなどによる衛生管理を必要とする．各工程を標準化し，マニュアル化することにより衛生管理および品質管理が容易になる．

（3） 労働環境の改善と人件費の削減

クックチル導入の目的と方法の検討によっては，熟練調理担当者の削減や1日3回食事提供施設の勤務時間の改善および日曜・祭日出勤者の削減など，種々の合理化につながる．

（4） 衛生管理の向上

クックチル導入により，調理従事者の衛生意識が高まる．

（5） 喫食者サービスの向上

メニューの多様化，選択食導入など，喫食者のニーズに対応できる．

2） 真空調理法

クックチルシステム導入の効果に加え，真空調理法では次のような効果がある．

（1） 調理上の効果

① 素材本来の風味や旨味が逃げず，ビタミンの破壊が少ない．

② 素材の酸化による食品の劣化を抑制することができる．

③ 加熱中の水分蒸発が起こらないため歩留まりがよく，料理をやわらかくジューシーに仕上げることができる．

④ 圧力による浸透効果で，調味料や調味液が瞬時に食材組織内に浸透し，食材内部まで染

み込み，調味液が少量でも味が均一につく．

⑤　食材の煮くずれが少なく，料理を美しく仕上げることができる．

⑥　食材内の水分蒸発が少ないため，加熱温度が同じ複数の食品を，加熱時間を調整することで一度に調理が可能となる．

⑦　汚染された手指や器具などが製品に直接食材に触れることがないため，二次汚染の防止につながる．

（2）　生産管理上の効果

①　望ましい調理状態の再現が可能で，人的な技術による品質のばらつきを防止できる．

②　計画生産による作業の平準化で，作業効率が向上する．これにより，人件費のほか水・光熱費，洗剤代などのランニングコスト削減に寄与する．

③　食材の安価時に購入した食材を調理し保存したり，暇な時間を利用して計画的に調理を行い，保存しておくことが可能である．

④　フィルムにパックされているため，保存時に整理整頓がしやすく，運搬性も向上する．

⑤　必要量に応じたフィルムサイズで調理・保存ができるため，各メニューに対して1人前から調理するなどの個別調理も可能となる．

5　新調理システムの衛生管理

　　新調理システムでは衛生管理が重要である．徹底管理が可能な施設設備と調理担当者の衛生教育，さらに調理工程のマニュアル化とトレーニングが必要で，これらは導入計画の段階で十分検討しなければならない．

　　日本におけるクックチルシステムの衛生基準は，ほぼ英国の基準に準じているが，適切な衛生管理の実施を図るために，HACCP（危害分析重要管理点）概念に基づく衛生管理が必要である．危害分析の結果，たとえば重要管理点（CCP）に対する管理基準（CL）を"一次加熱の芯温75℃・1分間以上，30分以内に急冷開始，90分以内に0〜3℃に冷却，冷却工程から冷蔵庫入庫までの温度管理，庫内温度3℃以下（芯温0〜3℃），再加熱温度芯温75℃・1分間以上である"と決定したら，この危害を確実に防除できる方法，手段，措置を徹底しなければならない．

　　すなわち，レシピには品質基準，急速冷却・再加熱の生産単位（重量，容量），再加熱の方法（機器，温度，時間），マニュアル化された調理工程，CCPのチェックなどを示す必要がある．

　　真空調理法は，食材を95℃以下の低温で加熱するため，レトルトパウチのように完全な滅菌ができない．とくに問題になる細菌として，ボツリヌス菌やウェルシュ菌など，耐熱性が強く酸素のない状態で増殖し芽胞を形成する偏性嫌気性細菌などがある．真空調理法ではこれらの微生物の芽胞を殺すことはできず，食品に残る場合が考えられる．芽胞が生き残った状態で保存温度（0〜3℃）以上の温度に放置した場合，微生物が増殖し，毒素を産出する危険性があるため，0〜3℃での保存を徹底することが重要である．

6　クックチルシステムにおける供食システムの検討

1）急速冷却・再加熱に専用食器を導入

　　ブラストチラー方式の急速冷却・再加熱の際の器具は，一般的に天板（ホテルパン）を使用

するが，専用食器（強化磁器）にポーショニング（料理を食器に分配する）する方法もある．

　ホテルパンを使用する場合は，料理を再加熱してから食器に盛りつけるが，専用食器を使用する場合は，再加熱後そのまま提供する．病院食のように多食種で食数が少ない場合は，専用食器を使用するほうが衛生管理，適温供食の面から有効である．しかし，専用食器はホテルパンに比べ容量が2〜3倍になるため，1回に急速冷却・再加熱できる量が少なくなる．

　どちらを使用するかは，急速冷却機および再加熱機器の能力，チルド保管庫の容量および厨房スペースなどが異なるので，クックチルシステム導入計画で十分検討する必要がある．

（1）　急速冷却所要時間

　冷却方法別の冷却温度曲線を図4-11に示した．麻婆豆腐はいずれの冷却方法においても，ホテルパンの枚数が増えると急速冷却所要時間は長くなった．また料理の総重量が同じ場合，ホテルパンに比べ専用食器のほうが急速冷却時間は短い．いんげんまめの甘煮，かぼちゃのポタージュ，鶏肉のトマト煮，切干しだいこんの煮つけなど，料理の形状が液状または液状に近い形状の場合も同様の傾向である．

　カニたま，コロッケのように料理の形状が固形のものは，冷却方法，ホテルパンの枚数が変化しても急速冷却所要時間はほぼ同じである．ホテルパンの枚数が増加すると，1回に冷却する料理の総重量が増加する．料理の総重量と急速冷却所要時間の間には有効な相関が認められ，冷却方法別では料理の総重量が同じ場合，ホテルパンに比べ，専用食器のほうが急速冷却所要時間は短い傾向が認められる．

（2）　再加熱所要時間

　ホテルパンおよび専用食器で急速冷却した料理の再加熱温度上昇曲線を図4-12に示した．麻婆豆腐は，いずれの再加熱方法においても，ホテルパンの枚数が増えると再加熱所要時間は長くなった．また再加熱方法の違いでは，料理の総重量が同じ場合，専用食器のほうが再加熱所要時間は短くなった．料理の種類では急速冷却の場合と同様に，いんげんまめの甘煮，かぼちゃのポタージュ，鶏肉のトマト煮，切干しだいこんの煮つけについては同様の傾向である．

　カニたまは，ホテルパンに比べ専用食器のほうが再加熱所要時間が長い．これは料理といっしょにチルド保存された食器を温めることによる影響と考えられる．

（3）　供食後の料理の温度変化

　11種の料理について専用食器で再加熱した場合と，ホテルパンで再加熱後保温した食器および室温の食器に盛りつけた場合の温度変化の平均値と標準偏差を図4-13に示した．料理の温度

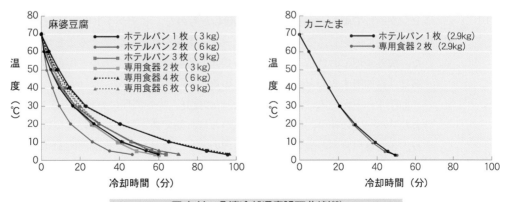

図4-11　急速冷却温度降下曲線[103]

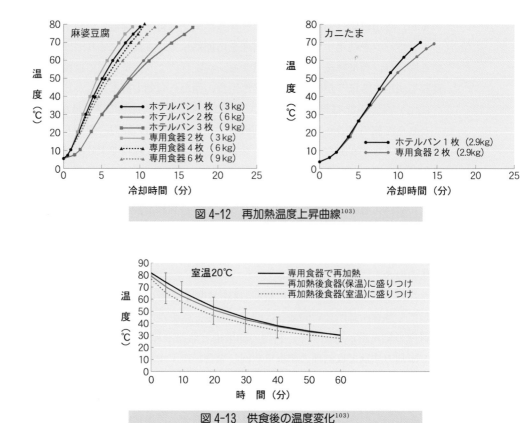

図 4-12　再加熱温度上昇曲線[103]

図 4-13　供食後の温度変化[103]

降下は，①専用食器で再加熱したもの，②再加熱後保温した食器に盛りつけたもの，③再加熱後室温食器に盛りつけたものの順に緩やかであった．専用食器で再加熱する方法は，適温供食のために有効である．

２）加熱カートの導入

　チルド帯での保冷機能と加熱機能を備えた保冷・加熱カートが一般に活用されている．EH（電気加熱），IH（電磁誘導加熱）方式があり，カート内は冷蔵の状態で，加熱したい料理だけを加熱し，冷たい料理はそのままで提供できる．

　加熱カート利用の工程を図 4-14 に示した．加熱カートは，セントラルキッチン（CK：調理センター）で調理・急速冷却後，配膳したものを，サテライトキッチン（SK：再加熱・提供する施設）に配送し，そのまま加熱カートの電源を加熱に切替えることによって再加熱する．また，院外調理におけるクックチル方式，あるいは施設内でチルド保存したものを加熱カート配膳し，再加熱するなどで使用されている．

　加熱カートの導入は，CK から SK への配送，院外調理における方式では，SK の厨房設備およびスペースの縮小，衛生管理の面からは有効であるが，給食経営全般からの検討が必要である．また専用食器の加熱機能と各料理の盛りつけ量および再加熱時間（75℃・1 分間以上）の統制，さらには料理のおいしさとしての品質管理面からのマニュアル化が必要である．

（１）再加熱所要時間

　再加熱により各料理が 75℃以上になる時間は，料理の大きさ，厚み，形状および性状などの

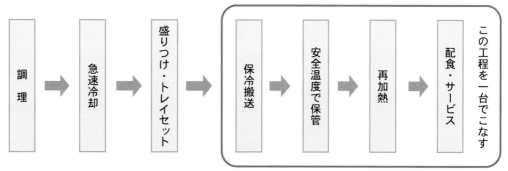

▶▶急速冷却後，専用食器（ヒータートレイ）に入れる．温菜料理はヒーターの上に，冷菜はトレイにそれぞれ
セットし，食器にふたをしてカート内に収納する．再加熱は専用食器底の発熱体に電気を通すことで熱を発
生させ，盛りつけられた料理を加熱する．料理の質量により異なるが，30〜45分で料理の芯温をチルド温度
帯から75℃以上に加熱できる．保冷状態のなかで再加熱するため，冷菜は冷たいままで供食できる(p. 25参
照)．

図4-14　加熱カート利用の工程

ほか食品の成分組成など熱伝導に関与する要因により異なる．料理の水分含量の多いもの，盛
りつけ重量の少ないものは，短時間に加熱される傾向がみられる．

（2）　再加熱調理品の品質評価

　一次加熱調理品と同時に調理した調理品を急速冷却し，専用食器に配食・チルド保管後，保
冷・加熱カートにより再加熱した調理品について官能テストを行った結果，評価項目の総合評
価に有意に評価が低くなったのは，天ぷら，揚げ出し豆腐，セロリーのきんぴらなどであった．

　また，一次加熱調理品の評価が高ければ，再加熱調理品の評価も高い傾向がみられた．

5 ニュークックチルシステムと ニュークックサーブシステム

新調理システムにより計画生産を行うことが可能となり，作業の平準化や標準化，生産性，労働環境，人件費，衛生管理，個別対応を含む喫食者サービスなど，さまざまなことが改善されてきた．しかし，再加熱後盛りつけなどに時間がかかり"出来上がり後2時間以内の喫食"を遵守することや，人員確保・衛生管理の徹底などに問題があり，これらに対応してニュークックチルシステムが開発された．

一方，クックサーブについては，調理と提供が一連の流れで行われるために，作業面・衛生管理などについてさまざまな問題があった．しかし昨今，これらの問題を解決する新しいクックサーブシステムが開発され，現在稼働している．

本章では，これらの新しいシステムの基本工程，生産管理，衛生管理，導入効果，留意点などについて，概要を紹介する．新しいシステム導入に期待がかかるが，十分に満足できる品質や稼働に至るには，今後のデータの蓄積が望まれるところである．

● ● ● ● ●

1 ニュークックチルシステム

1）ニュークックチルシステムとは

（1）ニュークックチルシステムの基本工程

ニュークックチルシステムとは，従来のクックチル方式をさらに機能的かつ安全に運営するために誕生した集中計画生産方式のシステムである．すなわち，クックチルシステムの生産工程のうち急速冷却までは同じであるが，急速冷却後に専用容器に盛りつけチルド保管し，温菜は容器ごと再加熱し提供する．盛りつけは，低温な衛生区域で比較的作業密度の低い時間帯に行うことが可能であり，その後は再加熱・提供に至るまで人の介入がないため，衛生管理が徹底できる．再加熱には，再加熱カート（熱風再加熱，マイクロ波方式再加熱，過熱蒸気式再加熱，IH電磁誘導再加熱，ヒーター再加熱など），スチームコンベクションオーブンおよび電子レンジ（スチーム機能付きを含む）などがある．

再加熱カートは，保冷ゾーンと加熱ゾーンに仕切られている．冷菜は0〜10℃の設定で提供できる．温菜は提供する時刻に合わせて再加熱することができる．表5-1に，ニュークックチルシステムの調理工程と品質管理を示した．

ニュークックチルシステムは，機内食に採用されている仕組みとして知られているが，食種および食数の多い病院や高齢者施設，セントラルキッチンシステムの施設を中心に進展している．また，ホテル・レストランにおいても，ルームサービス，宴会場，ドリンクバーなどで活用されている．

ニュークックチルシステムには多くの効果があるが，導入するにあたっては品質管理面で次のことに留意する必要がある．

表 5-1　ニュークックチルシステムの調理工程と品質管理（再加熱カート方式）

工　程	使用機器類	品質管理
素　　　材		・食材入荷検収 ・高鮮度素材
（食材保存）	冷蔵庫／冷凍庫／ 高湿チルド庫など	・鮮度管理
下　処　理	各種調理備品 冷蔵庫	・下調理作業の標準化 ・衛生管理（二次汚染の防止）
一 次 加 熱 調 理 （通常の調理）	各種加熱調理機 各種調理備品	・調理工程の標準化 ・ポーション管理 ・Ｔ・Ｔ管理（温度と時間） ・衛生管理〔中心温度 75℃・1 分以上（85〜90℃・90 秒以 　上），二次汚染の防止〕
急 速 冷 却	ブラストチラー 真空冷却装置	・急速冷却の標準化 　（冷却単位，急速冷却所要時間） ・衛生管理 　（30 分以内に冷却開始，90 分以内に中心温度 0〜3℃）
盛 り つ け		・衛生管理（8℃以下の環境でトレイメイク，使い捨て手 　袋の使用，異物混入注意） ・再加熱容器に盛りつけ ・盛りつけ量の標準化
チ ル ド 保 存	高湿チルド庫 （または再加熱カート）	・温度管理（0〜3℃以下でチルド保存）
（再加熱カートに収納）		
再 　加 　熱	再加熱カート	・冷菜：保冷（ふたをする） ・温菜：再加熱，温度管理（中心温度 75℃・1 分以上） 　　　　65℃以上で保温
ホールディング		
提　　　供		・再加熱後 2 時間以内に喫食

（2）　品質管理

① 　一次加熱および再加熱

　品質のよい料理を提供するためには，再加熱カートでの仕上げ調理の調整が必要となる．オーバー加熱を起こさないために，一次加熱と仕上げ加熱（再加熱）の品質管理が重要となる．急速冷却する前の加熱をどこで止めるかという，最適な時間管理に基づくレシピが必要である．一般に，クックチルシステムに適した料理は，ニュークックチルシステムにも向いている．飯については，おいしさへのこだわりから，ニュークックチルシステムを用いずに別に炊き，後付けにより提供されることもあるが，ニュークックチルシステムの基本工程で提供することもできる（p.113 参照）．

② 　盛りつけ量の標準化

　再加熱カートを使用する場合は，盛りつけられた料理の中心温度が 75℃・1 分間以上に達す

る時間は，表面積，厚み，形状，性状，盛りつけ量などにより異なる．そのため，すべての料理を衛生的に品質よく仕上げるためには，これらを考慮したうえで，料理ごとに盛りつけ量の標準化が必要である．

③ 適正な食器の選択

ニュークックチルシステムでは，急速冷却した料理を専用食器に盛りつけ，食器ごと再加熱して提供することから，食器が重要な役割をはたす．従来のメラミン食器では，熱風による色やけが生じて，美観が損なわれることがあったが，現在では，従来品の強度・重量・耐薬品性などはそのままに，耐変色性などを向上させた熱風再加熱用（耐熱）メラミン食器，強化磁器などが販売されている．また，特殊 PP 樹脂，特殊 PC 樹脂，超耐熱 ABS 樹脂は熱伝導性が小さく，茶碗などは手に持ったときに熱すぎず持ちやすい．また，耐衝撃性もあり軽く扱いやすい[104]．一方，冷菜は，ニュークックチル専用のふたをすれば現在使用中の食器も使用できる．

２）生産管理

ニュークックチルシステムは，食の安全性確保と作業の効率化の両方でメリットがある一方，再加熱カート導入にあたっての厨房設計や空調・電力などの整備，再加熱カートの加熱方式による調理や献立上の工夫など，事前の十分な準備が必要である．生産管理の効果と留意点を次に述べる．

① 望ましい調理状態の再現が可能で，人的な技術による品質のばらつきを防止できる．

② 計画生産による作業の平準化で，作業効率が向上する．これにより，人件費のほか水，光熱費，洗剤代などのランニングコスト削減に寄与する．安価なときに購入した食材を調理して保存したり，暇な時間を利用して計画的に調理を行い，保存しておくことが可能である．

③ 「標準作業手順書」を作成し，決まった方法で計画的に調理してチルド保存することで，誰が行ってもいつでも安定した仕上がりの料理を提供できる．

④ 再加熱カート専用食器（耐熱食器）にポーショニング（料理を食器に分配する）するため，災害時の一時的な食事提供などに使用することが可能である．

⑤ 再加熱開始後の食事内容の変更ができない点については，サーブ調理対応を併用し補うことで，ニュークックチルを有用に活用できる．

⑥ 再加熱カート専用食器（耐熱食器）は，温冷配膳車用の食器に比較して高価であるうえ，消耗や破損，色の沈着などが発生するため，洗剤の選択や買い替えのタイミングや予算について検討を要する．

⑦ 再加熱カートのピッチ高により，食器選択の制約が出る．また，施設によっては，数食分の盛りつけ分をチルド保管するため，クックサーブの運用に比べ食器保有数が膨大となる．よって，食器消毒保管庫の容量などについても慎重な検討を要する．

⑧ 再加熱カート使用にあたり，充分な電気容量が必要である．

３）衛生管理

「クックチル」では，食事提供時，再加熱後に盛りつけを行うために，提供する食数が多いほど，盛りつけの際に時間がかかり，その結果「2 時間以内の喫食が困難」といった懸念があった．しかし，「ニュークックチル」は，トレイメイクをした状態で再加熱を行うため，加熱終了から提供までの時間が短く，再加熱後に人の手が加わることがないので，食中毒などのリスクを低

減し，より高い安全性を確保することが可能である．

　また，導入にあたっては，食器管理や温度管理において次のような点で留意が必要である．

　①　加熱による食器の劣化のため，食器への薄膜でんぷん汚れやたんぱく質汚れの残留に留意する必要がある．洗浄方法や適した洗剤の選択を慎重に行う必要がある．

　②　盛りつけスペースの室温を18℃以下に保つことを徹底するため，盛りつけに従事する調理スタッフの拘束時間の管理およびユニフォームの工夫（保温）などにも留意したい．

　③　手袋を着用した盛りつけがメインのため，手袋着脱や手指衛生のタイミングについてのルールを徹底する必要がある．

　④　室温上昇などにより，電源の制御装置が作動する可能性があるため，換気システムが整った環境が必要である．

　⑤　厨房設計においては，食材搬入から加熱および非加熱調理後の盛りつけ作業まで，それぞれ交差しない導線を確保することが，食中毒発生を防止するうえで重要である．

4）導入の効果

　クックチルシステム導入の効果（p.103）に加え，ニュークックチルシステムでは次のような効果がある．

　①　急速冷却後，事前にチルドでの盛りつけを行うため，衛生的安全性がより高い．盛りつけはチルド状態で行い，再加熱するまでチルド保管する．また，再加熱後は，料理に触れることなく配膳できるので二次汚染のリスクを軽減でき，かつ加熱終了から提供までの時間が短いため，調理後2時間以内の喫食を実現でき，食中毒などのリスクは低くなる．また，トレイメイク（配膳）時にカトラリーもセットすることができ，再加熱時に加熱殺菌され，より衛生管理が徹底できる．

　②　最終工程の盛りつけを事前に行えるため，提供前の必要人員を最小限に抑えられ，早朝出勤の緩和や調理スタッフの作業負担を軽減できる．また昼・夕食についても盛りつけ作業時間帯の調整ができるため，作業の平準化につながり，かつ，盛りつけなどの提供作業が丁寧にできる．

　③　加熱カートによる場合，食器に盛りつけた後にトレイメイクしてカートに入れ，器ごと再加熱するので，適時・適温で供食できる（料理によってはクックサーブで調理し，後付けする場合もある）．また，スチームコンベクションオーブンなどによる場合も，器ごと再加熱するので，配膳時の料理の温度低下が小さい．

　④　各料理に最適な再加熱方法（再加熱カート，スチームコンベクションオーブンなど）が選択できるので，料理の品質管理が容易である．

　⑤　料理は，あらかじめ計画的に調理してチルド保存が可能なため，調理・配膳作業に時間的余裕ができ，間違いやミスなどを軽減できる．また，合間に個別対応調理を行うことも可能である．

　⑥　チルド状態の盛りつけは，形が崩れにくく，手袋を着用した手で行えるため，トングや箸を使うよりも早く，作業時間の削減となる．また，火傷の心配もない．

ニュークックチルシステムによる飯の提供

　飯の提供は，おいしさへのこだわりから後付け（クックサーブ方式）により提供されることもある．これは，各施設において経験による技術がデータ化されていないことや，最適条件の試行などに関する文献などがほとんど見られないためであり，今後さらなるデータの蓄積が望まれる．実際にニュークックチルシステムにより飯を提供している施設の例をもとに，おいしく衛生的に提供する方法と課題について述べる．

1）洗米から加水まで

　洗米機で洗米し，冷蔵庫内で十分に水を切る．ホテルパンに水切りした米を入れ，加水する．水を切る時間，付着水量を計量・記録しておき，加水量を標準化しておくことが必要となる．

2）炊飯から急速冷却，撹拌まで

　炊飯は，ふたをしてスチームコンベクションオーブンのコンビスチーミングモード（過熱水蒸気加熱）で炊き上げる．このとき，ホテルパンをセットする段の違いや，熱源との距離により同一のホテルパン内においても温度上昇速度に差異が生じやすく（図1），各ホテルパン間および同一のホテルパン内で飯の品質にムラが生じる恐れがある．

　炊飯後は，ふたをしたままブラストチラーに移し，急速冷却を行う．急速冷却時の温度変化については，段の違いや，同一のホテルパン内においても場所により，10℃以下に急速冷却されるまでの時間に差異が生じやすく，これにより飯の色・香りなどの品質や衛生状態に差異が生じる恐れがある．

　以上のように，炊飯および急速冷却によって品質にムラが生じやすいため，冷却後にチルド状態で十分なほぐしを行い，再加熱専用食器へ盛りつけ，均一化を図っている．冷却された飯は β 化されており，ほぐしやすく均一になりやすい．

　炊飯中およびその後の急速冷却時においてふたを取らないことも，品質をよくするためのポイントである．飯の老化は水分減少によって促進される[105]ため，炊飯後の水分を逃さないことによって老化の促進を抑制している．また，水分含有量が減少すると，再加熱時に十分な α 化を行うことが難しい．この方法によって炊いた炊飯直後の飯とチルド保存後再加熱後の飯との間では，重量減少率，水分量，糊化度について違いが認められなかった．

3）盛りつけから再加熱まで

　チルド室内にて飯の盛りつけを行い，そのままチルド庫で保冷，24～48時間後に再加熱カートへ搬入し再加熱を行う．盛りつけ食器は，290～450 mL 容のふた付きのものが販売されている．再加熱カートには“内容量の変化にも対応可能”と表示・販売されているが，飯重量を違えて（200 g，300 g，400 g）同時に再加熱を行った場合には，中心加熱温度に差異がみられた（図2）．すべての盛りつけ量で品質がよく，75℃以上に加熱されるように調整する必要がある．ただし，高温環境下ではアミノカルボニル反応により，時間と比例して黄変や異臭が発生しやすくなる[106]ため，異なる盛りつけ量を一度に再加熱する場合には，さらなる検討が必要である．

〔本山陽子，長田早苗，殿塚婦美子：第14回日本給食経営管理学会講演要旨集（2018）〕

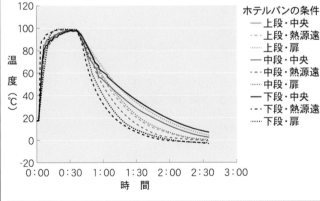

図1　炊飯からチルド保存までの温度変化

炊飯：スチームコンベクションオーブン（トレイ20段），コンビスチーミングモード（過熱水蒸気加熱）130℃・35分間加熱，上・中・下段に各ホテルパン（1/1 サイズ）配置．ホテルパンに米1,050 g＋麦450 g投入．急速冷却：ブラストチラー120分間．

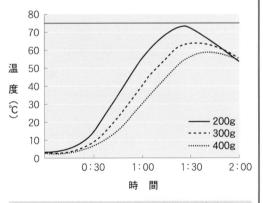

図2　48時間チルド後再加熱時の温度変化

再加熱カート：熱風105℃・60分，70℃・15分間加熱．

2 ニュークックサーブシステム

1) ニュークックサーブシステムとは

(1) ニュークックサーブシステムの基本工程

ニュークックサーブシステムとは，加熱調理を最終工程化した新しいクックサーブの大量調理手法である．すなわち，下処理した食材を個別に盛りつけ，トレイに並べて冷蔵保存し，配膳時間に遡り自動加熱調理を行って提供するシステムである．

加熱調理は IH 加熱（電磁誘導加熱）で行い，トレイ上で主食，主菜，副菜の加熱調理を同時に行うことができる．ニュークックサーブシステムの調理工程と品質管理を表 5-2 に，ニュークックサーブシステムのフローを図 5-1 に示した．

(2) 加熱調理の原理

ニュークックサーブの加熱調理には，IH 加熱（電磁誘導加熱）の原理が用いられている．IH

表 5-2　ニュークックサーブシステムの調理工程と品質管理

工 程	使用機器類	品質管理
素　　　材	各種計量機器 各種調理備品	・食材入庫前検収 ・温度管理（規格基準の順守）
（食材保存）	冷蔵庫／冷凍庫 高湿チルド庫など	・鮮度管理 ・温度管理（規格基準の順守）
下　処　理	各種調理備品	・温度管理（20℃以下で 2 時間以内） ・下処理作業の標準化 ・衛生管理（二次汚染の防止）
プレクック*	各種加熱調理機器 各種急速冷却機器 各種計量機器	・プレクック作業の標準化 ・調味調合の標準化 ・温度管理（急速冷却）
盛 り つ け	主食（専用食器） 主菜（専用食器） 副菜（専用食器）	・温度管理（20℃以下で 2 時間以内） ・衛生管理（異物の混入防止）
冷 蔵 保 存	スタンバイ冷蔵庫**	・温度管理（10℃以下で 20 時間以内）
トレイメイク	専用トレイ IH フードカート （加熱調理装置）	・温度管理（20℃以下で 60 分以内） ・衛生管理（異物の混入防止）
冷 蔵 保 存	カートイン冷蔵庫***	・温度管理（10℃以下） ・保存時間は 12 時間以内
自 動 加 熱 調 理	カートイン冷蔵庫*** IH フードカート （加熱調理装置）	・加熱調理条件の標準化 ・TT 管理（90℃で 3 分以上）
提　　　供		・60 分以内に喫食開始 ・温度管理（75℃以上）

*プレクック：細切などした素材を，ブランチングなどの加熱を伴う一次加工を行う工程
**スタンバイ冷蔵庫：盛りつけした食材が入った食器を，トレイメイクまで保管する冷蔵庫
***カートイン冷蔵庫：トレイメイクを済ませて IH フードカートごと収納しておく冷蔵庫

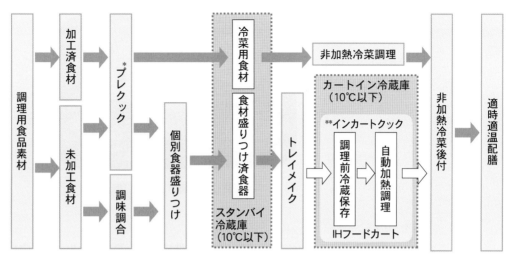

*プレクック：洗浄・細切作業およびブランチングなどの一次加熱加工作業などをさす
**インカートクック：IHフードカート内での加熱調理技術の呼称として用いている

図5-1　ニュークックサーブシステムのフロー

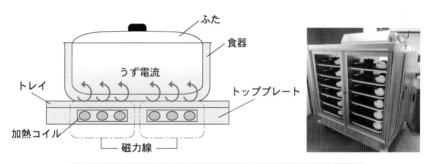

図5-2　IHの加熱原理とIHフードカート

フードカートのトッププレート（棚）中に3〜4個の加熱コイルが内蔵されており，ここから発せられるうず電流がトレイ上の食器に反応することによって，食器中の食材が加熱調理される仕組みである（図5-2）．

　なお，このうず電流の強さは料理ごとに変えられるだけでなく，加熱中にもその強さを変えることができる．また，炊飯などの複雑な火力調整が求められる料理には，複雑なパラメーターが用いられる．

　この加熱調理は，IHフードカートに収納された食材の腐敗変敗を防止するために10℃以下の冷蔵庫内で行われるため，厨房の室温は加熱調理の影響を受けることはない．しかも，IHフードカート以外に，鍋釜を含む加熱調理機器がほとんどいらなくなるので，厨房面積も縮減できる．

（3）　ニュークックサーブにおける留意点

　ニュークックサーブの導入により，多くの効果が期待できるが，以下の点には留意する必要がある．

①　加熱条件の設定が食材の質量が等量であるため，食器への盛りつけが等量でないと，加熱ムラが発生することがある．対応としては，レシピどおりの質量を盛りつけるために計量機

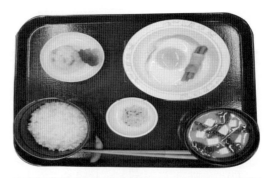

図5-3　朝食メニュー（例）

器を用いる．

　②　加熱熱源への遠近による違いが加熱条件に影響を及ぼすため，生の食材の場合，盛りつけ順を間違えると加熱ムラが発生することがある．対応としては，長時間加熱を要する食材はブランチングなどの加工を済ませてから用いる．

　③　加熱限界が100℃であるため，それ以上の加熱を必要とする料理の提供には適さない．揚げ物，焼き物などの提供時は再加熱で対応する．

2）生産管理

（1）　献立例と加熱調理の実際

　図5-3にニュークックサーブシステムの献立例を示す．主食のごはん，主菜のハムエッグ，豆腐とワカメのみそ汁，ポテトサラダ，香の物の一汁三菜の朝食である．このうちのごはん，ハムエッグ，みそ汁は，前日にトレイメイクした状態でIHフードカートにセットされ，10℃以下の冷蔵庫に保管される．提供当日に，配膳時間に遡ってインプットされた加熱条件のもとで自動的に加熱調理される．当日の準備作業は，冷菜のポテトサラダと香の物を準備するのみとなる．こうした冷菜は加熱調理の終了後に後付けするため，調理後2時間以内の喫食が可能である．

　加熱調理の実際は，次のようである（図5-4）．

　①　ごはんの準備作業

　専用食器に定量の米と定量の水を加えてふたをセットする．食器の数とスタンバイ冷蔵庫の容量が満たせば，1日3食分の作業をいちどに終わらせることができる．また，粥の場合は米と水の割合を変えるだけで対応できる．

　この準備作業後，10℃以下のスタンバイ冷蔵庫に保管しておくことで，吸水性が高くなるとともに加熱開始温度が一定に保たれるため，年間を通じて安定した炊き上がりのごはんが提供できる．

　電力の出力量が小さく，炊飯に要する時間は比較的長いが，炊飯器の最少容量以下であっても，吹きこぼれなどが起きずにごはんが炊き上がる機能を備えている．

　②　ハムエッグの準備作業

　専用食器にハムを敷いて，付け合わせのアスパラとベーコンを盛りつけた後，ハムの上に生卵を割り入れて調味料を振りかける．食材の盛りつけが終わった段階でふたをし，ごはんと同じようにスタンバイ冷蔵庫に保管する．ハムエッグの場合は，加熱によって卵が食器にくっつ

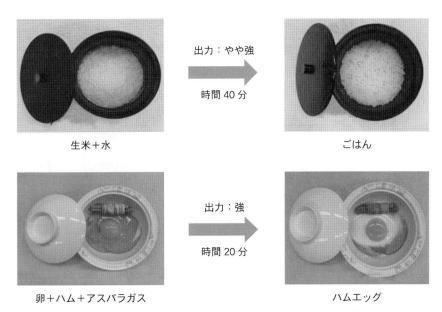

出力：やや強

時間 40 分

生米＋水

ごはん

出力：強

時間 20 分

卵＋ハム＋アスパラガス

ハムエッグ

図5-4　加熱調理前後の比較（主食，主菜）

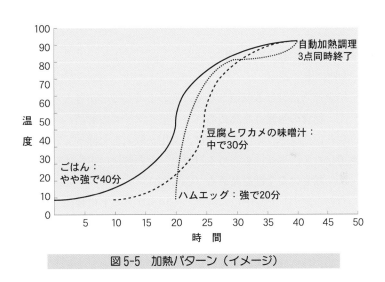

図5-5　加熱パターン（イメージ）

きやすくなるので，食材の下にオイルや専用のシリコンシートを敷くことがある．

（2）　加熱調理工程における加熱パターン例

　図5-5に示すように，ごはん，ハムエッグ，みそ汁は，トレイメイクされて加熱調理が開始されるまで，10℃の冷蔵庫に収められている．それぞれ加熱条件と加熱時間は異なり，配膳時間に遡って食器ごとに加熱が開始され，3品同時に加熱が終了する．また，グラフの曲線で示されている加熱パターンの違いは，加熱条件の違いからくるものである．しかし，いずれの場合も，加熱調理終了前にTT（温度と時間）管理基準である90℃以上で3分以上の加熱条件を満たすことが求められる．

表 5-3　各工程における TT 管理基準

作業工程	温度基準	時間基準	備　考
食材保管	法定基準	消費期限	庫内温度
プレパレーション	20℃以下	2 時間以内	室　温
プレクック（加熱）	90℃以上	30 分以内に 10℃以下	表面温度
個別食器盛りつけ	20℃以下	2 時間以内	室　温
スタンバイ冷蔵	10℃以下	20 時間以内	庫内温度
トレイメイク	20℃以下	1 時間以内	室　温
加熱前冷蔵	10℃以下	12 時間以内	庫内温度
自動加熱調理	90℃以上	3 分以上	中心温度
配　膳	70℃以上	30 分以内	加熱終了後
摂取制限	室温 25℃以下	60 分以内	加熱終了後

3）衛生管理

　ノロウイルスなどの病原性微生物は，85℃〜90℃以上で 90 秒以上加熱することで死活化する．ニュークックサーブシステムでの食中毒の発生を予防するために，最終の自動加熱工程において 90℃で 3 分以上の加熱を管理基準に設けている．しかし，これだけではすべての衛生的リスクは排除できないことから，表 5-3 に示すように HACCP に対応した TT（温度と時間）管理基準を各工程に設定し，安全性の向上を図ることとしている．

4）目的と導入の効果

（1）目　的

給食運営における課題として，次のようなことが考えられる．

① 給食の生産性を高める（アイドルタイムの解消）

　現在，提供されている給食は，支出が収入を上回っている．しかし，収入を増やすことは容易ではなく，生産性を高める以外に，課題解決の手段は見当たらないのが現状である．

② 給食の安全性を高める（CCP 化）

　食材に起因した食中毒は減少しているが，ヒトに起因する食中毒は増加しており，そのほとんどがノロウイルスで占められている．ノロウイルス食中毒事件発生に関する調査によると，健康状態の確認がされていない施設が 70％以上あり，不顕性感染者も 70％の施設に存在した．しかし，仮に健康状態の確認が 100％であったとしても，すべての不顕性感染者が排除できないかぎりノロウイルス食中毒は防止できないのが現状である．

③ 給食のサービス性を高める（適時適温配膳）

　給食に対する評価は，「配膳時間が早い」「料理が冷たい」「まずい」といった好ましくないものが多いが，おもな要因として，適時に適温で提供できない運営環境があげられる．

　これらの課題は，それぞれ異なる事情を抱えているが，いずれも加熱調理を最終工程化することで解決できると考えられる．

〈これまでの加熱調理法の特徴〉

① クックサーブシステム

　工程はシンプルであるが，作業をすべて人に委ねていることから，生産性・安全性が低い．

② クックチルシステム

　クックサーブシステムと同様，作業をすべて人に委ねていることから安全性は低いが，新調

理技術を用いたことで生産性が高まった.

③　ニュークックチルシステム

新調理技術を用いたことで生産性が高まり,再加熱工程を自動化して安全性も高くなったが,費用対効果が低下したこともあり,セントラルキッチン化が進んでいる.

これらの既存のシステムの欠点を補い,加熱調理工程を最終工程として自動化するという「発想の転換」によって,新調理技術を用いない大量調理の方法として開発されたのがニュークックサーブシステムである.

ニュークックサーブシステムは,生産性・安全性だけでなく,結果としてサービス性も高い大量調理手法となっている.

（2）　導入の効果

ニュークックサーブシステムの導入効果をあげると次のようになる.

①　生産性の効果

・加熱調理工程の自動化により,人手不足とアイドルタイムが解消できる.
・加熱調理工程を IH フードカートに委ねることにより,厨房面積と設備投資が縮減できる（イニシャルコストの縮減）.
・設備機器の縮減や省力化などにより,減価償却費や人件費などの管理費が縮減できる（ランニングコストの縮減）.
・加熱調理工程の自動化により,就労環境が改善し快適に働くことができる.
・主食のごはんが,トレイ上の食器の中で個別炊飯することができる.
・食器単位の加熱調理工程を用いることにより,献立と同じ栄養量の食事が提供できる.

②　安全性の効果

・加熱調理工程（CCP）を最終工程化することにより,HACCP の衛生管理ができる.

③　サービス性の効果

・栄養配分(3：3：4),定時配膳（6：00/12：00/18：00）の食事が適温で提供できる（時間栄養学の実践）.
・加熱出力と加熱時間が同じであれば,異なる形態や異なるメニューでも提供できる（個別対応サービスの実践）.
・ごはんを主食とした一汁三菜をトレイ上に具現化することができる（和食文化の実践）.

6 調理の実際

　料理は，料理カードの様式で，調理法別（焼き物，揚げ物…）に主材料（肉，魚…），調理および料理の特徴，品質管理の基本などを考慮して選定した．これらは筆者らの施設で実施しているもので，嗜好度および利用頻度の高いものである．

　使用食品の正味重量は１人分であるが，成人を対象とした食事量である．真空調理は１袋分であるが，目安の人数を（　）内に示した．対象，献立料理の組み合わせにより調整していただきたい．調味はできるだけ調味％（塩分，糖分）を示し，調味料重量は四捨五入して小数第１位までとした．なお，つけ合わせは省略した．調味％から調味料重量の換算は，基本的に日本食品標準成分表 2015 年版（七訂）を参考にした．調味％の計算には，スープの素やケチャップ等の塩分を含めた．また，しょうゆは６倍，みりんは３倍とした．

　調理操作は，下調理と調理の手順に分けて記載した．調理の要点を調理の標準化として具体的に示し，それぞれの給食施設の調理条件のなかで応用できるようにした．

　調理機器は，おもなものだけを記したが，200～1,000 食程度の施設にあるものとして考えたものである．調理の方法もこれらを前提にしたものであるが，施設設備や調理上の条件によって異なってくるであろう．

　調理工程は，大量調理施設衛生管理マニュアルを実施することを前提にフローチャートで示し，各工程の管理基準と管理の方法を記した．管理基準と管理の方法はスペースの関係で省略した箇所もある．以下に，おもな調理過程等における重要管理事項をまとめた．

　また，各料理の栄養成分値（１人分）は，日本食品標準成分表 2015 年版（七訂）により算出し，調理法別に分類して，巻末に記載した．なお，各料理の執筆担当者名もあわせて明記した．

〔担当：殿塚婦美子（Tf），三好恵子（Mk），笹島道雄（Sm），山部秀子（Ys），辻ひろみ（Th），堀端　薫（Hk），吉永和美（Yk），榎本真理（Em）〕

● 　 ● 　 ● 　 ● 　 ●

調理過程等における重要管理事項

① 原材料は，品質，鮮度，品温の確認を徹底する．
② 野菜・果物を加熱せずに供する場合は，十分洗浄し除菌，必要に応じて殺菌した後，流水で洗浄する．
③ 加熱調理食品の加熱温度管理の徹底
④ 原材料，調理過程および調理終了後の食品および料理の温度管理の徹底
⑤ 二次汚染防止の徹底
　▶調理従事者の手指の洗浄・消毒
　▶材料は，食材の分類ごとに保管する．専用ふた付き容器に入れ，原材料の相互汚染を防ぐ．
　▶作業区域での作業の徹底
　▶シンク，調理器具等の用途別使用の徹底
　▶その他
⑥ 重要管理事項についての点検・記録の励行

豚カツ
魚のフライ

(揚げ物)　(主菜)　(肉)

食 品 名	正味重量(g)	調味(%)
A豚カツ		
豚肉（ロース切身）	70	
塩，こしょう	0.4, 0.02	0.5
B魚のフライ		
白身魚（切身）	70	
塩，こしょう	0.4, 0.02	0.5
衣		
小麦粉	4	
卵	8	肉の6
生パン粉	14	
油（吸油）	7	〃 20
ソース		
トマトピューレ	10	
ウスターソース	6	
赤ワイン	2	
からし（粉）	0.4	

下 調 理

A〈豚肉〉筋切りし，混ぜ合わせた塩，こしょうをふり，約30分下味をする．

B〈魚〉洗って水きりし，混ぜ合わせた塩，こしょうをふり，約30分下味をする．

〈卵〉1個ずつ割り鮮度を確認し，ほぐす．

〈からし〉湯で溶き，辛味がでるまで練る．

調理手順

① 豚肉（魚）は，小麦粉，卵，パン粉の順に衣をつける．

② ソースはトマトピューレと赤ワインを合わせ，酸味がとぶまで中火で加熱後，ウスターソースと練りからしを混ぜ合わせ火を止める．

③ ①を揚げ，すのこの上で油をきってから器に盛る．保温するときは，バットにキッチンペーパーを敷き，ふたはしない．

④ ソースは盛りつけてから供食直前にかける．

調理の標準化（ポイント）と応用

　揚げ物の調理の標準化は，揚げ物の種類，素材に合わせた揚げ油の温度と，油量に対する揚げ材料の投入量を決めることである（p.71参照）．

　豚カツ（魚のフライ）は油温170℃，投入量5〜7％が目安．衣をつけて長くおくと，衣が材料の水分を吸収して揚げ上がりの衣がかたくなる．

　パン粉揚げは，肉のほかに多種の魚で応用でき，風味もよくなり主菜としてボリュームもでる．つけ合わせにはせん切りキャベツなど生野菜が合う．魚のフライにはタルタルソース，レモンなどを添える．

調理機器

バット　下味，衣をつける．　**すのこ**　油きり．　**フライヤー**　揚げる．

作業工程

1	肉の下処理	2	魚の下処理
3	割卵・衣つくり
4	衣つけ
5	揚げる
6	ソースをつくる
7	保　温
8	盛りつけ

管理基準と管理の方法

1 専用白衣，使い捨て手袋着用

4 専用器具の使用
　調理時以外は食肉専用冷蔵庫に保管（10℃以下）
　作業終了後，手洗いは2回洗浄・消毒する

2 専用白衣，使い捨て手袋着用
　魚介専用シンク使用，流水で洗う
　洗浄水のはねなどによる二次汚染の防止
　専用器具の使用
　調理時以外は魚介専用冷蔵庫に保管（5℃以下）
　作業終了後，手洗いは2回洗浄・消毒する

3 卵の鮮度の確認
　卵殻，卵液による二次汚染の防止（下処理室で割卵）
　下処理専用器具の使用
　調理時以外は原材料保管専用冷蔵庫に保管（10℃以下）
　作業終了後，手洗いは2回洗浄・消毒する

5 揚げ油の品質確認(酸価の測定等)
　加熱温度と時間の管理(75℃・1分間以上)
　消毒済み器具の使用

6 加熱温度と時間の管理(75℃・1分間以上)
　消毒済み器具の使用

7 喫食までの管理(65℃以上，2時間以内)

8 手洗いは2回洗浄・消毒する
　清潔な白衣，使い捨て手袋，マスク着用
　消毒済み盛りつけ器具の使用

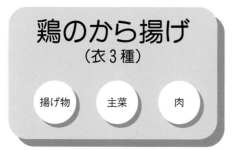

鶏のから揚げ
（衣3種）

揚げ物　主菜　肉

食品名	正味重量(g)	調味(%)
鶏肉	70	
しょうゆ	4	塩分1
酒	2	
しょうが汁	2	
衣a		
かたくり粉	6	
衣b		
卵	5	
かたくり粉	3	
衣c		
かたくり粉	3	} 1:1
小麦粉	3	
油（吸油）	6	

作業工程

1 肉の下処理
　　　　　衣b
　　　2 割卵・衣つくり

3 衣つけ

4 揚げる

5 保温

6 盛りつけ

下調理

〈鶏肉〉１人３個のぶつ切りにし，調味液に漬け，約30分下味をする．
〈しょうが〉すりおろしてしぼる．
〈卵〉１個ずつ割り鮮度を確認し，ほぐす．

調理手順

① 衣a・Cは，下味の調味液をよくきってから粉をまぶす．
② 衣bは，下味をした鶏肉のなかに卵とかたくり粉を入れ混ぜる．
③ 揚げる．すのこの上で油をきってから器に盛る．

調理の標準化（ポイント）と応用

　下味の漬け込み時間は，肉の塩味とかたさに影響するので一定にする（約30分）．調味濃度が濃い場合，かたさの変化が大きい．油温170〜180℃，投入量5〜10％，揚げ時間4〜5分が目安．下味の調味液はできるだけきるようにしないと衣が厚くなり，かたくなる．また，衣をつけて長く放置するとはがれやすくなるので，衣をつけながら揚げるように手順を考える．

　応用として，から揚げに香味野菜を加えた酢じょうゆをかける，下味ににんにくを少量使うなど．

調理機器

バット　下味，衣をつける．　すのこ　油きり．　フライヤー　揚げる．

管理基準と管理の方法

1 専用白衣，使い捨て手袋着用
　専用器具の使用
　調理時以外は食肉専用冷蔵庫に保管（10℃以下）
　作業終了後，手洗いは２回洗浄・消毒する
2 卵の鮮度の確認
　卵殻，卵液による二次汚染の防止（下処理室で割卵）
　下処理専用器具の使用
　調理時以外は原材料保管専用冷蔵庫に保管（10℃以下）
　作業終了後，手洗いは２回洗浄・消毒する
3 専用白衣，使い捨て手袋着用
　専用器具の使用
　調理時以外は食肉専用冷蔵庫に保管（10℃以下）
　作業終了後，手洗いは２回洗浄・消毒する
4 揚げ油の品質確認（酸価の測定等）
　加熱温度と時間の管理（75℃・1分間以上）
　消毒済み器具の使用
5 喫食までの管理（65℃以上，２時間以内）
6 手洗いは２回洗浄・消毒する
　清潔な白衣，使い捨て手袋，マスク着用
　消毒済み盛りつけ器具の使用

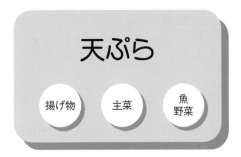

天ぷら

揚げ物　主菜　魚野菜

食品名	正味重量(g)	調味(%)
きす	30	
えび	20	
いか	20	
小麦粉	1	
さつまいも	30	
さやいんげん	15	
生しいたけ	10	
衣		
小麦粉	35	全材料の30
卵	18	
冷水	52	
だいこん	30	
しょうが	1	
油（吸油）	13	
天つゆ		
だし汁(昆布,削り節)	30	
しょうゆ	7	だし汁の塩分 4
みりん	5	〃　糖分 6

下調理

魚介類は流水で洗い，水をきる．〈えび〉殻をむいて背わたを取り，尾の先をしごき，腹側に軽く包丁目を入れる．〈いか〉皮をむき繊維の方向に短い短冊(2×5 cm)に切り，小麦粉をまぶす．〈さつまいも〉6〜7 mm厚さに斜めに切る．〈さやいんげん〉筋を取り，4 cm長さに切る．〈生しいたけ〉石づきを取り，洗って水をよくきる．〈衣〉小麦粉はふるい，卵は割りほぐし冷水と合わせ，ともに使うまで冷蔵する．〈だいこん・しょうが〉洗浄・消毒後，皮をむき，すりおろして軽く水気をしぼる．

調理手順

① 冷やしておいた卵水に小麦粉を加え，菜箸を大きく動かしながら混ぜて衣をつくる．
② 水気をよくきった材料を，野菜→魚の順に衣をつけながら揚げる．
③ すのこの上で油をきり，積み重ねないようにしてバットに移す．
④ 天つゆは，みりんを静かに沸騰させてアルコール分をとばし，だし汁，しょうゆを入れ再沸騰したら火を止める．
⑤ 皿に奉書紙，キッチンペーパーなどを敷き，天ぷらを器に盛る．だいこんおろしは手前に添える．天つゆは小さめの器に入れ供する．

調理の標準化（ポイント）と応用

　衣は1回20食単位でつくる．一度にたくさんつくるとグルテンが吸水し衣に粘りがでて，揚げ操作中の脱水がうまくいかず，からりと揚がらない．卵水と小麦粉をおのおの用意し，ボールに卵水と小麦粉を一定割合で合わせると，一定濃度の衣が手早く用意できる．
　油温は野菜では160〜170℃，魚では170〜190℃，投入量は表面積の1/2〜1/3程度とする．作業量を考慮してたんぱく質食品と野菜を数種組み合わせる．

調理機器

ボール　衣をつくる．　すのこ　油きり．　フライヤー　揚げる．

作業工程

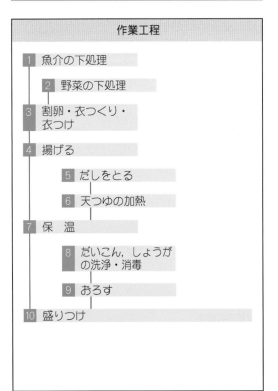

1 魚介の下処理
　2 野菜の下処理
3 割卵・衣つくり・衣つけ
4 揚げる
　5 だしをとる
　6 天つゆの加熱
7 保温
　8 だいこん，しょうがの洗浄・消毒
　9 おろす
10 盛りつけ

管理基準と管理の方法

1 専用白衣，使い捨て手袋着用
　魚介専用シンク使用，流水で洗う
　洗浄水のはねなどによる二次汚染の防止
　専用器具の使用
　調理時以外は魚介専用冷蔵庫に保管(5℃以下)
　作業終了後，手洗いは2回洗浄・消毒する
2 野菜下処理専用シンクで洗浄
　野菜下処理専用器具の使用
3 専用白衣，使い捨て手袋着用
　卵の鮮度の確認
　卵殻，卵液による二次汚染の防止(下処理室で割卵)
　下処理専用器具の使用
　調理時以外は原材料保管専用冷蔵庫に保管(10℃以下)
　作業終了後，手洗いは2回洗浄・消毒する
4 揚げ油の品質確認（酸価の測定等）
4 加熱温度と時間の管理(75℃・1分間以上)
6 消毒済み器具の使用
7 喫食までの管理(65℃以上，2時間以内)
8 生食野菜専用シンクで洗浄・消毒（次亜塩素酸Na 200 mg/L 5分，または100 mg/L 10分）
　消毒済み専用器具の使用
9 手洗いは2回洗浄・消毒する
10 清潔な白衣，使い捨て手袋，マスク着用
　消毒済み器具の使用
　喫食までの管理(10℃以下，65℃以上，2時間以内)

魚のエスカベッシュ

| 揚げ物 | 主菜 | 魚 |

食品名	正味重量(g)	調味(%)
白身魚（切身）	70	
塩	0.4	0.6
こしょう	0.02	
小麦粉	4	
油（吸油）	6	
レタス	30	
きゅうり	20	
ラビゴットソース		
トマト	20	
たまねぎ	15	
ケッパー	1	
パセリ	0.5	
塩	0.7	揚げた魚と
こしょう	0.02	野菜の0.6
ワインビネガー	8	
サラダ油	10	

下調理

〈魚〉洗って水をきり，混ぜ合わせた塩，こしょうをふり，約30分下味をする．
〈レタス〉洗浄・消毒後，一口大にちぎる．
〈きゅうり〉洗浄・消毒後，小口薄切りまたはせん切りにする．
〈トマト〉湯むきし，粗みじんに切る．
〈たまねぎ〉洗浄・消毒後，みじん切りにし，ふきんに包んでぬめりがなくなるまで流水にさらしてしぼる．
〈ケッパー〉汁をきり，みじん切りにする．
〈パセリ〉洗浄・消毒後，水をよくきり，みじん切りにする．

調理手順

① 魚に小麦粉をまぶし，揚げる．
② レタスときゅうりは混ぜ合わせて冷蔵庫で冷やす．
③ ボールに塩，こしょう，ワインビネガーを合わせてよく撹拌する．塩が溶けたらサラダ油を加え，さらに撹拌し，みじん切りの野菜を混ぜ合わせる．
④ 皿に生野菜と揚げた魚を盛り，④のソースをかける．

調理の標準化（ポイント）と応用

　衣は揚げる直前につける．油温170〜180℃，投入量5〜7％，揚げ時間は5分前後が目安．揚げた魚をソースに漬け込む調理法であるが，衛生管理の点からソースは供食直前にかける．

　魚は，たら，メルルーサ，かれい，さけ，あじ，いわし，さばなど．ソースにカレー粉を加えカレー風味にしてもよい．

調理機器

バット　下味，衣をつける．　フライヤー　揚げる．
すのこ　油きり．　ボール　ソースを合わせる．

作業工程

1 魚の下処理
2 衣つけ
3 揚げる
4 冷　却
5 保　冷
6 野菜の洗浄・消毒
7 切　截
8 ソースをつくる
9 盛りつけ

管理基準と管理の方法

1 専用白衣，使い捨て手袋着用
　魚介専用シンク使用，流水で洗う
　洗浄水のはねなどによる二次汚染の防止
　専用器具の使用
　調理時以外は魚介専用冷蔵庫に保管(5℃以下)
　作業終了後，手洗いは2回洗浄・消毒する
2 専用白衣，使い捨て手袋着用
　専用器具の使用
　調理時以外は魚介専用冷蔵庫に保管(5℃以下)
　作業終了後，手洗いは2回洗浄・消毒する
3 揚げ油の品質確認(酸価の測定等)
　加熱温度と時間の管理(75℃・1分間以上)
　消毒済み器具の使用
4 冷却時間と温度の管理(30分以内に20℃付近，60分以内に10℃付近まで冷却)
5 喫食までの管理(65℃，2時間以内)
6 生食野菜専用シンクで洗浄・消毒(次亜塩素酸Na 200 mg/L 5分，または100 mg/L 10分)
　消毒済み専用器具の使用
7 手洗いは2回洗浄・消毒する
8 清潔な白衣，使い捨て手袋，マスク着用
　消毒済み器具の使用
9 手洗いは2回洗浄・消毒する
　清潔な白衣，使い捨て手袋，マスク着用
　消毒済み盛りつけ器具の使用

揚げ魚の
辛味あん

揚げ物　主菜　魚

食品名	正味重量(g)	調味(％)
たら	70	
しょうゆ	2.1	塩分 0.5
酒	2	
かたくり粉	4	
油（吸油）	5	
長ねぎ	30	
生しいたけ	20	
にんじん	10	
ピーマン	10	
油	3	炒める野菜の 4
にんにく	1	
しょうが	0.5	
トウバンジャン	0.5	
老酒	2	
スープ（スープの素）	60(0.3)	野菜とスープ の塩分 1.1
しょうゆ，塩	3.6, 0.7	
砂糖	1	
かたくり粉	2	

作業工程

1. 魚の下処理
2. 衣つけ
3. 揚げる
4. 野菜の下処理
5. スープをつくる
6. 野菜あんの加熱
7. ピーマンを炒める
8. 保温
9. 盛りつけ

下調理

〈たら〉洗って水をきり，調味液に漬け，約30分下味をする．
〈長ねぎ〉1.5 cm の小口切りにする．
〈生しいたけ・にんじん〉1.5 cm の色紙切りにする．
〈ピーマン〉1.5 cm の色紙切りにして炒め，広げて冷ます．
〈にんにく・しょうが〉みじん切りにする．
〈スープ〉スープの素を溶かし，温める．
〈かたくり粉〉3倍重量の水で溶く．

調理手順

① たらは調味液をきり，かたくり粉をまぶして揚げる．
② 釜に油を熱し，弱火でにんにく，しょうがを炒めて香りをだす．
③ にんじん，長ねぎ，生しいたけの順に炒め，トウバンジャンも軽く炒める．
④ 老酒をふりかけ，スープを加える．
⑤ 調味をし，水溶きかたくり粉でとろみをつける．
⑥ 揚げた魚の上にあんをかけ，ピーマンをちらす．

調理の標準化（ポイント）と応用

　魚の下味時間を一定にする（約30分）．油温170〜180℃，油の重量に対する揚げ素材の投入量5〜7％．下味の調味液はよくきり，かたくり粉は揚げる直前に薄くつける．香味野菜は低めの温度の油で炒める．

　あんの野菜を炒めずにだしで煮ると和風になる（トウバンジャン，老酒を抜く）．たらの代わりに，かれい，銀だらなどもよい．秋にはぎんなんを油通しして加えるといろどりがよい．しめじ，さやえんどうなど，材料は適宜用いる．

調理機器

バット　下味，衣をつける．　フライヤー　魚を揚げる．　すのこ
油きり．　寸胴鍋　スープをつくる．　回転釜　辛味あんを炒める．

管理基準と管理の方法

1. 専用白衣，使い捨て手袋着用
   魚介専用シンク使用，流水で洗う
   洗浄水のはねなどによる二次汚染の防止
   専用器具の使用
   調理時以外は魚介専用冷蔵庫に保管(5℃以下)
   作業終了後，手洗いは2回洗浄・消毒する
2. 専用白衣，使い捨て手袋着用
   専用器具の使用
   調理時以外は魚介専用冷蔵庫に保管(5℃以下)
   作業終了後，手洗いは2回洗浄・消毒する
3. 揚げ油の品質確認(酸価の測定等)
   加熱温度と時間の管理(75℃・1分間以上)
   消毒済み器具の使用
4. 野菜下処理専用シンクで洗浄
   野菜下処理専用器具の使用
6. 加熱温度と時間の管理(75℃・1分間以上)
7. 消毒済み器具の使用
8. 喫食までの管理(65℃以上，2時間以内)
9. 手洗いは2回洗浄・消毒する
   清潔な白衣，使い捨て手袋，マスク着用
   消毒済み盛りつけ器具の使用

かれいの おろし煮

| 揚げ物 | 主菜 | 魚 |

食品名	正味重量(g)	調味(%)
かれい（切身）	70	
しょうゆ	2.1	塩分 0.5
酒	2	
小麦粉	4	
油（吸油）	5	
だいこん	40	
こねぎ	3	
だし汁	30	
しょうゆ	4.5	だし汁とだいこん おろしの塩分1.5
みりん	6	〃 糖分　4
酒	5	

作業工程

1 魚の下処理

2 衣つけ

3 揚げる

　　　　4 野菜の洗浄・消毒

　　　　5 だいこんをおろす

　　　　　6 こねぎの切截

　　　　　7 だしをとる

8 魚・だいこんおろしを煮る

9 保　温

10 盛りつけ

下 調 理

〈かれい〉洗って水をきり，調味液に漬け，約30分下味をする．
〈だいこん〉洗浄・消毒後，皮をむき，おろし，水気をしぼる．
〈こねぎ〉洗浄・消毒後，小口に細かく切る．
〈だし汁〉昆布と削り節でとる．

調理手順

① かれいは下味の調味液をよくきって小麦粉をまぶして揚げる．
② だし汁に調味料を合わせて加熱し，沸騰したところにかれいを入れ，ひと煮立ちしたら，かれいを取り出しバットに移し，ふたをして保温する．
③ かれいを取り出したあとの調味料にだいこんおろしを加え沸騰したら火を止める．
④ 皿にかれいを盛り④をかけ，最後にこねぎを散らす．

調理の標準化（ポイント）と応用

　だいこんおろしは40〜50％を目安にしぼり，しぼり上がり重量に対して調味料を計量する．油温170℃，投入量5〜7％，揚げ時間4〜5分が目安．魚は揚げることにより煮くずれを防ぎ，生臭さをとり，逆に香味を増す．揚げたあとに加熱しすぎると煮くずれるので，さっと煮て取り出したものを保温する．だいこんおろしは口当たりを残すため煮すぎない．作業性を考慮して，揚げたかれいに，だいこんおろしを加えたあんをかけて提供してもよい．
　かれい以外にも白身魚，さばなどが応用できる．

調理機器

バット　下味，衣をつける．　**合成調理機**　だいこんをおろす．
フライヤー　揚げる．　**すのこ**　油きり．　**ソトワール**　魚を煮る．

管理基準と管理の方法

1 　専用白衣，使い捨て手袋着用
　　魚介専用シンク使用，流水で洗う
　　洗浄水のはねなどによる二次汚染の防止
　　専用器具の使用
　　調理時以外は魚介専用冷蔵庫に保管(5℃以下)
　　作業終了後，手洗いは2回洗浄・消毒する

2 　専用白衣，使い捨て手袋着用
　　専用器具の使用
　　調理時以外は魚介専用冷蔵庫に保管(5℃以下)
　　作業終了後，手洗いは2回洗浄・消毒する

3 　揚げ油の品質確認(酸価の測定等)

3 　加熱温度と時間の管理(75℃・1分間以上)

8 　消毒済み器具の使用

4 　生食野菜専用シンクで洗浄・消毒(次亜塩素酸 Na 200 mg/L 5分，または 100 mg/L 10分)
　　消毒済み専用器具の使用

5 　手洗いは2回洗浄・消毒する

6 　清潔な白衣，使い捨て手袋，マスク着用
　　消毒済み器具の使用

9 　喫食までの管理(65℃以上，2時間以内)

10 　手洗いは2回洗浄・消毒する
　　清潔な白衣，使い捨て手袋，マスク着用
　　消毒済み盛りつけ器具の使用

えびの ワンタン揚げ

揚げ物　**主菜**　**魚介**

食品名	正味重量(g)	調味(%)
えび	60	
卵白	6	
しょうが汁	1	
砂糖	0.5	えびの糖分 0.7
塩	0.3	〃塩分 0.4
ごま油	0.5	〃 0.7
かたくり粉	2	
れんこん	25	
にら	5	
ワンタンの皮	20(4枚)	
油（吸油）	10	
酢じょうゆ		
酢	5	
しょうゆ	5	

作業工程

1 えびの下処理
　2 野菜の下処理
　　3 割卵
4 たねの混合
5 ワンタンの皮で包む
6 揚げる
7 保温
8 盛りつけ

下調理

〈えび〉下処理をし，1 cm角に切る．
〈卵〉1個ずつ割り鮮度を確認し，ほぐす．
〈しょうが〉すりおろし，汁をしぼる．
〈れんこん〉粗いみじん切りにする．
〈にら〉1 cm幅に切る．

調理手順

① ボールにえびを入れ，調味料を加えてよくもみ，れんこん，にらを加えて混ぜる．
② ワンタンの皮で①を包み，170℃の油でカラッと揚げる．
③ 器に盛り，酢じょうゆを添える．

調理の標準化（ポイント）と応用

　皮に包んで長く置くと皮が吸水して扱いにくいので，揚げる時間に合わせて包む．
　揚げ温度，一度に入れる投入量，投入時間を設定する(油温170℃・2分間，油の重量に対する投入量5〜7％)．えびの代わりに，ほたてがいでも代用できる．

調理機器

フライヤー　揚げる．　**ボール**　材料を混ぜる．

管理基準と管理の方法

1 専用白衣，使い捨て手袋着用
　魚介専用シンク使用，流水で洗う
　洗浄水のはねなどによる二次汚染の防止
　専用器具の使用
　調理時以外は魚介専用冷蔵庫に保管(5℃以下)
　作業終了後，手洗いは2回洗浄・消毒する
2 野菜下処理専用シンクで洗浄
　野菜下処理専用器具の使用
3 卵の鮮度の確認
　卵殻，卵液による二次汚染の防止(下処理室で割卵)
　下処理専用器具の使用
　調理時以外は原材料保管専用冷蔵庫に保管(10℃以下)
　作業終了後，手洗いは2回洗浄・消毒する
4 専用白衣，使い捨て手袋着用
5 専用器具の使用
　調理時以外は魚介専用冷蔵庫に保管(5℃以下)
　作業終了後，手洗いは2回洗浄・消毒する
6 揚げ油の品質確認(酸価の測定等)
　加熱温度と時間の管理(75℃・1分間以上)
　消毒済み器具の使用
7 料理保管用専用温蔵庫に保管(65℃以上)
8 手洗いは2回洗浄・消毒する
　清潔な白衣，使い捨て手袋，マスク着用
　消毒済み盛りつけ器具の使用
　喫食までの管理(65℃以上，2時間以内)

揚げだし豆腐の野菜あんかけ（調味2種）

揚げ物　　主菜　　豆腐

食品名	正味重量(g)	調味(%)
豆腐（木綿）	120	
しょうゆ	3.6	塩分0.5
かたくり粉(小麦粉)	8	
油（吸油）	7	
えのきたけ	20	
たけのこ	20	
にんじん	10	
乾しいたけ	1	
さやえんどう	5	
だし汁	60	
調味a		
しょうゆ，塩	4.4，0.7	野菜とだしの塩分1.2
調味b		
酢	6	
砂糖	2.4	野菜とだしの2
しょうゆ，塩	4.4，0.7	〃塩分1.2
かたくり粉	2	

下調理

〈豆腐〉水をくぐらせ，まな板の上にのせ，斜めにして80〜90％重量まで水をきる．1丁を6つに切り（1人3個），しょうゆをかけ下味をする．
〈えのきたけ〉石づきを取り，半分に切り，ほぐす．
〈たけのこ・にんじん〉4cm長さのせん切りにする．
〈乾しいたけ〉もどして石づきを取り，せん切りにする．
〈さやえんどう〉筋を取り，ゆでて，せん切りにする．
〈だし汁〉昆布と削り節でとる．
〈かたくり粉〉3倍重量の水で溶く．

調理手順

① 豆腐はかたくり粉（小麦粉）を全面にまぶしつけ，揚げる．
② だし汁に，にんじん，しいたけ，たけのこを入れ，約5分煮る．
③ えのきたけと調味料を加え，にんじんがやわらかくなったら，水溶きかたくり粉でとろみをつける．酢は最後に加える．
④ 器に盛った豆腐に野菜あんをかけ，さやえんどうを上に散らす．

調理の標準化（ポイント）と応用

　油温185℃，投入量10％を目安とする．揚げ時間1〜2分で色づくが，内部温度を確認する．豆腐の水きりを効率よくするために，ふきんで包んで軽い重石をしてもよい．水きりが悪いと衣が厚くつき，揚げ上がりの豆腐の表面がかたくなる．衣はかたくり粉が一般的であるが，小麦粉のほうが扱いやすい．
　豆腐を1/4丁に切って同様に揚げ，なす，ししとうがらしなどの素揚げとだいこんおろし，天つゆを添えてもよい．

調理機器

まな板　豆腐の水きり．　**バット**　衣をつける．
鍋　さやえんどうをゆでる，野菜あんを煮る．
フライヤー　豆腐を揚げる．　**すのこ**　油きり．

作業工程

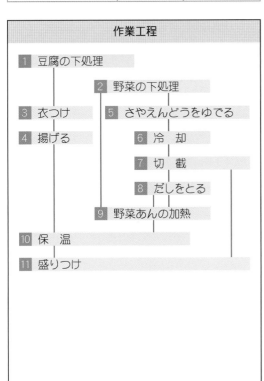

1 豆腐の下処理
2 野菜の下処理
3 衣つけ
5 さやえんどうをゆでる
4 揚げる
6 冷却
7 切截
8 だしをとる
9 野菜あんの加熱
10 保温
11 盛りつけ

管理基準と管理の方法

1 下処理室で行い，水切り水による二次汚染を防止
3 下処理専用器具の使用
　作業終了後，手洗いは2回洗浄・消毒する
2 野菜下処理専用シンクで洗浄
　野菜下処理専用器具の使用
4 揚げ油の品質確認(酸価の測定等)
　加熱温度と時間の管理(75℃・1分間以上)
　消毒済み器具の使用
5 加熱温度と時間の管理(75℃・1分間以上)
6 冷却時間と温度の管理（30分以内に20℃付近，または60分以内に10℃付近まで冷却)
　消毒済み器具の使用
7 手洗いは2回洗浄・消毒する
　清潔な白衣，使い捨て手袋，マスク着用
　消毒済み器具の使用
　料理保管専用冷蔵庫に保管(10℃以下)
9 加熱温度と時間の管理(75℃・1分間以上)
　消毒済み器具の使用
10 喫食までの管理(65℃以上，2時間以内)
11 手洗いは2回洗浄・消毒する
　清潔な白衣，使い捨て手袋，マスク着用
　消毒済み盛りつけ器具の使用

大学いも
フライドポテト

揚げ物 ・ 副菜 ・ いも

食品名	正味重量(g)	調味(%)
A大学いも		
さつまいも	80	
油（吸油）	5	
砂糖	6	8
しょうゆ	4	塩分0.8
黒ごま	0.5	
Bフライドポテト		
じゃがいも	40	
油（吸油）	2	
塩	0.2	0.5
こしょう	0.01	

下調理

A〈さつまいも〉 1人3～4個の乱切りにし，水にさらす．
〈黒ごま〉 洗いごまをフライパンでいる．
B〈じゃがいも〉 皮をむき，1cm角の拍子木切りにし，水にさらす．
〈塩・こしょう〉 合わせておく．

調理手順

A① さつまいもは油で揚げる．
② 砂糖，しょうゆを両手鍋で合わせて加熱する．泡が大きくなったら，揚げたさつまいもを加え，あおりながらみつをからめ，黒ごまをふる．熱いうちに盛りつける．
B① じゃがいもは油で揚げる．
② バットで，塩，こしょうをふり，器に盛る．

調理の標準化（ポイント）と応用

　油温170～180℃，投入量は油の約10％，揚げ時間は6～7分が目安．みつが消えにくい粘度のある大きな泡になったら，揚げたてのいもを加え短時間でからめる．そのためにみつの仕上がりとさつまいもの揚げ上がりの時間が合うように作業手順を調整する．
　フライドポテトは下ゆでをすると白く短時間に揚がる．
　大学いもの調味割合はご飯の副菜としての味つけである．料理の組み合わせにより調味割合を変えてもよいが，中華料理の抜絲のように砂糖を多く使い，かたいみつをからめたものは，供食時間の長い給食には不向きである．

調理機器

フライヤー 揚げる． **両手鍋** 調味液（みつ）を煮つめ，からめる．
バット フライドポテトの調味． **すのこ** 油きり．

作業工程

1 いもの下処理

2 水にさらす

3 揚げる

A
4 調味液の加熱・いもをからめる　　B
5 調味

6 盛りつけ

管理基準と管理の方法

1 野菜下処理専用シンクで洗浄
2 野菜下処理専用器具の使用
3 揚げ油の品質確認（酸価の測定等）
加熱温度と時間の管理（75℃・1分間以上）
消毒済み器具の使用
4 加熱温度と時間の管理（75℃・1分間以上）
消毒済み器具の使用
5 手洗いは2回洗浄・消毒する
清潔な白衣，使い捨て手袋，マスク着用
消毒済み器具の使用
6 手洗いは2回洗浄・消毒する
清潔な白衣，使い捨て手袋，マスク着用
消毒済み盛りつけ器具の使用
喫食までの管理（65℃以上，2時間以内，室温なら30分以内の喫食）

ながいもの 揚げあんかけ

揚げ物　**副菜**　**野菜**

食品名	正味重量(g)	調味(%)
ながいも	80	
しょうゆ（下味）	1.0	ながいもの塩分 0.2
かたくり粉	5.6	付着率 7％
油（吸油）	8	吸油率 10％
ひき肉あん		
鶏ももひき肉	20	
しょうが汁	1	材料とスープの 0.8
酒　　下味	1.3	〃　　1
ごま油	0.6	
スープ（中華スープの素）	50(1)	材料（ながいも,
しょうゆ　(1：2)	1.2	ひき肉）とスープの塩分 0.4
塩	0.4	
砂糖	1.2	〃　糖分 0.8
かたくり粉	2.6	〃　2
水	5.2	かたくり粉の 2 倍
クコの実（乾）	0.2	
こねぎ	1	

作業工程

1 ながいもの洗浄・切截
2 下　味
7 衣つけ
8 揚げる
10 保　温
12 器に盛る
13 あんとねぎをかけて提供

3 しょうがの洗浄・汁をしぼる
6 鶏肉の下味
4 ねぎの消毒・切截
5 クコの下ゆで
9 あんをつくる
11 保　温

下 調 理

〈ながいも〉洗浄後皮をむき，厚さ 1.5 cm くらいの半月切りにし，下味をする（1 人分 3 枚）．
〈しょうが〉洗浄後，すりおろして汁をしぼっておく．
〈こねぎ〉洗浄，消毒後，小口切りにする．
〈クコの実〉水で戻し，3 分下ゆでする．
〈さやえんどう〉洗浄後下ゆでし，2 mm 幅の細切りにする．

調理手順

① 鶏ひき肉に下味をして保冷する．
② ながいもの水分をとり，かたくり粉をつけ，余分な粉を落としてから 160℃でこがさないように 4～5 分揚げる．
③ あんは，スープを火にかけ，沸騰したら火を弱めて鶏肉を入れ，パラパラにしてから 3 分加熱した後，調味する．
④ 火を強め，沸騰したところに水溶きかたくり粉を入れ，とろみをつけた後クコの実を入れる．
⑤ 器にながいもを並べ，上からあんをかけ，こねぎを飾り提供する．

調理の標準化（ポイント）と応用

　ながいもの大きさをできるだけ均一にしておくと，一定時間揚げた時のいものやわらかさの変動が少ない．
　かたくり粉をつけて揚げた後，ペーパータオルの上に揚げ物を置くと，食品から水分が出て紙が取れなくなることがあるので，金網の油切りで油をきる．人員が確保できる時は，提供食数の一部を提供時間内にも揚げ作業を行い，順次器に盛ってだし汁をかけて提供する流れのある調理・提供システムを行うことも揚げたてのおいしさを提供する方法の 1 つである．

調理機器

フライヤー　ながいもを揚げる．　**フードパン**　揚げたながいもを入れる．　**ウォーマーテーブル**　ひき肉あんを保温する．

管理基準と管理の方法

1 野菜下処理専用シンクで洗浄
2 野菜下処理専用器具の使用
3
4 生食野菜専用シンクで洗浄・消毒（次亜塩素酸 Na 200 mg/L, 5 分または 100 mg/L 10 分）
消毒済み専用器具の使用
6 下処理室で行い，水切り水による二次汚染を防止
7 下処理専用器具の使用
作業終了後，手洗いは 2 回洗浄・消毒する
5 加熱温度と時間の管理（75℃・1 分間以上）
ゆでた後は消毒済み器具を使用
8 加熱温度と時間の管理（75℃・1 分間以上）
9 消毒済み器具の使用
6 手洗いは 2 回洗浄・消毒する
清潔な白衣，使い捨て手袋，マスク着用，消毒済み器具の使用
専用白衣，使い捨て手袋着用
8 揚げ油の品質確認（酸価の測定等）
加熱温度と時間の管理（75℃・1 分間以上）
消毒済み器具の使用
10 料理保管用専用温蔵庫に保管（65℃以上）
11 手洗いは 2 回洗浄・消毒する
12 清潔な白衣，使い捨て手袋，マスク着用
消毒済み盛りつけ器具の使用
喫食までの管理（65℃以上，2 時間以内）

ハンバーグ
ステーキ

| 焼き物 | 主菜 | 肉 |

食品名	正味重量(g)	調味(%)
牛ひき肉，豚ひき肉	70，30	7：3
ナツメグ	0.005	
塩	0.7	肉の0.7
こしょう	0.02	
たまねぎ	20	肉の20
油	0.8	たまねぎの4
パン粉	5	肉の5
牛乳	10	
卵	10	肉の10
油	7	
即席ソース		
ケチャップ	10	
ウスターソース	5	
赤ワイン	1	
からし（粉）	0.2	

作業工程

1 たまねぎの下処理
2 炒める
3 肉の下処理
4 割卵
5 冷却
6 肉，材料を混ぜ合わせる
7 成形
8 焼く
9 ソースをつくる
10 保温
11 盛りつけ

下調理

〈肉〉調味料を加え，粘りがでるまでよく練る．
〈たまねぎ〉みじん切りにし，透き通るまで炒め，冷ます．
〈パン粉〉牛乳をかけて湿らせる．
〈卵〉1個ずつ割り鮮度を確認し，ほぐす．
〈からし〉微温湯で溶き，辛味がでるまで練り，密閉する．

調理手順

① バットで肉と副材料を混ぜ合わせる．
② 平らにして数人分ずつに分割し，さらに1人分ずつ丸めてバットに並べる．
③ 手に油をぬって両手で空気を抜きながら成形する．
④ フライパンに油を熱し，表面を先に焼き，両面に焼き色をつける．
⑤ 油をぬった天板に並べ，オーブンで焼く．
⑥ ソースは鍋にケチャップを入れ，ひと煮立ちさせ酸味をとばし，ワイン，ウスターソースを加えて煮込み，練りからしを加える．
⑦ 皿に⑤を盛り，ソースをかける．

調理の標準化（ポイント）と応用

　ひき肉と副材料の割合は，ハンバーグのかたさやおいしさに関係する．たまねぎが多くなるとやわらかくなる(50％位までが適当)．パン粉が多くなるとかたくなる(5％位までが適当)．肉は粘りがでるまで練り，成形時に空気を抜くと，形くずれを防げる．あらかじめ表面を強火で焼き固めて，短時間に焼き上げる．オーブン設定温度250℃前後．

調理機器

ソトワール　たまねぎを炒める．　**フライパン**　ハンバーグの下焼き．
スチームコンベクションオーブン　ハンバーグを焼く．
ソースパン　即席ソースをつくる．　**ブラストチラー**　たまねぎを冷却する．

管理基準と管理の方法

1 野菜下処理専用シンクで洗浄
　野菜下処理専用器具の使用
3 肉：専用白衣，使い捨て手袋着用
4 　　専用器具の使用
　卵：卵の鮮度の確認
　　　卵殻，卵液による二次汚染の防止（下処理室で割卵）
　　　下処理専用器具の使用
　調理時以外は専用保管専用冷蔵庫に保管（10℃以下）
　作業終了後，手洗いは2回洗浄・消毒する
5 消毒済み専用器具の使用
　二次汚染の防止
　冷却時間と温度の管理（30分以内に20℃付近，または60分以内に10℃付近まで冷却）
6 牛乳は使用時まで冷蔵庫に保管（10℃以下）
7 専用白衣，使い捨て手袋着用
　専用器具の使用
　調理時以外は食肉専用冷蔵庫に保管（10℃以下）
　作業終了後，手洗いは2回洗浄・消毒する
8 加熱温度と時間の管理（75℃・1分間以上）
9 消毒済み器具の使用
10 喫食までの管理（65℃以上，2時間以内）
11 手洗いは2回洗浄・消毒する
　清潔な白衣，使い捨て手袋，マスク着用
　消毒済み盛りつけ器具の使用

鶏肉の香味焼き

焼き物　主菜　肉

食 品 名	正味重量(g)	調味(%)
鶏もも肉	70	
こねぎ	2	
しそ	0.5	
しょうゆ	5	材料の塩分1.2
みりん	4	〃 糖分2
にんにく	1	
きょうな（みずな）	7	
黄ピーマン	3	

〈鶏もも肉〉厚い部分には切り込みを入れて開き，軽く押して厚さを均一に揃える．
〈こねぎ〉長さ3cmに切る．
〈しその葉〉せん切りにする．
〈にんにく〉みじん切りにする．
〈きょうな〉洗浄・消毒後，3cm長さに切る．
〈黄ピーマン〉洗浄・消毒後，縦半分の長さのせん切りにする．

調理手順

① ボールにしょうゆ，みりんを入れて漬け汁をつくり，こねぎ，しその葉，にんにくを混ぜ合わせる．
② 鶏肉をバットに重ねないようにして並べ，漬け汁に漬ける．漬け時間は約30分，途中上下を返す．
③ 天板に並べ，鶏肉に香草類をのせ，180℃で約8分焼く．
④ 漬け汁を鍋で煮つめ，万能こし器でこす．
⑤ ミート皿の中央にきょうなと黄ピーマンを盛りつけ，野菜の上に鶏肉を盛る．
⑥ ⑤の肉に④の汁をかける．

調理の標準化（ポイント）と応用

　香味焼きは焼きたてを提供できるように喫食時間に合わせて調理作業計画を立てる．肉の浸漬時間は約30分間とし，1回の加熱量単位に分けて浸漬する．オーブンの設定温度は180〜200℃．応用は，さわら，さば，ぎんだらなど．

調理機器

焼物機・コンベクションオーブン　鶏肉を焼く．
ボール・バット　調味料を合わせ，浸漬する．
万能こし器　漬け汁をこす．　**鍋**　漬け汁を煮つめる．

作業工程

1 肉の下処理
2 野菜の下処理
3 調味液に漬ける
4 焼　く
5 漬け汁を煮つめる
6 きょうな・黄ピーマンの洗浄・消毒
7 切　截
8 保　温
9 盛りつけ

管理基準と管理の方法

1 専用白衣，使い捨て手袋着用
3 専用器具の使用
　調理時以外は食肉専用冷蔵庫に保管（10℃以下）
　作業終了後，手洗いは2回洗浄・消毒する
2 野菜下処理専用シンクで洗浄
　野菜下処理専用器具の使用
4 加熱温度と時間の管理（75℃・1分間以上）
　消毒済み器具の使用
5 加熱温度と時間の管理（75℃・1分間以上）
　消毒済み器具の使用
6 生食野菜専用シンクで洗浄・消毒（次亜塩素酸Na 200 mg/L 5分，または100 mg/L 10分）
　消毒済み専用器具の使用
7 手洗いは2回洗浄・消毒する
　清潔な白衣，使い捨て手袋，マスク着用
　消毒済み器具の使用
　料理保管用専用冷蔵庫に保管（10℃以下）
8 料理保管用専用温蔵庫に保管（65℃以上，2時間以内）
9 手洗いは2回洗浄・消毒する
　清潔な白衣，使い捨て手袋，マスク着用
　消毒済み盛りつけ器具の使用
　喫食までの管理（65℃以上，2時間以内）

あじの塩焼き
さばの幽庵焼き

| 焼き物 | 主菜 | 魚 |

食品名	正味重量(g)	調味(%)
Aあじの塩焼き		
あじ	70(1尾)	
塩	0.7	1
だいこん	50	
Bさばの幽庵焼き		
さば（切身）	70	
しょうゆ	6.3	塩分1.5
みりん	2.5	糖分1.2
ゆず（またはレモン）	1/30 個	

下調理

A〈あじ〉下処理・洗浄後，塩をふり，ざるにのせて約30分下味する．
　〈だいこん〉洗浄・消毒後，皮をむいておろし，ざるにとり約60％まで水分をきる．
B〈さば〉洗って水をきり，皮に斜め十文字の切れ目をいれ，約60分調味液に漬ける．
　〈ゆず〉洗浄・消毒後，皮は薄くむき，せん切り，果実は輪切りにし調味液に加える．

調理手順

① 下味をしたあじ（さばは調味液より取り出し汁気をきる）は油を薄くぬった天板（または天板にのせた網）に頭を左に，腹側を手前にして並べる（切身は皮が上）．
② オーブンで焼く．
③ 皿に魚を盛り，右手前にだいこんおろしを添える（さばにはせん切りのゆず皮を上にのせる）．

調理の標準化（ポイント）と応用

　魚は切身の場合であっても，流水でさっと洗う．これは表面の付着物や冷凍時の凍結氷を除き生臭さをとり，除菌するために行う．下味は魚の塩分を考慮する．オーブンの設定温度は，短時間に中心部まで火を通すことができる温度とする（p.59 参照）．だいこんおろしは供食直前におろすと風味もあり，栄養も失われない．

調理機器

オーブン(網)　魚を焼く．　**合成調理機**　だいこんをおろす．

作業工程

1 魚の下処理

2 ゆず，だいこんの洗浄・消毒

B
3 ゆず果肉の切截

4 焼く

5 保温

6 ゆず皮の切截
だいこんをおろす

7 盛りつけ

管理基準と管理の方法

1 専用白衣，使い捨て手袋着用
　魚介専用シンク使用，流水で洗う
　洗浄水のはねなどによる二次汚染の防止
　専用器具の使用
　調理時以外は魚介専用冷蔵庫に保管（5℃以下）
　作業終了後，手洗いは2回洗浄・消毒する
2 生食野菜専用シンクで洗浄・消毒（次亜塩素酸Na 200 mg/L 5分，または100 mg/L 10分）
　消毒済み専用器具の使用
4 加熱温度と時間の管理（75℃・1分間以上）
　消毒済み器具の使用
5 喫食までの管理（65℃以上，2時間以内）
6 生食野菜専用シンクで洗浄・消毒（次亜塩素酸Na 200 mg/L 5分，または100 mg/L 10分）
　消毒済み専用器具の使用
　料理保管用専用冷蔵庫に保管（10℃以下，2時間以内）
7 手洗いは2回洗浄・消毒する
　清潔な白衣，使い捨て手袋，マスク着用
　消毒済み盛りつけ器具の使用

あじの韓国風焼き

焼き物　主菜　魚

食品名	正味重量(g)	調味(%)
あじ（1尾）	70	
にら	7	
長ねぎ	8	
しょうが	2	
たれ		
みりん	5	糖分2
コチュジャン	1	塩分0.1
しょうゆ	1	塩分0.2
油	1	1
じゃがいも	25	
しめじ	20	
ほうれんそう	30	
油	1	1
調味液		
油	1	1
コチュジャン	1	塩分0.1
しょうゆ	3	塩分0.2
みりん	4	糖分2
赤とうがらし	0.2	

下調理

〈あじ〉流水で手早く洗い，三枚おろしにする．
〈にら〉みじん切りにする．
〈長ねぎ〉みじん切りにする．
〈しょうが〉みじん切りにする．
〈たれ〉みりん，コチュジャン，しょうゆ，油を合わせる．
〈じゃがいも〉2mmのせん切りにし，水にさらす．
〈しめじ〉石づきを取り，ほぐす．
〈ほうれんそう〉長さ5cmに切り，ゆでておく．
〈調味液〉油・コチュジャン，しょうゆ，みりんを合わせる．

調理手順

① ボールにたれ，にら，長ねぎ，しょうがを合わせる．
② バットにあじを並べて①を入れ，30分漬ける．
③ オーブン（180℃）であじを15分焼く．
④ 鍋に油をひき，じゃがいも，しめじ，ほうれんそうの順に炒める．
⑤ しんなりしてきたら，調味液を入れ，さらに炒める．
⑥ 付け合せを皿に盛り，その上にあじをのせ，さらに上に糸とうがらしをのせる．

調理の標準化（ポイント）と応用

あじの代わりにさばでも代用できる．
オーブン設定温度180～200℃.
じゃがいもはくずれないように，炒めすぎない．

調理機器

ボール　たれを合わせる．**バット**　あじを漬ける．
オーブン　あじを焼く．

作業工程

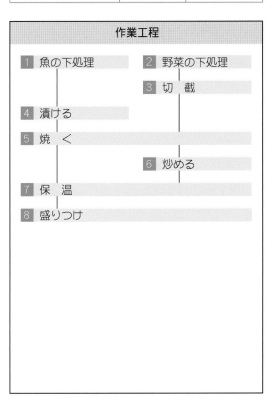

1 魚の下処理　　2 野菜の下処理
　　　　　　　　3 切截
4 漬ける
5 焼く
　　　　　　　　6 炒める
7 保温
8 盛りつけ

管理基準と管理の方法

1 魚介専用シンク使用，流水で洗う
　洗浄水のはねなどによる二次汚染の防止
　専用器具の使用
　調理時以外は魚介専用冷蔵庫に保管(5℃以下)
　作業終了後，手洗いは2回洗浄・消毒する
2 野菜下処理専用シンクで洗浄
　野菜下処理専用器具の使用
3 下処理に準じる
4 専用白衣，使い捨て手袋着用
　専用器具の使用
　調理時以外は魚介専用冷蔵庫に保管(5℃以下)
　作業終了後，手洗いは2回洗浄・消毒する
5 加熱温度と時間の管理(75℃・1分間以上)
　消毒済み器具の使用
6 加熱温度と時間の管理(75℃・1分間以上)
　消毒済み器具の使用
7 料理保管用専用温蔵庫に保管(65℃以上)
　喫食までの管理(65℃以上，2時間以内)
8 手洗いは2回洗浄・消毒する
　清潔な白衣，使い捨て手袋，マスク着用
　消毒済み盛りつけ器具の使用

ぶりの照り焼き
さけのマヨネーズ焼き

焼き物　主菜　魚

食品名	正味重量(g)	調味(%)
Aぶりの照り焼き		
ぶり	80	
塩	0.4	0.5
たれ		
しょうゆ	4.8	魚の塩分1
みりん	8.4	〃糖分3.5
Bさけのマヨネーズ焼き		
さけ	80	
塩	0.4	0.5
マヨネーズソース		
マヨネーズ	20	
からし（粉）	1	
みつば	3	
たまねぎ	5	
塩	0.05	
白こしょう	0.02	

作業工程

```
1 魚の下処理
            ┌ B
            2 野菜の下処理
            3 マヨネーズソースを
              つくる
            ┌ A
            4 たれを煮つめる
5 焼　く
6 保　温
7 盛りつけ
```

下調理

A〈ぶり〉洗って水をきり，塩を両面にふり，約30分下味をする．
　〈たれ〉調味料を合わせて約70％に煮つめる．
B〈さけ〉洗って水をきり，塩を両面にふり，約30分下味をする．
　〈からし〉微温湯で溶き，辛味がでるまで練り，密閉する．
　〈みつば〉1cm長さに切る．
　〈たまねぎ〉縦半分に切り，1cm長さの薄切りに切る．

調理手順

A① 油を薄くぬった天板（または天板にのせた網）に，皮が上になる
　　ようにぶりを並べる．
　② オーブンで焼く．たれを途中1～2回，はけでぬる．
　③ 温蔵庫で保温し，温かいものを皿に盛る．
B① クッキングシートを敷いた天板にさけを並べる．
　② マヨネーズに練りからし，塩，こしょう，みつば，たまねぎを混
　　ぜ，マヨネーズソースをつくる．
　③ さけの上に②をのせ，オーブンで焼く．
　④ 温蔵庫で保温し，温かいものを皿に盛る．

調理の標準化（ポイント）と応用

　魚は流水で洗う（魚の塩焼き p.134 参照）．照り焼きは高温で短時間
に仕上げる（10分が目安）．照り焼きのたれは，こげやすいので，魚が
完全に焼き上がったところで1～2回乾かす程度に手早くぬる．魚は
熱いうちに天板（網）からはずしておく（そのまま冷めるとくっつい
てしまう）．
　豚肉，鶏肉の照り焼きの場合のたれは，魚より少し甘くする（＋
0.5～1％）．たれにしょうが，ねぎのぶつ切りを加えると風味がよい．
マヨネーズ焼きのソースにはピーマン，しいたけもよい．

調理機器

オーブン　魚を焼く．　ソースパン　たれを煮つめる．

管理基準と管理の方法

1 専用白衣，使い捨て手袋着用
　魚介専用シンク使用，流水で洗う
　洗浄水のはねなどによる二次汚染の防止
　専用器具の使用
　調理時以外は魚介専用冷蔵庫に保管（5℃以下）
　作業終了後，手洗いは2回洗浄・消毒する
2 野菜下処理専用シンクで洗浄
　野菜下処理専用器具の使用
4 加熱温度と時間の管理（75℃・1分間以上）
　消毒済み器具の使用
5 加熱温度と時間の管理（75℃・1分間以上）
　消毒済み器具の使用
6 喫食までの管理（65℃以上，2時間以内）
7 手洗いは2回洗浄・消毒する
　清潔な白衣，使い捨て手袋，マスク着用
　消毒済み盛りつけ器具の使用

白身魚の
ホイル焼き

（焼き物）　（主菜）　（魚）

食　品　名	正味重量(g)	調味(%)
たら	70	
塩	0.4	0.5
こしょう	0.01	
たまねぎ	25	
生しいたけ	5	
ぶなしめじ	8	
えのきたけ	10	
酒	5	
（アルミホイル，油）	30cm, 0.5	
ポン酢		
レモン汁	1	
酢	2	
しょうゆ	7	
砂糖	0.2	

作業工程

1 魚の下処理

　2 野菜，きのこの下処理

3 アルミホイルに包む

4 焼　く

5 保　温

　　　6 レモンの洗浄・消毒

　　　7 しぼる
　　　　調味液と混ぜ合わせる

8 盛りつけ

下　調　理

〈たら〉 洗って水をきり，塩，こしょうを両面にふり，約30分下味をする．
〈たまねぎ〉 縦半分に切り，薄切りにする．
〈生しいたけ〉 石づきを取り，薄切りにする．
〈ぶなしめじ〉 石づきを取り，洗い，ほぐす．
〈えのきたけ〉 石づきを取り，洗い，ほぐす．
〈アルミホイル〉 内側中央に油をぬっておく．
〈レモン〉 洗浄・消毒後，しぼる．

調理手順

① ホイルを広げ，たまねぎをおき，その上にたら，きのこ類の順にのせて酒をふり，包む．
② オーブンで約20分蒸し焼きにする．
③ 供食するまで温蔵庫などで保温しておく．
④ ポン酢は調味料とレモン汁を合わせる．
⑤ 皿にホイルのまま盛り，ポン酢は卓上に用意して好みでかける．

調理の標準化（ポイント）と応用

　魚は流水で洗う（魚の塩焼き p.134 参照）．下味した魚は十分水分をふきとる．洋風料理では骨を取り去ることが料理の条件といえるが，作業量が多い（1人100枚約60分）ので省略することが多い．ホイルにたまねぎを敷き，その上に魚をのせるとホイルに魚がこげつかない．魚の加熱不十分は厳禁である．
　魚の代わりに肉（豚・鶏）を用いてもよい．肉はそぎ切りして用いると火の通りもよく，食べやすい．のせる材料は，パプリカなどがいろどりがよい．溶けるチーズ，マヨネーズをのせてもよい．

調理機器

オーブン　魚を焼く．

管理基準と管理の方法

1 専用白衣，使い捨て手袋着用
　魚介専用シンク使用，流水で洗う
　洗浄水のはねなどによる二次汚染の防止
　専用器具の使用
　調理時以外は魚介専用冷蔵庫に保管(5℃以下)
　作業終了後，手洗いは2回洗浄・消毒する
2 野菜下処理専用シンクで洗浄
　野菜下処理専用器具の使用
3 専用白衣，使い捨て手袋着用
　専用器具の使用
　調理時以外は魚介専用冷蔵庫に保管(5℃以下)
　作業終了後，手洗いは2回洗浄・消毒する
4 加熱温度と時間の管理(75℃・1分間以上)
　消毒済み器具の使用
5 喫食までの管理(65℃以上，2時間以内)
6 生食野菜専用シンクで洗浄・消毒(次亜塩素酸 Na 200 mg/L 5分，または 100 mg/L 10分)
　消毒済み専用器具の使用
7 手洗いは2回洗浄・消毒する
　清潔な白衣，使い捨て手袋，マスク着用
　消毒済み器具の使用
　料理保管用専用冷蔵庫に保管(10℃以下，2時間以内)
8 手洗いは2回洗浄・消毒する
　清潔な白衣，使い捨て手袋，マスク着用
　消毒済み盛りつけ器具の使用

さけのみそ焼き

焼き物　主菜　魚

食品名	正味重量(g)	調味(%)
生さけ（切身）	60	
みそだれ		
淡色辛みそ	5.8	塩分 1.2
酒	3.6	
みりん	6.3	糖分 3.5
こねぎ	10	
にんじん	6	
ぶなしめじ	20	
スイートコーン（缶・ホール）	6	
塩	0.2	野菜の 0.5
油	2.9	
バター	1	

下 調 理

〈こねぎ〉 3 cm に斜めに切る.
〈にんじん〉 3 cm 長さのせん切りにする.
〈ぶなしめじ〉 ほぐし，太いものは縦半分に切り，長さは 3 cm くらいにする.
〈スイートコーン（缶）〉 缶から出し水気をきる.
〈みそだれ〉 みそ，みりん，酒を混ぜ合わせたたれをつくる.
〈溶かしバター〉 バターを溶かしておく.

調理手順

① バットにみそだれを入れ，さけの切身をからめておく（10 分間）.
② にんじん，しめじ，こねぎ，コーンの順に油で炒めて塩をふる.
③ 天板の上に①を並べ，残ったみそだれを均等にかけ，さらに溶かしバターをかけて 200℃のオーブンで 8 分焼き，75℃・1 分間以上であることを確認する.
④ ③に②の炒め野菜をのせて 2 分間焼く.

調理の標準化（ポイント）と応用

　みそだれの塩分は白飯の場合として 1.2％に設定してあるが，混ぜご飯の献立ではみそだれの調味料を 2 割減らすなど，献立としての調味バランスを考えて変更するとよい. 食数の多い場合は，オーブンの 1 回あたりに焼ける切身の枚数を確認し，さけを漬けて残ったみそだれと炒め野菜はそれぞれ天板の枚数分に分割しておく. 炒め野菜が冷めないうちにオーブンに入れるよう作業時間を組むとよい.

調理機器

バット　さけの浸漬，炒め野菜を一時保管する.
ボール　みそだれをつくる.　**回転釜**　野菜を炒める.
コンベクションオーブン　さけを焼く.

作業工程

1 魚の下処理
　　2 みそだれをつくる
3 みそだれに漬ける
4 天板に並べる
　　　　5 バターを溶かす
6 漬け汁をかける
7 焼　く
　　　　8 野菜の下処理
　　　　9 炒める
10 野菜をのせて焼く
11 保　温
12 盛りつけ

管理基準と管理の方法

1 専用白衣，使い捨て手袋着用
　魚介専用シンク使用，流水で洗う
　洗浄水のはねなどによる二次汚染の防止
　専用器具の使用
　調理時以外は魚介専用冷蔵庫に保管（5℃以下）
　作業終了後，手洗いは 2 回洗浄・消毒する
2 専用白衣，使い捨て手袋着用
　専用器具の使用
3 専用白衣，使い捨て手袋着用
　専用器具の使用
　調理時以外は魚介専用冷蔵庫に保管（5℃以下）
　作業終了後，手洗いは 2 回洗浄・消毒する
4 作業終了後，手洗いは 2 回洗浄・消毒する
6
7 加熱温度と時間の管理（75℃・1 分間以上）
10 消毒済み器具の使用
8 野菜下処理専用シンクで洗浄
　野菜下処理専用器具の使用
11 料理保管用専用温蔵庫に保管（65℃以上）
12 手洗いは 2 回洗浄・消毒する
　清潔な白衣，使い捨て手袋，マスク着用
　消毒済み盛りつけ器具の使用
　喫食までの管理（65℃以上，2 時間以内）

さけのムニエル
チキンピカタ

| 焼き物 | 主菜 | 魚肉 |

食品名	正味重量(g)	調味(%)
A さけのムニエル		
さけ	80	
塩, こしょう	0.6, 0.01	0.7
小麦粉, 油, バター	4, 2, 2	5, 5
トマトフォンデュー		
トマト	60	
たまねぎ	15	
にんにく	1.5	
油	0.7	たまねぎ, にんにくの4
水, ローリエ	15, 1/30枚	
塩, こしょう	0.6, 0.01	全体の0.8
B チキンピカタ		
鶏肉 (胸肉)	80	
塩, こしょう	0.6, 0.01	0.7
白ワイン	2	
小麦粉	4	肉の5
卵, 粉チーズ	20, 5	
油 (バター)	5	

作業工程

```
A
1 魚の下処理
        B
    2 肉の下処理
       3 割 卵
4 衣つけ  4 衣つけ
            A
         5 野菜の下処理
         6 ソースをつくる
7 焼 く
8 保 温
9 盛りつけ
```

下 調 理

A〈さけ〉 洗って水をきり, 両面に塩, こしょうをふり, 約30分下味をする.
〈トマト〉 湯むきして種を除き, 粗く切る.
〈たまねぎ, にんにく〉 みじん切りにする.
B〈鶏肉〉 観音開きにして, ワイン, 塩, こしょうを両面にふり, 約30分下味をする.
〈卵〉 1個ずつ割り鮮度を確認し, ほぐして粉チーズを混ぜる.

調理手順

A① さけは水気をふいて小麦粉をまぶす.
② フライパンに油を熱し, 両面に軽く焼き色をつける.
③ 油をぬった天板にさけを並べ, オーブンで焼く. 途中1〜2回, 溶かしバターをかける.
④ ソースはたまねぎ, にんにくを炒めてトマト, ローリエ, 水を加え, 煮込んで調味する.
⑤ 皿にさけを盛り, ソースをかける.
B① フライパンに油を熱し, 鶏肉に小麦粉をまぶし, 衣をつけて両面に焼き色をつける.
② 油をぬった天板に①を並べ, オーブンで焼く.
③ 皿に鶏肉を盛る.

調理の標準化 (ポイント) と応用

　ムニエルの小麦粉は, さけの水気をふいて焼く直前にまぶし, 余分な粉は落とす. 小麦粉やピカタの衣は全体量を少量ずつ分けて用いると過不足なく無駄なく使える. オーブン設定温度は200〜250℃. ムニエルは下焼きをしないで天板にのせ, 油を噴霧して焼く方法もある.

調理機器

フライパン ムニエル, ピカタの下焼き. **オーブン** ムニエル, ピカタを焼く. **ソースパン** ソースをつくる.

管理基準と管理の方法

1 専用白衣, 使い捨て手袋着用
2 専用器具の使用
　魚：魚介専用シンク使用, 流水で洗う
　　　洗浄水のはねなどによる二次汚染の防止
　　　調理時以外は魚介専用冷蔵庫に保管(5℃以下)
　肉：調理時以外は食肉専用冷蔵庫に保管(10℃以下)
　作業終了後, 手洗いは2回洗浄・消毒する
3 卵の鮮度の確認
　卵殻, 卵液による二次汚染の防止(下処理室で割卵)
　下処理専用器具の使用
　調理時以外は原材料保管専用冷蔵庫に保管(10℃以下)
　作業終了後, 手洗いは2回洗浄・消毒する
4 専用白衣, 使い捨て手袋着用
　専用器具の使用
　調理時以外は魚介(食肉)専用冷蔵庫5℃以下(10℃以下)に保管
　作業終了後, 手洗いは2回洗浄・消毒する
5 野菜下処理専用シンクで洗浄
　野菜下処理専用器具の使用
6 加熱温度と時間の管理(75℃・1分間以上)
7 消毒済み器具の使用
8 喫食までの管理(65℃以上, 2時間以内)
9 手洗いは2回洗浄・消毒する
　清潔な白衣, 使い捨て手袋, マスク着用
　消毒済み盛りつけ器具の使用

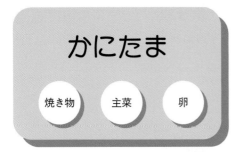

かにたま

焼き物　主菜　卵

食品名	正味重量(g)	調味(%)
卵	90	
塩	0.3	0.3
かに（缶）	20	
酒	2	
たけのこ（水煮）	10	
乾しいたけ	1	
長ねぎ	10	
グリンピース（缶）	5	
油	8	全材料の6
塩	0.2	具の0.5
甘酢あん		
スープ（スープの素）	70(0.4)	水の0.5 スープの塩分
しょうゆ	3.8	1.2
しょうが汁	0.5	
砂糖	2.8	〃4
酢	4.2	〃6
かたくり粉	4.2	〃6

作業工程

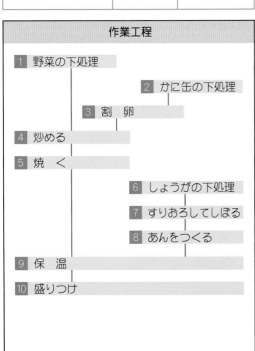

1. 野菜の下処理
2. かに缶の下処理
3. 割　卵
4. 炒める
5. 焼　く
6. しょうがの下処理
7. すりおろしてしぼる
8. あんをつくる
9. 保　温
10. 盛りつけ

下 調 理

〈卵〉１個ずつ割り鮮度を確認し，ほぐす．〈かに〉軟骨を除いてほぐし，酒をふり，卵に加えて塩で調味する．〈たけのこ〉せん切りにする．〈乾しいたけ〉もどして石づきを取り，薄切りにする．〈長ねぎ〉粗みじんにする．〈グリンピース（缶）〉汁をきる．〈スープ〉スープの素を溶かす．〈しょうが〉すりおろしてしぼる．〈かたくり粉〉３倍重量の水で溶く．

調理手順

① 中華鍋に少量の油を熱し，長ねぎ，しいたけ，たけのこの順に炒め，塩で調味する．
② ①に残りの油を加え，卵液とグリンピースを入れて中華べらで撹拌しながら半熟状にする．
③ オーブンシートを敷いた天板に②を流し入れ，天板をたたき空気を抜く．
④ オーブンで約15分焼く．
⑤ 甘酢あんは，スープにしょうゆと砂糖を合わせて加熱し，沸騰したら水溶きかたくり粉を加えとろみをつける．酢としょうが汁を加えて火を止める．
⑥ ④を人数分に切り分け，器に盛り，⑤の甘酢あんをかける．

調理の標準化（ポイント）と応用

　１天板当たりの食数（12～25食）ずつ中華鍋で半熟状にする．卵，具はおのおの１天板ずつに分けておく．オーブン設定温度は150～200℃．スチームコンベクションオーブンを使用する場合は，コンビモードで加熱する．半熟の程度により，加熱時間は異なる．７分熟程度がおいしい料理であるが，給食では衛生上完全に火を通す必要がある．冷凍のかにを使用する場合は衛生上，生鮮魚介の取り扱いとする．
　鶏ひき肉，牛・豚こま肉を具とした卵焼きもよい．あんは食べやすくするために必要．

調理機器

中華鍋　卵を半熟状にする．
オーブン，スチームコンベクションオーブン　かにたまを焼く．

管理基準と管理の方法

1. 野菜下処理専用シンクで洗浄
野菜下処理専用器具の使用
3. 卵の鮮度の確認
卵殻，卵液による二次汚染の防止（下処理室で割卵）
下処理専用器具の使用
調理時以外は原材料保管専用冷蔵庫に保管（10℃以下）
作業終了後，手洗いは２回洗浄・消毒する
5. 加熱温度と時間の管理（75℃・１分間以上）
消毒済み器具の使用
6. 生食野菜専用シンクで洗浄・消毒（次亜塩素酸Na 200 mg/L 5分，または100 mg/L 10分）
消毒済み専用器具の使用
7. 手洗いは２回洗浄・消毒する
清潔な白衣，使い捨て手袋，マスク着用
消毒済み器具の使用
8. 加熱温度と時間の管理（75℃・１分間以上）
消毒済み器具の使用
9. 喫食までの管理（65℃以上，２時間以内）
10. 手洗いは２回洗浄・消毒する
清潔な白衣，使い捨て手袋，マスク着用
消毒済み盛りつけ器具の使用

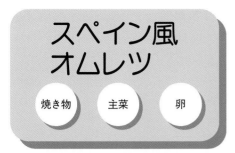

スペイン風オムレツ

焼き物　主菜　卵

食品名	正味重量(g)	調味(%)
卵	75	
塩	0.4	0.5
ベーコン	20	
たまねぎ	20	
じゃがいも	40	
塩	0.4	たまねぎ，じゃがいもの0.6
こしょう	0.02	
油	5.4	卵，たまねぎ，じゃがいもの4
トマト	40	
ピーマン	10	
油	0.4	ピーマンの4
即席トマトソース		
トマト(缶・ホール)	20	
ケチャップ	20	
ウスターソース	2	
ワイン	1	

下調理

〈卵〉 1個ずつ割り鮮度を確認し，ほぐす.
〈ベーコン〉 1 cm角に切る.
〈たまねぎ〉 1 cm角に切る.
〈じゃがいも〉 1 cm角に切って水にさらし，かためにゆでる.
〈トマト〉 湯むきして種を除き，粗くざく切りにする.
〈ピーマン〉 1 cm角に切り，炒める.
〈トマト(缶)〉 種を除き，粗くきざむ.

調理手順

① 中華鍋に半量の油を熱し，ベーコン，たまねぎを炒める.
② ①にじゃがいもを加え，さっと炒めて塩，こしょうで調味する.
③ ②に残りの油を加え，卵を加えて半熟状にする.
④ ③にトマトとピーマンを混ぜ合わせる.
⑤ 油をぬった天板に流し入れ，天板をたたき空気を抜く.
⑥ オーブンで約15分焼く.
⑦ 即席トマトソースはトマトとケチャップを鍋に入れ，酸味がとぶまで加熱し，ワイン，ウスターソースを加え，濃度がつくまで煮込む.
⑧ ⑥を人数分に切り分け，器に盛り，ソースをかける.

調理の標準化（ポイント）と応用

　1天板当たりの食数ずつ中華鍋で半熟状にする. 卵，具はおのおの1天板ずつに分けておく. オーブンの設定温度は150〜200℃. 半熟の程度により加熱時間は異なる.
　油の一部をバターにすると風味がよい. 具は牛ひき肉，グリーンアスパラガス，スイートコーン(ホール)，ほうれんそう，プロセスチーズもよい.

調理機器

回転釜 じゃがいもをゆでる. 　**中華鍋** ピーマンを炒める，具を炒め，卵を半熟状にする. 　**オーブン** オムレツを焼く.
スチームコンベクションオーブン トマトの湯むき，オムレツを焼く.

作業工程

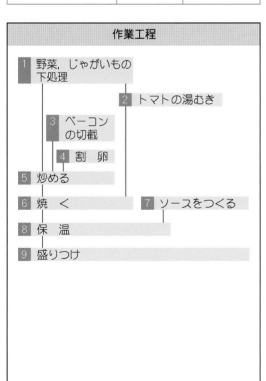

1　野菜，じゃがいもの下処理
2　トマトの湯むき
3　ベーコンの切截
4　割卵
5　炒める
6　焼く
7　ソースをつくる
8　保温
9　盛りつけ

管理基準と管理の方法

1　野菜下処理専用シンクで洗浄
　野菜下処理専用器具の使用
3　専用白衣，使い捨て手袋着用
　専用器具の使用
　調理時以外は食肉専用冷蔵庫に保管（10℃以下）
　作業終了後，手洗いは2回洗浄・消毒する
4　卵の鮮度の確認
　卵殻，卵液による二次汚染の防止（下処理室で割卵）
　下処理専用器具の使用
　調理時以外は原材料保管専用冷蔵庫に保管（10℃以下）
　作業終了後，手洗いは2回洗浄・消毒する
6　加熱温度と時間の管理（75℃・1分間以上）
　消毒済み器具の使用
7　加熱温度と時間の管理（75℃・1分間以上）
　消毒済み器具の使用
8　喫食までの管理（65℃以上，2時間以内）
9　手洗いは2回洗浄・消毒する
　清潔な白衣，使い捨て手袋，マスク着用
　消毒済み盛りつけ器具の使用

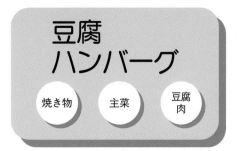

豆腐ハンバーグ

焼き物　主菜　豆腐肉

食品名	正味重量(g)	調味(%)
豆腐（木綿）	100	
豚ひき肉	50	
たまねぎ	40	
油	1.6	たまねぎの4
生しいたけ	5	
卵	5	
パン粉	5	
塩	0.9	合わせたたねの0.6
こしょう	0.03	
油	6	
だいこん	50	
大葉	1.5（1枚）	
ポン酢（卓上）		
しょうゆ	9	
砂糖	1	
みりん	2	
酢，レモン汁	4，1	
だし汁	2	

下調理

〈豆腐〉水にくぐらせ，くずして沸騰水に入れ再沸騰したらざるにとり，60％重量まで水気をきってブラストチラーで冷却し，細かくほぐす．〈たまねぎ〉みじん切りにし，炒め，ブラストチラーで冷却する．〈生しいたけ〉石づきを取り，みじん切りにする．〈卵〉1個ずつ割り鮮度を確認し，ほぐす．〈だいこん〉洗浄・消毒後，皮をむいておろし，ざるにとり，約60％まで水をきる．〈大葉〉洗浄・消毒する．〈レモン〉洗浄・消毒後，しぼる．〈だし汁〉削り節でとり，冷ます．〈ポン酢〉調味料を合わせる．

調理手順

① バットで肉を練り，豆腐，副材料，調味料を混ぜ合わせる．
② 平らにして数人分ずつ分割し，さらに1人分ずつ丸めて成形する．
③ フライパンに油を熱し，表を先に焼き，両面に焼き色をつける．
④ ハンバーグ（p.132）に準じ，オーブンで焼く．
⑤ 皿に④を盛り，右手前に大葉とだいこんおろしを添える．
⑥ ポン酢は卓上に用意する．

調理の標準化（ポイント）と応用

　豆腐のゆで加減はぎせい豆腐（p.144）と同じ．しぼり加減を標準化する．豆腐は細かくしないと均一にならない．成形手順はハンバーグ（p.132）と同じ．オーブンの設定温度は200～250℃．たねの大きさにより加熱時間は異なる．オーブンで焼いてから長時間放置すると豆腐から水分が流れ出てくるので，焼いてから供食までの時間は短いほうがおいしい．

調理機器

ソトワール　たまねぎを炒める．　**回転釜**　豆腐をゆでる．
ブラストチラー　豆腐，たまねぎを冷ます．
フライパン　ハンバーグの下焼き．　**オーブン**　ハンバーグを焼く．
合成調理機　だいこんをおろす．

作業工程

1. 豆腐の洗浄・水きり
2. ゆでる
3. 水きり，冷却
7. 割卵
8. たねの混合・成形
4. たまねぎの下処理
5. 炒める
6. 冷却
9. 野菜，レモンの洗浄・消毒
10. だいこんをおろすレモンをしぼる
11. 焼く
13. 保温
12. 調味液を合わせる
14. 盛りつけ

管理基準と管理の方法

1. 下処理室で行い，水切り水による二次汚染を防止
下処理専用器具の使用
作業終了後，手洗いは2回洗浄・消毒する
3. 冷却時間と温度の管理（30分以内に20℃付近，または60分以内に10℃付近まで冷却）
ゆでた後は消毒済み器具を使用
4. 野菜下処理専用シンクで洗浄
野菜下処理専用器具の使用
6. 冷却時間と温度の管理（30分以内に20℃付近，または60分以内に10℃付近まで冷却）
7. 卵：　卵の鮮度の確認
8. 卵殻，卵液による二次汚染の防止（下処理室で割卵）
下処理専用器具の使用
調理時以外は原材料保管専用冷蔵庫に保管（10℃以下）
たね：専用白衣，使い捨て手袋着用
専用器具の使用
調理時以外は食肉専用冷蔵庫に保管（10℃以下）
作業終了後，手洗いは2回洗浄・消毒する
9. 生食野菜専用シンクで洗浄・消毒（次亜塩素酸Na 200 mg/L 5分，または100 mg/L 10分）
消毒済み専用器具の使用
5. 加熱温度と時間の管理（75℃・1分間以上）
11. 消毒済み器具の使用
13. 喫食までの管理（65℃以上，2時間以内）
10. 手洗いは2回洗浄・消毒する
12. 清潔な白衣，使い捨て手袋，マスク着用
14. 消毒済み器具の使用
だいこんなど：喫食までの管理（10℃以下，2時間以内）

豆腐とじゃがいも のグラタン

焼き物 ・ 主菜 ・ 豆腐 野菜

食品名	正味重量(g)	調味(%)
豆腐（木綿）	130	
たまねぎ	35	
じゃがいも	25	
ベーコン	20	
油	1.4	たまねぎの4
塩	1.1	豆腐(60%), たまねぎ, じゃがいもの0.8
こしょう	0.02	
ホワイトソース		
小麦粉	5	
バター	5	
牛乳	50	
ローリエ	1/20 枚	
エダムチーズ	15	
パン粉	3	
パセリ	0.2	

下調理

〈豆腐〉水をくぐらせ，粗くくずして沸騰水に入れ，再沸騰したらざるにとり，60％重量まで水けをきって，細かくほぐす．
〈たまねぎ〉みじん切りにする．
〈じゃがいも〉1 cm 角に切り，かためにゆでる．
〈ベーコン〉1 cm 角に切る．
〈ソース〉小麦粉とバターを合わせて130℃まで炒め，粗熱をとり，温めた牛乳を加え，よく撹拌しながら約30分煮る．
〈パセリ〉洗浄・消毒後，みじん切りにし水にさらししぼる．

調理手順

① ソトワールに油を熱し，たまねぎ，ベーコンを炒める．
② ①にじゃがいもを加え，さっと炒めて塩，こしょうで調味する．
③ ②に豆腐，ホワイトソースを加え，混ぜ合わせる．
④ 油をぬった天板に③を流し入れ，平らにし，上にパン粉，チーズをふる．
⑤ ④をオーブンで焼き，仕上げにパセリをふる．
⑥ 人数分に切り分け器に盛る．

調理の標準化（ポイント）と応用

　ホワイトソースの作り方は p.67 参照．豆腐のゆで加減はぎせい豆腐（p.144）と同じ．

調理機器

ソトワール1　ソースをつくる．
ソトワール2　具を炒める，ソースを合わせる．
回転釜　豆腐をゆでる．
スチームコンベクションオーブン　じゃがいもを蒸す，グラタンを焼く．

作業工程

1 豆腐の洗浄・水切り　2 たまねぎの下処理　4 じゃがいもの下処理
5 ゆでる　3 ベーコンの切截
6 水切り　7 炒める　8 ゆでる
9 ホワイトソースをつくる
10 合わせて焼く
11 パセリの洗浄
13 保温　12 切截
14 盛りつけ

管理基準と管理の方法

1 下処理室で行い，水切り水による二次汚染を防止
　下処理専用器具の使用
　作業終了後，手洗いは2回洗浄・消毒する
2 野菜下処理専用シンクで洗浄
4 野菜下処理専用器具の使用
3 専用白衣，使い捨て手袋着用
　専用器具の使用
　調理時以外は食肉専用冷蔵庫に保管（10℃以下）
　作業終了後，手洗いは2回洗浄・消毒する
5 加熱温度と時間の管理（75℃・1分間以上）
6 消毒済み器具の使用
　ゆでた後は消毒済み器具を使用
7 加熱温度と時間の管理（75℃・1分間以上）
8 9 消毒済み器具の使用
10 手洗いは2回洗浄・消毒する
　清潔な白衣，使い捨て手袋，マスク着用
　消毒済み器具の使用
　加熱温度と時間の管理（75℃・1分間以上）
11 生食野菜専用シンクで洗浄・消毒（次亜塩素酸 Na 200 mg/L，5分または100 mg/L 10分）
　消毒済み専用器具の使用
13 喫食までの管理（65℃以上，2時間以内）
12 手洗いは2回洗浄・消毒する
14 清潔な白衣，使い捨て手袋，マスク着用
　消毒済み器具の使用

ぎせい豆腐

焼き物　主菜　豆腐

食品名	正味重量(g)	調味(%)
豆腐（木綿）	150	
卵	50	
にんじん	10	
さやえんどう	10	
乾しいたけ	1	
油	6.2	さやえんどう以外の4
だし汁	20	
砂糖	9.3	全材料の5
しょうゆ	5.6	〟塩分1
塩	0.93	

下調理

〈豆腐〉水をくぐらせ，くずして沸騰水に入れ再沸騰したらざるにとる．60％重量まで水気をしぼり，細かくほぐす．
〈卵〉1個ずつ割り鮮度を確認し，ほぐす．
〈にんじん〉3cmの長さのせん切りにし，ゆでる．
〈さやえんどう〉筋を取り，塩1％の沸騰水でゆでて冷水にとり，せん切りにする．
〈乾しいたけ〉もどして石づきを取り，せん切りにする．
〈だし汁〉削り節でとる．

調理手順

① 中華鍋に油を熱し，にんじん，しいたけ，豆腐を炒める．
② ①にだし汁を加え，砂糖，塩，しょうゆで調味する．
③ ②に溶き卵を加え，半熟状にし，油をぬった天板に流し入れ，さやえんどうを散らす．
④ オーブンで焼き，人数分に切り分けて器に盛る．

調理の標準化（ポイント）と応用

豆腐は粗くくずし沸騰水で1分ゆで，平らなざるに放置するとはじめの重量の60〜70％になる（60分後）．豆腐のしぼり加減はふきんに入れてしぼると調節できる．だし汁の量はこの豆腐のしぼり加減により調整する．調味％は豆腐のしぼり上がりの重量，具，だし汁の合計量に対する％である．1天板約16〜24食，材料はおのおの1天板単位に分けておく．オーブンの設置温度は180〜220℃．
鶏ひき肉を入れるとおいしい．

調理機器

鍋または回転釜　豆腐をゆでる．　**中華鍋**　具を炒める．
オーブン　ぎせい豆腐を焼く．

作業工程

1 豆腐の洗浄・水きり
2 野菜，乾しいたけの下処理
3 さやえんどうをゆでる・冷却
4 切截
5 ゆでる
6 割卵
7 水きり
8 炒め合わせる
9 焼く
10 保温
11 盛りつけ

管理基準と管理の方法

1 下処理室で行い，水切り水による二次汚染を防止
下処理専用器具の使用
作業終了後，手洗いは2回洗浄・消毒する
2 野菜下処理専用シンクで洗浄
野菜下処理専用器具の使用
3 加熱温度と時間の管理（75℃・1分間以上）
消毒済み器具の使用
ゆでた後は消毒済み器具を使用
5 消毒済み専用器具の使用
7 二次汚染の防止
冷却時間と温度の管理（30分以内に20℃付近，または60分以内に10℃付近まで冷却）
6 卵の鮮度の確認
卵殻，卵液による二次汚染の防止（下処理室で割卵）
下処理専用器具の使用
調理時以外は原材料保管専用冷蔵庫に保管（10℃以下）
作業終了後，手洗いは2回洗浄・消毒する
9 加熱温度と時間の管理（75℃・1分間以上）
消毒済み器具の使用
10 喫食までの管理（65℃以上，2時間以内）
11 手洗いは2回洗浄・消毒する
清潔な白衣，使い捨て手袋，マスク着用
消毒済み盛りつけ器具の使用

みそ漬け豚の
やわらかソテー

| 焼き物 | 主菜 | 肉 |

食 品 名	正味重量(g)	調味(%)
豚肩ロース（切身）	70	
みそ床		
米みそ・赤色辛みそ	8.5	肉の塩分1.2
キウイフルーツ	28〜35	肉の40〜50
サラダ油	3	
サラダ菜，クレソン など	適宜	

作業工程

1 キウイフルーツを ピュレ状にする	2 みそ床をつくる

3 混ぜ合わせる

4 豚肉を漬ける

5 フライパンで焦げ目をつける

6 オーブンで焼く

7 保　温

8 盛りつけ

下 調 理

〈キウイフルーツ〉皮をむいてすりおろしてピュレ状にする．
〈みそ床〉キウイフルーツにみそをよく混ぜ合わせる．
〈豚肉〉みそ床に30〜40分漬け込む．

調理手順

① フライパンに油を熱し，みそを除いた豚の両面をこげ目がつく程度に焼く．
② ①をクッキングシートを敷いたホテルパンに並べ，スチームコンベクションオーブン180℃〜220℃で3〜5分（芯温75℃・1分間）加熱する．
③ 器に盛り，サラダ菜，クレソンなどを添える．

調理の標準化（ポイント）と応用

　キウイフルーツは皮をむいてフードプロセッサー，スピードカッターなどでピュレ状にする．
　フライパンでこげ目をつけるときは，こげやすいのでフッ素加工のフライパンがよい．
　スチームコンベクションオーブンは機種により，熱伝達性が異なるので設定温度を調整する．
　焼きたてを提供できるように喫食時間に合わせて調理作業計画を立てる．
　肉は1回の加熱量単位（食数）に分けて浸漬する．
　キウイフルーツ中のたんぱく質分解酵素を利用して豚肉をやわらかくするので，喫食対象者，嗜好などを考慮して，キウイフルーツの量（豚肉に対して20〜50％）漬け込み時間（30〜90分）を調整する．

調理機器

フードプロセッサー　キウイフルーツをピュレする．
バット　みそ床をつくる．豚肉を漬け込む．
フライパン　豚肉にこげ目をつける．
スチームコンベクションオーブン　豚肉を焼く．

管理基準と管理の方法

1 野菜下処理専用シンクで洗浄
　野菜下処理専用器具の使用
　下処理室で行い，水切り水による二次汚染を防止
2 専用白衣，使い捨て手袋着用
3 専用器具の使用
4 調理時以外は食肉専用冷蔵庫に保管（10℃以下）
　作業終了後，手洗いは2回洗浄・消毒する
5 加熱温度と時間の管理（75℃・1分間以上）
6 消毒済み器具の使用
　清潔な白衣，使い捨て手袋，マスク着用
7 喫食までの管理（料理保管用専用温蔵庫に保管，65℃以上，2時間以内の喫食．室温なら，30分以内の喫食）
8 手洗いは2回洗浄・消毒する
　清潔な白衣，使い捨て手袋，マスク着用
　消毒済み盛りつけ器具の使用
　喫食までの管理（65℃以上，2時間以内）

牛肉とピーマン のせん切り炒め

炒め物　主菜　肉

食品名	正味重量(g)	調味(%)
牛肉	70	
酒	2	
しょうゆ	2.1	塩分0.5
しょうが汁	2	
かたくり粉	3.5	肉の5
油（吸油）	3.5	〃5
たけのこ（水煮）	20	
たまねぎ	20	
長ねぎ	10	
しょうが	2	
油	1.6	} 野菜の4
ごま油	0.5	
ピーマン	30	
油	1.2	ピーマンの4
しょうゆ	5	野菜の塩分1
砂糖	0.4	野菜の0.5
こしょう	0.03	

作業工程

1 肉の下処理

　　　　2 野菜の下処理

3 油通し

4 炒める

5 保温

6 盛りつけ

下調理

〈牛肉〉線維にそって5cm長さのせん切りにし，しょうが汁，酒，しょうゆの調味液に漬け，約30分下味をし，かたくり粉をまぶし160℃の油で油通しをする．
〈下味用のしょうが〉すりおろしてしぼる．
〈たけのこ〉繊維にそって5cm長さのせん切りにする．
〈たまねぎ〉縦半分に切り，薄切りにする．
〈長ねぎ〉みじん切りにする．
〈しょうが〉みじん切りにする．
〈ピーマン〉縦にせん切りにし，炒めておく．

調理手順

① 回転釜に油を熱し，しょうが，ねぎを低温の油で炒め，香りをだす．
　　たまねぎ，たけのこを加えて炒め，調味する．
② 肉を加え，ごま油を混ぜて火を止める．
③ 器に盛る直前にピーマンを混ぜる．

調理の標準化（ポイント）と応用

　肉の油通しは，高温ではくっつくので中温が適当（p.66参照）．揚げすぎると肉がかたくなる．肉は線維にそって切ると丸まらず，ちぎれない．野菜は炒めすぎると歯ざわりが悪くなるので，高温で短時間に仕上げるのが要点で，炒める1回量を少なくする．この場合，1回に炒める野菜の量に合わせて牛肉，ピーマンの量も分けておく．ピーマンは熱が加わると変色するので，盛りつける直前に炒めて混ぜる．
　肉は豚肉でもよい．野菜はほかににんにくの芽(茎)，ザーサイ，しいたけ，きくらげ，赤（黄）ピーマンもよい．すべての材料の切り方を片にしてもよい．

調理機器

中華鍋またはフライヤー　肉の油通し．　**中華鍋**　ピーマンを炒める．
回転釜　全体を炒め合わせる．

管理基準と管理の方法

1 専用白衣，使い捨て手袋着用
　専用器具の使用
　調理時以外は食肉専用冷蔵庫に保管（10℃以下）
　作業終了後，手洗いは2回洗浄・消毒する
2 野菜下処理専用シンクで洗浄
　野菜下処理専用器具の使用
4 加熱温度と時間の管理（75℃・1分間以上）
　消毒済み器具の使用
5 喫食までの管理（65℃以上，2時間以内）
6 手洗いは2回洗浄・消毒する
　清潔な白衣，使い捨て手袋，マスク着用
　消毒済み盛りつけ器具の使用

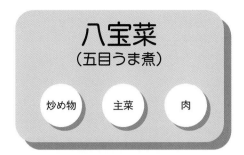

八宝菜
（五目うま煮）

炒め物　　主菜　　肉

食品名	正味重量(g)	調味(%)
豚肉（薄切り）	40	
しょうが汁，酒	0.5，1	
しょうゆ	1.2	塩分0.5
いか（冷凍），塩	30，0.2	いかの0.5
酒，かたくり粉	0.3，2.4	〃1，8
はくさい	80	
にんじん	20	
たけのこ（水煮）	20	
乾しいたけ	2	
うずら卵（缶）	20	
さやえんどう	10	
長ねぎ	5	
しょうが	1	
油	7	肉と野菜の4
スープ（スープの素）	30(1)	野菜とスープの塩分1
塩，しょうゆ	0.9，1.2	
酒，砂糖	1，1	
ごま油，かたくり粉	1，1.8	

下調理

〈豚肉〉一口大に切り，調味液を加え下味をする．〈下味用のしょうが〉すりおろしてしぼる．〈いか〉裏側に斜め格子の切れ目を入れ，ひし形に切り，下味後，かたくり粉をまぶしてゆでる．〈はくさい〉茎はそぎ切りにし，葉はざく切りにする．〈にんじん・たけのこ〉短冊に切る．〈乾しいたけ〉もどして石づきを取り，そぎ切りにする．〈うずら卵（缶）〉汁をきる．〈さやえんどう〉筋を取り，塩1％の沸騰水でゆで，冷水にとる．〈長ねぎ・しょうが〉みじん切りにする．〈スープ〉スープの素を溶かし，温める．〈かたくり粉〉3倍重量の水で溶く．

調理手順

① 回転釜に油を熱し，肉を炒めてとり出す．
② 回転釜に油を熱し，しょうが，ねぎを低温で炒め，香りをだし，にんじん，しいたけ，たけのこ，はくさいの順に炒める．
③ スープを加えてひと煮立ちしたら調味し，水溶きかたくり粉を加え，沸騰したら①の豚肉といかを加え，ごま油を混ぜて火を止める．
④ ③にうずら卵，さやえんどうを加えて器に盛る．

調理の標準化（ポイント）と応用

短時間で仕上げる．炒め時間が長くなると材料の歯ざわりが悪くなり，野菜からの放水量も多く，出来上がりの味に影響する．1回に炒める分量を少なくする．スープは熱いものを加え，調味も短時間で仕上げる．いかは長く煮るとかたくなるので最後に加える．さやえんどうは仕上がりに混ぜて色よく仕上げる．

水溶きかたくり粉は2～3回に分けて入れるとだまになりにくい．

ご飯にかけるとうま煮どんぶり（中華丼），焼きそばにかけるとあんかけ焼きそばになる．きくらげ，チンゲンサイを加えてもよい．

調理機器

鍋　いか，さやえんどうをゆでる．　寸胴鍋　スープをとる．
回転釜　肉を炒める，全体を炒める．

作業工程

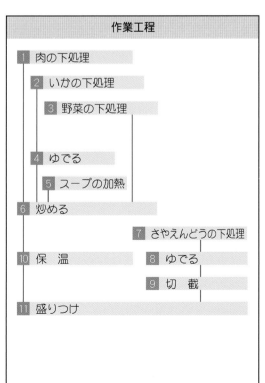

1 肉の下処理
2 いかの下処理
3 野菜の下処理
4 ゆでる
5 スープの加熱
6 炒める
7 さやえんどうの下処理
10 保温
8 ゆでる
9 切截
11 盛りつけ

管理基準と管理の方法

1　専用白衣，使い捨て手袋着用
　専用器具の使用
　調理時以外は食肉専用冷蔵庫に保管（10℃以下）
　作業終了後，手洗いは2回洗浄・消毒する
2　専用白衣，使い捨て手袋着用
　魚介専用シンク使用，流水で洗う
　洗浄水のはねなどによる二次汚染の防止
　専用器具の使用
　調理時以外は魚介専用冷蔵庫に保管（5℃以下）
　作業終了後，手洗いは2回洗浄・消毒する
3　野菜下処理専用シンクで洗浄
7　野菜下処理専用器具の使用
4　加熱温度と時間の管理（75℃・1分間以上）
8　消毒済み器具の使用
　ゆでた後は消毒済み器具を使用
5　加熱温度と時間の管理（75℃・1分間以上）
6　消毒済み器具の使用
10　喫食までの管理（65℃以上，2時間以内）
9　手洗いは2回洗浄・消毒する
11　清潔な白衣，使い捨て手袋，マスク着用
　消毒済み器具の使用

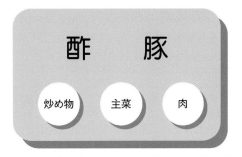

酢　豚

(炒め物)　(主菜)　(肉)

食品名	正味重量(g)	調味(%)
豚肉（角切り）	70	
しょうが汁	0.5	
酒	1	
しょうゆ	2.1	塩分 0.5
かたくり粉	6	8
油（吸油）	6	8
たまねぎ	50	
にんじん	30	
たけのこ（水煮）	20	
乾しいたけ	2	
油	4.2	野菜の 4
ピーマン，油	20，0.8	ピーマンの 4
塩，こしょう	0.1，0.01	〃 0.5
スープ（スープの素）	40(0.5)　⎫	ピーマンを除く野菜とスープの塩分1
しょうゆ	6　　　⎬	
砂糖	7.5	糖分 5
ケチャップ	6	
酢，かたくり粉	5，　3	

下調理

〈豚肉〉調味液を加え，約30分下味をする．
〈しょうが〉すりおろしてしぼる．
〈たまねぎ〉くし形に切る．
〈にんじん〉乱切りにし，ゆでる．
〈たけのこ〉乱切りにする．
〈乾しいたけ〉もどして石づきを取り，そぎ切りにする．
〈ピーマン〉乱切りにし，油で炒めて調味する．
〈ケチャップ〉ひと煮立ちさせ酸味をとばし，調味料を合わせ温める．
〈かたくり粉〉3倍重量の水で溶く．

調理手順

① 豚肉は，1回に炒める食数に分けて，かたくり粉をまぶして揚げる．
② 回転釜に油を熱し，たまねぎ，しいたけ，たけのこ，にんじんの順に炒める．
③ ②に合わせ調味料を入れ，ひと煮立ちしたら水溶きかたくり粉を加え，沸騰したら酢を加えて火を止める．
④ 最後に①の豚肉を加え，全体を混ぜ合わせる．
⑤ 器に盛る直前にピーマンを混ぜるか，上に飾るように盛る．

調理の標準化（ポイント）と応用

　材料は1回に炒める量に分けておく．調味料は合わせて温めておき，短時間で仕上げる．1回に炒める量を少なくし，1回量に合わせて豚肉を揚げると，肉も熱く仕上がり，作業能率もよい．
　豚肉を鶏肉，白身魚に代えてもよい．パイナップルを加えると甘味と酸味が加わる．給食では素揚げのじゃがいもを用いることもある．

調理機器

フライヤー　豚肉を揚げる．　　**鍋**　にんじんをゆでる．
中華鍋　ピーマンを炒める．　　**回転釜**　全体を炒める

作業工程

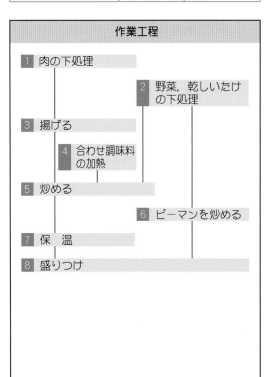

1 肉の下処理
2 野菜，乾しいたけの下処理
3 揚げる
4 合わせ調味料の加熱
5 炒める
6 ピーマンを炒める
7 保温
8 盛りつけ

管理基準と管理の方法

1 専用白衣，使い捨て手袋着用
　専用器具の使用
　調理時以外は食肉専用冷蔵庫に保管（10℃以下）
　作業終了後，手洗いは2回洗浄・消毒する
2 野菜下処理専用シンクで洗浄
　野菜下処理専用器具の使用
3 揚げ油の品質確認（酸価の測定等）
　加熱温度と時間の管理（75℃・1分間以上）
　消毒済み器具の使用
5 加熱温度と時間の管理（75℃・1分間以上）
6 消毒済み器具の使用
7 喫食までの管理（65℃以上，2時間以内）
8 手洗いは2回洗浄・消毒する
　清潔な白衣，使い捨て手袋，マスク着用
　消毒済み盛りつけ器具の使用

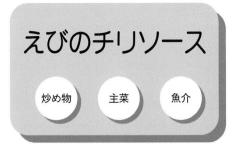

えびのチリソース

炒め物 　 主菜 　 魚介

食品名	正味重量(g)	調味(%)
えび	80	
酒	2	3
塩	0.5	塩分0.6
こしょう	0.02	
かたくり粉	2	
油	7	
ほうれんそう	40	
長ねぎ	15	
にんにく	2	
しょうが	1	
油	2	
トウバンジャン	1.3	えびとスープの塩分0.2
調味液		
ケチャップ	11	〃0.3
塩	0.3	〃0.2
酒	9	〃7
砂糖	1.9	〃糖分1
酢	0.7	〃0.5
かたくり粉, 水	1.9, 24	

下調理

〈えび〉下処理し，少量のかたくり粉（分量外）でもみ，水洗いをする．よく水気をきり，下味の調味料に漬ける．

〈ほうれんそう〉5cmに切って洗浄し，ゆでて水にとり水気をしぼる．

〈長ねぎ・にんにく・しょうが〉みじん切りにする．

〈調味液〉ケチャップ，塩，酒，砂糖，酢，かたくり粉，水を合わせておく．

調理手順

① 鍋に油を熱し，長ねぎ，にんにく，しょうがをこがさないように炒め，トウバンジャンを入れる．

② えびにかたくり粉をつけ油通しする（170℃）．

③ ①にえびを加え，調味液を入れてからめる．

④ 器に盛り，ゆでたほうれんそうを添える．

調理の標準化（ポイント）と応用

　ほうれんそうは少量調理のゆで時間内にゆで水が再沸騰することができるゆで水の量とゆで水に対する投入割合を決める．えびは加熱しすぎるとかたくなるので，1回に炒める量は短時間で炒めることができる量とする．えびの代わりに他の魚介類で代用できる．

調理機器

回転釜　ほうれんそうをゆでる．　**ブレージングパン**　炒める．
中華鍋またはフライヤー　えびの油通し．

作業工程

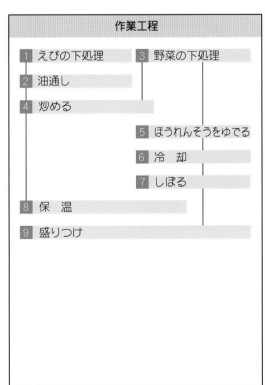

1 えびの下処理　　3 野菜の下処理

2 油通し

4 炒める

　　　　　5 ほうれんそうをゆでる

　　　　　6 冷却

　　　　　7 しぼる

8 保温

9 盛りつけ

管理基準と管理の方法

1 専用白衣，使い捨て手袋着用
　魚介専用シンク使用，流水で洗う
　洗浄水のはねなどによる二次汚染の防止
　専用器具の使用
　調理時以外は魚介専用冷蔵庫に保管(5℃以下)
　作業終了後，手洗いは2回洗浄・消毒する

3 野菜下処理専用シンクで洗浄
　野菜下処理専用器具の使用

4 加熱温度と時間の管理(75℃・1分間以上)
　消毒済み器具の使用

5 加熱温度と時間の管理(75℃・1分間以上)

6 飲用水で冷却または急速冷却(30分以内に20℃付近，または60分以内に10℃付近まで冷却)
　二次汚染の防止
　ゆでた後は消毒済み器具を使用

7 手洗いは2回洗浄・消毒する
　清潔な白衣，使い捨て手袋，マスク着用
　消毒済み専用器具の使用
　料理保管用専用冷蔵庫に保管(10℃以下)

8 料理保管用専用温蔵庫に保管(65℃以上)

9 手洗いは2回洗浄・消毒する
　清潔な白衣，使い捨て手袋，マスク着用
　消毒済み盛りつけ器具の使用
　喫食までの管理(65℃以上，2時間以内)

麻婆豆腐

炒め物	主菜	豆腐

食品名	正味重量(g)	調味(%)
豆腐（木綿）	150	
豚ひき肉	40	
長ねぎ	5	
にんにく	1	
しょうが	1	
油	1.6	肉の4
合わせ調味料		
スープ(スープの素)	40(0.8)	出来上がり量の
しょうゆ	9	塩分1
酒	2	
砂糖	0.4	糖分0.2
トウバンジャン	1.5	
かたくり粉	1.5	
ごま油	0.5	

下調理

〈豆腐〉水にくぐらせ，水きりして1.5cmのさいの目に切る．
〈長ねぎ・にんにく・しょうが〉みじん切りにする．
〈スープ〉スープの素を溶かし，調味料を混ぜ合わせて温める．
〈かたくり粉〉3倍重量の水で溶く．

調理手順

① 豆腐はたっぷりの沸騰水に入れ，再沸騰させて中心部まで火を通す．
② 回転釜に油を熱し，こがさないようにトウバンジャン，にんにく，しょうがを炒めて，さらに肉を炒め，最後にねぎを加える．
③ ②に合わせ調味料を加え，ひと煮立ちさせ，①の豆腐を加え，沸騰したら水溶きかたくり粉を加え，ごま油を混ぜて火を止める．

調理の標準化（ポイント）と応用

　豆腐は中心部まで完全に火を通す．ざるにとって水気をきるとき，放置時間が長くなると脱水して豆腐がかたくなる．豆腐の水きりは出来上がりの調味に影響する．出来上がってから供食するまでの時間はできるだけ短いほうがおいしいので，30～50食単位（径48cm平鍋）に分けて，供食時間に合わせてつくる．スープの分量は出来上がりの量なので，加熱時間と蒸発量を考慮する．
　水溶きかたくり粉は2～3回に分けて入れるとだまになりにくい．
　肉はカリッと炒めるとこくがでる．豆腐は大きく切ってもおいしい．調味液にカキソースやみそを加えると，こくがでる．

調理機器

回転釜または大きい鍋　豆腐をゆでる．
回転釜　全体を炒め，煮る．　鍋　合わせ調味液をつくる．

作業工程

1 野菜の下処理
　2 肉の保管
　　3 豆腐の洗浄・水きり・切截
　　4 ゆでる
　　　5 スープの加熱
6 炒める
7 保温
8 盛りつけ

管理基準と管理の方法

1 野菜下処理専用シンクで洗浄
　野菜下処理専用器具の使用
2 専用白衣，使い捨て手袋着用
　専用器具の使用
　調理時以外は食肉専用冷蔵庫に保管（10℃以下）
　作業終了後，手洗いは2回洗浄・消毒する
3 下処理室で行い，水切り水による二次汚染を防止
　下処理専用器具の使用
　作業終了後，手洗いは2回洗浄・消毒する
4 加熱温度と時間の管理(75℃・1分間以上)
　ゆでた後は消毒済み器具を使用
5 加熱温度と時間の管理(75℃・1分間以上)
　消毒済み器具の使用
6 加熱温度と時間の管理(75℃・1分間以上)
　消毒済み器具の使用
7 喫食までの管理(65℃以上，2時間以内)
8 手洗いは2回洗浄・消毒する
　清潔な白衣，使い捨て手袋，マスク着用
　消毒済み盛りつけ器具の使用

生揚げと豚肉のみそ炒め

炒め物　主菜　豆腐

食品名	正味重量(g)	調味(%)
生揚げ	100	
豚肉（もも薄切り）	35	
酒，しょうゆ	2，1.1	塩分0.5
油	1.4	4
キャベツ	40	
たけのこ（水煮）	30	
にんじん	10	
乾しいたけ	2	
長ねぎ	20	
しょうが	2	
にんにく	0.5	
とうがらし	1/10本	
さやえんどう	8	
油	4.5	野菜の4
スープ（スープの素）	10(0.1)	野菜とスープの
赤みそ，しょうゆ	6.2，3.1	塩分1.2
砂糖，酒	1，3	
ごま油，かたくり粉	0.5，0.8	

下調理

〈生揚げ〉湯通しし，1〜1.5cm厚さのそぎ切りにする．
〈豚肉〉4cm長さに切り，調味料を加え，約30分下味をする．
〈キャベツ〉3〜4cm角に切る．〈たけのこ〉縦に薄切りにする．
〈にんじん〉短冊に切る．〈乾しいたけ〉もどして石づきを取り，そぎ切りにする．〈長ねぎ〉斜め切りにする．〈にんにく〉みじん切りにする．〈とうがらし〉種を取り除き，水でもどし，小さく切る．〈しょうが〉薄切り（またはみじん切り）にする．〈さやえんどう〉筋を取り，塩1％の沸騰水でゆで，冷水にとる．
〈スープ〉スープの素を溶かし，温める．調味料を合わせておく．〈かたくり粉〉3倍重量の水で溶く．

調理手順

① 回転釜に油を熱し，肉を炒めてとり出す．
② 回転釜に油を熱し，にんにく，しょうが，とうがらし，長ねぎを炒め，香りをだす．さらににんじん，たけのこ，しいたけ，キャベツの順に炒め，①の豚肉を加える．
③ 合わせた調味料と生揚げを加え，ひと煮立ちさせる．
④ 水溶きかたくり粉を加え，沸騰したらごま油を混ぜて火を止める．
⑤ 器に盛る直前にさやえんどうを混ぜて盛りつける．

調理の標準化（ポイント）と応用

　強火で短時間に炒めて仕上げる（野菜からの放水があるのでスープの分量は調整する）．釜の大きさ，熱源の大きさによって炒める1回量を決める．生揚げはくずれるため，最後に加え混ぜすぎない．
　生揚げと豚肉の分量は調整可能．チンゲンサイ，ピーマン，たまねぎを加えてもよい．

調理機器

鍋　にんじん，さやえんどうをゆでる．　寸胴鍋　スープをとる．
回転釜　肉を炒める，全体を炒める．

作業工程

1 生揚げの湯通し，水きり
2 肉の下処理
3 野菜の下処理
4 切截
5 スープの加熱
6 炒める
7 保温
8 さやえんどうの下処理
9 ゆでる・冷却
10 切截
11 盛りつけ

管理基準と管理の方法

1　下処理室で行い，水切り水による二次汚染を防止
4　下処理専用器具の使用
　　作業終了後，手洗いは2回洗浄・消毒する
2　専用白衣，使い捨て手袋着用
　　専用器具の使用
　　調理時以外は食肉専用冷蔵庫に保管(10℃以下)
　　作業終了後，手洗いは2回洗浄・消毒する
3　野菜下処理専用シンクで洗浄
8　野菜下処理専用器具の使用
5　加熱温度と時間の管理(75℃・1分間以上)
6　消毒済み器具の使用
7　喫食までの管理(65℃以上，2時間以内)
9　加熱温度と時間の管理(75℃・1分間以上)
　　消毒済み器具の使用
　　飲用水で冷却または急速冷却(30分以内に20℃付近，または60分以内に10℃付近まで冷却)
　　ゆでた後は消毒済み器具を使用
10　手洗いは2回洗浄・消毒する
11　清潔な白衣，使い捨て手袋，マスク着用
　　消毒済み器具の使用

生揚げと根菜の きんぴら

(炒め物)　(副菜)　(野菜)

食品名	正味重量(g)	調味(%)
生揚げ	20	
ごぼう	15	
れんこん	15	
にんじん	10	
いんげん	5	
だし汁	14	
油	2.0	全体の3
トウバンジャン	0.8	
砂糖	1	〃糖分3
みりん	3.4	
しょうゆ	4.2	〃塩分1
ごま油	0.7	〃1

下調理

〈生揚げ〉縦半分に切ったあと，横に5～8 mm厚さの薄切りにし，下ゆでする．
〈ごぼう〉3 cm長さのささがきにするか，せん切りにし，酢水に漬けておく．
〈れんこん〉3 cm長さのせん切りにし，酢水に漬けてあくを抜く．
〈にんじん〉繊維にそってせん切りにする．
〈いんげん〉すじを取り，ゆでてから3 cmの斜め切りにする．
〈だし汁〉昆布と削り節でとる．

調理手順

① 回転釜に油を熱し，トウバンジャンを入れたら，ごぼう，にんじん，れんこんの順に炒め，だし汁を加える．
② 材料に5分通り火が通ったら生揚げを加え，砂糖，みりん，しょうゆを加え，煮汁がなくなるくらいまで煮る．
③ ごま油をひと混ぜしてから，火を止める．
④ 器に盛り，いんげんを散らす．

調理の標準化（ポイント）と応用

　野菜は，切り方や厚さをそろえることにより，出来上がり時の歯ごたえを均一にする．
　生揚げは野菜と一緒に煮るだけでは中心部温度が75℃以上にならない可能性があるため，切截後下ゆでし，中心部まで加熱を行う．だし汁の使用量は，材料の15～20％くらいの幅がある．加熱機器の種類や仕込数，火加減などにより推移するので，実際のだし汁の使用量や加熱時間などと喫食者の好み（歯ごたえ，味付け）を反映して，使用比率を決めるとよい．

調理機器

鍋　下ゆでをする，だしをとる．　　回転釜　炒める．

作業工程

1 野菜の下処理　　2 生揚げの切截
4 いんげんの下ゆで　　3 下ゆで
5 切　截
6 だしをとる
7 炒める
8 煮　る
9 盛りつけ

管理基準と管理の方法

1 野菜下処理専用シンクで洗浄
　野菜下処理専用器具の使用
2 下処理室で行い，水切り水による二次汚染を防止
　作業終了後，手洗いは2回洗浄・消毒する
3 加熱温度と時間の管理（75℃・1分間以上）
　ゆでた後は消毒済み器具を使用
4 加熱温度と時間の管理（75℃・1分間以上）
　ゆでた後は消毒済み器具を使用
5 手洗いは2回洗浄・消毒する
　清潔な白衣，使い捨て手袋，マスク着用
　消毒済み器具の使用
　料理保管用専用冷蔵庫に保管（10℃以下）
8 加熱温度と時間の管理（75℃・1分間以上）
　消毒済み器具の使用
9 手洗いは2回洗浄・消毒する
　清潔な白衣，使い捨て手袋，マスク着用
　消毒済み盛りつけ器具の使用
　喫食までの管理（65℃以上，2時間以内）

ソテー
[ほうれんそうとコーン]
[じゃがいもとベーコン]

炒め物　副菜　野菜いも

食品名	正味重量(g)	調味(%)
Aほうれんそうとコーン		
ほうれんそう	60	
スイートコーン(冷凍・ホール)	20	
油，バター	1，0.6	炒め材料の2
塩	0.3	〃 0.4
こしょう	0.02	
Bじゃがいもとベーコン		
じゃがいも	40	
ベーコン(薄切り)	20	
セロリー	10	
ピーマン	5	
油	0.2	ピーマンの4
油，バター	2，1	材料の4
塩	0.3	⎫ 野菜の塩分0.8
スープの素	0.2	⎬
こしょう	0.02	⎭

下　調　理

〈ほうれんそう〉　3cm長さに切り，洗浄後よく水をきってゆでる．水さらし水きり後，かたくしぼる．
〈スイートコーン(冷凍)〉　ゆでて水をきる．
〈じゃがいも〉　マッチ棒くらいの細切りにし，水にさらす．
〈ベーコン〉　1〜1.5cm角に切る．
〈セロリー〉　じゃがいもと同じ長さで縦にせん切りにする．
〈ピーマン〉　縦または横に細切りにし，炒める．

調理手順

A① 回転釜に油とバターを熱し，コーンを炒める．
　② ほぐしたほうれんそうを加え炒め，調味して火を止め，器に盛る．
B① じゃがいもはたっぷりの沸騰水でかためにさっとゆで，水をかけ急冷する．
　② 回転釜に油とバターを熱し，ベーコンを炒める．
　③ じゃがいも，セロリーを加え炒め，調味する．
　④ 器に盛る直前にピーマンを加え，盛る．

調理の標準化（ポイント）と応用

　炒め物は強火で短時間に仕上げると，野菜からの放水量も少なく，色よく仕上がるので，使用する回転釜と熱源の大きさ（熱容量）に合わせて1回に炒める量を決める．じゃがいもは生のまま炒めるとべとつくので，熱湯を通してでんぷんを加熱し，洗い流す．
　Bのソテーにはピーマン（赤，黄色），トマト果肉（皮を湯むき，種を取る）を加えてもよい．

調理機器

回転釜　ほうれんそう，じゃがいもをゆでる，ピーマンを炒める，全体を炒める．　合成調理機　じゃがいもを切る．

作業工程

A
1 ほうれんそうの下処理
2 ゆでる・冷却
3 しぼる
4 コーンをゆでる
5 炒める
6 盛りつけ

B
1 じゃがいもの下処理
2 野菜の下処理
3 ベーコンの切截
4 ゆでる
5 冷却
6 炒める
7 盛りつけ

管理基準と管理の方法

A1 野菜下処理専用シンクで洗浄
　　野菜下処理専用器具の使用
2 加熱温度と時間の管理(75℃・1分間以上)
　　飲用水で冷却または急速冷却(30分以内に20℃付近，または60分以内に10℃付近まで冷却)
　　ゆでた後は消毒済み器具を使用
3 手洗いは2回洗浄・消毒する
　　清潔な白衣，使い捨て手袋，マスク着用
　　消毒済み器具の使用
4 加熱温度と時間の管理(75℃・1分間以上)
　　消毒済み器具の使用
　　ゆでた後は消毒済み器具を使用
5 加熱温度と時間の管理(75℃・1分間以上)
　　消毒済み器具の使用
6 手洗いは2回洗浄・消毒する
　　清潔な白衣，使い捨て手袋，マスク着用
　　消毒済み盛りつけ器具の使用
　　喫食までの管理(65℃以上，2時間以内)
B1 A1と同様
2
3 専用白衣，使い捨て手袋着用
　　専用器具の使用
　　調理時以外は食肉専用冷蔵庫に保管(10℃以下)
　　作業終了後，手洗いは2回洗浄・消毒する
5 A2と同様
6 A5と同様
7 A6と同様

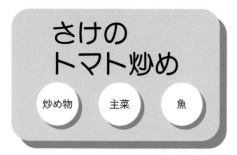

さけの
トマト炒め

| 炒め物 | 主菜 | 魚 |

食 品 名	正味重量(g)	調味(％)
さけ	50	
しょうが	2	
紹興酒，しょうゆ	2.5，1	さけの5，塩分0.3
かたくり粉	3	
油（さけ用）	2.2	さけの4
たまねぎ	30	
にんじん	10	
赤パプリカ	15	
しめじ	20	
きくらげ	1.5	
油	3	野菜の4
スープ（スープの素）	30(0.7)	全体の塩分0.02
ケチャップ	15	〃糖分0.4
砂糖	1.5	〃糖分1
しょうゆ	1.5	〃塩分0.2
紹興酒	2.5	〃2
かたくり粉，水	1.5，3	
サラダ菜	5	

下 調 理

〈さけ〉骨を取り除き，一口大に切る．下味をつける．
〈しょうが〉洗浄・消毒後，皮をむきすりおろす．
〈きくらげ〉水でもどし，一口大に切る．
〈たまねぎ〉1.5 cm のくし切りにする．
〈しめじ〉石づきを取り，小房に分ける．
〈赤パプリカ〉種を取り除き，縦半分，幅5 mm に切る．
〈にんじん〉幅2 cm の短冊切りにする．
〈調味液〉湯で溶いた鶏がらだし顆粒，ケチャップ，砂糖，しょうゆ，紹興酒を合わせておく．

調理手順

① さけはすりおろしたしょうが，紹興酒，しょうゆの漬け汁に30分漬ける．
② さけにかたくり粉をまぶし，オーブンシートを敷いた天板に並べる．さけの表面に刷毛で油を塗り，オーブンで焼く．
③ 鍋に油を熱しにんじん，たまねぎ，赤パプリカ，しめじ，きくらげの順に炒める．
④ 火が通ったら調味液を回し入れ，調味する．
⑤ 水溶きかたくり粉を入れ手早く混ぜる．
⑥ 焼いたさけを加えて軽く混ぜ合わせる．
⑦ サラダ菜を敷いた皿に盛る．

調理の標準化（ポイント）と応用

さけの代わりにえびやホタテでも代用できる．
オーブンの設定温度は220～240℃．
さけは1回の加熱量単位に分けて浸漬する．

調理機器

スチームコンベクションオーブン　さけを焼く．　回転釜　炒める．
ボール　きくらげをもどす．

作業工程

1	魚の下処理	2	しょうがの洗浄・消毒
		3	切　載
4	漬ける		
		5	野菜の下処理
7	焼　く	6	切　載
		8	炒める
		9	調　味
10	合わせる		
11	保　温		
12	盛りつけ		

管理基準と管理の方法

1 専用白衣，使い捨て手袋着用
　魚介専用シンク使用，流水で洗う
　洗浄水のはねなどによる二次汚染の防止
　専用器具の使用
　調理時以外は魚介専用冷蔵庫に保管（5℃以下）
　作業終了後，手洗いは2回洗浄・消毒する
2 生食野菜専用シンクで洗浄・消毒（次亜塩素酸Na 200 mg/L，5分または100 mg/L 10分）
　消毒済み専用器具の使用
4 調理時以外は魚介専用冷蔵庫に保管（5℃以下）
5 野菜下処理専用シンクで洗浄
　野菜下処理専用器具の使用
7 専用白衣，使い捨て手袋着用，専用器具の使用
　調理時以外は魚介専用冷蔵庫に保管（5℃以下）
　作業終了後，手洗いは2回洗浄・消毒する
　加熱温度と時間の管理（75℃・1分間以上）
　消毒済み器具の使用
8 加熱温度と時間の管理（75℃・1分間以上）
　消毒済み器具の使用
9 手洗いは2回洗浄・消毒する
10 清潔な白衣，使い捨て手袋，マスク着用，消毒済み器具の使用
11 料理保管用専用温蔵庫に保管（65℃以上）
　喫食までの管理（65℃以上，2時間以内）
12 手洗いは2回洗浄・消毒する
　清潔な白衣，使い捨て手袋，マスク着用
　消毒済み盛りつけ器具の使用

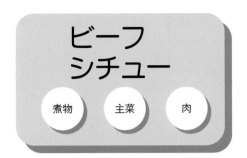

ビーフ
シチュー

煮物　主菜　肉

食品名	正味重量(g)	調味(%)
牛肉（肩肉角切り）	70	
塩, こしょう	0.4, 0.02	0.5
じゃがいも	60	
たまねぎ	60	
にんじん	20	
にんにく	1	
セロリー	10	
グリンピース（冷凍）	5	
油	6	肉と炒める野菜の4
小麦粉	3	
トマトピューレ	30	
ケチャップ	10	
赤ワイン	6	
スープ（スープの素）	80(0.4) }	出来上がり量
塩	1.3 }	(220 g)の0.8
こしょう	0.03	
ローリエ	1/20枚	
タイム	0.01	

作業工程

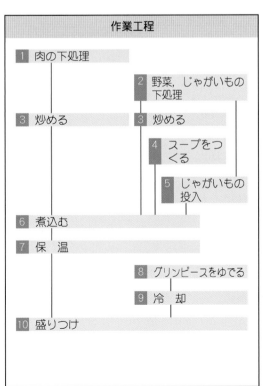

1. 肉の下処理
2. 野菜, じゃがいもの下処理
3. 炒める
3. 炒める
4. スープをつくる
5. じゃがいもの投入
6. 煮込む
7. 保温
8. グリンピースをゆでる
9. 冷却
10. 盛りつけ

下調理

〈牛肉〉塩, こしょうをふり, 約30分下味をする.
〈じゃがいも〉1/4～1/6に大きく切り, 水にさらす.
〈たまねぎ〉半量を縦に薄切り, 半量をくし形に切る.
〈にんじん〉4 cm長さのシャトウ, または乱切りにする.
〈にんにく〉粗みじんに切る.〈セロリー〉筋を取り, 小口薄切りにする.〈グリンピース〉さっとゆで, 水にとる.〈スープ〉スープの素を溶かし, 温める.

調理手順

① 回転釜1で肉を炒め, スープの半量を加えて煮込む.
② 回転釜2で薄切りのたまねぎを褐色になるまで炒め, ①に加えさらに煮込む.
③ 回転釜2でにんにく, くし形のたまねぎ, にんじん, セロリーを炒め, 小麦粉をふり入れ混ぜる. 小麦粉がなじんだら, トマトピューレ, ケチャップ, 赤ワインを加え, よく撹拌しながら沸騰するまで加熱し, 残りのスープを加え混ぜる.
④ ①に③を加え, ローリエ, タイムと半量の塩を加えてさらに煮込む.
⑤ 供食時間からさかのぼってじゃがいもを入れ, やわらかくなったら残りの塩, こしょうで味をととのえる.
⑥ 器に盛り, グリンピースを散らす.

調理の標準化（ポイント）と応用

　肉の煮込み時間はおいしさに影響する. そのため肉ははじめに炒めて煮込んでおき, 炒めた材料を加えていく. 煮込み時間の目安は約90分. たまねぎの炒め時間は30～40分, 重量は約30％に減少（p.69参照）. 調味料は加熱終了後の変化を防ぐため, 初期に1/2程度加える.
　小麦粉はふり込み式でなく焙焼小麦粉（p.61参照）を用いると, 加熱途中の撹拌を省略することができる. いろどりはブロッコリーなど.

調理機器

回転釜2基　野菜, 肉を炒めて煮込む.　寸胴鍋　スープをつくる.

管理基準と管理の方法

1　専用白衣, 使い捨て手袋着用
　　専用器具の使用
　　調理時以外は食肉専用冷蔵庫に保管（10℃以下）
　　作業終了後, 手洗いは2回洗浄・消毒する
2　野菜下処理専用シンクで洗浄
　　野菜下処理専用器具の使用
6　加熱温度と時間の管理（75℃・1分間以上）
　　消毒済み器具の使用
7　喫食までの管理（65℃以上, 2時間以内）
8　加熱温度と時間の管理（75℃・1分間以上）
9　冷却時間と温度の管理（30分以内に20℃付近, または60分以内に10℃付近まで冷却）
　　消毒済み器具を使用
10　料理保管専用冷蔵庫に保管（10℃以下）
　　手洗いは2回洗浄・消毒する
　　清潔な白衣, 使い捨て手袋, マスク着用
　　消毒済み盛りつけ器具の使用

豚肉の
ロベール風

（ 煮物 ）（ 主菜 ）（ 肉 ）

食 品 名	正味重量(g)	調味(%)
豚肩ロース肉	70	
塩	0.4	0.5
こしょう	0.01	
油	1	
たまねぎ	40	
トマト（缶）	40	
ケチャップ	10	
ピーマン	5	
マッシュルーム（缶）	10	
油	2	
小麦粉	2	
スープ（スープの素）	30(0.2)	水の0.5
塩	0.2	

作業工程

1 肉の下処理
　　2 野菜の下処理
　　3 炒める
　4 スープをつくる
5 焼　く
6 煮込む
7 保　温
8 盛りつけ

下 調 理

〈豚肉〉 筋切りし，塩，こしょうで約30分下味をする．
〈たまねぎ〉 縦半分に切り，薄切りにする．
〈トマト（缶）〉 粗みじんに切る．
〈ピーマン〉 種を取り，2〜3 mm のせん切りにする．
〈マッシュルーム（缶）〉 汁をきる．
〈スープ〉 スープの素を溶かし，温める．

調理手順

① 豚肉はフライパンまたはスチームコンベクションオーブンで，肉の両面に焼き色をつける．
② ソトワールにスープを温め，肉を加えて30分煮る．
③ ソトワールに油を熱し，たまねぎを褐色に色づくまで炒める．
④ 小麦粉をふり入れ，全体になじませるように炒める．
⑤ トマトを加え，撹拌しながら炒める．
⑥ ケチャップ，マッシュルーム，ピーマン，塩を加えて，よく撹拌しながら濃度がつくまで煮つめる．
⑦ 煮込んだ肉に⑥を加え，10分程度煮込む．

調理の標準化（ポイント）と応用

　豚肉の煮込み時間は40〜50分とする．ソースをいっしょに煮込むとこげつきやすいので別々に煮込んで，合わせて味をなじませるため10分程度煮込む．加熱器具により蒸発量が異なるので，スープの量は調節する．

調理機器

フライパン，スチームコンベクションオーブン　肉を焼く．
ソトワール　肉，ソースを煮込む．
寸胴鍋　スープをつくる．

管理基準と管理の方法

1 専用白衣，使い捨て手袋着用
　専用器具の使用
　調理時以外は食肉専用冷蔵庫に保管（10℃以下）
　作業終了後，手洗いは2回洗浄・消毒する
2 野菜下処理専用シンクで洗浄
　野菜下処理専用器具の使用
6 加熱温度と時間の管理（75℃・1分間以上）
　消毒済み器具の使用
7 喫食までの管理（65℃以上，2時間以内）
8 手洗いは2回洗浄・消毒する
　清潔な白衣，使い捨て手袋，マスク着用
　消毒済み盛りつけ器具の使用

豚肉の甘辛煮

煮物	主菜	肉

食品名	正味重量(g)	調味(%)
豚もも肉・豚バラ肉（薄切り）	70	
ごぼう	15	
こんにゃく	35	
にんじん	8	
さやえんどう（絹さや，冷凍）	5	
ごま油	1.3	材料の1.0
しょうが	3	
砂糖	1.5	材料の糖分1.1
しょうゆ	9	塩分1.0
酒	7.5	材料の6
みりん	9	糖分2
水	15	

下 調 理

〈豚肉〉一口大の大きさに切る．
〈ごぼう〉厚さ2mmの斜め切りにし，水にさらす．
〈こんにゃく〉短冊切りにし，下ゆでする．
〈にんじん〉短冊切りにする．
〈さやえんどう〉ゆでる．
〈しょうが〉洗浄・消毒後，皮をむきすりおろす．
〈調味液〉しょうが・砂糖・しょうゆ・みりん・酒・水を合わせておく．

調理手順

① こんにゃくはさっとゆでる．ごぼうは水気をきる．さやえんどうはゆでる．
② 鍋にごま油を熱し，①とにんじんを炒める．全体に味がなじんだら豚肉を加えてさらに炒める．
③ ②に調味液を入れ，沸騰したらあくを取り，弱めの中火で15分ほど煮る．
④ 器に盛り，さやえんどうを飾る．

調理の標準化（ポイント）と応用

豚肉の代わりに牛肉でも代用できる．
ごぼうに火が通りづらいので，にんじんを炒めすぎないようにする．

調理機器

回転釜　ゆでる，炒める，煮る

作業工程

1 野菜の下処理

2 野菜の下ゆで　　3 しょうがの洗浄・消毒

4 炒める　　5 切　載

6 調味液を入れて煮る

7 保　温

8 盛りつけ

管理基準と管理の方法

1 野菜下処理専用シンクで洗浄
　野菜下処理専用器具の使用
2 加熱温度と時間の管理（75℃・1分間以上）
　飲用水で冷却または急速冷却（30分以内に20℃付近，または60分以内に10℃付近まで冷却）
　ゆでた後は消毒済み器具を使用
3 生食野菜専用シンクで洗浄・消毒（次亜塩素酸Na 200 mg/L 5分，または100 mg/L 10分）
　消毒済み専用器具の使用
4 加熱温度と時間の管理（75℃・1分間以上）
　消毒済み器具の使用
5 下処理に準じる
6 加熱温度と時間の管理（75℃・1分間以上）
　消毒済み器具の使用
7 料理保管用専用温蔵庫に保管（65℃以上）
　喫食までの管理（65℃以上，2時間以内）
8 手洗いは2回洗浄・消毒する
　清潔な白衣，使い捨て手袋，マスク着用
　消毒済み盛りつけ器具の使用

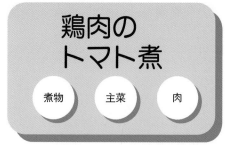

鶏肉の
トマト煮

煮物　主菜　肉

食品名	正味重量(g)	調味(%)
鶏肉（胸肉切身）	70	
塩	0.4	0.5
こしょう	0.02	
油	2	
たまねぎ	30	
トマト（缶）	40	
ぶなしめじ	15	
生しいたけ	10	
にんにく	0.5	
オリーブ油	2	
白ワイン	2	
水	20	
塩	0.7	ソースの0.7
砂糖	1	
こしょう	0.02	
ドライパセリ	0.01	

下　調　理

〈鶏肉〉塩，こしょうをふり，約30分下味をする．
〈たまねぎ〉4～5mmの粗みじんに切る．
〈トマト（缶）〉汁をきり，粗みじんに切る．
〈しめじ・しいたけ〉石づきを取り，しめじはほぐし，しいたけは2mm厚さの薄切りにする．
〈にんにく〉みじんに切る．

調理手順

① 鶏肉は，フライパンまたはスチームコンベクションオーブンで焼く．
② 回転釜でにんにく，たまねぎを炒め，透きとおったらトマトを加えて炒める．
③ 白ワインと水，調味料の1/2を加え，きのこ類も加え濃度がでるまで中火で煮る．
④ ①の鶏肉を加え，残りの調味料で味をととのえる．
⑤ ④を器に盛り，上からドライパセリをふる．

調理の標準化（ポイント）と応用

　鶏肉は表面にきつね色がつくまで焼く．たまねぎは色づくまで炒める方法もある．ソースの煮込み時間はトマトの酸味の残りかたと，ソースの濃度に関係する．約30分煮込み，仕上がりは濃度のあるソースとする．鶏肉の煮込み時間は5～10分．

調理機器

フライパン，スチームコンベクションオーブン　鶏肉を焼く．　回転釜　ソースをつくる．

作業工程

1 肉の下処理
　　　　　2 野菜の下処理
　　　　　3 炒める
4 焼　く
5 煮込む
6 保　温
7 盛りつけ

管理基準と管理の方法

1　専用白衣，使い捨て手袋着用
　　専用器具の使用
　　調理時以外は食肉専用冷蔵庫に保管（10℃以下）
　　作業終了後，手洗いは2回洗浄・消毒する
2　野菜下処理専用シンクで洗浄
　　野菜下処理専用器具の使用
5　加熱温度と時間の管理（75℃・1分間以上）
　　消毒済み器具の使用
6　喫食までの管理（65℃以上，2時間以内）
7　手洗いは2回洗浄・消毒する
　　清潔な白衣，使い捨て手袋，マスク着用
　　消毒済み盛りつけ器具の使用

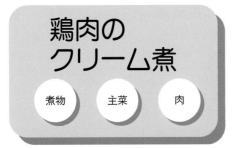

鶏肉の クリーム煮

（煮物） （主菜） （肉）

食品名	正味重量(g)	調味(%)
鶏肉（胸肉切身）	70	
塩，こしょう	0.4, 0.02	0.5
白ワイン	4	
油	2	
たまねぎ	40	
じゃがいも	30	
にんじん	15	
マッシュルーム	10	
グリンピース（冷凍）	5	
油	2	炒める野菜の4
ホワイトソース		
小麦粉	4	牛乳とスープの 4
油	3	
牛乳	40	
スープ（スープの素）	60(0.3)	出来上がり量
塩，こしょう	0.9, 0.02	（200 g）の0.5
ローリエ	1/20 枚	

作業工程

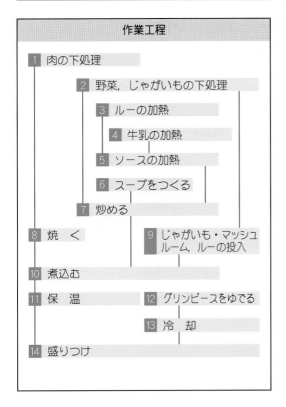

1. 肉の下処理
2. 野菜，じゃがいもの下処理
3. ルーの加熱
4. 牛乳の加熱
5. ソースの加熱
6. スープをつくる
7. 炒める
8. 焼　く
9. じゃがいも・マッシュルーム，ルーの投入
10. 煮込む
11. 保　温
12. グリンピースをゆでる
13. 冷　却
14. 盛りつけ

下 調 理

〈鶏肉〉 塩，こしょう，白ワインをふり，約30分下味をする．
〈たまねぎ〉 2 cm角に切る．
〈じゃがいも〉 2 cm角に切り，水にさらす．
〈にんじん〉 2 cmの色紙，またはいちょう切り．
〈マッシュルーム〉 生は薄切り，缶詰は汁をきっておく．
〈グリンピース〉 さっとゆでて水にとる．
〈ルー〉 ソトワールに小麦粉と油を合わせ，均一に撹拌する．
〈牛乳〉 温める． 〈スープ〉 スープの素を溶かし，温める．

調理手順

① 鶏肉は，フライパンまたはスチームコンベクションオーブンで色がつかないように焼く．
② ルーは，こがさないように撹拌しながら中火で加熱する．
③ 粗熱をとった②に牛乳を加え，撹拌しながら約30分煮込む．
④ 回転釜でたまねぎ，にんじんを炒め，スープ，半量の塩，ローリエを加えて煮込む． 鶏肉の焼汁を適宜加える．
⑤ ④にじゃがいもを入れ，再沸騰したらマッシュルーム，①，③を加え，残りの塩で味をととのえ，じゃがいもが煮えたら消火する．
⑥ 皿に⑤を盛り，グリンピースを散らす．

調理の標準化（ポイント）と応用

　ホワイトルーの加熱最終温度の目安は130℃． ホワイトルーに牛乳を合わせる温度はともに60〜70℃がやりやすい． 鶏肉はオーブンで焼く場合，220℃で6〜8分が目安． ホワイトソースはこげやすいので火加減に注意し，撹拌しながら加熱する． じゃがいもは，煮くずれを防ぐため仕上がりからさかのぼって加え，過加熱を防ぐ．

調理機器

フライパン，スチームコンベクションオーブン 鶏肉を焼く．
寸胴鍋 スープをつくる． **ソトワール** ホワイトルーを炒める．
回転釜 野菜を炒め，煮込む．

管理基準と管理の方法

1. 専用白衣，使い捨て手袋着用
　専用器具の使用
　調理時以外は食肉専用冷蔵庫に保管（10℃以下）
　作業終了後，手洗いは2回洗浄・消毒する
2. 野菜下処理専用シンクで洗浄
　野菜下処理専用器具の使用
10. 加熱温度と時間の管理（75℃・1分間以上）
　消毒済み器具の使用
11. 喫食までの管理（65℃以上，2時間以内）
12. 加熱温度と時間の管理（75℃・1分間以上）
13. 冷却時間と温度の管理（30分以内に20℃付近，または60分以内に10℃付近まで冷却）
　消毒済み器具を使用
　料理保管専用冷蔵庫に保管（10℃以下）
14. 手洗いは2回洗浄・消毒する
　清潔な白衣，使い捨て手袋，マスク着用
　消毒済み盛りつけ器具の使用

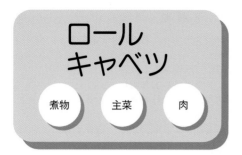

ロールキャベツ

（煮物）（主菜）（肉）

食 品 名	正味重量(g)	調味(%)
キャベツ	200(2枚)	
塩	1	0.5
こしょう	0.02	
豚ひき肉	60	
たまねぎ	20	
にんじん	10	
卵	5	
パン粉	5	
塩	0.5	ひき肉だねの 0.5
こしょう	0.02	
スープ（スープの素）	150(0.7)	スープの 0.5
塩	0.4	
こしょう	0.02	
ローリエ	1/20 枚	

下 調 理

〈キャベツ〉芯をくりぬき丸ごとゆで, 外から順に皮をはがし, 太い葉脈は包丁でそぎ, 塩, こしょうをふり, 下味をする.
〈豚ひき肉〉粘りがでるまで練る.
〈たまねぎ・にんじん〉みじん切りにする.
〈卵〉1個ずつ割り鮮度を確認し, ほぐす.
〈スープ〉スープの素を溶かし, 温める.

調理手順

① ひき肉にたまねぎ, にんじん, パン粉, 卵, 調味料を加え混ぜ合わせる.
② ①を人数分に分割し, 1人分ずつ丸め, バットに並べておく.
③ キャベツでひき肉だねをきっちりと包んでいく.
④ ソトワールに③を重ねないように並べ, スープと塩, こしょう, ローリエを加え, ふたをして煮る.
⑤ 保温しながら, スープもいっしょに器に盛る.

調理の標準化（ポイント）と応用

　ロールキャベツは, 弱火で約40分煮込む. 煮込み時間が短いとキャベツもかたく全体の味もなじまないので本来のおいしさに欠ける. キャベツのゆで作業に時間がかかることを考慮する. キャベツに穴があいたら小さい葉で補修する.
　スチームコンベクションオーブンの場合, 紙ぶたをして100〜130℃のスチームで約40分煮込む.
　スープはトマト味にすることもある. トマトソースを添えてもよい. 白菜を用いると, キャベツに比べて葉の処理が簡単である.

調理機器

回転釜　キャベツをゆでる.　ソトワール　ロールキャベツを煮込む.
寸胴鍋　スープをつくる.

作業工程

1 野菜の下処理
2 キャベツをゆでる
3 冷 却
4 割 卵
5 ひき肉だねを練る
6 キャベツで包む
7 スープをつくる
8 煮込む
9 保 温
10 盛りつけ

管理基準と管理の方法

1 野菜下処理専用シンクで洗浄
　野菜下処理専用器具の使用
4 卵の鮮度の確認
　卵殻, 卵液による二次汚染の防止（下処理室で割卵）
　下処理専用器具の使用
　調理時以外は原材料保管専用冷蔵庫に保管（10℃以下）
　作業終了後, 手洗いは2回洗浄・消毒する
5 専用白衣, 使い捨て手袋着用
6 専用器具の使用
　調理時以外は食肉専用冷蔵庫に保管（10℃以下）
　作業終了後, 手洗いは2回洗浄・消毒する
8 加熱温度と時間の管理（75℃・1分間以上）
　消毒済み器具の使用
9 喫食までの管理（65℃以上, 2時間以内）
10 手洗いは2回洗浄・消毒する
　清潔な白衣, 使い捨て手袋, マスク着用
　消毒済み盛りつけ器具の使用

すき焼き煮

| 煮物 | 主菜 | 肉 |

食 品 名	正味重量(g)	調味(%)
牛肉（肩薄切り）	50	
長ねぎ	40	
しらたき	40	
焼き豆腐	70	
生しいたけ	10	
しゅんぎく	20	
油	3.6	肉と長ねぎの 4
だし汁	60	
しょうゆ	12.6	しゅんぎくを除く材料の塩分 1
酒	5	
砂糖	8	ク 4

作業工程

1 肉の下処理

2 野菜の下処理

3 しらたきのあく抜き

4 だしをとる

5 炒める

6 煮 る

7 豆腐の下処理

8 豆腐を煮る

9 しゅんぎくをゆでる

10 冷 却

11 しぼる

12 保 温

13 盛りつけ

下 調 理

〈牛肉〉 4 cm 幅に切る.
〈長ねぎ〉 斜めに切る.
〈しらたき〉 3〜4 cm に切り，ゆでてあくを抜く.
〈焼き豆腐〉 水にくぐらせ，1 丁を1/6 に切る.
〈生しいたけ〉 石づきを取り，そぎ切りにする.
〈しゅんぎく〉 4 cm 長さに切り，洗浄後，ゆでる.
〈だし汁〉 昆布と削り節でとる.

調理手順

① 牛肉，長ねぎを炒め，しらたき，しいたけ，だし汁(材料の 20 %)，調味料を加え煮る.
② ①の煮汁を一部とり出す.
③ ソトワールに焼き豆腐，だし汁(豆腐の 50 %)，調味料，②を合わせて，紙ぶたをして静かに煮る.
④ 肉，焼き豆腐などを器に盛る，煮汁をかけ，しゅんぎくをいろどりに添える.

調理の標準化（ポイント）と応用

だし汁は 20〜30 %（焼き豆腐は 50〜70 %）を目安とし，煮汁は残す.おいしさの面からは全材料をいっしょに煮たいが，煮くずれやすい豆腐は浅い鍋で重ねないようにして静かに煮る.豆腐にも肉の旨味がほしいので，肉を煮た汁を加える.全材料を合わせてスチームコンベクションオーブンなどを用いてホテルパンで煮ると煮くずれが防げる.肉は煮すぎない.

肉は豚肉，ねぎはたまねぎでもよい.木綿豆腐を使い，豆腐の量を増やし肉の量を減らして肉豆腐とすることもできる.

調理機器

回転釜　だしをつくる，肉，野菜を炒めて煮る.
ソトワール　焼き豆腐を煮る.

管理基準と管理の方法

1 専用白衣，使い捨て手袋着用
専用器具の使用
調理時以外は食肉専用冷蔵庫に保管（10℃ 以下）
作業終了後，手洗いは 2 回洗浄・消毒する
2 野菜下処理専用シンクで洗浄
野菜下処理専用器具の使用
6 加熱温度と時間の管理（75℃・1 分間以上）
8 消毒済み器具の使用
9
7 下処理室で行い，水切り水による二次汚染を防止
下処理専用器具の使用
作業終了後，手洗いは 2 回洗浄・消毒する
10 冷却時間と温度の管理（30 分以内に 20℃ 付近，または 60 分以内に 10℃ 付近まで冷却）
消毒済み器具を使用
11 手洗いは 2 回洗浄・消毒する
清潔な白衣，使い捨て手袋，マスク着用
消毒済み器具の使用
料理保管専用冷蔵庫に保管（10℃ 以下）
12 喫食までの管理（65℃ 以上，2 時間以内）
13 手洗いは 2 回洗浄・消毒する
清潔な白衣，使い捨て手袋，マスク着用
消毒済み盛りつけ器具の使用

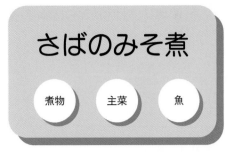

さばのみそ煮

煮物　　主菜　　魚

食品名	正味重量(g)	調味(%)
さば（三枚おろし）	70	
赤みそ	8	塩分1.5
水またはだし汁	30	40
砂糖	4	6
酒	3.5	5
しょうが	3	

作業工程

1 さばの下処理

2 しょうがの洗浄・消毒

3 切　截

4 煮　る

5 保　温

6 盛りつけ

下　調　理

〈さば〉流水で洗ってざるで水をきる．
〈煮汁〉調味料，だし汁を合わせて煮汁をつくっておく．
〈しょうが〉半量は薄切り，半量は洗浄・消毒後，皮をむき，せん切りにし，水にさっとくぐらせる．

調理手順

① しょうがの薄切りを加えた煮汁をソトワールで煮立たせ，皮を上にしてさばを入れる．
② クッキングシートで紙ぶたをし，煮汁が沸騰するまで強火，沸騰後は火を弱めて約20分煮る．
③ さばを取り出し，煮汁を万能こし器でこし，濃度がでるまで煮つめる．
④ 皿にさばを盛り，③をかけ，針しょうがをのせる．

調理の標準化（ポイント）と応用

　さばは煮くずれを防ぐため，底の平らな浅い鍋に重ねないように並べ，何回かに分けて煮る．味を一定に仕上げ，また手早く作業を進めるために，1鍋で煮る魚の重量はほぼ一定に調整し，合わせた調味液（煮汁）を一定量加えるようにする．
　スチームコンベクションオーブンの場合，紙ぶたをして100〜130℃のスチームで約20分煮る．
　さばのみそ煮は，脂ののったさばが合う．味つけも濃いので冬むきの料理である．みそは淡色みそ，赤みそどちらでもよいが，みその塩分に合わせて量を調節する．

調理機器

ソトワール　さばを煮る．　　**鍋**　煮汁を煮つめる．
万能こし器　煮汁をこす．

管理基準と管理の方法

1 専用白衣，使い捨て手袋着用
　魚介専用シンク使用，流水で洗う
　洗浄水のはねなどによる二次汚染の防止
　専用器具の使用
　調理時以外は魚介専用冷蔵庫に保管（5℃以下）
　作業終了後，手洗いは2回洗浄・消毒する
2 生食野菜専用シンクで洗浄・消毒(次亜塩素酸 Na 200 mg/L 5分，または 100 mg/L 10 分)
　消毒済み専用器具の使用
3 手洗いは2回洗浄・消毒する
　清潔な白衣，使い捨て手袋，マスク着用
　消毒済み器具の使用
　料理保管専用冷蔵庫に保管（10℃以下）
4 加熱温度と時間の管理（75℃・1分間以上）
　消毒済み器具の使用
5 喫食までの管理（65℃以上，2時間以内）
6 手洗いは2回洗浄・消毒する
　清潔な白衣，使い捨て手袋，マスク着用
　消毒済み盛りつけ器具の使用

さんまの
しょうが煮

煮物　　主菜　　魚

食品名	正味重量(g)	調味(%)
さんま (1人分1/2尾)	60	
しょうが	8	
梅干し	3	
長ねぎ	20	
水	30	
酒	8	9
みりん	5	材料の糖分 2
しょうゆ	4.5	〃塩分 0.7
赤ピーマン	20	

下調理

〈さんま〉洗い，頭と尾，内臓を除き，4 等分にする．
〈しょうが〉洗浄・消毒後，皮をむき，3/4 をすりおろし，1/4 をせん切りにする．
〈梅干し〉種を除き，包丁で細かく刻むようにしてペースト状にする．
〈長ねぎ〉2 cm にぶつ切りにする．
〈赤ピーマン〉縦に 6 〜 8 等分する．

調理手順

① 赤ピーマンは焼いて焦げ目をつける．
② 酒，みりん，しょうゆを煮立たせる．
③ 煮立ったら，おろししょうがと梅干しを加えて混ぜる．
④ さんまと長ねぎを並べて，さんまがかぶるくらい湯を足し，20〜30 分煮る．
⑤ さんま 2 切と長ねぎを盛り，上から煮汁をかけて針しょうがと赤ピーマンを添える．

調理の標準化（ポイント）と応用

　煮くずれを防ぐためにさんまは重ねて並べない．さんまは中心温度 75℃・1 分間以上加熱する．ピーマンはオーブン 220℃で焼く．

調理機器

ブレージングパンまたはスチームコンベクションオーブン　さんまを煮る．　スチームコンベクションオーブン　ピーマンを焼く．

作業工程

1 魚の下処理
2 野菜の下処理
3 ピーマンを焼く
4 しょうがの洗浄・消毒
5 梅干しをペースト状にする
6 煮　る
7 切　截
8 保　温
9 盛りつけ

管理基準と管理の方法

1 専用白衣，使い捨て手袋着用
　魚介専用シンク使用，流水で洗う
　洗浄水のはねなどによる二次汚染の防止
　専用器具の使用
　調理時以外は魚介専用冷蔵庫に保管(5℃以下)
　作業終了後，手洗いは 2 回洗浄・消毒する
2 野菜下処理専用シンクで洗浄
　野菜下処理専用器具の使用
3 加熱温度と時間の管理(75℃・1 分間以上)
　消毒済み器具の使用
4 生食野菜専用シンクで洗浄・消毒(次亜塩素酸 Na 200 mg/L 5 分，または 100 mg/L 10 分)
　消毒済み専用器具の使用
7 手洗いは 2 回洗浄・消毒する
　清潔な白衣，使い捨て手袋，マスク着用
　消毒済み器具の使用
　料理保管用専用冷蔵庫に保管（10℃以下）
6 加熱温度と時間の管理（75℃・1 分間以上）
　消毒済み器具の使用
8 料理保管用専用温蔵庫に保管(65℃以上)
9 手洗いは 2 回洗浄・消毒する
　清潔な白衣，使い捨て手袋，マスク着用
　消毒済み盛りつけ器具の使用
　喫食までの管理(65℃以上，2 時間以内)

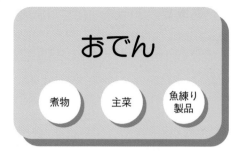

おでん

煮物　主菜　魚練り製品

食品名	正味重量(g)	調味(%)
さつま揚げ	30	
焼き竹輪	20	
がんもどき	20	
だいこん	80	
じゃがいも	80	
こんにゃく	20	
卵	25	
だし汁	300	
昆布	3	
削り節	6	
しょうゆ	5.5	だし汁の塩分0.9
塩	1.8	
みりん	9	〃糖分1
からし（粉）	0.5	

下調理

〈さつま揚げ・がんもどき〉湯に通し油抜きをする．
〈焼き竹輪〉斜めに切る（1/4本）．
〈だいこん〉皮をむき，輪切りか半月切りにする（1人1個）．
〈じゃがいも〉皮をむき，1/2に切り，水にさらす．
〈こんにゃく〉1丁を1/8の三角形に切り，ゆでてあくを抜く．
〈卵〉ゆでて殻をむく．
〈煮汁〉昆布と削り節でだしをとり，調味をしておく．
〈昆布〉だしをとった昆布を細く切り，結んでおく．
〈からし〉湯で溶き，辛味がでるまで練る．

調理手順

① だいこん，こんにゃく，昆布を煮汁で中火で煮込む．
② 別の鍋で卵だけを煮汁で煮込む．
③ さつま揚げ，焼き竹輪，がんもどきを①に加え，さらに煮込む．
④ じゃがいもは別の鍋で煮汁で煮込む．
⑤ 煮汁もいっしょに器に盛り，練りからしを添える．

調理の標準化（ポイント）と応用

　おでんの煮汁はかぶるくらいの量が必要である（材料の100～120％）．味のしみ込みにくい素材から煮込み始める．じっくり煮込むので中火でおどらないように煮込む．煮くずれやすい素材は別々に煮込む．本来全部いっしょに煮込んで味をしみ込ませる料理なので，煮ながら煮汁を交換するとよい．できるだけ温かく提供できるように保温しながら盛りつける．材料の種類が多いので，盛りつけの流れを工夫する．
　練り製品はほかにもいろいろなものを使うことができるが，野菜とのバランスを考え，材料の合計の目安を250g前後とする．

調理機器

回転釜　だしをとる，だいこんなどを煮込む．
ソトワール　卵，じゃがいもを煮る．

作業工程

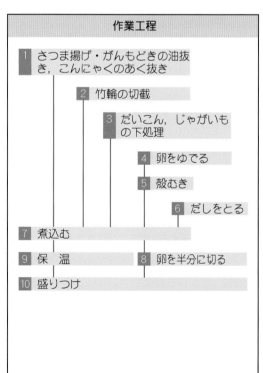

1. さつま揚げ・がんもどきの油抜き，こんにゃくのあく抜き
2. 竹輪の切截
3. だいこん，じゃがいもの下処理
4. 卵をゆでる
5. 殻むき
6. だしをとる
7. 煮込む
8. 卵を半分に切る
9. 保温
10. 盛りつけ

管理基準と管理の方法

1. 専用器具の使用
2. 調理時以外は原材料専用冷蔵庫に保管（10℃以下）
   作業終了後，手洗いは2回洗浄・消毒する
3. 野菜下処理専用シンクで洗浄
   野菜下処理専用器具の使用
4. 卵殻による二次汚染の防止（加熱前の作業は下処理室で行う）
   下処理専用器具の使用
   調理時以外は原材料保管専用冷蔵庫に保管（10℃以下）
   作業終了後，手洗いは2回洗浄・消毒する
7. 加熱温度と時間の管理（75℃・1分間以上）
   消毒済み器具の使用
8. 手洗いは2回洗浄・消毒する
   清潔な白衣，使い捨て手袋，マスク着用
   消毒済み器具の使用
9. 喫食までの管理（65℃以上，2時間以内）
10. 手洗いは2回洗浄・消毒する
    清潔な白衣，使い捨て手袋，マスク着用
    消毒済み盛りつけ器具の使用

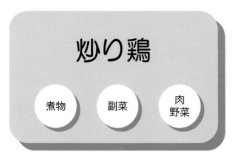

炒り鶏

煮物　副菜　肉野菜

食品名	正味重量(g)	調味(%)
鶏肉（もも）	30	
しょうゆ	0.9	塩分 0.5
酒	2	
たけのこ	20	
にんじん	20	
こんにゃく	30	
ごぼう	10	
乾しいたけ	2	
さやえんどう	5	
油	4.8	全材料の 4
だし汁	25	〃 15〜20
砂糖	3.6	〃 3
しょうゆ	2.4	} 〃 塩分 1
塩	0.8	

作業工程

1 肉の下処理
  2 野菜の下処理
3 炒める
  4 だしをとる
5 煮る
  6 さやえんどうをゆでる
  7 冷却
8 盛りつけ

下調理

〈鶏肉〉一口大に切り，しょうゆ，酒をかけ約 30 分下味をする．〈たけのこ・にんじん〉一口大の乱切りにする（1 人 3 〜 4 個）．〈こんにゃく〉一口大にちぎり，さっとゆでてあくを抜く．〈ごぼう〉皮をこそげ取り，乱切りにし，水にさらしたあと，下ゆでする．〈乾しいたけ〉もどして石づきを取り，そぎ切りにする．〈さやえんどう〉筋を取り，色よくゆでる．〈だし汁〉昆布と削り節でとる．

調理手順

① 回転釜に油の一部を入れて熱し，鶏肉を炒めて釜からとり出しておく．
② ①の釜に残りの油を加え，ごぼう，たけのこ，にんじん，こんにゃく，しいたけを炒め，だし汁を加えふたをして煮る．
③ 煮汁が沸騰したら，調味料を加え全体を混ぜ合わせ，落としぶたをし中火でさらに煮る．
④ ときどき撹拌し，煮え具合と調味を均一にする．
⑤ ごぼう，にんじんがほぼやわらかくなったら，①の鶏肉を加え，煮汁をとばすように撹拌しながら煮る．
⑥ 火を止めて，さやえんどうを混ぜ合わせて器に盛る．

調理の標準化（ポイント）と応用

　煮汁を残さないように仕上げるために，だし汁の量は全材料の 10〜20 %，調味は早めに行う．撹拌し，加熱と調味の不均一を防ぐ．加熱時間は約 20 分．加熱しすぎるとにんじんが煮くずれる．余熱を利用する．
　野菜は，さといも，れんこん，さやいんげん，グリンピースなどもよい．

調理機器

回転釜　炒めて煮る．　寸胴鍋　だしをとる．
鍋　さやえんどうをゆでる．

管理基準と管理の方法

1 専用白衣，使い捨て手袋着用
専用器具の使用
調理時以外は食肉専用冷蔵庫に保管（10℃以下）
作業終了後，手洗いは 2 回洗浄・消毒する
2 野菜下処理専用シンクで洗浄
野菜下処理専用器具の使用
5 加熱温度と時間の管理（75℃・1 分間以上）
6 消毒済み器具の使用
7 冷却時間と温度の管理（30 分以内に 20℃付近，または 60 分以内に 10℃付近まで冷却）
消毒済み器具の使用
料理保管専用冷蔵庫に保管（10℃以下）
8 手洗いは 2 回洗浄・消毒する
清潔な白衣，使い捨て手袋，マスク着用
消毒済み盛りつけ器具の使用
喫食までの管理（65℃以上，2 時間以内の喫食．室温なら，30 分以内の喫食）

じゃがいもと にんじんの炒め煮

（煮物） （副菜） （いも）

食品名	正味重量(g)	調味(%)
じゃがいも	100	
にんじん	20	
グリンピース（冷凍）	5	
油	4.8	材料の 4
だし汁	24	〃 20
砂糖	4.8	〃 4
しょうゆ	4.8	} 〃塩分 1
塩	0.4	

下調理

〈じゃがいも〉皮をむき，1/4〜1/6 に切り，水にさらす．
〈にんじん〉20 g で 3 個くらいの大きさの乱切りにする．
〈グリンピース（冷凍）〉ゆでて水にとる．
〈だし汁〉昆布と削り節でとる．

調理手順

① 回転釜に油を熱し，じゃがいもの表面に油をなじませるように強火で炒める．
② にんじんを加え全体が混ざり合ったら，だし汁と調味料を加え，ひと混ぜし，落としぶたをして強火で煮る．
③ 煮汁が沸騰したら撹拌し，煮え具合と調味を均一にする．火を中火にしてさらに加熱し，途中じゃがいもがやわらかくなる前に 1 〜 2 回上下を返す．
④ じゃがいもが 8 〜 9 分どおり煮えたら火を止め，10 分程蒸らす．
⑤ グリンピースを加え，混ぜ合わせて器に盛る．

調理の標準化（ポイント）と応用

　炒め煮は煮汁が残らないように仕上げる．加えるだしの量は，1 釜の仕込み量，火加減（蒸発量が関係）により異なる．1 釜 100 食では 15〜20 ％が目安．だし汁が少ないため加熱と調味が不均一になりやすいので，調味の時期を早め，途中撹拌をする．加熱しすぎによる煮くずれを防ぐため，火を止めた後，ふたをして余熱を利用する．
　豚肉，たまねぎ，しらたきを加えると肉じゃがになる．そろった小粒の新じゃがいもの場合は切らずに丸のまま使う．

調理機器

回転釜 炒めて煮る．　**寸胴鍋** だしをとる．

作業工程

1 じゃがいも，にんじんの下処理
2 だしをとる
3 炒める
4 煮る
5 グリンピースをゆでる
6 冷却
7 盛りつけ

管理基準と管理の方法

1 野菜下処理専用シンクで洗浄
野菜下処理専用器具の使用
4 加熱温度と時間の管理（75℃・1 分間以上）
5 消毒済み器具の使用
6 冷却時間と温度の管理（30 分以内に 20℃付近，または 60 分以内に 10℃付近まで冷却）
消毒済み器具を使用
料理保管専用冷蔵庫に保管（10℃以下）
7 手洗いは 2 回洗浄・消毒する
清潔な白衣，使い捨て手袋，マスク着用
消毒済み盛りつけ器具の使用
喫食までの管理（65℃以上，2 時間以内の喫食．室温なら，30 分以内の喫食）

野菜の炊き合わせ

煮物　副菜　いも

食品名	正味重量(g)	調味(%)
さといも	60	
にんじん	15	
たけのこ	20	
だし汁	19	材料の20
砂糖	2	糖分4
みりん	5	
塩	0.9	塩分1.0
しょうゆ	1.4	
乾しいたけ	2	もどしたしいたけの100
もどし汁	10	
砂糖	0.4	〃4
しょうゆ	0.9	塩分1.5
さやえんどう	15	
だし汁	1.5	10
砂糖	0.6	4
塩	0.2	1

作業工程

1 野菜の下処理，乾しいたけをもどす
2 だしをとる
3 さやえんどうをゆでる
4 冷却
5 煮る
6 盛りつけ

下調理

〈さといも〉皮をむき，大きいものは半分に切り，下ゆでする．
〈にんじん〉乱切りにする．
〈たけのこ〉乱切りまたはくし形に切る．
〈乾しいたけ〉もどして石づきを取り，そぎ切りにする．
〈さやえんどう〉筋を取り，下ゆでする．
〈だし汁〉昆布と削り節でとる．

調理手順

① さといも，にんじん，たけのこを合わせ，だし汁，調味料を加え，落としぶたをして煮る．沸騰までは強火，沸騰後は弱火，数回撹拌し上下を返す．
② しいたけ，もどし汁，調味料を合わせ，煮汁がなくなるまで煮る．
③ さやえんどうは，だし汁，調味料を合わせて沸騰したなかに入れ，数分間煮たら，バットにあけ，広げて粗熱をとる．
④ 材料をいろどりよく器に盛る．

調理の標準化（ポイント）と応用

　野菜は，1人分の盛りつけ個数を考慮して切る．
　煮汁は加熱時間，煮汁の残し具合，火加減により異なる．煮汁の量は調味料の液量を考慮する．煮くずれやすいさといもは火加減と加熱時間に注意し，ふたをして余熱を利用する．乾しいたけは時間をかけて味をしみ込ませ，煮汁は残さない．さやえんどうは変色を抑えるため，短時間煮たあと，粗熱をとった煮汁につけて味をしみ込ませる．素材の特性に合わせて別々に煮る．
　素材の持ち味，テクスチャー，いろどりの相性のよいものを3〜5種使う．

調理機器

鍋　さといも，さやえんどうの下ゆで・調味，乾しいたけを煮る．
回転釜　さといも，にんじん，たけのこを煮る．
寸胴鍋　だしをとる．

管理基準と管理の方法

1 野菜下処理専用シンクで洗浄
　野菜下処理専用器具の使用
3 加熱温度と時間の管理（75℃・1分間以上）
5 消毒済み器具の使用
4 冷却時間と温度の管理（30分以内に20℃付近，または60分以内に10℃付近まで冷却）
　消毒済み器具を使用
　料理保管専用冷蔵庫に保管（10℃以下）
6 手洗いは2回洗浄・消毒する
　清潔な白衣，使い捨て手袋，マスク着用
　消毒済み盛りつけ器具の使用
　喫食までの管理（65℃以上，2時間以内の喫食．室温なら，30分以内の喫食）

じゃがいもの重ね煮
さつまいもとりんごの重ね煮

煮物　副菜　いも

食品名	正味重量(g)	調味(%)
Aじゃがいもの重ね煮		
じゃがいも	100	
トマト	25	
たまねぎ	15	
パセリ	0.5	
バター	5.6	材料の4
スープ(スープの素)	28(0.1)	〃20
塩	0.8	〃0.7
こしょう	0.02	
Bさつまいもとりんごの重ね煮		
さつまいも	80	
りんご	40	
砂糖	9.6	材料の8
バター	4.8	材料の4
水	24	〃20
シナモン	0.01	

作業工程

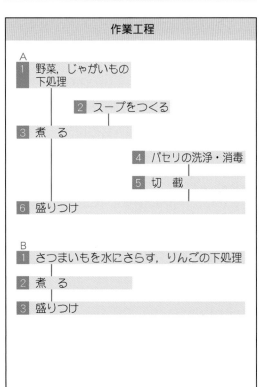

A
1 野菜，じゃがいもの下処理
2 スープをつくる
3 煮る
4 パセリの洗浄・消毒
5 切截
6 盛りつけ

B
1 さつまいもを水にさらす，りんごの下処理
2 煮る
3 盛りつけ

下調理

A〈じゃがいも〉3 mm 厚さの薄切りにし，水にさらす．
〈トマト〉湯むきして種を取り，粗みじんに切る．
〈たまねぎ〉縦半分に切り，薄切りにする．
〈パセリ〉洗浄・消毒後，みじん切りにする．
〈バター〉小さくちぎっておく．
〈スープ〉スープの素を溶かし，温める．
〈塩・こしょう〉混ぜ合わせておく．
B〈さつまいも〉4～5 mm の厚さに輪切りにし，水にさらす．
〈りんご〉縦に 1/4 に切り，芯を取り，3～4 mm に切り，水にさっとくぐらせる．

調理手順

A① 1 鍋に煮る材料を2～3等分する．
② ソトワールにたまねぎ，じゃがいも，トマトの順に重ね，塩，こしょうをふり，バターをちぎって入れる．以上をくり返す．
③ スープを加え，紙ぶたをして，さらにふたをして煮る．沸騰まで強火，沸騰後は火を弱めてふたをきり，じゃがいもがやわらかくなるまで煮る．
④ 器に盛り，上にパセリを散らす．
B手順はAと同様．

調理の標準化（ポイント）と応用

　加熱時間は 25～30 分．45 cm のソトワールで約 50 人分．じゃがいもは煮くずれやすいので，火加減に注意しながら煮汁をあまり残さないように仕上げる．
　トマトは赤く熟したものが手に入らなければ，缶詰を使うか，なくてもよい．さつまいもとりんごの重ね煮も同じ要領で煮る．

調理機器

鍋　トマトの湯むき．　寸胴鍋　スープをつくる．　ソトワール　煮る．

管理基準と管理の方法

A１ 野菜下処理専用シンクで洗浄
　　野菜下処理専用器具の使用
３ 加熱温度と時間の管理（75℃・1 分間以上）
　　消毒済み器具の使用
４ 生食野菜専用シンクで洗浄・消毒（次亜塩素酸 Na 200 mg/L 5 分，または 100 mg/L 10 分）
　　消毒済み専用器具の使用
５ 手洗いは 2 回洗浄・消毒する
　　清潔な白衣，使い捨て手袋，マスク着用
　　消毒済み器具の使用
　　料理保管専用冷蔵庫に保管（10℃以下）
６ 手洗いは 2 回洗浄・消毒する
　　清潔な白衣，使い捨て手袋，マスク着用
　　消毒済み盛りつけ器具の使用
　　喫食までの管理（65℃以上，2 時間以内の喫食．室温なら，30 分以内の喫食）
B１ 野菜下処理専用シンクで洗浄
　　野菜下処理専用器具の使用
２ 加熱温度と時間の管理（75℃・1 分間以上）
　　消毒済み器具の使用
３ 手洗いは 2 回洗浄・消毒する
　　清潔な白衣，使い捨て手袋，マスク着用
　　消毒済み盛りつけ器具の使用
　　喫食までの管理（65℃以上，2 時間以内の喫食．室温なら，30 分以内の喫食）

きんぴらごぼう
ひじきの炒り煮

煮物	副菜	野菜海藻

食 品 名	正味重量(g)	調味(%)
Aきんぴらごぼう		
ごぼう	40	
にんじん	10	
とうがらし	0.01	
油	2	材料の4
だし汁	3〜5	〃 5〜10
砂糖	2	〃 4
しょうゆ	3	〃 塩分1
Bひじきの炒り煮		
干しひじき	8	
にんじん	15	
油揚げ	5	
油	3	材料の4
だし汁	8〜12	〃 10〜15
砂糖	3	〃 4
しょうゆ	4.6	〃 塩分1

作業工程

```
A B
1 野菜の下処理
        B
        2 油揚げの油抜き・切截
              B
              3 干しひじきの下処理
                    4 だしをとる
5 炒める
6 煮 る
7 盛りつけ
```

下 調 理

A〈ごぼう〉 せん切りにし，水にさらす．
　〈にんじん〉 せん切りにする．
　〈とうがらし〉 種を取り，輪切りにする．
　〈だし汁〉 昆布と削り節でとる．
B〈干しひじき〉 洗って水でもどし，ざるで水をきる．
　〈にんじん〉 太めのせん切りまたは短冊に切る．
　〈油揚げ〉 湯に通し油抜きをし，短冊に切る．
　〈だし汁〉 昆布と削り節でとる．

調理手順

A① 回転釜に油を熱し，とうがらしを軽く炒め，ごぼうを加え炒める．ごぼうに油がのったら，にんじんを加え混ぜ合わせ，だし汁と調味料を加え，ふたをして煮る．
　② 材料がほぼやわらかくなったら，ふたをとり，煮汁がなくなるまで撹拌しながら煮る．小鉢などに中高に盛る．
B① 回転釜に油を熱し，にんじん，油揚げ，ひじきを炒める．だし汁，調味料を加え，ふたをして沸騰までは強火，沸騰したら中火でほぼ煮汁がなくなるまで煮る．きんぴら同様に器に盛る．

調理の標準化（ポイント）と応用

　きんぴらごぼうの煮汁は，だし汁を材料の5〜10％，加熱時間は約15分．ひじきの炒り煮は，だし汁を材料の10〜15％，加熱時間は約30分．きんぴらは，せん切りの太さによって歯ごたえと加熱時間が異なる．短冊に切ると切截時間が短縮できる．
　れんこんをきんぴらにしてもよい．ひじきはさつま揚げ，乾しいたけ，大豆などを加えて煮てもよい．

調理機器

回転釜　炒めて煮る．　　寸胴鍋　だしをとる．

管理基準と管理の方法

1 野菜下処理専用シンクで洗浄
3 野菜下処理専用器具の使用
　下処理専用器具の使用
6 加熱温度と時間の管理（75℃・1分間以上）
　消毒済み器具の使用
7 手洗いは2回洗浄・消毒する
　清潔な白衣，使い捨て手袋，マスク着用
　消毒済み盛りつけ器具の使用
　喫食までの管理（65℃以上，2時間以内の喫食．室温なら，30分以内の喫食）

れんこんとピーマン のきんぴら

(煮物) (副菜) (野菜)

食 品 名	正味重量(g)	調味(％)
れんこん	80	
油	1.6	
赤ピーマン	10	
油	0.2	
とうがらし	0.005	
調味液		
だし汁	12	
砂糖 ⎫ 1:1	1.6	れんこんの糖分4
みりん ⎭	4.8	〃 塩分1.1
しょうゆ	5.3	

下 調 理

〈れんこん〉洗浄後皮をむき，縦に1/4 または1/3に切ってから厚さ3mmの薄切りにする．切ったれんこんは，酢水に漬けておき，すべてが切り終わったら水をきっておく．

〈赤ピーマン〉縦半分に切り，へたと種を取ってから，繊維にそって幅4mm長さ4〜5cmに切る．

調理手順

① れんこんは1〜2分炒めた後，調味液を入れ3分くらい中火で煮る．
② 残り汁の容量が，調味液投入時のおおよそ2割程度に減少し，歯ごたえが残る程度になったら火を止める．
③ 指定の数のフードパンに取り出し，出来上がり重量を計量した後保管する．
④ 盛りつけ開始時刻が近づいたら，赤ピーマンをフライパンでこがさないように炒め，色よく，かたさが残るところで取り出す．
⑤ 提供開始時刻になったられんこんを盛り，赤ピーマンを飾る．

調理の標準化（ポイント）と応用

　れんこんは，納品時の個体差によって切り方の指示を変える必要がある．食べやすさを考慮して，縦に1/4に切るか1/3かを決め，喫食者の好みによって厚さを決定する．

　繊維にそって幅5mm，長さ5cmくらいの拍子木に切ると歯ごたえが強くなる．また，しゃきしゃきした歯ごたえを残すためには，煮熟時間で調節する．

　だし汁の蒸発量は加熱機器や火加減により異なる．れんこんがひたひたにつかる量で煮ることができるように調味液量を標準化しておく．

調理機器

ソトワールまたは中華鍋　赤ピーマンの別炒め．
回転釜　炒め煮．　　　フードパン　保管．

作業工程

1 れんこんの洗浄	2 赤ピーマンの洗浄
3 切　截	4 切　截
5 だし汁をとる	
6 炒め煮をつくる	8 炒める
7 保　管	
8 赤ピーマンを合わせてから盛る	

管理基準と管理の方法

1 野菜下処理専用シンクで洗浄
2 野菜下処理専用器具の使用
3 手洗いは2回洗浄・消毒する
4 清潔な白衣，使い捨て手袋，マスク着用
　消毒済み器具の使用
5 加熱温度と時間の管理（75℃・1分間以上）
6 加熱温度と時間の管理（75℃・1分間以上）
8 消毒済み器具の使用
7 喫食までの管理（65℃以上，2時間以内の喫食．室温なら，30分以内の喫食）
　料理保管用専用温蔵庫に保管（65℃以上）
9 手洗いは2回洗浄・消毒する
　清潔な白衣，使い捨て手袋，マスク着用
　消毒済み盛りつけ器具の使用
　喫食までの管理（65℃以上，2時間以内）

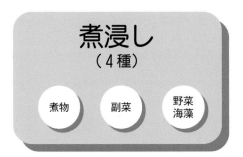

煮浸し
（4種）

煮物　副菜　野菜海藻

食品名	正味重量(g)	調味(%)
A		
こまつな	80	
油揚げ	5	
B		
ほうれんそう	80	
ちりめんじゃこ	5	
C		
チンゲンサイ	70	
ぶなしめじ	15	
D		
干しわかめ	4	
えのきたけ	25	
ゆずの皮	0.1	
調味液		
しょうゆ	4.1	材料の塩分 0.8
みりん	2	〃 糖分 0.8
だし汁	20	〃 30

下 調 理

A〈こまつな〉 4 cm 長さに切り，洗浄，水をきる．
　〈油揚げ〉 油抜きして，縦に 1/2，5 mm 幅の短冊に切る．
B〈ほうれんそう〉 4 cm 長さに切り，洗浄，水をきる．
　〈ちりめんじゃこ〉 熱湯に通して，水をきる．
C〈チンゲンサイ〉 4 cm 長さ，茎は 1/3～1/2 に縦に切る．
　〈ぶなしめじ〉 石づきを取り，ほぐしておく．
D〈干しわかめ〉 水でもどし筋を取り，4 cm 長さに切る．
　〈えのきたけ〉 石づきを取り，ほぐしておく．
　〈ゆず〉 洗浄・消毒後，皮をそぎ，せん切り．
　〈だし汁〉 昆布と削り節でとる．

調理手順

① 青菜は普通のお浸しよりかためにゆで，水にさらしてあくを抜く．
② だし汁と調味料を合わせて加熱し，沸騰したら油揚げなどの副材料を加え，ひと煮立ちさせる．
③ 水気をしぼった青菜，またはわかめを加え，撹拌しながら全体に味をなじませ，沸騰したら火を止める．
④ ゆずの皮は天盛りにする．

調理の標準化（ポイント）と応用

　青菜のゆで方は，ゆで物(p.35)を参照．ゆで加減は通常のお浸しよりかためにゆでる．しぼり加減もかため（70～80 %）にしぼる．チンゲンサイは茎と葉を別々にゆでる．青菜は煮すぎに注意する．
　ほかに白菜とあさりのむき身，キャベツと油揚げなどの淡色野菜もよい．

調理機器

回転釜　青菜をゆでる．　　鍋　青菜，わかめを煮る．
寸胴鍋　だしをとる．

作業工程

A
1 野菜の下処理
2 ゆでる
3 冷　却　　　　　　5 油揚げの油抜き
4 しぼる　　　　　　6 切　截
　　　　　　　　　　7 だしをとる
8 煮　る
9 盛りつけ
D
1 わかめ，えのきたけの下処理
　　　　　　　2 だしをとる
3 煮　る
　　　　　　　4 ゆずの洗浄・消毒
　　　　　　　5 切　截
6 盛りつけ

管理基準と管理の方法

A 1　野菜下処理専用シンクで洗浄
　　　野菜下処理専用器具の使用
　 3　二次汚染の防止
　　　消毒済み専用器具の使用
　 4　手洗いは 2 回洗浄・消毒する
　　　清潔な白衣，使い捨て手袋，マスク着用
　　　消毒済み器具の使用
　 8　加熱温度と時間の管理（75℃・1 分間以上）
　　　消毒済み器具の使用
　 9　手洗いは 2 回洗浄・消毒する
　　　清潔な白衣，使い捨て手袋，マスク着用
　　　消毒済み盛りつけ器具の使用
　　　喫食までの管理（65℃以上，2 時間以内の喫食．室温なら，30 分以内の喫食）
D 1　A 1 と同じ
　 3　A 8 と同じ
　 4　生食野菜専用シンクで洗浄・消毒（次亜塩素酸 Na 200 mg/L 5 分，または 100 mg/L 10 分）
　　　消毒済み専用器具の使用
　 5　手洗いは 2 回洗浄・消毒する
　　　清潔な白衣，使い捨て手袋，マスク着用
　　　消毒済み器具の使用
　　　料理保管専用冷蔵庫に保管（10℃以下）
　 6　A 9 と同じ

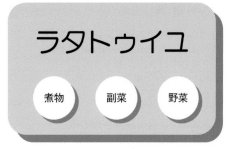

ラタトゥイユ

煮物　副菜　野菜

食 品 名	正味重量(g)	調味(%)
なす	60	
トマト	20	
たまねぎ	20	
ズッキーニ	20	
セロリー	10	
赤ピーマン	10	
ピーマン	10	
にんにく	1	
パセリ	0.5	
油	6	材料の 4
白ワイン	10	
塩	0.9	〃 0.6
こしょう	0.02	
ローリエ	1/20 枚	
タイム	0.01	

作業工程

1 野菜の下処理

2 炒める

3 煮 る

4 パセリの洗浄・消毒

5 切 截

6 盛りつけ

〈冷却して提供する場合〉

3 煮 る

4 冷 却　　　6 パセリの洗浄・消毒

5 保 冷　　　7 切 截

8 盛りつけ

下 調 理

〈なす〉縦 4 つに切り，1/2〜1/3 長さに切る．
〈トマト〉湯むきして種を取り，ざく切りにする．
〈たまねぎ〉縦半分に切り，薄切りにする．
〈ズッキーニ〉1.5 cm 厚さの輪切りにする．
〈セロリー〉筋を取り，3 cm 長さの棒状に切る．
〈ピーマン〉縦半分に切り，種を取ってさらに一口大の乱切りにする．
〈にんにく〉薄切りにする．
〈パセリ〉洗浄・消毒後，水をよくきり，みじん切りにする．

調理手順

① 鍋に油を温め，にんにく，たまねぎをこがさないように炒める．なすを加えて炒め，油がなじんだら，トマト，ズッキーニ，セロリー，ピーマンを加え混ぜ合わせる．
② 白ワイン，香草，塩，こしょうを加え，ふたをして沸騰までは中火，沸騰したら火を弱めて煮る．
③ ふたをとり，汁を残さないように仕上げる．
④ 器に盛り，パセリを上から散らす．

調理の標準化（ポイント）と応用

　加熱時間は 20〜25 分．火加減を調節し，煮汁を残さない．鍋の大きさに対して煮込む量は適量とし，煮汁の量も加減する．色が変わり多少煮くずれてもよいが，形を残し色をきれいに仕上げたいときは，小さめに切り，煮込み時間を短くする．温かくてもよいが，十分に冷やしたほうが本来の味が生かされる．冷菜とする場合は，急速冷却する．
　なすは輪切りでもよい．ズッキーニはなければ省略してもよい．洋風料理の副菜（一皿料理）のほか，量を加減してつけ合わせにする．
　スチームコンベクションオーブンの場合は，材料と調味料を合わせて，コンビモード 200℃で 15〜20 分加熱する．

調理機器

回転釜，鍋など　炒めて煮る．

管理基準と管理の方法

1 野菜下処理専用シンクで洗浄
　野菜下処理専用器具の使用
3 加熱温度と時間の管理（75℃・1 分間以上）
　消毒済み器具の使用
4 生食野菜専用シンクで洗浄・消毒（次亜塩素酸 Na 200 mg/L 5 分，または 100 mg/L 10 分）
　消毒済み専用器具の使用
5 手洗いは 2 回洗浄・消毒する
　清潔な白衣，使い捨て手袋，マスク着用
　消毒済み器具の使用
　料理保管専用冷蔵庫に保管(10℃以下)
6 手洗いは 2 回洗浄・消毒する
　清潔な白衣，使い捨て手袋，マスク着用
　消毒済み盛りつけ器具の使用
　喫食までの管理（65℃以上，2 時間以内の喫食．室温なら，30 分以内の喫食）
〈冷却して提供する場合〉
4 冷却時間と温度の管理（30 分以内に 20℃付近，または 60 分以内に 10℃付近まで冷却）
5 喫食までの管理（10℃以下，2 時間以内）

キャベツの ブレゼー

（煮物）（副菜）（野菜）

食 品 名	正味重量(g)	調味(%)
キャベツ	120	
ベーコン	5	
スープ(スープの素)	12(0.6)	キャベツの 10
塩	0.4	ﾉ 0.6
白ワイン	5	
バター	6	
白こしょう（粒）	0.03	

下 調 理

〈キャベツ〉 芯を切り，1/8〜1/10 のくし形またはざく切りにする．
〈ベーコン〉 薄切りを 3 cm 幅に切る．
〈スープ〉 スープの素を溶かし，温める．
〈こしょう〉 白粒こしょうをひいて使う．

調理手順

① ソトワールにキャベツをきっちりと詰める．
② 上にベーコンとバターをのせ，塩，こしょうをし，スープ，ワインを加え，ふたをして加熱する．
③ 沸騰まで強火，沸騰後は中火でふたをしたまま 30〜40 分，キャベツが半透明，やわらかくなるまで加熱する．
④ 保温しながら供する．

調理の標準化（ポイント）と応用

　加熱時間は 30〜40 分．キャベツの色が変わり，やわらかくならないと甘味がでない．キャベツは煮るとかさが減るので，大きく切り，鍋いっぱいにする．キャベツの質によって加熱による重量減少，水のでかたが違うので塩味は最後に確認する．こしょうの香りを利かせるため，最後にひきたての白こしょうをふるとよい．
　洋風献立の副菜（一皿料理）としてもよいが，肉料理のつけ合わせとしてもよい．春キャベツのように葉の薄いキャベツは不向き．

調理機器

寸胴鍋　スープをつくる．　ソトワール　煮る．

作業工程

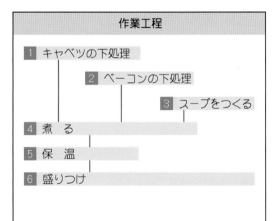

1 キャベツの下処理
　2 ベーコンの下処理
　　3 スープをつくる
4 煮 る
5 保 温
6 盛りつけ

管理基準と管理の方法

1 野菜下処理専用シンクで洗浄
　野菜下処理専用器具の使用
2 専用白衣，使い捨て手袋着用
　専用器具の使用
　調理時以外は食肉専用冷蔵庫に保管（10℃以下）
　作業終了後，手洗いは 2 回洗浄・消毒する
4 加熱温度と時間の管理（75℃・1 分間以上）
　消毒済み器具の使用
5 料理保管専用温蔵庫に保管（65℃以上，2 時間以内）
6 手洗いは 2 回洗浄・消毒する
　清潔な白衣，使い捨て手袋，マスク着用
　消毒済み盛りつけ器具の使用

だいこんと
えびのあんかけ

煮物　副菜　野菜

食品名	正味重量(g)	調味(%)
だいこん	75	
むきえび	5	
豚肉	10	
油	0.2	
スープ(スープの素)	60(1.5)	
塩	0.3	材料とスープの塩分 0.2
酒	1.5	
砂糖	1.5	〃糖分 1
かたくり粉	1.5	
水	3	
ごま油	0.2	0.1
こねぎ	3	

下調理

〈だいこん〉洗浄後皮をむき，厚さ 1.5 cm くらいの輪切りにし，さらにそれを 3 等分にする．
〈むきえび〉水で洗った後，水をきっておく．
〈豚肉〉薄切りを 2 cm 幅に切り，炒め用油をなじませておく．
〈こねぎ〉洗浄・消毒し，小口に切る．

調理手順

① だいこんはスチームコンベクションオーブン（スチームモード 100℃ 18 分）または沸騰水中で 20 分程度下ゆでし，保温しておく．
② 油をなじませた豚肉を鍋で炒めておく．
③ 中華あんは，スープに砂糖，酒，塩で調味し，沸騰したら②の豚肉を入れ，その後むきえびを入れる．
④ ③の味を確認後，水溶きかたくり粉を回し入れ，ごま油を入れる．
⑤ 中華あんは出来上がり重量計量後，保温しておく．
⑥ 提供時は，器にだいこんを盛り，中華あんをかけ，ねぎを散らす．

調理の標準化（ポイント）と応用

　だいこんを下ゆでしてやわらかくし，甘みを引き出すには，スチームコンベクションオーブンの蒸気加熱の温度（100℃），調理重量，時間などを決めることである．
　中華あんも一緒に食べる料理の場合，材料とスープに対して調味%を決める．提供時には，中華あんも口に運べるようにれんげなどをつけると食べやすい．設定時の味つけは，喫食する時点までの配慮によって提供が可能である．

調理機器

スチームコンベクションオーブン　だいこん下ゆで．
回転釜　煮る．　　　**ウォーマー**　保温と対面配食．

作業工程

1 だいこんの切截

4 下ゆで　　2 豚肉の切截　　3 えびの洗浄

5 保温　　6 炒める

7 中華あんをつくる

8 保温　　9 ねぎの消毒・切截

10 盛りつけ・提供

管理基準と管理の方法

1 野菜下処理専用シンクで洗浄
　野菜下処理専用器具の使用
2 手洗いは 2 回洗浄・消毒する
　専用白衣，マスク着用，使い捨て手袋着用，専用器具の使用
　調理時以外は食肉専用冷蔵庫に保管（10℃以下）
3 作業終了後，手洗いは 2 回洗浄・消毒する
　専用白衣，使い捨て手袋着用
　魚介専用シンク使用，流水で洗う
　洗浄水のはねなどによる二次汚染の防止
　専用器具の使用
　調理時以外は魚介専用冷蔵庫に保管（5℃以下）
　作業終了後，手洗いは 2 回洗浄・消毒する
4 加熱温度と時間の管理（75℃・1 分間以上）
6 消毒済み器具の使用
7
5 喫食までの管理（料理保管用専用温蔵庫に保管，65℃以上，2 時間以内の喫食．室温なら，30 分以内の喫食）
9 生食野菜専用シンクで洗浄・消毒（次亜塩素酸 Na 200 mg/L 5 分，または 100 mg/L 10 分）
　消毒済み専用器具の使用
10 手洗いは 2 回洗浄・消毒する
　清潔な白衣，使い捨て手袋，マスク着用
　消毒済み盛りつけ器具の使用
　喫食までの管理（65℃以上，2 時間以内）

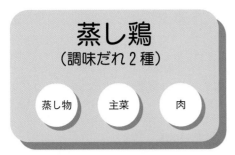

蒸し鶏
（調味だれ2種）

（蒸し物）　（主菜）　（肉）

食品名	正味重量(g)	調味(%)
鶏肉（胸肉）	70	
※ 塩	0.4	0.5
※ 酒	4	
※ しょうが，長ねぎ	1, 3	
たれa		
しょうゆ	4.2	鶏肉の塩分1
酢	1.5	
白あたりごま，砂糖	3, 0.5	
長ねぎ，にんにく	2, 0.5	
しょうが，ごま油	0.5, 1	
とうがらし	0.01	
たれb		
しょうゆ	4.2	鶏肉の塩分1
砂糖	1	
白あたりごま	3	
白ごま	1	
マヨネーズ	4	
とうがらし	0.01	

作業工程

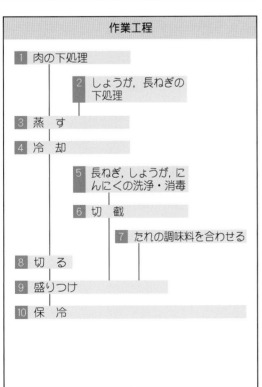

1 肉の下処理
2 しょうが，長ねぎの下処理
3 蒸　す
4 冷　却
5 長ねぎ，しょうが，にんにくの洗浄・消毒
6 切　截
7 たれの調味料を合わせる
8 切　る
9 盛りつけ
10 保　冷

下調理

〈鶏肉〉身の厚いところを切り開き，厚さを均一にする．塩，酒をふり，約30分下味をする．
〈しょうが〉薄切りにする．〈長ねぎ〉ぶつ切りにする．
〈たれ用長ねぎ・にんにく・しょうが〉洗浄・消毒後，みじん切りにする．
〈とうがらし〉種を取り，極みじんに切る．

調理手順

① 鶏肉は重ねないようにバットに広げ，しょうが，長ねぎを鶏肉の上にのせる．
② 十分湯気の立った蒸し器に入れ，強火で20〜25分蒸す．
③ 蒸し上がった鶏肉は，汁につけたまま冷やす．
④ 皮のほうから包丁で切れ目を入れ，器に盛る．
⑤ たれは供食時に上からかけるか，別の小さい器に添えてもよい．

調理の標準化（ポイント）と応用

　蒸し物は設定温度，スチームの量が昇温速度に関係し，料理の品質に影響する(p.57参照)．蒸し器の場合は火加減の調節で昇温速度を調整する．鶏肉は，スチームコンベクションオーブンでは100℃のスチーム，蒸し器では強火で蒸し上げる．冷やすときはパサつかないよう蒸し汁につけて冷やす．味がなじむように薄めに切り，器に盛る．

　冷たい料理なのでつけ合わせは生野菜（レタス，きゅうり，トマトなど）やゆでたもやし，海藻などを添える．つけ合わせの量でたれの量は調節する．

　真空調理法では，真空包装用袋に鶏肉と※を入れ真空パックし，スチームコンベクションオーブンのスチームモードで85℃，20分加熱後，急速冷却する．

調理機器

バット　下味．　蒸し器，スチームコンベクションオーブン　蒸す．
急速冷却機　蒸し鶏を冷却する．

管理基準と管理の方法

1 専用白衣，使い捨て手袋着用
　専用器具の使用
　調理時以外は食肉専用冷蔵庫に保管（10℃以下）
　作業終了後，手洗いは2回洗浄・消毒する
2 野菜下処理専用シンクで洗浄
　野菜下処理専用器具の使用
3 加熱温度と時間の管理（75℃・1分間以上）
　消毒済み器具の使用
4 冷却時間と温度の管理（30分以内に20℃付近，または60分以内に10℃付近まで冷却）
　消毒済み器具の使用
5 生食野菜専用シンクで洗浄・消毒（次亜塩素酸Na 200 mg/L 5分，または100 mg/L 10分）
　消毒済み専用器具の使用
6 手洗いは2回洗浄・消毒する
7 清潔な白衣，使い捨て手袋，マスク着用
8 消毒済み器具の使用
　料理保管専用冷蔵庫に保管（10℃以下）
9 手洗いは2回洗浄・消毒する
　清潔な白衣，使い捨て手袋，マスク着用
　消毒済み盛りつけ器具の使用
10 喫食までの管理（10℃以下，2時間以内）

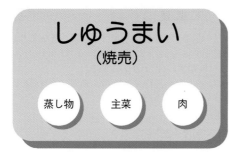

しゅうまい
（焼売）

（蒸し物）　（主菜）　（肉）

食品名	正味重量(g)	調味(%)
豚ひき肉	50	
たまねぎ	40	
乾しいたけ	0.6	
干し貝柱	2	
卵	5	
かたくり粉	1	
しょうゆ	0.6	材料の塩分 0.6
塩	0.5	
砂糖	0.8	
酒	1	
しゅうまいの皮	18(5枚)	
グリンピース	3	
かたくり粉	0.2	
酢じょうゆ		
しょうゆ	4	
酢	2	
からし（粉）	0.5	

作業工程

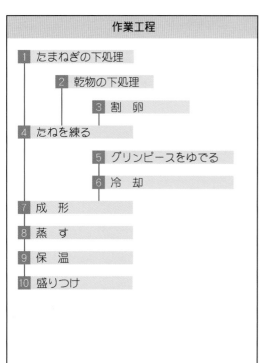

1 たまねぎの下処理
2 乾物の下処理
3 割　卵
4 たねを練る
5 グリンピースをゆでる
6 冷　却
7 成　形
8 蒸　す
9 保　温
10 盛りつけ

下　調　理

〈**豚ひき肉**〉粘りがでるまで手でよく練る．〈**たまねぎ**〉みじん切りにする．〈**乾しいたけ**〉もどして石づきを取り，フードプロセッサーで粗みじんにする．〈**干し貝柱**〉もどして繊維がほぐれるまでフードプロセッサーにかける．〈**卵**〉1個ずつ割り，鮮度を確認し，ほぐす．〈**グリンピース**〉ゆでて冷まし，かたくり粉をまぶす．〈**からし**〉湯で溶き，辛味がでるまで練る．

調理手順

① 豚ひき肉とたまねぎ，しいたけ，貝柱を混ぜ合わせる．
② ①に卵，調味料，かたくり粉を加え，よく混ぜ合わせ，きりのよい人数分に分割し，さらに1人分を5等分して丸めてバットに並べる．
③ しゅうまいの皮を広げたところに丸めたひき肉をのせ，一方で成形の作業を流れ作業で行う．上にかたくり粉をまぶしたグリンピースを1粒のせる．
④ 十分湯気の立った蒸し器，あるいはスチームコンベクションオーブンで蒸す．
⑤ 酢じょうゆと練りからしを小皿に供する．

調理の標準化（ポイント）と応用

　スチームコンベクションオーブンはスチーム100℃に設定．蒸し器の場合は強火で，蒸し時間は10分前後が目安．穴あきバットにオーブンシートをしき，1人分ずつひとかたまりにして適当な間隔をあけて並べて蒸す．
　貝柱は使わなくてもよいが，旨味がでる．貝柱の代わりに干しえびを使用してもよい．

調理機器

バット　混ぜる．　**蒸し器，スチームコンベクションオーブン**　蒸す．
フードプロセッサー　乾しいたけ・干し貝柱をみじんに切る，ほぐす．

管理基準と管理の方法

1 野菜下処理専用シンクで洗浄
2 野菜下処理専用器具の使用
3 卵の鮮度の確認
　卵殻，卵液による二次汚染の防止（下処理室で割卵）
　下処理専用器具の使用
　調理時以外は原材料保管専用冷蔵庫に保管（10℃以下）
　作業終了後，手洗いは2回洗浄・消毒する
4 専用白衣，使い捨て手袋着用
7 専用器具の使用
　調理時以外は食肉専用冷蔵庫に保管（10℃以下）
　作業終了後，手洗いは2回洗浄・消毒する
8 加熱温度と時間の管理（75℃・1分間以上）
　消毒済み器具の使用
9 喫食までの管理（65℃以上，2時間以内）
10 手洗いは2回洗浄・消毒する
　清潔な白衣，使い捨て手袋，マスク着用
　消毒済み盛りつけ器具の使用

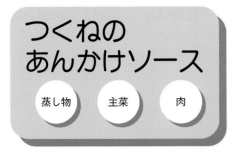

つくねの
あんかけソース

蒸し物　主菜　肉

食品名	正味重量(g)	調味(%)
鶏むねひき肉	60	
長ねぎ	10	
しょうが	3	
塩	0.4	塩分 0.5
こしょう	0.03	
卵	5	
かたくり粉	2	
あんかけソース		
赤ピーマン	5	
スイートコーン（缶）	5	
マッシュルーム	15	
（缶・スライス）		
スープ（スープの素）	40(0.2)	ソース全体の 塩分 1.5
しょうゆ	4	〃塩分 0.7
オイスターソース	4	
砂糖	1	〃糖分 2
ごま油	0.3	〃 0.5
かたくり粉	2	
こまつな	60	

下調理

〈長ねぎ〉みじん切りにする．
〈しょうが〉みじん切りにする．
〈卵〉1個ずつ割り鮮度を確認し，ほぐす．
〈赤ピーマン〉1cmの色紙切りにする．
〈スイートコーン（缶）〉汁をきる．
〈マッシュルーム（缶）〉汁をきる．
〈こまつな〉2～3cmに切り，洗浄後ゆで，水にさらしてしぼる．
〈スープ〉スープの素を溶かし，温めておく．

調理手順

① 鶏ひき肉に塩，こしょう，長ねぎ，しょうが，卵を加えて粘りがでるまでよく練る．かたさをみながらかたくり粉を入れて混ぜる．
② ①を等分に分け，小判型に成形する．
④ 蒸す（12～20分間）．
⑤ だし汁にあんかけの材料を入れ，ひと煮立ちしたら調味し，水溶きかたくり粉でとろみをつける．
⑥ 皿にゆでたこまつなを敷き，つくねをのせてあんをかける．

調理の標準化（ポイント）と応用

　つくねの大きさをそろえ，火の通りが均一になるようにする（芯温75℃・1分間以上）．あんかけの分量は喫食者に合わせて調節する．
　スチームコンベクションオーブンはスチーム100℃，蒸し器は強火で加熱する．

調理機器

ホテルパン　成形する．　**ソースパン**　あんかけをつくる．　**蒸し器・スチームコンベクションオーブン**　つくねを蒸す．

作業工程

1. 野菜の下処理
2. 割卵
3. こまつなをゆでる
4. しぼる
5. コーン・マッシュルームの開缶・水きり
6. たねをこねる，成形
7. 蒸す
8. あんかけソースを加熱
9. 保温
10. 盛りつけ

管理基準と管理の方法

1. 野菜下処理専用シンクで洗浄
　野菜下処理専用器具の使用
2. 卵の鮮度の確認
　卵殻，卵液による二次汚染の防止（下処理室で割卵）
　下処理専用器具の使用
　調理時以外は原材料保管専用冷蔵庫に保管（10℃以下）
　作業終了後，手洗いは2回洗浄・消毒する
3. 加熱温度と時間の管理（75℃・1分間以上）
　飲用水で冷却または急速冷却（30分以内に20℃付近，または60分以内に10℃付近まで冷却）
　二次汚染の防止
　ゆでた後は消毒済み器具を使用
4. 手洗いは2回洗浄・消毒する
　清潔な白衣，使い捨て手袋，マスク着用
　消毒済み器具の使用
6. 専用白衣，使い捨て手袋着用
　専用器具の使用
　調理時以外は食肉専用冷蔵庫に保管（10℃以下）
　作業終了後，手洗いは2回洗浄・消毒する
7. 加熱温度と時間の管理（75℃・1分間以上）
8. 加熱後は消毒済み器具を使用
9. 料理保管用専用温蔵庫に保管（65℃以上）
10. 手洗いは2回洗浄・消毒する
　清潔な白衣，使い捨て手袋，マスク着用
　消毒済み盛りつけ器具の使用
　喫食までの管理（65℃以上，2時間以内）

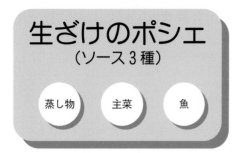

生ざけのポシェ
（ソース3種）

蒸し物　　主菜　　魚

食品名	正味重量(g)	調味(%)
生ざけ（切身）	70	
塩，こしょう	0.4, 0.02	0.5
たまねぎ，にんじん	20, 8	
白ワイン，塩	4, 0.3	
こしょう	0.02	
ソースa		
牛乳，生クリーム	30, 5	
白ワイン	5	
粒マスタード	2	
塩，こしょう	0.2, 0.02	
かたくり粉	0.4	
ソースb		
牛乳，塩，こしょう	40, 0.3, 0.01	
スイートコーン(缶・ホール)	30	
かたくり粉	1.2	
ソースc		
マヨネーズ，牛乳	10, 3	
レモン汁，マスタード	0.5, 1	

作業工程

```
1 魚の下処理

    2 たまねぎ，にんじん
      の下処理

3 蒸　す

4 冷　却
                              ソースc
                            5 レモンの洗浄・消毒

                            6 しぼる

  ソースa, b
  8 ソースの加熱   7 ソースを混ぜ合わせる

  9 冷　却

10 保　冷

11 盛りつけ
```

下 調 理

〈生ざけ〉洗って水をきり，塩，こしょうをふり，約30分下味をする．
〈たまねぎ〉縦半分に切り，薄切りにする．
〈にんじん〉薄く輪切りにする．
〈かたくり粉〉ソースa，bとも3倍重量の水で溶く．
〈スイートコーン(缶)〉汁をきる．
〈レモン〉洗浄・消毒後，汁をしぼる．

調理手順

① バットにたまねぎ，にんじんを広げ，生ざけを重ねないように並べ，ワイン，塩，こしょうを上からふる．
② スチームコンベクションオーブンで蒸す．
③ ソースaは，白ワインを静かに沸騰させアルコール分をとばし，牛乳，生クリームを加え沸騰したら粒マスタードを加えて塩，こしょうで味をととのえ，水溶きかたくり粉で濃度をつける．ソースbは，全材料を合わせ加熱，調味し，水溶きかたくり粉で濃度をつける．ソースcは，全材料を合わせ撹拌し，冷蔵庫で冷やす．
④ 蒸し煮したたまねぎ，にんじんの上にさけを盛り，ソースをかけ供する．

調理の標準化（ポイント）と応用

　スチームコンベクションオーブンはスチーム100℃に設定，あるいはソトワールにさけを重ねないように並べ，水を加え，ふたをして蒸し煮にする．火加減は沸騰までは強火，沸騰後は中火で加熱時間は約20分．
　冷やすときは，煮汁を魚の上に少しかけて冷やし，パサつくのを防ぐ．a，bは魚，ソースとも温かく，cは冷やして供する．

調理機器

バット　下味．　スチームコンベクションオーブン　蒸す．

管理基準と管理の方法

1　専用白衣，使い捨て手袋着用
　　魚介専用シンク使用，流水で洗う
　　洗浄水のはねなどによる二次汚染の防止
　　専用器具の使用
　　調理時以外は魚介専用冷蔵庫に保管（5℃以下）
　　作業終了後，手洗いは2回洗浄・消毒する
2　野菜下処理専用シンクで洗浄
　　野菜下処理専用器具の使用
3　加熱温度と時間の管理（75℃・1分間以上）
8　消毒済み器具の使用
4　冷却時間と温度の管理（30分以内に20℃付近，または60分以内に
9　10℃付近まで冷却）
　　消毒済み器具の使用
5　生食野菜専用シンクで洗浄・消毒（次亜塩素酸Na 200 mg/L 5分，または100 mg/L 10分）
　　消毒済み専用器具の使用
6　手洗いは2回洗浄・消毒する
7　清潔な白衣，使い捨て手袋，マスク着用
　　消毒済み器具の使用
10　料理保管専用冷蔵庫に保管（10℃以下，2時間以内）
11　手洗いは2回洗浄・消毒する
　　清潔な白衣，使い捨て手袋，マスク着用
　　消毒済み盛りつけ器具の使用

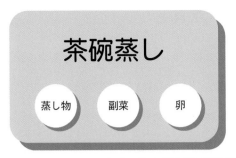

茶碗蒸し

蒸し物　副菜　卵

食品名	正味重量(g)	調味(%)
鶏ささ身	10	
しょうゆ	0.3	塩分 0.5
酒	0.3	
えび	10	
塩	0.05	0.5
酒	0.3	
かまぼこ	10	
生しいたけ	5	
しょうゆ	0.1	
みつば	3	
卵	20	
だし汁	70	
昆布	0.4	水の 0.5
削り節	1.4	〃 2
塩	0.5	⎫ 卵とだし汁の
しょうゆ	0.2	⎭ 塩分 0.6

作業工程

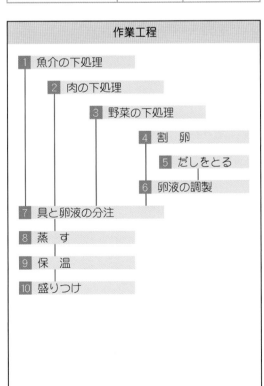

1 魚介の下処理
2 肉の下処理
3 野菜の下処理
4 割　卵
5 だしをとる
6 卵液の調製
7 具と卵液の分注
8 蒸　す
9 保　温
10 盛りつけ

下 調 理

〈鶏ささ身〉筋を取りそぎ切りにし，調味料をふり，下味をする.
〈えび〉流水で洗い，殻をむいて背わたを取り，調味料をふり，下味をする.
〈かまぼこ〉板からはずし適当な厚さに切る.
〈生しいたけ〉石づきを取り，1枚を1/2にそぎ切りにし，かさを裏に返してしょうゆをふり，下味をする.
〈みつば〉3 cm長さに切る.
〈卵〉1個ずつ割り鮮度を確認し，泡立てないようにほぐす.
〈だし汁〉昆布と削り節でとり，冷ましておく.

調理手順

① 卵と，調味料を溶かしただし汁を合わせて万能こし器でこす.
② 器に具を入れ卵液を注ぎ入れ，みつばを最後に入れてふたをする.
③ ②を天板あるいはバットに適当な間隔で並べ，蒸し器，スチームコンベクションオーブンで蒸す.
④ 保温し，温かいものを供する.

調理の標準化（ポイント）と応用

　蒸し器で蒸す場合，卵液の表面の色が少し変わるくらいまで1〜2分強火にし，火を弱めて10〜15分で蒸し上げる．スチームコンベクションオーブンはスチーム85℃に設定し，蒸し時間は15分前後が目安．調味料はだし汁でよく溶かしてから卵と合わせ，均一にするため必ず万能こし器を通す．卵は混ぜすぎると泡立つばかりでなく凝固力が弱まる.
　具はほかにぎんなん，栗の甘煮，ゆり根，あなご，ほうれんそうなど．ゆずの皮を加えると香りがよい.

調理機器

寸胴鍋　だしをとる.　　万能こし器　卵液をこす.
蒸し器，スチームコンベクションオーブン　蒸す.

管理基準と管理の方法

1　専用白衣，使い捨て手袋着用
　　魚介専用シンク使用，流水で洗う
　　洗浄水のはねなどによる二次汚染の防止
　　専用器具の使用
　　調理時以外は魚介専用冷蔵庫に保管（5℃以下）
　　作業終了後，手洗いは2回洗浄・消毒する
2　専用白衣，使い捨て手袋着用
　　専用器具の使用
　　調理時以外は食肉専用冷蔵庫に保管（10℃以下）
　　作業終了後，手洗いは2回洗浄・消毒する
3　野菜下処理専用シンクで洗浄
　　野菜下処理専用器具の使用
4　卵の鮮度の確認
4　卵殻，卵液による二次汚染の防止（下処理室で割卵）
6　下処理専用器具の使用
7　調理時以外は原材料保管専用冷蔵庫に保管（10℃以下）
　　作業終了後，手洗いは2回洗浄・消毒する
8　加熱温度と時間の管理（75℃・1分間以上）
9　喫食までの管理（65℃以上，2時間以内）
10　手洗いは2回洗浄・消毒する
　　清潔な白衣，使い捨て手袋，マスク着用
　　消毒済み盛りつけ器具の使用

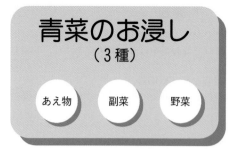

青菜のお浸し
（3種）

あえ物　副菜　野菜

食品名	正味重量(g)		調味(%)
A			
ほうれんそう	80		
しょうゆ，だし汁	2.4,	5	塩分 0.5
しょうゆ，だし汁	3.4,	7	塩分 0.7
糸けずり	0.3		
B			
ほうれんそう	70		
しょうゆ，だし汁	2.1,	4	塩分 0.5
えのきたけ	15		
だし汁	1		
しょうゆ，だし汁	3.6,	7	塩分 0.7
ゆずしぼり汁（皮）	0.4		
C			
しゅんぎく	60		
しょうゆ，だし汁	1.8,	3.6	塩分 0.5
ぶなしめじ，だし汁	20,	1	
黄菊，酢	10,	1	（酢）水の 3
しょうゆ，だし汁	3.4,	7	塩分 0.7

作業工程

1 野菜の下処理

2 ゆでる

3 冷　却

4 下　味

5 しぼる

　　　　　　6 調味液をつくる

7 あえる

8 盛りつけ

9 保　冷

下　調　理

〈だし汁〉 A〜Cとも昆布と削り節でとる．
A〈ほうれんそう〉 4 cm 長さに切り，洗浄後，よく水をきってゆでる．水さらし水きり後，軽くしぼり，割りじょうゆで下味をする．
B〈ほうれんそう〉 Aと同様．〈えのきたけ〉石づきを取る．長さを半分に切り，ほぐしてだし汁で煮る．〈ゆず〉洗浄・消毒後，皮をむき半分に切り，汁をしぼる．皮はせん切りにする．
C〈しゅんぎく〉ほうれんそうと同様．〈ぶなしめじ〉石づきを取り，ほぐしてだし汁で煮る．〈黄菊〉花びらをはずし，酢水でゆでる．

調理手順

① 青菜はしぼり，ほぐす．副材料がある場合は均一に混ぜ合わせる．
② 生の材料に対する調味割合で調味料を計量する．
③ 供食直前にだし割りじょうゆをかけ，よく混ぜ合わせたら盛りつけ，天盛りを上にのせ供する．

調理の標準化（ポイント）と応用

　ゆで物の標準化（p.34 参照）は，回転釜の能力に合わせて，ゆで水量と一度にゆでる投入割合を一定にする．青菜は，洗浄による吸水・付着水が多いので，水きり条件を標準化する．ほうれんそうのゆで水に対する投入割合は約 10 ％，ゆで時間は 2 〜 3 分．ゆでたあと，下味後のしぼり加減によって出来上がりの味が異なるので，重量変化で確認する（軽くしぼる：90 ％，よくしぼる：70 ％）．調味濃度は，しぼる操作の標準化により，生の材料に対する濃度でも一定の味に仕上げることができる．調味から供食の時間を短くするため，供食時間に合わせ，40〜50 人単位で調味する．
　副材料にはきのこ，もやし，キャベツなど．青菜はほかにつまみ菜，根みつば，チンゲンサイなど．天盛りには切りごま，もみのりなど．

調理機器

回転釜　青菜をゆでる．　　鍋　副材料をゆでる．
寸胴鍋　だしをとる．　　バット　材料を混ぜ合わせる，あえる．

管理基準と管理の方法

1 野菜下処理専用シンクで洗浄
　野菜下処理専用器具の使用
2 加熱温度と時間の管理（75℃・1 分間以上）
3 冷却時間と温度の管理（30 分以内に 20℃付近，または 60 分以内に 10℃付近まで冷却）
　消毒済み器具を使用
4 手洗いは 2 回洗浄・消毒する
5 清潔な白衣，使い捨て手袋，マスク着用
6 消毒済み器具の使用
7 料理保管専用冷蔵庫に保管（10℃以下）
8
9 喫食までの管理（10℃以下，2 時間以内）

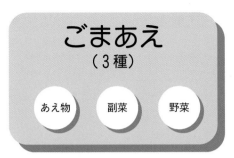

ごまあえ
（3種）

あえ物　副菜　野菜

食品名	正味重量(g)	調味(%)
A		
ほうれんそう	80	
しょうゆ	2.4	塩分 0.5
B		
しゅんぎく	30	
しょうゆ	0.9	塩分 0.5
キャベツ, 塩	50, 0.3	キャベツの 0.5
C		
さやいんげん	50	
しょうゆ	1.5	塩分 0.5
あえ衣A, B		
白あたりごま	4	材料の 5
砂糖	1.6	〃 2
しょうゆ	3.8	〃 塩分 0.8
あえ衣C		
白あたりごま	2.5	材料の 5
砂糖	1.0	材料の 2
しょうゆ	2.4	〃 塩分 0.8

下調理

A〈ほうれんそう〉 4 cm長さに切り，洗浄後，よく水をきってゆでる．水さらし水きり後，軽くしぼり，しょうゆをふり，下味をする．
B〈しゅんぎく〉 3 cm長さに切り，洗浄後，よく水をきって葉先と茎を別々にゆでる．以降の操作はほうれんそうと同様．
〈キャベツ〉 1×3 cmの短冊に切り，洗浄後，ゆでる．水きり後，塩をふり，下味をする．
C〈さやいんげん〉 筋を取り，4 cm長さに切り，ゆでる．水をかけて冷やし，しょうゆをふり，下味をする．
〈あえ衣〉あたりごまと砂糖を練り混ぜ，しょうゆを徐々に加え混ぜる．

調理手順

① 下味した野菜はしぼり，バットに広げる．
② 生の材料に対する調味割合で，あえ衣を計量する．
③ 供食直前にあえ，器に盛る．

調理の標準化（ポイント）と応用

　ゆで時間は，ほうれんそう 2〜3分，キャベツ 3〜4分，さやいんげん 3〜4分，しゅんぎくは 1〜2分が目安．ゆで水に対し，一度にゆでる投入割合は，回転釜の能力によるが，最適ゆで時間内に再沸騰する条件とする．青菜の投入割合は約 10 %，キャベツ，さやいんげんは約 20 %が目安．あくの強い野菜は水にさらし，冷却するが，それ以外の野菜は急速冷却機を用いるか，水をかける程度にする．調味は供食直前に行う．供食時間に合わせ，40〜50人単位であえる．食品，器具などは衛生的に取り扱う．
　ごまはあたりごまとすりごまを適宜使う．半量ずつを合わせて使ってもよい．すりごまはスピードカッターを使うとよい．青菜には黒ごまも合う．あえ衣にピーナッツを使うピーナッツあえも同じ要領．

調理機器

回転釜　ゆでる．　バット　あえる．　ボール　あえ衣をつくる．

作業工程

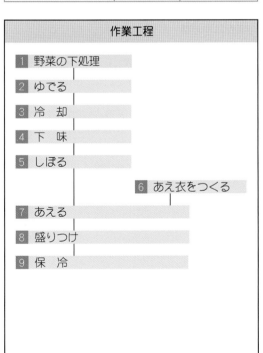

1. 野菜の下処理
2. ゆでる
3. 冷　却
4. 下　味
5. しぼる
6. あえ衣をつくる
7. あえる
8. 盛りつけ
9. 保　冷

管理基準と管理の方法

1. 野菜下処理専用シンクで洗浄
   野菜下処理専用器具の使用
2. 加熱温度と時間の管理（75℃・1分間以上）
3. 冷却時間と温度の管理（30分以内に20℃付近，または60分以内に10℃付近まで冷却）
   消毒済み器具を使用
4. 手洗いは2回洗浄・消毒する
5. 清潔な白衣，使い捨て手袋，マスク着用
6. 消毒済み器具の使用
7. 料理保管専用冷蔵庫に保管（10℃以下）
8. 手洗いは2回洗浄・消毒する
   清潔な白衣，使い捨て手袋，マスク着用
   消毒済み盛りつけ器具の使用
9. 喫食までの管理（10℃以下，2時間以内）

ごぼうとさやいん
げんのごまがらめ

あえ物	副菜	野菜

食 品 名	正味重量(g)	調味(%)
ごぼう	35	
調味液A		
だし汁	7	
しょうゆ	0.8	だし汁の塩分0.2
さやいんげん	25	
あえ衣B		
砂糖	2.4	材料の糖分4
しょうゆ	3.2	〃塩分0.9
だし汁	2.4	
ごま	2.4	

作業工程

1	だしをとる	3	さやいんげん の洗浄・切截
	2　ごぼうの洗浄・切截		
		6	ゆでる
4	Aを回転釜で沸騰させる		
5	ごぼうを煮る	7	ごまをいる
8	ごまであえる		
9	ボールに分ける		
10	盛りつけ		
11	保　温		
12	提　供		

下 調 理

〈ごぼう〉洗浄したごぼうの皮をこそげて，厚さ3〜4mmの斜め切りにし，ボールにつくっておいた酢水に浸漬しておく．〈さやいんげん〉洗浄後，ごぼうの長さに合わせて長さ3〜4cmの斜め切りにする．

調理手順

① ごまはフライパンで弱火でいり，香りがたったらフードプロセッサーまたはすり鉢で粉砕する．
② ソトワールか回転鍋にAを入れ，ごぼうを適切な歯ごたえになるまで（5〜6分が目安）煮た後，ざるに取り冷却する．
③ さやいんげんは，ごぼうとの食感のバランスがよいかたさになるまで（3〜4分が目安）ゆで，ざるに取り冷却する．
④ ごぼうとさやいんげんを合わせ，盛りつけ手順の指示に合わせて食数ごとにフードパンに分けておく．
⑤ あえ衣Bは，④の容器の食数ごとにつくる．
⑥ 配膳・配食時刻に合わせ，④に⑤のあえ衣をあえ，指定数の食器に中央を高くして盛る．

調理の標準化（ポイント）と応用

　ごぼうといんげんの長さのバランスは，納入時の品質に左右される．切截時にごぼうといんげんを観察し，食器に盛るときのバランスで，切截指示を確定する．ごぼうは湯だけでゆでると，あえたときにあくが気になることがあるので，調味液でゆでるとよい．この時の水量は，加熱機器や火加減，加熱時間により蒸発率が異なるので，ごぼうが調味液に浸るよう水量を調節する．
　盛りつけは容器の60〜70％の容積で中高に盛る．食器の内側の縁にごまが付かないように盛るには，一度に指定重量を入れずに，食器に全量の8割を盛った後，残りを均等になるように中央に盛りながら調節をする．分量の調整などの余計な作業を避けられる．

調理機器

ボール　酢水にごぼうを漬ける．　ソトワールまたは回転釜　煮る．
フードパン　保管する．　フライパン　ごまをいる．
フードプロセッサーまたはすり鉢　ごまをする．

管理基準と管理の方法

1　加熱温度と時間の管理（75℃・1分間以上）
　消毒済み器具の使用
2　野菜下処理専用シンクで洗浄
3　野菜下処理専用器具の使用
4　加熱温度と時間の管理（75℃・1分間以上）
5　消毒済み器具の使用
6
7　加熱温度と時間の管理（75℃・1分間以上）
　消毒済み器具の使用
8　手洗いは2回洗浄・消毒する
9　清潔な白衣，使い捨て手袋，マスク着用
10　消毒済み器具の使用
11　喫食までの管理（65℃以上，2時間以内の喫食．室温なら，30分以内の喫食）
　料理保管用専用温蔵庫に保管（65℃以上）
12　喫食までの管理（65℃以上，2時間以内）

きゅうりと
わかめの酢の物

あえ物　副菜　野菜

食 品 名	正味重量(g)	調味(%)
きゅうり	70	
塩	0.4	0.5
干しわかめ	2	
しらす干し	5	
しょうが	1	
合わせ酢		
酢	7	材料の7
しょうゆ	3.3	〃塩分0.9
塩	0.3	
砂糖	2	〃2

作業工程

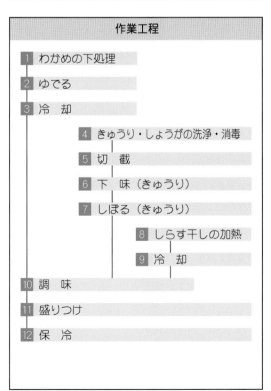

1 わかめの下処理

2 ゆでる

3 冷　却

　　4 きゅうり・しょうがの洗浄・消毒

　　5 切　截

　　6 下　味（きゅうり）

　　7 しぼる（きゅうり）

　　　　8 しらす干しの加熱

　　　　9 冷　却

10 調　味

11 盛りつけ

12 保　冷

下　調　理

〈きゅうり〉洗浄・消毒後，小口薄切りにし，塩をふり，約30分下味をする．
〈干しわかめ〉水でもどし筋を取り，3cm長さに切る．熱湯にさっと浸し，水冷し，水をきる．
〈しらす干し〉ざるに入れ熱湯にさっと浸し，水をきる．
〈しょうが〉洗浄・消毒後，皮をむき，せん切りにし，水にさっとくぐらせる．

調理手順

① きゅうりは，ふきんに包んで水気をかたくしぼる．
② 下味前の材料と，もどしたわかめの重量に対する調味割合で，合わせ酢を計量する．
③ きゅうりとわかめとしらす干しを混ぜ合わせ，②の合わせ酢の1/3であえる．
④ ③をざるにとり水気をきり，残りの合わせ酢であえる．器に盛り，針しょうがを上にかざる．

調理の標準化（ポイント）と応用

　きゅうりの下味時間は一定にする．下味後の水気はよくしぼる．調味料の計量は，きゅうりは下味前の正味重量，わかめはもどして水きり後の重量に対する調味割合で行う．1/3程度の調味液で下味をすると，調味後の味の変化を抑えられる．調味は供食時間に合わせ，40〜50食単位で行い，供食までの時間が長くならないようにする．食品，器具などは衛生的に取り扱う．

　きゅうり，わかめに加えて春にはうど，春キャベツなどもよく，副材料として，にんじん，いかなどもよい．香りとしてみょうが，青じそなど．材料のとり合わせは，いろどり，歯ごたえ，季節などを考える．

調理機器

バット　下味，調味．　　ボール　合わせ酢をつくる．

管理基準と管理の方法

1 野菜下処理専用シンクで洗浄
　野菜下処理専用器具の使用
2 加熱温度と時間の管理（75℃・1分間以上）
3 冷却時間と温度の管理（30分以内に20℃付近，または60分以内に10℃付近まで冷却）
　消毒済み器具を使用
4 生食野菜専用シンクで洗浄・消毒（次亜塩素酸Na 200mg/L 5分，または100mg/L 10分）
　消毒済み専用器具の使用
5 手洗いは2回洗浄・消毒する
6 清潔な白衣，使い捨て手袋，マスク着用
7 消毒済み器具の使用
10 料理保管専用冷蔵庫に保管（10℃以下）
8 加熱温度と時間の管理（75℃・1分間以上）
9 冷却時間と温度の管理（30分以内に20℃付近，または60分以内に10℃付近まで冷却）
　消毒済み専用器具の使用
11 手洗いは2回洗浄・消毒する
　清潔な白衣，使い捨て手袋，マスク着用
　消毒済み盛りつけ器具の使用
12 喫食までの管理（10℃以下，2時間以内）

甘酢あえ
かぶときゅうり
カリフラワー

あえ物　副菜　野菜

食品名	正味重量(g)	調味(%)
Aかぶときゅうり		
かぶ	60	
塩	0.6	塩分1
きゅうり	20	
塩	0.1	塩分0.5
Bカリフラワー		
カリフラワー	60	
セロリー	20	
調味液		
酢	8	材料の10
酒	4	〃 5
砂糖	3	〃糖分4
昆布茶	1	〃 1
昆布	0.5	〃 0.6

下 調 理

〈昆布〉せん切りにし，やわらかくなるまで水から煮る．煮汁はとっておく．

A〈かぶ〉洗浄・消毒後，約3mm厚さのいちょう切りにし，塩もみをする．その後，水気をしぼる．
　〈きゅうり〉洗浄・消毒後，約2mmの輪切りにし，塩もみをする．その後，水気をしぼる．
B〈カリフラワー〉小房に分ける．
　〈セロリー〉洗浄・消毒後，厚めの短冊切りにし，塩もみをする．その後，水気をしぼる．

調理手順

A① 酢，酒，砂糖，昆布茶，昆布をひと煮立ちさせる．場合によって，昆布の煮汁を加える．
　② かぶ，きゅうりに冷やした①を加える．
　③ 軽く重しをして保冷する．
　④ 全体を混ぜてから器に盛る．
B① カリフラワーはゆで，冷却する．
　② カリフラワー，セロリーにA①のあえ衣を加える．
　③ A③と同じ．
　④ A④と同じ．

調理の標準化（ポイント）と応用

　塩もみ後，味つけの塩分パーセントを一定にするため水きりをしっかりする（しぼる）．調味料の配合割合は好みで変更する．かぶの代わりにだいこんでも利用できる．

調理機器

ボールまたはバット　あえる．

作業工程

```
1 野菜の洗浄・消毒        B
                    4 カリフラワーの下処理
2 切　截
                    5 ゆでる
3 塩もみ・水きり
                    6 冷　却

                    7 調味液をつくる

                    8 冷　却

9 調　味
10 盛りつけ
11 保　冷
```

管理基準と管理の方法

1. 生食野菜専用シンクで洗浄・消毒（次亜塩素酸Na 200mg/L 5分，または100mg/L 10分）
　消毒済み専用器具の使用
2. 手洗いは2回洗浄・消毒する
3. 清潔な白衣，使い捨て手袋，マスク着用
　消毒済み器具の使用
　料理保管用専用冷蔵庫に保管（10℃以下）
4. 野菜下処理専用シンクで洗浄
　野菜下処理専用器具の使用
5. 加熱温度と時間の管理（75℃・1分間以上）
　ゆでた後は消毒済み器具を使用
6. 急速冷却（30分以内に20℃付近，または60分以内に10℃付近まで
8. 冷却）
　二次汚染の防止
　冷却温度を確認する
　料理保管用専用冷蔵庫に保管（10℃以下）
7. 手洗いは2回洗浄・消毒する
9. 清潔な白衣，使い捨て手袋，マスク着用
　消毒済み専用器具の使用
10. 手洗いは2回洗浄・消毒する
　清潔な白衣，使い捨て手袋，マスク着用
　消毒済み盛りつけ器具の使用
11. 喫食までの管理（10℃以下，2時間以内）

花野菜のごま
マヨネーズあえ

(あえ物) (副菜) (野菜)

食品名	正味重量(g)	調味(%)
ブロッコリー	40	
カリフラワー	20	
スイートコーン（冷凍）	10	
ソース		
白ごま	5	
マヨネーズ	9	材料の 13
しょうゆ	3	〃塩分 0.7
こしょう	0.02	

下 調 理

〈ブロッコリー〉茎と花蕾に分け，花蕾を小房に分ける．茎は長さ 3 cm，幅 1.5 cm 程度に切る．
〈カリフラワー〉小房に分ける．
〈スイートコーン（冷凍）〉熱湯でゆで，冷却する．
〈白ごま〉いって，すりごまにする．
〈ごまマヨネーズソース〉すりごまとマヨネーズ，しょうゆ，こしょうを混ぜる．

調理手順

① ブロッコリーは 10 分間，カリフラワーは 5 分間程度蒸し，冷却する．
② 器にブロッコリー，カリフラワーを盛り，ごまマヨネーズをかけ，コーンを散らす．

調理の標準化（ポイント）と応用

　ブロッコリーは蒸した後，色止めのために一気に冷却する．ブロッコリーとカリフラワーの加熱後のかたさが均一になるようにゆでる（茎の芯温 95℃まで）．回転釜でゆでてもよい．
　ソースはマヨネーズソースのほかにドレッシングを変えてもよい．

調理機器

スチームコンベクションオーブン，蒸し器　蒸す．
ブラストチラー　冷却する．
ボール　ソースをつくる．
フードプロセッサー　ごまをする．

作業工程

1 野菜の下処理

　　　4 コーンをゆでる

2 蒸 す　　　6 ごまをいる

　　5 冷 却

3 冷 却　　　7 ごまをする

　　　　　　 8 ソースをつくる

9 盛りつけ

10 保 冷

管理基準と管理の方法

1 野菜下処理専用シンクで洗浄
　野菜下処理専用器具の使用
2 加熱温度と時間の管理（75℃・1 分間以上）
3 消毒済み器具の使用
5 消毒済み専用器具の使用
　急速冷却（30 分以内に 20℃付近，または 60 分以内に 10℃付近まで冷却）
　二次汚染の防止
　冷却温度を確認する
　料理保管用専用冷蔵庫に保管（10℃以下）
4 加熱温度と時間の管理（75℃・1 分間以上）
　ゆでた後は消毒済み器具を使用
6 加熱温度と時間の管理（75℃・1 分間以上）
　ゆでた後は消毒済み器具を使用
7 手洗いは 2 回洗浄・消毒する
8 清潔な白衣、使い捨て手袋、マスク着用
　消毒済み器具の使用
　料理保管用専用冷蔵庫に保管（10℃以下）
9 手洗いは 2 回洗浄・消毒する
　清潔な白衣，使い捨て手袋，マスク着用
　消毒済み盛りつけ器具の使用
10 喫食までの管理（10℃以下，2 時間以内）

ブロッコリーの ピーナツあえ

(あえ物)　(副菜)　(野菜)

食品名	正味重量(g)	調味(%)
ブロッコリー	40	
にんじん	5	
あえ衣		
ピーナツバター	5	
しょうゆ	2.2	材料の塩分 0.8
顆粒和風調味料	0.1	
水	3	

作業工程

1 野菜の下処理
2 ゆでる
3 冷　却
　　　　　4 あえ衣をつくる
5 あえる
6 盛りつけ
7 保　冷

下 調 理

〈ブロッコリー〉洗浄後，1 個 10 g 程度の小房に分け，歯ごたえが残る程度に下ゆでし，冷却する．
〈にんじん〉洗浄後，皮をむき，幅 3 mm 長さ 4 cm のせん切りにする．歯ごたえが残る程度にゆで，冷却する．

調理手順

① あえ衣は，ピーナツバターをだし汁としょうゆでのばす．
② ブロッコリーにあえ衣をあえ，にんじんを加えて混ぜる．
③ 盛りつけやすいように全量を食数で区分する．
④ 指定数の小鉢に並べ，70 % を中高に盛る．残りを食器の縁が汚れないように均一に盛る．

調理の標準化（ポイント）と応用

　ブロッコリーとにんじんは，下ゆで後，水にとらずに冷却する．
　ブロッコリーは，1 個から小房に切り分ける際の数は，納品時の個体差により変動する．正味重量を確保するために，1 個のブロッコリーから 10 g 程度の小房を何個切り分けられ，何人分できるかを，食べやすさや見栄え，にんじんのせん切りとのバランスなどを考慮して決定する．
　個数による盛りつけが可能な料理は，切截の時点で「1 人分○個」と盛りつけ重量とともに指示すると，作業効率がよい．
　均等に盛りつけるには，全量を盛りつけやすいように 1/2, 1/4 などに分け，対応する食数に盛りつける指示をすると，盛りつけ数の間違いを防止できる．
　あえ衣であえる操作の開始時刻は，退色を避けるため，あえてから 30 分以内に提供できるよう，作業開始時刻を提供時間からさかのぼって設定する．

調理機器

回転釜　野菜をゆでる．　冷蔵庫またはブラストチラー　野菜を冷却する．

管理基準と管理の方法

1 野菜下処理専用シンクで洗浄
　野菜下処理専用器具の使用
2 加熱温度と時間の管理（75℃・1 分間以上）
3 飲用水で冷却または急速冷却（30 分以内に 20℃付近，または 60 分以内に 10℃付近まで冷却）
　ゆでた後は消毒済み器具を使用
　二次汚染の防止
4 手洗いは 2 回洗浄・消毒する
　清潔な白衣，使い捨て手袋，マスク着用
　消毒済み器具の使用
　料理保管用専用冷蔵庫に保管（10℃以下）
5 手洗いは 2 回洗浄・消毒する
6 清潔な白衣，使い捨て手袋，マスク着用
　消毒済み器具の使用
7 喫食までの管理（10℃以下，2 時間以内）

ナムル
きゅうりともやし
こまつなともやし

(あえ物)　(副菜)　(野菜)

食 品 名	正味重量(g)	調味(%)
A		
きゅうり	20	
塩	0.1	0.5
もやし	80	
塩	0.4	0.5
B		
こまつな	40	
しょうゆ	1.2	塩分 0.5
もやし	60	
塩	0.3	0.5
合わせ調味料		
しょうゆ	3.8	しぼった材料の塩分 0.8
ごま油	2	
白ごま	2	
長ねぎ	3	
にんにく	0.1	
しょうが	1	
赤とうがらし	1/15 本	

作業工程

1. こまつな，もやしの下処理
2. ゆでる
3. 冷　却
4. きゅうり，香味野菜の洗浄・消毒
5. 切　截
6. 下　味
7. しぼる
8. あえる
9. 盛りつけ
10. 保　冷

下 調 理

A〈きゅうり〉 洗浄・消毒後，小口薄切りにし，塩をふり，約 30 分下味をする．〈もやし〉 ゆでて，ざるで水きり後，塩をふり，下味をする．

B〈こまつな〉 4 cm 長さに切り，洗浄後，よく水きりしてゆでる．水にとり水気をしぼり，しょうゆで下味をする．〈もやし〉 A と同様．〈白ごま〉 洗いごまは，フライパンでいり，包丁で切るかフードプロセッサーで細かくする．すりごまはそのまま使用．〈長ねぎ〉 洗浄・消毒後，みじん切りにする．〈にんにく・しょうが〉 洗浄・消毒後，皮をむき，フードプロセッサーでみじん切りにする．〈赤とうがらし〉 種を取り，極みじんに切る．

調理手順

① 下味をした野菜の水気をしぼり，材料が均一になるように混ぜ合わせる．
② 香味野菜，ごま，調味料を合わせる．
③ 供食直前に合わせ調味料であえ，器に盛る．

調理の標準化（ポイント）と応用

　きゅうりの下味時間は約 30 分．調味後の放水が多いので，できるだけかたくしぼる．こまつなのゆで時間は 3 〜 4 分．もやしは 4 〜 5 分でゆで上がるように，ゆで条件を設定する．ゆで水に対する投入量の目安は，青菜は約 10 ％，もやしは約 20 ％までとする．もやしは，水冷せず，急速冷却機で冷却するのが望ましい．

　青菜は，こまつな以外にほうれんそう，しゅんぎくなどを少しかためにゆでて用いる．もやしは大豆もやしもよい．

調理機器

回転釜　こまつな，もやしをゆでる．　　**バット**　下味，調味．
フードプロセッサー　香味野菜などをみじん切りにする．
急速冷却機　もやしを冷却する．　　**ボール**　合わせ調味料をつくる．

管理基準と管理の方法

1. 野菜下処理専用シンクで洗浄
   野菜下処理専用器具の使用
2. 加熱温度と時間の管理(75℃・1 分間以上)
   消毒済み器具を使用
3. 冷却時間と温度の管理（30 分以内に 20℃付近，または 60 分以内に 10℃付近まで冷却）
   消毒済み器具を使用
4. 生食野菜専用シンクで洗浄・消毒(次亜塩素酸 Na 200 mg/L 5 分，または 100 mg/L 10 分)
   消毒済み専用器具の使用
5. 手洗いは 2 回洗浄・消毒する
6. 清潔な白衣，使い捨て手袋，マスク着用
7. 消毒済み器具の使用
8. 料理保管専用冷蔵庫に保管(10℃以下)
9. 手洗いは 2 回洗浄・消毒する
   清潔な白衣，使い捨て手袋，マスク着用
   消毒済み盛りつけ器具の使用
10. 喫食までの管理(10℃以下，2 時間以内の喫食)

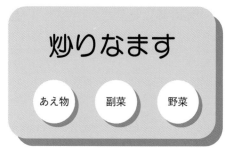

炒りなます

あえ物　副菜　野菜

食品名	正味重量(g)	調味(%)
だいこん	20	
ごぼう	10	
れんこん	20	
にんじん	10	
生しいたけ	10	
しらたき	10	
きゅうり	10	
塩	0.1	0.5
油	3.2	炒める材料の4
調味液		
うすくちしょうゆ	1.2	全材料の塩分1
塩	0.7	
砂糖	2.5	〃4
みりん	3.3	
酢	4.5	〃5
酒	3	
白ごま	2	

下調理

〈だいこん〉 4 cm 長さのせん切りにする．
〈ごぼう〉 4 cm 長さのせん切りにし，水にさらし下ゆでしておく．
〈れんこん〉半月（またはいちょう）の薄切りにし，水にさらす．
〈にんじん〉 3 cm 長さのせん切りにする．
〈生しいたけ〉石づきを取り，薄切りにする．
〈しらたき〉ゆでてあくを抜き，4 cm 長さに切る．
〈きゅうり〉洗浄・消毒後，4 cm 長さのせん切りにし，塩をふり，約 30 分下味をする．

調理手順

① しょうゆ，塩，砂糖，みりん，酢，酒を合わせて調味液をつくる．
② きゅうり以外の野菜を炒める．
③ ①の調味液を加え，沸騰するまで強火で煮る．中火にし，歯ごたえを残すように仕上げる．
④ バットに取り出し，急速冷却する．
⑤ しぼったきゅうりを加え，混ぜる．
⑥ ごまを加えて混ぜ，器に盛る．

調理の標準化（ポイント）と応用

　野菜の切り方は対象者の好みに合わせるが，切り方が加熱時間に影響する．調味は下味のしぼり上り重量に対する調味割合で行う．加熱後，急速冷却する．きゅうりは材料が冷えてからあえる．

調理機器

ボール　調味液をつくる．　**回転釜**　野菜を炒めて煮る．
バット　材料を合わせる，ごまを混ぜる．
急速冷却機　加熱した野菜を冷却する．

作業工程

1 野菜の下処理
　2 しらたきをゆでる
　　3 きゅうりの洗浄・消毒
　　4 切　截
　　5 下　味
　　6 しぼる
7 炒める
8 冷　却
9 混ぜ合わせる
10 盛りつけ
11 保　冷

管理基準と管理の方法

1 野菜下処理専用シンクで洗浄
　野菜下処理専用器具の使用
3 生食野菜専用シンクで洗浄・消毒（次亜塩素酸 Na 200 mg/L 5 分，または 100 mg/L 10 分）
　消毒済み専用器具の使用
4 手洗いは 2 回洗浄・消毒する
5 清潔な白衣，使い捨て手袋，マスク着用
6 消毒済み器具の使用
9 料理保管専用冷蔵庫に保管（10℃以下）
7 加熱温度と時間の管理（75℃・1 分間以上）
　消毒済み器具の使用
8 冷却時間と温度の管理（30 分以内に 20℃付近，または 60 分以内に 10℃付近まで冷却）
10 手洗いは 2 回洗浄・消毒する
　清潔な白衣，使い捨て手袋，マスク着用
　消毒済み盛りつけ器具の使用
11 喫食までの管理（10℃以下，2 時間以内）

涼拌黄瓜
涼拌茄子

(あえ物) (副菜) (野菜)

食 品 名	正味重量(g)	調味(%)
A 涼拌黄瓜		
きゅうり	80	
塩	0.8	1
合わせ調味料		
しょうゆ	1.7 ⎫	しぼったきゅう
塩	0.1 ⎭	りの塩分 0.6
酢	3	〃 4
砂糖	0.7	〃 1
ごま油	2	
B 涼拌茄子		
なす	80	
合わせ調味料		
しょうゆ	3.6 ⎫	蒸したなすの塩
塩	0.2 ⎭	分 1
酢	3	〃 4
砂糖	0.8	〃 1
にんにく	0.1	
トウバンジャン	0.2	

下 調 理

A〈きゅうり〉 洗浄・消毒後，麺棒でたたき，縦半分に切って乱切りに
し，塩をふり，30〜60分下味をする．
B〈なす〉 へたを取り，縦半分に切って水にくぐらせてあくを抜く．
〈にんにく〉 洗浄・消毒後，皮をむき，みじん切りにする．

調理手順

① きゅうりは，ふきんに包んで水気をかたくしぼる．
② なすは十分に湯気の立った蒸し器，スチームコンベクションオーブ
ンなどで蒸し，ざるに広げて冷まし，縦に割る．
③ 合わせ調味料をつくる．
④ きゅうり（なす）を器に盛り，合わせ調味料を上からかける．

調理の標準化（ポイント）と応用

　きゅうりはなかが多少割けてもよい．なすは丸のまま蒸すか，ゆで
るほうが旨味が抜けないが，加熱，冷却に時間がかかるので縦半分に
切る．水っぽくなるので，蒸してから水にとらない．退色を防ぎ，早
く冷ますため重ねないようにざるに広げて冷ます．急速冷却機の使用
が望ましい．
　干しえび（蝦米）を加えると旨味がでておいしいが，衛生的に取り
扱うよう注意する．

調理機器

フードプロセッサー にんにくをみじん切りにする．
ボール 合わせ調味料をつくる．
蒸し器，スチームコンベクションオーブン なすを蒸す．
急速冷却機 なすを冷却する．

作業工程

A
1 きゅうりの洗浄・消毒

2 切 截

3 下 味

4 しぼる

　　　B
　　5 なすの下処理

　　6 蒸 す

　　7 冷 却

　　8 割 く

　B
　9 香味野菜の洗浄・消毒

　10 切 截

　A B
　11 調味液をつくる

12 調 味

13 盛りつけ

14 保 冷

管理基準と管理の方法

1
9 生食野菜専用シンクで洗浄・消毒（次亜塩素酸 Na 200 mg/L 5 分，また
　は 100 mg/L 10 分）
　消毒済み専用器具の使用
2 手洗いは 2 回洗浄・消毒する
3 清潔な白衣，使い捨て手袋，マスク着用
4 消毒済み器具の使用
8 料理保管専用冷蔵庫に保管（10℃以下）
10
11
12
5 野菜下処理専用シンクで洗浄
　野菜下処理専用器具の使用
6 加熱温度と時間の管理（75℃・1 分間以上）
　消毒済み器具の使用
7 冷却時間と温度の管理（30 分以内に 20℃付近，または 60 分以内に
　10℃付近まで冷却）
　消毒済み専用器具の使用
13 手洗いは 2 回洗浄・消毒する
　清潔な白衣，使い捨て手袋，マスク着用
　消毒済み盛りつけ器具の使用
14 喫食までの管理（10℃以下，2 時間以内）

グリーンサラダ
コンビネーションサラダ

(サラダ) (副菜) (野菜)

食 品 名	正味重量(g)	調味(%)
Aグリーンサラダ		
レタス	30	
キャベツ	20	
きゅうり	20	
セロリー	10	
クレソン	5	
Bコンビネーションサラダ		
トマト	30	
きゅうり	20	
レタス	15	
アスパラガス(缶)	20	
フレンチドレッシング		
ワインビネガー	3.4	材料の 4
サラダ油	6	〃 7
塩	0.7	〃 0.8
こしょう	0.01	
マスタード	0.2	

作業工程

1 野菜の洗浄・消毒

2 切　截

3 ドレッシングをつくる

4 盛りつけ

5 保　冷

下 調 理

A野菜は洗浄・消毒後,〈レタス〉一口大にちぎる.〈キャベツ〉せん切りにする.〈きゅうり〉小口薄切りにする.〈セロリー〉筋を取って薄切りにし,水につけてあくを抜く.〈クレソン〉葉先をつまむ.
B野菜は洗浄・消毒後,〈トマト〉くし形に切る.〈きゅうり〉小口薄切りにする.〈レタス〉一口大にちぎる.〈アスパラガス(缶)〉汁をきり,長さを半分に切る.

〈フレンチドレッシング〉ワインビネガーに塩を溶かし,マスタードを加えて均一に混ぜたらサラダ油を加え撹拌する.

調理手順

① 下調理した野菜を計量する.
② 調味料を計量する.
③ Aは,フレンチドレッシングであえて盛りつける.
④ Bは,レタスの上にいろどりよく野菜を盛り,フレンチドレッシングをかけて供する.

調理の標準化(ポイント)と応用

　フレンチドレッシングの調味料は,水きりした野菜の重量に対して計量する.生野菜は調味後の放水が大きいので,供食時間に合わせて30〜40食分ずつ分けてドレッシングであえる.調味料はあえる単位ごとに計量したほうがドレッシングの味が均一になる.野菜は十分な水きりとともに,十分冷やすことがおいしさにつながる.ドレッシングを自由にかけながら供する場合は,多めに用意する.
　野菜はほかにピーマン,サニーレタス,グリーンアスパラガス,ラディッシュなど,いろどり,季節により組み合わせる.ドレッシングソースに香辛料,たまねぎなどを加える.

調理機器

バット　材料を合わせる,調味.
ボール　ドレッシングをつくる.

管理基準と管理の方法

1 生食野菜専用シンクで洗浄・消毒(次亜塩素酸 Na 200 mg/L 5 分,または 100 mg/L 10 分)
　消毒済み専用器具の使用
2 手洗いは 2 回洗浄・消毒する
3 清潔な白衣,使い捨て手袋,マスク着用
　消毒済み器具の使用
　料理保管専用冷蔵庫に保管(10℃以下)
4 手洗いは 2 回洗浄・消毒する
　清潔な白衣,使い捨て手袋,マスク着用
　消毒済み盛りつけ器具の使用
5 喫食までの管理(10℃以下,2 時間以内)

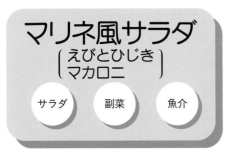

マリネ風サラダ
[えびとひじき]
[マカロニ]

サラダ　　副菜　　魚介

食品名	正味重量(g)	調味(%)
Aえびとひじき		
むきえび（冷凍）	30	
干しひじき	3	
はるさめ	10	
Bマカロニ		
マカロニ	15	
スイートコーン（缶）	15	
えだまめ（冷凍）	5	
あさり（冷凍）	6	
プロセスチーズ	5	
トマト	35	
レタス	30	
ドレッシング		
酢	12	材料の 12
オリーブ油	4	〃 4
砂糖	3	〃 3
塩	0.6	〃 0.6
白ごま	2	
バジル（ドライ）	0.04	

作業工程

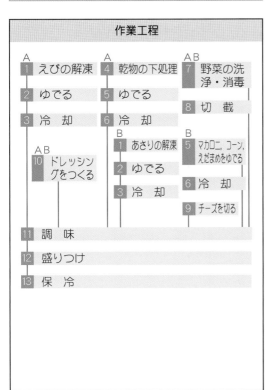

11 調味
12 盛りつけ
13 保冷

下調理

A〈むきえび（冷凍）〉 解凍する．
　〈ひじき〉 水でもどす．
B〈コーン〉 汁をきっておく．
　〈えだまめ（冷凍）〉 ゆでる．
　〈あさり（冷凍）〉 解凍する．
　〈チーズ〉 約 7～8 mm の角切りにする．
〈トマト〉 洗浄・消毒後，くし切りにする．
〈レタス〉 洗浄・消毒後，3 cm×3 cm の大きさにちぎる．
〈白ごま〉 いる．
〈ドレッシング〉 調味料，白ごま，バジルを合わせる．

調理手順

A① はるさめは熱湯でゆで，水にとり冷却後，約 5 cm の長さに切る．
　② むきえび，ひじきはそれぞれゆでて，冷ます．
　③ ①と②を合わせたものにドレッシングを混ぜ合わせる．
　④ 器にレタスをしき，③を盛り，トマトを飾る．
B① マカロニは 0.5 ％の塩を加えた湯でゆでて，冷水にとり冷ます．
　② あさりはゆでて冷ます．
　③ ①と②を合わせたものにコーン，チーズとドレッシングを混ぜ合わせる．
　④ 器にレタスを敷き，③を盛り，トマトを飾る．

調理の標準化（ポイント）と応用

　調味料であえてから配膳するので，喫食までの時間を考慮して盛りつける．むきえび，あさりはゆですぎない．加熱後は，冷却する．

調理機器

ボール あえる． **寸胴鍋** ゆでる．
ブラストチラー えび，あさりを冷却する．

管理基準と管理の方法

1 専用白衣，使い捨て手袋着用
　魚介専用シンク使用，流水で洗う
　洗浄水のはねなどによる二次汚染の防止
　専用器具の使用
　調理時以外は魚介専用冷蔵庫に保管（5℃以下）
　作業終了後，手洗いは 2 回洗浄・消毒する

2 加熱温度と時間の管理（えび，その他あさり以外：75℃・1 分間以上，あさり：85～90℃・90 秒間以上）

5 ゆでた後は消毒済み器具を使用

3 急速冷却（30 分以内に 20℃付近，または 60 分以内に 10℃付近まで
6 冷却）
　二次汚染の防止
　冷却温度を確認する
　料理保管用専用冷蔵庫に保管（10℃以下）

4 野菜下処理専用シンクで洗浄
　野菜下処理専用器具の使用

7 生食野菜専用シンクで洗浄・消毒（次亜塩素酸 Na 200 mg/L 5 分，または 100 mg/L 10 分）
　消毒済み専用器具の使用

8 手洗いは 2 回洗浄・消毒する

9 清潔な白衣，使い捨て手袋，マスク着用

10 消毒済み器具の使用
　料理保管用専用冷蔵庫に保管（10℃以下）

11 手洗いは 2 回洗浄・消毒する

12 清潔な白衣，使い捨て手袋，マスク着用
　消毒済み専用器具の使用

13 喫食までの管理（10℃以下，2 時間以内）

フレッシュカリフラワーの マリネ, にんじんのサラダ

サラダ　副菜　野菜

食品名	正味重量(g)	調味(%)
Ａカリフラワーのマリネ		
カリフラワー	50	
たまねぎ	10	
赤たまねぎ	10	
塩	0.04	0.2
マリネ液		
ワインビネガー	8	10
オリーブ油	4	5
塩, こしょう	1, 0.02	1.2
〈飾り〉ピンクペッパー	適宜	
Ｂにんじんのサラダ		
にんじん	50	
くるみ, レーズン	10, 10	
調味液		
ワインビネガー（赤）	5	7
オリーブ油	3.5	5
塩, こしょう	1, 0.01	0.9
イタリアンパセリ	適宜	

作業工程

Ａ
1 野菜の下処理　　2 たまねぎの洗浄・消毒
3 カリフラワーをゆでる　　5 切截, 水にさらし絞る　　6 マリネ液をつくる
4 冷　却
7 マリネ液に浸ける
8 盛りつけ
9 保　冷

Ｂ
1 にんじん・くるみの下処理　　2 イタリアンパセリの洗浄・消毒
3 にんじん, レーズンをゆでる　　5 パセリ・くるみを刻む
4 冷　却　　6 ドレッシングをつくる
7 あえる
8 盛りつけ
9 保　冷

下 調 理

Ａ〈カリフラワー〉小房に切り, 5mm 厚さの薄切りにする.
　〈たまねぎ, 赤たまねぎ〉洗浄・消毒後薄切りにする.
　〈マリネ液〉ワインビネガー, 塩, こしょうにオリーブ油を合わせて, よく撹拌する.　〈ピンクペッパー〉粗くつぶす.
Ｂ〈にんじん〉3mm 幅のせん切りにする.
　〈くるみ〉オーブン 200℃で, くるみが色づくまで焼く（約 5 分）.
　〈イタリアンパセリ〉洗浄, 消毒し, 葉をみじん切りにする.
　〈ソース〉イタリアンパセリ以外の調味料を合わせ, よく撹拌する.

調理手順

Ａ① カリフラワーは沸騰水に入れ, 再沸騰後 30 秒〜1 分間加熱する. ざるにあげ, 水気をきって冷却する.
　② たまねぎ, 赤玉ねぎは塩をふりよくもんで水にさらし, しぼる.
　③ マリネ液に①, ②を加え, 30 分ほど味をなじませる.
　④ 器に盛り, ピンクペッパーをふりかける.
Ｂ① にんじん, レーズンはおのおの沸騰水に入れ, 再沸騰後, にんじんは 30 秒〜1 分間, レーズンは 30 秒加熱する.
　② くるみは粗く刻む.
　③ 合わせ調味液に①, ②, イタリアンパセリを加え, 10 分ほどなじませる.

調理の標準化（ポイント）と応用

Ａ　カリフラワーは生のような食感がおいしいので, 殺菌できる程度に加熱する. 高温, 短時間で加熱できるよう沸騰水に入れる. 1 回の投入量を減らして, 速やかに再沸騰させる.
Ｂ　にんじんの加熱時間は殺菌程度で生の食感が残っていたほうがおいしいが, 好みでよい. また, にんじんの切り方（太さ）などにより, 加熱時間を加減する.

調理機器

鍋　カリフラワー, にんじん, レーズンをゆでる.
ボール　マリネ液, ドレッシングをつくる.
バット　材料をあえる.　　　オーブン　くるみを焼く.

管理基準と管理の方法

Ａ1 野菜下処理専用シンクで洗浄
　　野菜下処理専用器具の使用
Ｂ1 加熱温度と時間の管理（75℃・1 分間以上）
　　消毒済み器具の使用
2 生食野菜専用シンクで洗浄・消毒（次亜塩素酸 Na 200 mg/L 5 分, または 100 mg/L 10 分）
　消毒済み専用器具の使用
3 加熱温度と時間の管理（75℃・1 分間以上）
　消毒済み器具の使用
4 消毒済み専用器具の使用
　二次汚染の防止
　冷却時間と温度の管理（30 分以内に 20℃付近, または 60 分以内に 10℃付近まで冷却）
5 手洗いは 2 回洗浄・消毒する
　消毒済み専用器具の使用
6 手洗いは 2 回洗浄・消毒する
7 清潔な白衣, 使い捨て手袋, マスク着用
　消毒済み器具の使用
　料理保管用専用冷蔵庫に保管（10℃以下）
8 手洗いは 2 回洗浄・消毒する
9 清潔な白衣, 使い捨て手袋, マスク着用
　消毒済み盛りつけ器具の使用
　喫食までの管理（10℃以下, 2 時間以内）

ゆで野菜の
サラダ

サラダ　副菜　野菜

食品名	正味重量(g)	調味(％)
カリフラワー	30	
ブロッコリー	20	
にんじん	15	
塩	0.1	ゆでた野菜の0.2
スイートコーン(カーネル)	15	
レタス	15	
ソース		
マヨネーズ	10	材料の10
ケチャップ	3	
たまねぎ	3	
ピクルス	1	
パセリ	0.1	
レモン汁	0.2	
パプリカ	0.01	

作業工程

1 カリフラワー, ブロッコリー, にんじんの下処理

2 ゆでる

3 冷　却

4 レタス, たまねぎ, パセリの洗浄・消毒

5 たまねぎ, パセリの切載・レタスをちぎる

6 水にさらし, しぼる

7 ソースをつくる

8 コーン缶の開缶・水きり

9 あえる

10 盛りつけ

11 保　冷

下調理

〈カリフラワー・ブロッコリー〉小房に分けて洗浄後，ゆでる．
〈にんじん〉拍子木切りにし，ゆでる．
〈スイートコーン〉缶，瓶などからあけ，汁をきる．
〈レタス〉洗浄・消毒後，一口大にちぎる．
〈たまねぎ〉洗浄・消毒後，みじん切りにし，ふきんに包み流水中でぬめりがなくなるまでさらす．
〈ピクルス〉汁をきり，みじん切りにする．
〈パセリ〉洗浄・消毒後，水をよくきり，みじん切りにする．

調理手順

① カリフラワー，ブロッコリー，にんじんはざるにとり下味をして冷却する．
② マヨネーズに，ふきんで水気をしぼったたまねぎ，ピクルス，ケチャップ，レモン汁，パプリカを加え混ぜ合わせて冷やす．
③ 器にレタスを敷き，ゆで野菜とスイートコーンをいろどりよく盛り，供食直前にソースにパセリを混ぜ合わせ，上からかける．

調理の標準化（ポイント）と応用

　ブロッコリーのゆで時間は4〜5分，カリフラワーは8〜10分，株のままゆでると加熱が不均一になりやすい．スチームコンベクションオーブンで蒸してもよい．ブロッコリー，カリフラワー，にんじんは水冷しないで急速冷却機で冷却する．マヨネーズソースに入れる野菜の水気は十分にきる．野菜もソースも供食直前まで十分に冷やす．食品，器具などは衛生的に取り扱う．
　野菜はほかにさやいんげん，グリーンアスパラガス，じゃがいもなど．ソースはビネグレットソースにトマト，たまねぎなどを加えたラビゴットソースも合う．

調理機器

回転釜　野菜をゆでる．　　ボール　調味料などを合わせる．
急速冷却機　ゆで野菜を冷却する．

管理基準と管理の方法

1 野菜下処理専用シンクで洗浄
　野菜下処理専用器具の使用
2 加熱温度と時間の管理(75℃・1分間以上)
　消毒済み器具を使用
3 冷却時間と温度の管理(30分以内に20℃付近，または60分以内に10℃付近まで冷却)
　消毒済み専用器具の使用
　料理保管専用冷蔵庫に保管(10℃以下)
4 生食野菜専用シンクで洗浄・消毒(次亜塩素酸Na 200 mg/L 5分，または100 mg/L 10分)
　消毒済み専用器具の使用
5 手洗いは2回洗浄・消毒する
6 清潔な白衣，使い捨て手袋，マスク着用
7 消毒済み器具の使用
8 料理保管専用冷蔵庫に保管(10℃以下)
9
10 手洗いは2回洗浄・消毒する
　清潔な白衣，使い捨て手袋，マスク着用
　消毒済み盛りつけ器具の使用
11 喫食までの管理(10℃以下，2時間以内)

ごぼうの サラダ

サラダ | **副菜** | **野菜**

食品名	正味重量(g)	調味(%)
ごぼう	40	
にんじん	10	
きゅうり	15	
塩	0.3	材料の 0.5
こしょう	0.01	
白ごま	2	
サラダ菜	8	
ソース		
マヨネーズ	7	〃 10
マスタード	1.5	

下 調 理

〈ごぼう・にんじん〉マッチ棒の太さの拍子木切り（せん切り）にし，ごぼうは水にさらし，別々にゆでる.

〈きゅうり〉洗浄・消毒後，せん切りにし，塩をふって約 30 分下味をし，ふきんに包んで水気をしぼる.

〈白ごま〉いって，フードプロセッサーで粗くする.

〈サラダ菜〉茎を切り，洗浄・消毒する.

〈ソース〉マスタードにマヨネーズを加えよく撹拌する.

調理手順

① 冷えた材料を合わせ，下味をしてからマヨネーズソースであえ，ごまも混ぜ合わせる.

② 器にサラダ菜を敷き，①を盛る.

調理の標準化（ポイント）と応用

　ごぼう，にんじんはスチームコンベクションオーブンで蒸してもよい．風味が残り，水っぽくならない．材料は完全に冷めてからマヨネーズであえる．食品，器具などは衛生的に取り扱う．冷却は，急速冷却機の使用が望ましい.

　ごぼうの代わりに切り干しだいこん，にんじんの代わりにひじきでもよい．ソースにしょうゆを加えてもよい.

調理機器

鍋　ごぼう，にんじんをゆでる.　**バット**　材料をあえる.
急速冷却機　加熱した野菜を冷却する.
フードプロセッサー　ごまをする.

作業工程

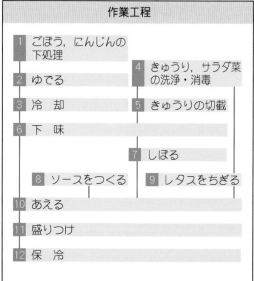

1 ごぼう，にんじんの下処理
2 ゆでる
3 冷　却
6 下　味

4 きゅうり，サラダ菜の洗浄・消毒
5 きゅうりの切截
7 しぼる

8 ソースをつくる　9 レタスをちぎる
10 あえる
11 盛りつけ
12 保　冷

管理基準と管理の方法

1 野菜下処理専用シンクで洗浄
　野菜下処理専用器具の使用
2 加熱温度と時間の管理（75℃・1 分間以上）
　消毒済み器具を使用
3 冷却時間と温度の管理（30 分以内に 20℃付近，または 60 分以内に10℃付近まで冷却）
4 生食野菜専用シンクで洗浄・消毒（次亜塩素酸 Na 200 mg/L 5 分，または 100 mg/L 10 分）
　消毒済み専用器具の使用
5 手洗いは 2 回洗浄・消毒する
6 清潔な白衣，使い捨て手袋，マスク着用
7 消毒済み器具の使用
8 料理保管専用冷蔵庫に保管（10℃以下）
9
10
11 手洗いは 2 回洗浄・消毒する
　清潔な白衣，使い捨て手袋，マスク着用
　消毒済み盛りつけ器具の使用
12 喫食までの管理（10℃以下，2 時間以内）

かぼちゃの
サラダ

(サラダ) (副菜) (野菜)

食品名	正味重量(g)	調味(%)
かぼちゃ	60	
塩	0.2	0.3
白こしょう	0.02	
たまねぎ	20	
塩	0.1	0.5
ソース		
マヨネーズ	10	
白こしょう	0.01	
レモン汁	0.5	
レタス	10	

下 調 理

〈かぼちゃ〉縦 1/8〜1/12 にし，1 cm 厚さに切る．
〈たまねぎ〉洗浄・消毒し，縦半分に切り，薄切りにし，ふきんに包み，流水中でぬめりがなくなるまでさらす．
〈レタス〉洗浄・消毒後，一口大にちぎる．
〈レモン〉洗浄・消毒後，レモン汁をしぼる．
〈ソース〉レモン汁，マヨネーズ，こしょうを混ぜる．

調理手順

① かぼちゃは，蒸し器またはスチームコンベクションオーブンなどで蒸し，塩，こしょうをして，急速に冷却する．
② かぼちゃ，たまねぎをソースであえる．
③ 器にレタスを敷き，サラダを盛る．

調理の標準化（ポイント）と応用

　かぼちゃの大きさをそろえ，蒸し時間を一定にする．下味はかぼちゃが熱いうちに行う．急速冷却機の使用が望ましい．調味は完全に冷却してから行う．
　塩で下味したきゅうり，固ゆで卵の粗みじんを加えるといろどり，歯ごたえ，味の変化が楽しめる．

調理機器

蒸し器，スチームコンベクションオーブン　かぼちゃを蒸す．
急速冷却機　かぼちゃを冷却する．
バット　材料を合わせる，調味．　**ボール**　ソースをつくる．

作業工程

1 かぼちゃの下処理

2 蒸 す

3 下 味

4 冷 却

5 たまねぎ，レタス，レモンの洗浄・消毒

6 たまねぎの切截・レモンをしぼる・レタスをちぎる

7 水にさらし，しぼる　　8 ソースをつくる

9 あえる

10 盛りつけ

11 保 冷

管理基準と管理の方法

1 野菜下処理専用シンクで洗浄
　野菜下処理専用器具の使用
2 加熱温度と時間の管理（75℃・1 分間以上）
　消毒済み器具を使用
3 手洗いは 2 回洗浄・消毒する
6 清潔な白衣，使い捨て手袋，マスク着用
7 消毒済み器具の使用
8 料理保管専用冷蔵庫に保管（10℃以下）
9
4 冷却時間と温度の管理（30 分以内に 20℃付近，または 60 分以内に 10℃付近まで冷却）
　消毒済み専用器具の使用
　料理保管専用冷蔵庫に保管（10℃以下）
5 生食野菜専用シンクで洗浄・消毒（次亜塩素酸 Na 200 mg/L 5 分，または 100 mg/L 10 分）
　消毒済み専用器具の使用
10 手洗いは 2 回洗浄・消毒する
　清潔な白衣，使い捨て手袋，マスク着用
　消毒済み盛りつけ器具の使用
11 喫食までの管理（10℃以下，2 時間以内）

きのこの サラダ

(サラダ) (副菜) (野菜)

食 品 名	正味重量(g)	調味(%)
エリンギ	20	
ぶなしめじ	20	
生しいたけ	10	
レモン汁	1	
白ワイン	5	
水	5	
塩	0.3	きのこの0.5
こしょう	0.02	
さやいんげん	20	
レタス	20	
ドレッシングソース		
酢	2.7	材料の3
オリーブ油	6.3	〃 7
マスタード	1	
塩	0.5	〃 0.6
こしょう	0.03	

作業工程

1 きのこ類, さやいんげんの下処理

2 加　熱

3 冷　却

4 レタスの洗浄・消毒

5 ちぎる

6 ソースをつくる

7 あえる

8 盛りつけ

9 保　冷

下 調 理

きのこ類は手早く洗浄後,
〈エリンギ〉4 cm 長さに切り, 3〜4 mm 厚さに切る (割く).
〈ぶなしめじ〉石づきを取り, ほぐす.
〈生しいたけ〉石づきを取り, そぎ切りにする.
〈さやいんげん〉筋を取り, 3 cm 長さに切り, 塩ゆでする.
〈レタス〉洗浄・消毒後, 一口大にちぎる.

調理手順

① きのこに塩, こしょう, レモン汁, 白ワイン, 水を加え, ふたをして加熱. 沸騰して 2〜3 分煮たら, きのこをとり分け, 煮汁はとろみがつくまで煮つめる.
② 冷えた煮汁に塩, こしょう, マスタード, 酢を加えて混ぜ, オリーブ油を少しずつ撹拌しながら合わせ, ドレッシングをつくる.
③ 十分に冷やしたきのことさやいんげんをドレッシングであえ, 器にレタスを敷いて盛る.

調理の標準化 (ポイント) と応用

きのこ類は, 洗浄中の吸水が多いので手早く行う.
材料は煮すぎない. 煮汁を使いドレッシングに旨味をつける. 材料は十分に冷えてからあえ, 供食直前に盛りつける. 冷却は, 急速冷却機の使用が望ましい.
きのこはほかに, まいたけ, 乾しいたけを使ってもよい. ドレッシングはオリーブ油をサラダ油に, 塩の一部をしょうゆに変えてもよい.

調理機器

ソトワール　きのこを蒸し煮する.　バット　あえる.
急速冷却機　きのこを冷却する.
ボール　ドレッシングをつくる.

管理基準と管理の方法

1 野菜下処理専用シンクで洗浄
　野菜下処理専用器具の使用
2 加熱温度と時間の管理(75℃・1 分間以上)
　消毒済み器具の使用
3 冷却時間と温度の管理(30 分以内に 20℃付近, または 60 分以内に 10℃付近まで冷却)
　料理保管専用冷蔵庫に保管(10℃以下)
4 生食野菜専用シンクで洗浄・消毒(次亜塩素酸 Na 200 mg/L 5 分, または 100 mg/L 10 分)
　消毒済み専用器具の使用
5 手洗いは 2 回洗浄・消毒する
6 清潔な白衣, 使い捨て手袋, マスク着用
7 消毒済み器具の使用
　料理保管専用冷蔵庫に保管(10℃以下)
8 手洗いは 2 回洗浄・消毒する
　清潔な白衣, 使い捨て手袋, マスク着用
　消毒済み盛りつけ器具の使用
9 喫食までの管理(10℃以下, 2 時間以内)

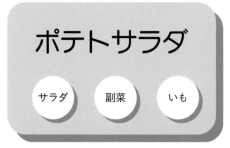

ポテトサラダ

サラダ　副菜　いも

食品名	正味重量(g)	調味(%)
じゃがいも	80	
にんじん	15	
酢	2	じゃがいもとにんじんの2
サラダ油	3	〃 3
塩	0.5	〃 0.5
こしょう	0.01	
きゅうり	20	
塩	0.1	きゅうりの0.5
たまねぎ	5	
サラダ菜	8	
マヨネーズ	11.5	材料の10
からし(粉)	0.5	

作業工程

1 じゃがいも, にんじんの下処理

2 ゆでる

3 きゅうり, たまねぎ, サラダ菜の洗浄・消毒

4 きゅうり, たまねぎの切截

5 下味

6 冷却

7 しぼる

8 ソースをつくる

9 あえる

10 盛りつけ

11 保冷

下調理

〈じゃがいも〉1.5 cm厚さのいちょう切りにし, 水にさらす.
〈にんじん〉2 mm厚さのいちょう切りにし, 下ゆでする.
〈きゅうり〉洗浄・消毒後, 小口薄切りにし, 塩をふり, 約30分下味をする.
〈たまねぎ〉洗浄・消毒後, 縦半分に切って薄切りにし, ふきんに包み, 流水中でぬめりがなくなるまでさらす.
〈サラダ菜〉茎を切り, 洗浄・消毒する.
〈からし〉湯で溶き, 辛味がでるまで練り, マヨネーズと混ぜ合わせる.

調理手順

① じゃがいもはゆで, 水をきる. 釜にもどし中火で混ぜながら水気をとばす.
② じゃがいも, にんじんを合わせ, 冷めないうちに塩, 酢, サラダ油, こしょうで下味をする.
③ きゅうりはふきんで包み, かたくしぼり, 冷めたじゃがいも, にんじん, さらしたたまねぎと合わせ, マヨネーズであえる.
④ 器にサラダ菜を敷き, 上に③を盛る.

調理の標準化（ポイント）と応用

じゃがいもは沸騰水でゆでる. ゆで水の量はいもの1.5倍. じゃがいもの水気をしっかりとばす. 下味はじゃがいもが熱いうちにする. 冷却は, 急速冷却機の使用が望ましい.
ほかにハム, りんご, ゆで卵など. さいの目に切るとマセドワンサラダになる.

調理機器

回転釜　じゃがいもをゆでる.　　鍋　にんじんをゆでる.
急速冷却機　じゃがいもを冷却する.
バット　材料を合わせる, 調味.　　ボール　ドレッシングをつくる.

管理基準と管理の方法

1 野菜下処理専用シンクで洗浄
　野菜下処理専用器具の使用
2 加熱温度と時間の管理（75℃・1分間以上）
　消毒済み器具を使用
3 生食野菜専用シンクで洗浄・消毒（次亜塩素酸Na 200 mg/L 5分, または100 mg/L 10分）
　消毒済み専用器具の使用
4 手洗いは2回洗浄・消毒する
5 清潔な白衣, 使い捨て手袋, マスク着用
7 消毒済み器具の使用
8 料理保管専用冷蔵庫に保管（10℃以下）
9
6 冷却時間と温度の管理（30分以内に20℃付近, または60分以内に10℃付近まで冷却）
　消毒済み器具の使用
10 手洗いは2回洗浄・消毒する
　清潔な白衣, 使い捨て手袋, マスク着用
　消毒済み盛りつけ器具の使用
11 喫食までの管理（10℃以下, 2時間以内）

切干しだいこん
のサラダ

サラダ　副菜　野菜

食品名	正味重量(g)	調味(%)
切干しだいこん(乾)	45(10)	
きゅうり	8	
にんじん	3	
じゃこ	2	
スープ(スープの素)	10(0.2)	もどした全材料の塩分0.2
酢	1.2	
ごま油	1	
しょうゆ	3.5	〃塩分1
レモン汁	0.6	

下調理

〈切干しだいこん〉水に漬けてもどし，5cm長さに切る．
〈きゅうり〉洗浄・消毒後，せん切りにする．
〈にんじん〉洗浄・消毒後，せん切りにする．
〈じゃこ〉湯通しする．
〈レモン〉洗浄・消毒後，果汁をしぼる．
〈スープ〉スープの素を溶かし，加熱後冷却する．

調理手順

① 切干しだいこんは，再沸騰するまでゆで，水きりをして冷却する．
② 切干しだいこん，きゅうり，にんじん，じゃこを混ぜ，30～50食に分け，ふたつきバットに入れ冷蔵する．
③ 冷やしたスープと酢，しょうゆ，ごま油を混ぜ，レモン汁を入れる．
④ ②を③であえ，よく混ぜて器に盛る．

調理の標準化（ポイント）と応用

　切干しだいこんは製品によってもどし率が異なるため，もどした重量から実際のもどし倍率を記録しておく．また，調味料はもどした切干しだいこんの重量に対する比率で計算する．あえ操作後30分以内に供食できるように30～50食ずつ食材と調味液を分割し，材料と調味液は完全に冷えた状態であえる．

調理機器

両手鍋（大）　切干しだいこんをゆでる．
ふたつきバット　あえる前の材料を分割冷蔵する．
ブラストチラー　切干しだいこん，じゃこを冷却する．

作業工程

1 切干しだいこんの下処理
2 ゆでる
3 冷却

4 野菜の洗浄・消毒
5 切截
8 レモン汁をしぼる

6 じゃこの湯通し
7 冷却
9 スープをつくる
10 冷却
11 調味料を合わせる

12 あえる
13 盛りつけ
14 保冷

管理基準と管理の方法

1 野菜下処理専用シンクで洗浄
野菜下処理専用器具の使用
2 加熱温度と時間の管理(75℃・1分間以上)
6 消毒済み器具の使用
9 ゆでた後は消毒済み器具を使用
3 消毒済み専用器具の使用
7 二次汚染の防止
10 冷却時間と温度の管理(30分以内に20℃付近，または60分以内に10℃付近まで冷却)
4 生食野菜専用シンクで洗浄・消毒(次亜塩素酸Na 200mg/L 5分，または100mg/L 10分)
消毒済み専用器具の使用
5 手洗いは2回洗浄・消毒する
8 清潔な白衣，使い捨て手袋，マスク着用
11 消毒済み専用器具の使用
料理保管用専用冷蔵庫に保管(10℃以下)
12 手洗いは2回洗浄・消毒する
13 清潔な白衣，使い捨て手袋，マスク着用
消毒済み器具の使用
14 喫食までの管理(10℃以下，2時間以内)

春雨サラダ

サラダ　副菜　野菜

食品名	正味重量(g)	調味(%)
鶏肉（ささみ）	15	
干しきくらげ	1	
干しわかめ	1	
はるさめ	10	
きゅうり	10	
ミニトマト	10	
もやし	30	
黄ピーマン	10	
ドレッシング		
しょうゆ	6	材料の塩分 0.8
酢	8	材料の 8
ごま油	2	〃 2
砂糖	3	〃 糖分 3

下 調 理

〈鶏肉〉蒸し，冷めたら繊維の方向に細くさく．
〈干しきくらげ〉水でもどし，水きりをし，細切りにする．
〈干しわかめ〉水でもどし，水きりをし，3 cm 長さに切る．
〈はるさめ〉ゆでて水にとり，水きりをする．長さ 4〜5 cm の長さに切る．
〈きゅうり〉洗浄・消毒後，斜め薄切りにし，細切りにする．
〈ミニトマト〉へたを取り，洗浄・消毒後，半分に切る．
〈もやし〉ゆでて冷却する．
〈黄ピーマン〉洗浄・消毒後，細切りにする．
〈ドレッシング〉しょうゆ，酢，砂糖を混ぜ合わせて，熱したごま油を加える．

調理手順

① きくらげ，わかめは沸騰水中でさっとゆで，冷却する．
② はるさめ，わかめ，きくらげを混ぜ合わせ，次にもやし，鶏肉，きゅうりを加え，ドレッシングであえる．
③ 器に盛り，ミニトマト，黄ピーマンはいろどりよく並べる．

調理の標準化（ポイント）と応用

　ドレッシングであえてから盛りつけるので，水分がでないように喫食時間を考え配膳する．すべての食材は洗浄・消毒または加熱により殺菌する．ミニトマトはへたの部分に細菌が多いので，へたを取ってから洗浄・消毒する．

調理機器

寸胴鍋　ゆでる．　ボール　ドレッシングをつくる，あえる．

作業工程

1 肉の下処理
2 蒸す
3 冷却
4 さく

5 もやしの下処理
6 ゆでる
7 冷却

8 乾物の下処理
9 ゆでる
10 冷却
11 野菜の洗浄・消毒
12 切截

13 ドレッシングをつくる

14 あえる
15 盛りつけ
16 保冷

管理基準と管理の方法

1 専用白衣，使い捨て手袋着用
専用器具の使用
調理時以外は食肉専用冷蔵庫に保管（10℃以下）
作業終了後，手洗いは 2 回洗浄・消毒する
2 加熱温度と時間の管理（75℃・1 分間以上）
6 ゆでた後は消毒済み器具を使用
9
3 飲用水で冷却または急速冷却（30 分以内に 20℃付近，または 60 分以内
7 に 10℃付近まで冷却）
4 手洗いは 2 回洗浄・消毒する
12 清潔な白衣，使い捨て手袋，マスク着用
5 野菜下処理専用シンクで洗浄
8 野菜下処理専用器具の使用
10 二次汚染の防止
冷却温度を確認する
料理保管用専用冷蔵庫に保管（10℃以下）
11 生食野菜専用シンクで洗浄・消毒（次亜塩素酸 Na 200 mg/L 5 分，または 100 mg/L 10 分）
消毒済み専用器具の使用
13 消毒済み器具の使用
料理保管用専用冷蔵庫に保管（10℃以下）
15 手洗いは 2 回洗浄・消毒する
清潔な白衣，使い捨て手袋，マスク着用
消毒済み盛りつけ器具の使用
16 喫食までの管理（10℃以下，2 時間以内）

ひじきのサラダ

サラダ　副菜　海藻野菜

食品名	正味重量(g)	調味(%)
長ひじき	3	
砂糖	0.2	ひじきの1.5
しょうゆ	0.4	〃塩分0.5
酢	0.4	〃3
もやし	40	
塩	0.2	もやしの0.5
サニーレタス	10	
にんじん	10	
ソース		
みそ	2.9	材料の塩分0.5
酢	2.9	〃4
サラダ油	3.7	〃5
砂糖	1	〃1.3

下調理

〈ひじき〉洗って水でもどし，ざるで水をきる．
〈もやし〉ゆでて水きり後，塩をふり，下味をする．
〈サニーレタス〉洗浄・消毒後，一口大にちぎる．
〈にんじん〉下処理・洗浄後，3cm長さのせん切りにし，ゆでる．
〈ソース〉みそに砂糖，酢，サラダ油を加えて混ぜる．

調理手順

① ひじきは，ゆでて水きり後，砂糖，しょうゆ，酢を合わせた調味液をかけておく．
② ひじき，もやし，にんじんを混ぜ，ソースであえる．
③ 器にレタスを敷き，②を盛る．

調理の標準化（ポイント）と応用

　もやしはゆで水に対する投入割合を標準化する．スチームコンベクションオーブンを使用する場合は，100℃のスチームで5〜6分．加熱後の野菜は急速冷却する．調味後の時間を30分程度とし，分割してあえる．

調理機器

ボール　ひじきの下味，調味液をつくる．
急速冷却機　加熱した食品を冷却する．
バット　材料を合わせる，調味．

作業工程

1 ひじき，もやし，にんじんの下処理
　2 レタスの洗浄・消毒
　3 にんじんの切截・レタスをちぎる
4 ゆでる
5 下味
6 冷却　　7 ソースをつくる
8 あえる
9 盛りつけ
10 保冷

管理基準と管理の方法

1 野菜下処理専用シンクで洗浄
　野菜下処理専用器具の使用
2 生食野菜専用シンクで洗浄・消毒(次亜塩素酸Na 200mg/L 5分，または100mg/L 10分)
　消毒済み専用器具の使用
3 手洗いは2回洗浄・消毒する
5 清潔な白衣，使い捨て手袋，マスク着用
7 消毒済み器具の使用
8 料理保管専用冷蔵庫に保管(10℃以下)
4 加熱温度と時間の管理(75℃・1分間以上)
　消毒済み器具を使用
6 冷却時間と温度の管理(30分以内に20℃付近，または60分以内に10℃付近まで冷却)
9 手洗いは2回洗浄・消毒する
　清潔な白衣，使い捨て手袋，マスク着用
　消毒済み盛りつけ器具の使用
10 喫食までの管理(10℃以下，2時間以内)

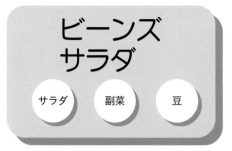

ビーンズサラダ

サラダ　副菜　豆

食品名	正味重量(g)	調味(%)
白いんげん豆(缶)	15	
金時豆(缶)	15	
ひよこ豆(缶)	10	
きゅうり	20	
塩	0.1	きゅうりの0.5
トマト	20	
レタス	10	
たまねぎ	10	
ドレッシング		
酢	3	材料の3
サラダ油	6	〃 6
塩	0.6	〃 0.6
こしょう	0.02	
パセリ	0.2	

下 調 理

〈豆(缶)〉 ざるで汁をきる.
野菜は下処理, 洗浄・消毒し,
〈きゅうり〉 縦1/4に切り, 1 cm長さに切り, 塩をふって約30分下味をする.
〈トマト〉 1 cmのさいの目切りにする.
〈レタス〉 一口大にちぎる.
〈たまねぎ〉みじん切りにし, 塩をふり, ふきんに包み, もみながら流水中でぬめりがでなくなるまでさらす.
〈パセリ〉 水気をよくきって, みじん切りにする.
〈ドレッシング〉 塩, こしょう, 酢を混ぜ, サラダ油を少しずつ加えて撹拌し, ドレッシングをつくる.

調理手順

① 豆, きゅうり, トマトを混ぜ, さらしたたまねぎを加えたドレッシングであえる.
② 器にレタスを敷き, サラダを盛り, パセリを散らす.

調理の標準化（ポイント）と応用

　きゅうりの下味は約30分とし, 水気をよくしぼる. 調味と盛りつけは供食直前にし, 冷却したものを提供する. ドレッシングをかけながら提供してもよい.
　ドレッシングは, あえる材料の重量に対して計量する.

調理機器

バット　下味, 調味.　　ボール　ドレッシングをつくる.

作業工程

1 豆の水きり
2 ドレッシングをつくる
3 下　味
4 野菜の洗浄・消毒
5 切　截　　レタスをちぎる
6 きゅうりの下味
7 しぼる
8 たまねぎを水にさらす
9 ドレッシングと合わせる
10 あえる
11 盛りつけ
12 保　冷

管理基準と管理の方法

1 手洗いは2回洗浄・消毒する
2 清潔な白衣, 使い捨て手袋, マスク着用
3 消毒済み器具の使用
5 料理保管専用冷蔵庫に保管(10℃以下)
6
7
8
9
10
4 生食野菜専用シンクで洗浄・消毒(次亜塩素酸Na 200 mg/L 5分, または100 mg/L 10分)
　消毒済み専用器具の使用
11 手洗いは2回洗浄・消毒する
　清潔な白衣, 使い捨て手袋, マスク着用
　消毒済み盛りつけ器具の使用
12 喫食までの管理(10℃以下, 2時間以内)

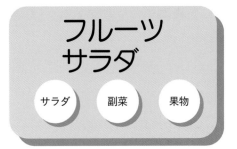

フルーツ サラダ

サラダ　副菜　果物

食品名	正味重量(g)	調味(%)
りんご	40	
バナナ	30	
みかん(缶)	10	
サラダ菜	8	
レモン汁	2	
ソース		
マヨネーズ	15	
プレーンヨーグルト	15	

下 調 理

〈りんご〉洗浄・消毒後，皮をむき，1/6～1/8 に切り，5 mm 厚さのいちょう切りにする．
〈バナナ〉洗浄・消毒後，皮をむき，7～8 mm 厚さの輪切りにする．
〈みかん(缶)〉ざるで汁をきる．
〈サラダ菜〉茎を切り，葉をばらして洗浄・消毒する．
〈ソース〉マヨネーズとヨーグルトを混ぜ合わせる．

調理手順

① りんごは，切ったら 0.3％の塩水にくぐらせる．
② りんご，バナナにレモン汁をふりかける．
③ 器にサラダ菜を敷き，混ぜ合わせた果物を盛り，ソースを上からかける．

調理の標準化（ポイント）と応用

　りんごは切ってから塩水に長くつけない．バナナは変色しやすいので盛りつけ間際に切る．また，くずれやすいのであまり薄く切らない．ほかの果物とは混ぜないで，あとから盛り合わせてもよい．食品，器具などは衛生的に取り扱う．
　フルーツサラダの果物は，いろどり，味のバランス，季節を考慮し，数種類とり合わせる．生の果物を1～2種必ず使うとよい．ソースはプレーンヨーグルトのみでもよい．レモン汁は好みで加減する．

調理機器

バット・ボール　下味，調味．

作業工程

1 果物，野菜の洗浄・消毒
2 切　截
3 下　味
　　4 みかん缶の開缶・汁をきる
　　5 ソースをつくる
6 盛りつけ
7 保　冷

管理基準と管理の方法

1 生食野菜専用シンクで洗浄・消毒（次亜塩素酸 Na 200 mg/L 5 分，または 100 mg/L 10 分）
　消毒済み専用器具の使用
2 手洗いは 2 回洗浄・消毒する
3 清潔な白衣，使い捨て手袋，マスク着用
4 消毒済み器具の使用
5 料理保管専用冷蔵庫に保管（10℃以下）
6 手洗いは 2 回洗浄・消毒する
　清潔な白衣，使い捨て手袋，マスク着用
　消毒済み盛りつけ器具の使用
7 喫食までの管理（10℃以下，2 時間以内）

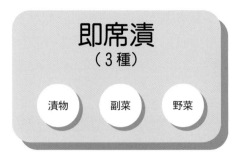

即席漬
（3種）

漬物　副菜　野菜

食品名	正味重量(g)	調味(%)
A		
かぶ	60	
レモン	5	
塩	0.7	かぶの1.2
B		
キャベツ	50	
きゅうり	10	
しょうが	1	
しその葉	1	
塩	0.7	材料の1.2
C		
だいこん	60	
だいこんの葉	5	
塩	0.6	だいこんの1
七味とうがらし	0.02	
しょうゆ（うすくち）	1	しぼっただいこんの塩分0.4

作業工程

AB

1 野菜の洗浄・消毒

2 切　截

3 調　味

4 しぼる

5 盛りつけ

6 保　冷

C

1 だいこんの下処理

2 だいこんの葉をゆでる　　4 だいこんの根の洗浄・消毒

3 冷　却

5 切　截

6 調　味

7 盛りつけ

8 保　冷

下調理

以下の材料は下処理，洗浄・消毒し，

A〈かぶ〉皮をむき，縦半分に切り，繊維にそって2mm厚さに薄切りにする．

〈レモン〉皮のまま薄く半月に切る．

B〈キャベツ〉1×4cmの短冊に切る．

〈きゅうり〉2mm厚さの小口薄切りにする．

〈しょうが〉皮をむき，せん切りにする．

〈しその葉〉せん切りしたあと，水にさらしてあくを抜く．

C〈だいこん〉皮をむき，なます切りにする（斜め薄切りにしてからせん切りにする）．

〈だいこんの葉〉さっとゆで，小口から細かく切る．

調理手順

① 分量の塩を用意し，野菜を切ったそばからふり，混ぜ合わせる．

② Aはレモン，Bはしょうが，しその葉，Cはだいこんの葉をおのおの最後に加え，混ぜ合わせて重石をする．

③ 水気をしぼって器に盛る．Cは七味とうがらしとしょうゆをふり，混ぜ合わせてから器に盛る．

調理の標準化（ポイント）と応用

漬け込み時間はできるだけ30分以上．重石をして放水をうながす．食品，器具などは衛生的に取り扱う．衛生管理上，原則として前日仕込みは行わない．

つけ合わせとしても一皿料理としても供することができるが，分量はあまり多くしない．香りのある野菜を季節に合わせて使う．みょうがたけ，みょうが，穂じそ，新しょうがなど．

調理機器

バット　漬け込む．　ボール　水を入れて重石の代用．

鍋　だいこんの葉をゆでる．

管理基準と管理の方法

AB1　生食野菜専用シンクで洗浄・消毒（次亜塩素酸Na 200mg/L 5分，または100mg/L 10分）
消毒済み専用器具の使用

2　手洗いは2回洗浄・消毒する

3　清潔な白衣，使い捨て手袋，マスク着用

4　消毒済み器具の使用
料理保管専用冷蔵庫に保管（10℃以下）

5　手洗いは2回洗浄・消毒する
清潔な白衣，使い捨て手袋，マスク着用
消毒済み盛りつけ器具の使用

6　喫食までの管理（10℃以下，2時間以内）

C1　野菜下処理専用シンクで洗浄
野菜下処理専用器具の使用

2　加熱温度と時間の管理（75℃・1分間以上）

3　冷却時間と温度の管理（30分以内に20℃付近，または60分以内に10℃付近まで冷却）
消毒済み器具を使用

4　AB1と同じ

5　AB234と同じ

6

7　AB5と同じ

8　AB6と同じ

だいこんの柚香漬

(漬物)　(副菜)　(野菜)

食 品 名	正味重量(g)	調味(%)
だいこん	60	
塩	0.6	1
調味液		
酢	4.2	だいこんの 7
ゆずのしぼり汁	1/30 個	
砂糖	1.2	〃 2
しょうゆ	0.5	〃 塩分 0.8
塩	0.4	
ゆずの皮	1/30 個	

下 調 理

〈だいこん〉洗浄・消毒後，8 mm 角，3 cm 長さの拍子木切りにし，塩をふり，約 30 分以上下味をする（重石をする）.
〈ゆず〉洗浄・消毒後，皮は薄くむきせん切りにし，果肉は半分に切り，しぼる.
〈調味液〉ゆずのしぼり汁と調味料を混ぜ合わせる.

調理手順

① だいこんはふきんで包み，水気をしっかりとしぼる.
② 混ぜ合わせた調味液にだいこんとゆずの皮を加え，漬け込む.
③ 供食直前に調味液を軽くきって器に盛る.

調理の標準化（ポイント）と応用

　下味の漬け込み時間はできるだけ 30 分以上とし，重石をして放水をうながす.調味液への漬け込み時間はできるだけ 30 分以上.食品，器具などは衛生的に取り扱う.原則として前日仕込みは行わない.だいこんの切り方は，放水，塩味の浸透，歯ごたえに影響するので，太さをそろえる.いちょう切りにすると，漬け込む時間は短縮できる.

　魚の焼き物などのつけ合わせは 30〜40 g，一皿盛りでも 40〜60 g が目安.だいこんのほかにかぶなどもよいが，漬ける時間は短時間でよい.甘さは控える.

調理機器

バット　下味，調味.　　ボール　水を入れて重石の代用.

作業工程

1 だいこん，ゆずの洗浄・消毒
2 切 截
3 下 味
　　　　4 ゆずを切る・しぼる
5 しぼる
6 調 味
7 盛りつけ
8 保 冷

管理基準と管理の方法

1 生食野菜専用シンクで洗浄・消毒(次亜塩素酸 Na 200 mg/L 5 分，または 100 mg/L 10 分)
　消毒済み専用器具の使用
2 手洗いは 2 回洗浄・消毒する
3 清潔な白衣，使い捨て手袋，マスク着用
4 消毒済み器具の使用
5 料理保管専用冷蔵庫に保管(10℃以下)
6
7 手洗いは 2 回洗浄・消毒する
　清潔な白衣，使い捨て手袋，マスク着用
　消毒済み盛りつけ器具の使用
8 喫食までの管理(10℃以下，2 時間以内)

即席ピクルス

漬物　副菜　野菜

食 品 名	正味重量(g)	調味(%)
きゅうり	20	
黄ピーマン	15	
かぶ	20	
セロリー	10	
調味液		
酢	3.9	材料の6
レモン	3	
塩	0.7	〃1.0
こしょう	0.05	
砂糖	0.3	〃0.5
サラダ油	3	
赤とうがらし	0.005	
水	15	

下 調 理

野菜は下処理，洗浄・消毒し，
〈きゅうり〉縦に4等分し，4 cm長さに切る．
〈黄ピーマン〉種を取り，縦に1 cm幅に切る．
〈かぶ〉皮をむき，1 cm角の拍子木切りにする．
〈セロリー〉筋を取り，4 cm長さ，1 cm幅に切る．
〈レモン〉汁をしぼる．

調理手順

① 調味料と赤とうがらしを合わせ，煮立たせる．
② 野菜にかける．
③ 急速に冷却しながら味をしみ込ませる．

調理の標準化（ポイント）と応用

　調味後の浸漬時間は30分程度．野菜の洗浄・消毒は確実に行い，調味後は急速冷却する．

調理機器

鍋　調味液をつくる．　　**バット**　材料を合わせる，調味．
急速冷却機　ピクルスを冷却する．

作業工程

1 野菜の洗浄・消毒

2 切　　截

　　　　　　3 調味液の加熱

4 あえる

5 冷　　却

6 盛りつけ

7 保　　冷

管理基準と管理の方法

1 　生食野菜専用シンクで洗浄・消毒（次亜塩素酸 Na 200 mg/L 5分，または 100 mg/L 10分）
　　消毒済み専用器具の使用
2 　手洗いは2回洗浄・消毒する
4
　　清潔な白衣，使い捨て手袋，マスク着用
　　消毒済み器具の使用
3 　加熱温度と時間の管理（75℃・1分間以上）
5 　冷却時間と温度の管理（30分以内に20℃付近，または60分以内に10℃付近まで冷却）
　　消毒済み専用器具の使用
6 　手洗いは2回洗浄・消毒する
　　清潔な白衣，使い捨て手袋，マスク着用
　　消毒済み盛りつけ器具の使用
7 　喫食までの管理（10℃以下，2時間以内）

みそ汁
(豆腐とわかめ こまつなと油揚げ)

(汁物) (副菜) (豆腐 野菜)

食品名	正味重量(g)	調味(%)
A豆腐とわかめ		
豆腐(木綿)	25	
生わかめ	5	
だし汁		
水	150	
煮干しまたは削り節	3	水の2
みそ	9.2	塩分 0.6〜0.8
Bこまつなと油揚げ		
こまつな	20	
油揚げ	5	
だし汁		
水	155	
煮干しまたは削り節	3	水の2
みそ	9.5	塩分 0.6〜0.8 みそは塩分13% で計算

下 調 理

A〈豆腐〉水にくぐらせ，1 cmのさいの目に切る.
　〈わかめ〉流水で洗い，2 cm長さに切る.
　〈煮干し〉頭と腹を取り除いて，だし用袋にゆったりと入れ，蒸発量を加えた分量の水に約30分浸漬する.
B〈こまつな〉2〜3 cm長さに切り，洗ってゆで，水さらし水きり後，しぼる.〈油揚げ〉熱湯をくぐらせ油抜きし，縦に1/2，1 cm幅の短冊切りにする.〈だし汁〉煮干しまたは削り節でとる.

調理手順

A① だし汁に豆腐とわかめを入れ，沸騰したらみそを溶き入れる.
　② 豆腐が浮き上がってきたら火を止める.
　③ 器(椀)に注ぎ入れる.
B① こまつなは器(椀)に入れておく.
　② だし汁に油揚げを入れ，沸騰したらみそを溶き入れ火を止める.
　③ 器(椀)に注ぎ入れる.

調理の標準化（ポイント）と応用

　煮干しだしのとり方は p.78参照. だしをとるときには，沸騰までおよび沸騰継続中の火加減と加熱時間を考慮し，蒸発量を加え出来上がり量を一定にする. だしをとる場合，あくをとる（引く）ことが臭みのないおいしいだしをとる要点の一つ. 具が煮えたところにみそを入れ火を止める. みそは煮立てすぎると風味が失われる.
　みその種類は具の種類，組み合わせ方によって変化させる. 具の分量は 20〜60 gが目安.
　こまつなは，下味（0.5％塩分しょうゆ）をつけて用いると，汁の塩分濃度を低下させる.

調理機器

回転釜　こまつなをゆでる.　　鍋　油揚げの油抜き.
寸胴鍋または回転釜　だしをとる，みそ汁をつくる.

作業工程

1 だしをとる
　　A
2 豆腐の洗浄・水きり・切截
　　A
3 生わかめの下処理
　　B
4 油揚げの湯通し・切截
　　B
5 こまつなの下処理
6 煮 る
7 保 温
8 ゆでる・水さらし
9 水きり・しぼる
10 盛りつけ

管理基準と管理の方法

2 下処理室で行い，水切り水による二次汚染を防止
4 下処理専用器具の使用
　作業終了後，手洗いは2回洗浄・消毒する
3 野菜下処理専用シンクで洗浄
5 野菜下処理専用器具の使用
6 加熱温度と時間の管理（75℃・1分間以上）
　消毒済み器具の使用
7 喫食までの管理（65℃以上，2時間以内）
8 加熱温度と時間の管理（75℃・1分間以上）
　飲用水で冷却または急速冷却（30分以内に20℃付近，または60分以内に10℃付近まで冷却）
　ゆでた後は消毒済み器具を使用
9 手洗いは2回洗浄・消毒する
　清潔な白衣，使い捨て手袋，マスク着用
　消毒済み器具の使用
10 手洗いは2回洗浄・消毒する
　清潔な白衣，使い捨て手袋，マスク着用　　(汁)
　消毒済み盛りつけ器具の使用

豆腐としめじ のすまし汁

汁物　副菜　豆腐

食品名	正味重量(g)	調味(%)
豆腐(絹ごし)	20	
ぶなしめじ	20	
みつば	3	
だし汁		
水	150	
昆布	0.8	水の0.5
削り節	3	〃 2
塩	0.8	だし汁の塩分0.6
しょうゆ	0.6	
酒	1	塩分は塩：しょうゆ＝8：1

下 調 理

〈豆腐〉水にくぐらせ，1 cmのさいの目に切る．
〈ぶなしめじ〉石づきを取り，洗い，ほぐす．
〈みつば〉洗浄・消毒後，2 cm長さに切る．
〈昆布〉乾いたふきんでふいて汚れを落とす．
〈削り節〉だし用袋にゆったりと入れる．

調理手順

① だし汁をつくる．
② だし汁に豆腐，しめじを入れ沸騰したら調味し，火を止める．
③ 器（椀）に注ぎ入れ，みつばを入れる．

調理の標準化（ポイント）と応用

　だしのとり方はp.78を参照．だしをとるときには加熱による蒸発量と昆布と削り節の吸水量を加え，出来上がり量を一定にする．供食時間からさかのぼって，だしをとる開始時間を決める．豆腐は，時間経過に伴って吸塩脱水して汁の塩分濃度を低下させるため，供食までの保温時間を考慮する．
　豆腐は長く煮るとかたくなり，なめらかさ，色が悪くなる．みつばなどの緑色は，しょうゆの酸および熱により変色し，色が悪くなるので，器に盛りつけておく方法を用いる．

調理機器

寸胴鍋または回転釜　だしをとる，すまし汁をつくる．

作業工程

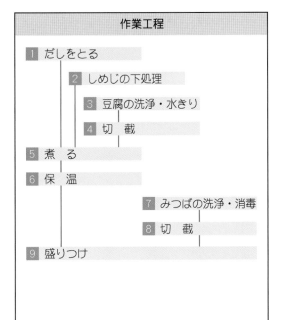

1 だしをとる
2 しめじの下処理
3 豆腐の洗浄・水きり
4 切　載
5 煮　る
6 保　温
7 みつばの洗浄・消毒
8 切　載
9 盛りつけ

管理基準と管理の方法

2 野菜下処理専用シンクで洗浄
　野菜下処理専用器具の使用
3 下処理室で行い，水切り水による二次汚染を防止
4 下処理専用器具の使用
　作業終了後，手洗いは2回洗浄・消毒する
5 加熱温度と時間の管理（75℃・1分間以上）
　消毒済み器具の使用
6 喫食までの管理（65℃以上，2時間以内）
7 生食野菜専用シンクで洗浄・消毒（次亜塩素酸Na 200 mg/L 5分，または100 mg/L 10分）
　消毒済み専用器具の使用
8 手洗いは2回洗浄・消毒する
　清潔な白衣，使い捨て手袋，マスク着用
　消毒済み器具の使用
9 手洗いは2回洗浄・消毒する
　清潔な白衣，使い捨て手袋，マスク着用
　消毒済み盛りつけ器具の使用

けんちん汁

汁物　副菜　野菜

食品名	正味重量(g)	調味(%)
豆腐（木綿）	20	
だいこん	20	
にんじん	15	
ごぼう	10	
乾しいたけ	0.5	
油	1.9	炒める野菜の4
長ねぎ	10	
だし汁		
水	140	
昆布	0.7	水の0.5
削り節	2.8	〃2
塩	0.9	だし汁の塩分0.8
しょうゆ	1.1	塩分は塩：しょうゆ＝5：1 全体の塩分0.6

下調理

〈豆腐〉水にくぐらせ，ざるで水をきる．
〈だいこん〉4〜5mm厚さのいちょう切りにする．
〈にんじん〉2〜3mm厚さのいちょう切りにする．
〈ごぼう〉ささがきまたは小口切りにして水にさらす．
〈乾しいたけ〉もどして石づきを取り，細切りまたはそぎ切りにする．
〈長ねぎ〉小口切りにする．
〈だし汁〉昆布と削り節でとる．

調理手順

① 回転釜に油を熱し野菜・豆腐を炒め，だし汁を入れて野菜がやわらかくなったら調味する．
② 長ねぎを加えて火を止め，器に注ぎ入れる．

調理の標準化（ポイント）と応用

　だしのとり方はp.78参照．だしは，だしをとるときの蒸発量と具を煮るときの蒸発量を加え，出来上がり量を一定にする．具だくさんの汁の具の量はだし汁の約50％が適当．具の量が多くなると，出来上がってからの時間経過で汁の塩分が具のほうへ移行して薄くなるので，やや濃いめの味つけにする．汁と具を合わせた重量に対する調味濃度を目安にする．

　けんちんとは精進料理の一つ，あるいは中国より伝わった料理法の一種ともいわれる．一般には，豆腐を主材料にしてにんじん，だいこん，しいたけなどをとり合わせ，炒めて用いる．赤みそを用いてもよい．

調理機器

回転釜　汁を煮る．　寸胴鍋　だしをとる．

作業工程

1 だしをとる

2 野菜，乾しいたけの下処理

3 豆腐の洗浄・水きり

4 炒める

5 ねぎの洗浄・消毒

6 切截

7 煮る

8 保温

9 盛りつけ

管理基準と管理の方法

2 野菜下処理専用シンクで洗浄
　野菜下処理専用器具の使用
3 下処理室で行い，水切り水による二次汚染を防止
　下処理専用器具の使用
　作業終了後，手洗いは2回洗浄・消毒する
5 生食野菜専用シンクで洗浄・消毒（次亜塩素酸Na 200mg/L 5分，または100mg/L 10分）
　消毒済み専用器具の使用
6 手洗いは2回洗浄・消毒する
　清潔な白衣，使い捨て手袋，マスク着用
　消毒済み器具の使用
7 加熱温度と時間の管理（75℃・1分間以上）
　消毒済み器具の使用
8 喫食までの管理（65℃以上，2時間以内）
9 手洗いは2回洗浄・消毒する
　清潔な白衣，使い捨て手袋，マスク着用
　消毒済み盛りつけ器具の使用

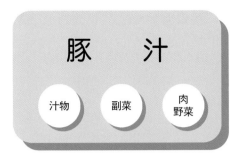

豚　汁

汁物　副菜　肉野菜

食 品 名	正味重量(g)	調味(%)
豚もも肉	20	
酒	1	
だいこん	30	
にんじん	10	
ごぼう	15	
つきこんにゃく	15	
長ねぎ	5	
油	1	
白みそ	7	全体の塩分 0.8
赤みそ	8	
だし汁		
水	140	
煮干しまたは削り節	3	
しょうが	2	

下 調 理

〈豚もも肉〉下味をつける．
〈だいこん・にんじん〉いちょう切りにする．
〈ごぼう〉ささがきにし，水にさらす．
〈つきこんにゃく〉3cm 程度に切り，下ゆでする．
〈長ねぎ〉洗浄・消毒し，小口切りにする．
〈しょうが〉洗浄・消毒し，皮をむき，すりおろし，汁をしぼる．
〈だし汁〉煮干しまたは削り節でとる．

調理手順

① 豚肉を炒め，だし汁を加える．
② ①にだいこん，にんじん，ごぼう，つきこんにゃくを加え，沸騰してきたら弱火にし，あくを取りながら，弱火で煮る．
③ みその 2/3 を加え，材料がやわらかくなるまで煮る．
④ 残りのみそを加え，長ねぎ，しょうが汁を加え，火を止め，器に盛る．

調理の標準化（ポイント）と応用

　それぞれの食品の切り方は，煮えやすさと食べやすさを考える．加熱の順序は，野菜のかたさを考慮しながら加えていく．

調理機器

回転釜　豚汁を煮る．

作業工程

1　だしをとる
　2　肉の下処理
　　3　野菜の下処理
　　　4　こんにゃくの下処理
　　　　5　ゆでる
　　　　　6　長ねぎ，しょうがの洗浄・消毒
　　　　　7　長ねぎの切截・しょうがをすりおろしてしぼる
8　炒める・煮る
9　保　温
10　盛りつけ

管理基準と管理の方法

2　専用白衣，使い捨て手袋着用
　専用器具の使用
　調理時以外は食肉専用冷蔵庫に保管（10℃以下）
　作業終了後，手洗いは 2 回洗浄・消毒する
3　野菜下処理専用シンクで洗浄
　野菜下処理専用器具の使用
4　下処理室で行い，水切り水による二次汚染を防止
　下処理専用器具の使用
　作業終了後，手洗いは 2 回洗浄・消毒する
6　生食野菜専用シンクで洗浄・消毒（次亜塩素酸 Na 200 mg/L 5 分，または 100 mg/L 10 分）
　消毒済み専用器具の使用
7　手洗いは 2 回洗浄・消毒する
　清潔な白衣，使い捨て手袋，マスク着用
　消毒済み専用器具の使用
8　加熱温度と時間の管理（75℃・1 分間以上）
　消毒済み器具の使用
9　料理保管用専用温蔵庫に保管（65℃以上）
10　手洗いは 2 回洗浄・消毒する
　清潔な白衣，使い捨て手袋，マスク着用
　消毒済み盛りつけ器具の使用
　喫食までの管理（65℃以上，2 時間以内）

あさりと野菜の スープ煮

| 汁物 | 副菜 | 魚介 野菜 |

食 品 名	正味重量(g)	調味(%)
あさり（冷凍）	10	
たまねぎ	20	
にんじん	15	
じゃがいも	15	
だいこん	15	
ブロッコリー	10	
赤ピーマン	8	
黄ピーマン	8	
乾しいたけ	1.5	
バター	2	
スープ（スープの素）	130(0.7)	全体の塩分 0.7
塩	1.3	
こしょう	0.02	

下 調 理

〈あさり（冷凍）〉解凍する．
〈にんじん・じゃがいも・だいこん・たまねぎ〉約 1.5 cm の角切りにする．じゃがいもは水にさらす．
〈ブロッコリー〉小さめの小房に分けて，下ゆでする．
〈ピーマン〉1〜1.5 cm の色紙切りにする．
〈乾しいたけ〉もどして石づきを取り，1〜1.5 cm の色紙切りにする．
〈スープ〉スープの素を溶かし，温めておく．

調理手順

① たまねぎ，にんじん，だいこん，しいたけ，ピーマンを炒める．
② 温めたスープと全体の 1/3 の塩とこしょうを加えて煮る．
③ 出来上がりからさかのぼって 6〜7 分前にじゃがいもを加える．
④ あさりを加えて，塩味を整える．
⑤ ブロッコリーを加える．
⑥ 器に盛る．

調理の標準化（ポイント）と応用

　具だくさんの汁は調味後の塩分濃度の変化が大きいので，調味料を途中で加えておく．あさりは加熱しすぎるとかたくなるので，加熱のタイミングに気をつける．それぞれの食品の切り方を一定にし，かたいものから加熱する．じゃがいもは煮くずれるので出来上がりから逆算して加える時間を決める．洋風だし汁にしいたけのもどし汁を加えてもよい．

調理機器

回転釜　スープを煮る．

作業工程

1 あさりの下処理
2 野菜の下処理
3 ブロッコリーをゆでる
4 スープの加熱
5 炒める・煮る
6 保 温
7 盛りつけ

管理基準と管理の方法

1 専用白衣，使い捨て手袋着用
　魚介専用シンク使用，流水で洗う
　洗浄水のはねなどによる二次汚染の防止
　専用器具の使用
　調理時以外は魚介専用冷蔵庫に保管（5℃以下）
　作業終了後，手洗いは 2 回洗浄・消毒する
2 野菜下処理専用シンクで洗浄
　野菜下処理専用器具の使用
3 加熱温度と時間の管理（75℃・1 分間以上）
　急速冷却（30 分以内に 20℃付近，または 60 分以内に 10℃付近まで冷却）
　二次汚染の防止
　ゆでた後は消毒済み器具を使用
5 加熱温度と時間の管理（85〜90℃・90 秒間以上）
　消毒済み器具の使用
6 料理保管用専用温蔵庫に保管（65℃以上）
7 手洗いは 2 回洗浄・消毒する
　清潔な白衣，使い捨て手袋，マスク着用
　消毒済み盛りつけ器具の使用
　喫食までの管理（65℃以上，2 時間以内）

イタリア風野菜スープ

汁物 ・ 副菜 ・ 野菜

食 品 名	正味重量(g)	調味(％)
たまねぎ	20	
トマト	20	
じゃがいも	20	
にんじん	15	
セロリー	5	
さやいんげん	5	
ベーコン	8	
パスタ(スパゲティ)	5	
にんにく	1	
油	2.4	野菜の4
スープ(スープの素)	110(0.6)⎫	水の0.5 スープの塩分
塩	0.6 ⎭	0.8
こしょう	0.02	
エダムチーズ(卓上)		
タバスコ(卓上)		

作業工程

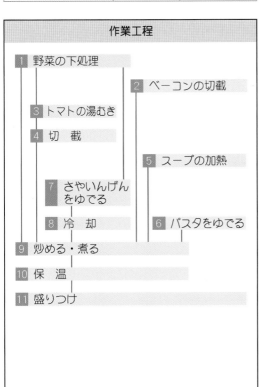

1 野菜の下処理
2 ベーコンの切截
3 トマトの湯むき
4 切 截
5 スープの加熱
7 さやいんげんをゆでる
8 冷 却
6 パスタをゆでる
9 炒める・煮る
10 保 温
11 盛りつけ

下 調 理

〈たまねぎ，にんじん〉 1 cm角に切る．
〈トマト〉 湯むきして種を除き，1 cm角に切る．
〈じゃがいも〉 大きめのさいの目に切り，水にさらす．
〈セロリー〉 筋を除いて 1 cm角に切る．
〈さやいんげん〉 筋を取り 1 cm長さに切り，下ゆでする．
〈ベーコン〉 薄切りベーコンを 1 cm角に切る．
〈パスタ〉 4〜5 cm長さに折り，沸騰水に 0.5 ％の塩を加え，ゆでる．
〈にんにく〉 みじん切りにする．
〈スープ〉 スープの素を溶かし，温める．

調理手順

① 回転釜に油を熱し，にんにく，ベーコン，たまねぎ，にんじん，セロリーの順に炒める．
② トマト，スープを加え，塩1/3量を入れて煮る．
③ じゃがいもを加えて煮る．
④ 最後にパスタ，いんげんを加え，残りの塩，こしょうで味をととのえ，器に盛る．

調理の標準化（ポイント）と応用

　スープは，加熱時間を考慮し，はじめの予定量に蒸発量を加え，出来上がり量を一定にする．じゃがいも，パスタは出来上がり時間からさかのぼってスープに加え，煮すぎない．塩味はベーコン，スープの素の塩分を考慮する．

　ミネストローネとして豆を入れる場合，キドニービーンズ，大正金時豆，白いんげん豆などを使う．パスタはいろいろな形のマカロニを用いてもよい．出来上がりから供食までが長い場合は，パスタは別にゆでておき，供食する直前にスープに加えるとよい．

調理機器

寸胴鍋　スープをとる．　　鍋　トマトの湯むき，パスタをゆでる．
回転釜　野菜スープを煮る．

管理基準と管理の方法

1 野菜下処理専用シンクで洗浄
4 野菜下処理専用器具の使用
2 専用白衣，使い捨て手袋着用
　専用器具の使用
　調理時以外は食肉専用冷蔵庫に保管（10℃以下）
　作業終了後，手洗いは 2 回洗浄・消毒する
6 加熱温度と時間の管理（75℃・1分間以上）
　飲用水で冷却または急速冷却(30 分以内に 20℃付近，または 60 分以内に 10℃付近まで冷却)
　ゆでた後は消毒済み器具を使用
7 加熱温度と時間の管理（75℃・1分間以上）
8 飲用水で冷却または急速冷却(30 分以内に 20℃付近，または 60 分以内に 10℃付近まで冷却)
　消毒済み器具の使用
　ゆでた後は消毒済み器具を使用
9 加熱温度と時間の管理（75℃・1分間以上）
　消毒済み器具の使用
10 喫食までの管理（65℃以上，2 時間以内）
11 手洗いは 2 回洗浄・消毒する
　清潔な白衣，使い捨て手袋，マスク着用
　消毒済み盛りつけ器具の使用

じゃがいものポタージュ
（ポテトのピュレ）

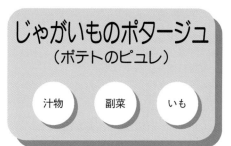

汁物　副菜　いも

食品名	正味重量(g)	調味(%)
じゃがいも	70	
たまねぎ	20	
バター	3.6	野菜の4
牛乳	40	
スープ（スープの素）	30(0.4)	牛乳と水の0.5
塩	0.7	出来上がり量の 塩分0.6
こしょう（白）	0.01	
生クリーム	10	
クルトン		
食パン	1	
油（吸油）	1	

下調理

〈じゃがいも〉 1cm厚さに切り，水にさらす．
〈たまねぎ〉縦半分に切り，繊維に直角に薄切りにする．
〈スープ〉スープの素を溶かし，温める．
〈牛乳〉温めておく．
〈食パン〉5〜7mmの角切りにし，170℃の油で色よく揚げる（またはオーブンで焼く）．

調理手順

① 鍋を熱し，バターを溶かし，たまねぎを透き通るまで炒める．
② ①にじゃがいもを加えて炒め，スープと塩1/2量を加え煮込む．
③ ②をフードプロセッサーにかけ，こし器でこす．
④ ③を火にかけ，牛乳を加えて煮る．
⑤ 残りの塩，こしょうで味をととのえ，器に盛る生クリームとクルトンを加える．

調理の標準化（ポイント）と応用

　たまねぎは繊維に直角に切ると繊維が残らない．じゃがいもは十分にやわらかくなるまで40〜50分煮ると，口当たりがなめらかになる．また熱いうちに処理しないと粘りがでる．準備するスープの量は，加熱時間を考慮し，はじめに蒸発量を加えておく．
　ポタージュはスープの総称．ピュレとは野菜をスープで煮て裏ごして濃度をつけたスープのこと．にんじん，ほうれんそう，かぼちゃも可．

調理機器

ソトワール　たまねぎ，じゃがいもを炒めて煮る．
揚げ鍋　クルトンを揚げる．　寸胴鍋　スープ，牛乳を温める．
フードプロセッサー　具を磨砕する．　裏ごし器　具をこす．
回転釜　ポタージュをつくる．

作業工程

1 野菜，じゃがいもの下処理
　　　　　　　2 スープの加熱
3 炒める・煮る（スープの一部）
4 フードプロセッサーにかける・こす
　　　　　　　5 牛乳の加熱
6 煮　る
7 保　温　　　8 食パンを切る
　　　　　　　9 揚げる
10 盛りつけ

管理基準と管理の方法

1 野菜下処理専用シンクで洗浄
　野菜下処理専用器具の使用
5 牛乳は使用時まで冷蔵庫に保管（10℃以下）
6 加熱温度と時間の管理（75℃・1分間以上）
　消毒済み器具の使用
7 喫食までの管理（65℃以上，2時間以内）
9 揚げ油の品質確認（酸価の測定等）
　加熱温度と時間の管理（75℃・1分間以上）
　消毒済み器具の使用
10 手洗いは2回洗浄・消毒する
　清潔な白衣，使い捨て手袋，マスク着用
　消毒済み盛りつけ器具の使用

212

クラム
チャウダー

汁物　副菜　魚介

食 品 名	正味重量(g)	調味(%)
あさり（むき身）	20	
白ワイン	1	
たまねぎ	20	
じゃがいも	20	
にんじん	10	
ベーコン（薄切り）	5	
油	1.2	たまねぎ，にんじんの4
ホワイトソース		
小麦粉	4	
バター	3	
牛乳	40	
スープ（スープの素）	70(0.6)	牛乳と水の0.5 出来上がり量の塩分0.6
塩	0.8	
白こしょう	0.01	
生クリーム	5	
ソーダクラッカー	0.5	
パセリ	0.3	

下 調 理

〈あさり〉 水洗いをして水をきり，ワインをふっておく．
〈たまねぎ・じゃがいも・にんじん〉 1 cm角に切る．じゃがいもは水にさらす．
〈ベーコン〉 1 cm角に切る．
〈ホワイトソース〉 小麦粉とバターを合わせて130℃まで炒め，温めた牛乳を加え，20〜30分煮る．
〈スープ〉 スープの素を溶かす．
〈クラッカー〉 砕いておく．
〈パセリ〉 洗浄・消毒後，みじん切りにし，水にさらしてしぼる．

調理手順

① 回転釜に油を熱し，ベーコン，たまねぎ，にんじんを炒める．
② スープと塩1/3量を加えて煮込み，ホワイトソースを加える．
③ じゃがいもを加え，ほぼやわらかくなったらあさりを加え，残りの塩，こしょうで味をととのえ，完全に沸騰を確認したら火を止めて生クリームを加える．
④ 器に盛り，クラッカーとパセリを入れる．

調理の標準化（ポイント）と応用

　あさり（むき身）は生がおいしいが，冷凍，缶詰でもよい．
　ホワイトソースはp.67参照．あさりはかたくなってしまうため，供食時間からさかのぼってスープに加える（あさりは少量のスープで下煮をして，煮汁を野菜を煮るスープに加えてもよい）．塩味はベーコン，スープの素の塩分を考慮する．
　ホワイトソースの代わりに小麦粉をふり入れて炒める方法（ふり込み式），または焙焼小麦粉（p.61参照）を用いてもよい．

調理機器

寸胴鍋 スープをとる，牛乳を温める．
ソトワール ソースをつくる．　**回転釜** チャウダーをつくる．

作業工程

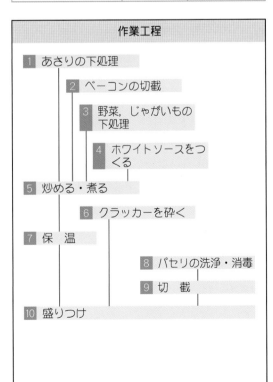

1 あさりの下処理
2 ベーコンの切截
3 野菜，じゃがいもの下処理
4 ホワイトソースをつくる
5 炒める・煮る
6 クラッカーを砕く
7 保温
8 パセリの洗浄・消毒
9 切截
10 盛りつけ

管理基準と管理の方法

1 専用白衣，使い捨て手袋着用
　魚介専用シンク使用，流水で洗う
　洗浄水のはねなどによる二次汚染の防止
　専用器具の使用
　調理時以外は魚介専用冷蔵庫に保管（5℃以下）
　作業終了後，手洗いは2回洗浄・消毒する
2 専用白衣，使い捨て手袋着用
　専用器具の使用
　調理時以外は食肉専用冷蔵庫に保管（10℃以下）
　作業終了後，手洗いは2回洗浄・消毒する
3 野菜下処理専用シンクで洗浄
　野菜下処理専用器具の使用
4 牛乳は使用時まで冷蔵庫に保管（10℃以下）
5 加熱温度と時間の管理（85〜90℃・90秒間以上）
　消毒済み器具の使用
6 手洗いは2回洗浄・消毒する
9 清潔な白衣，使い捨て手袋，マスク着用
　消毒済み器具の使用
7 喫食までの管理（65℃以上，2時間以内）
8 生食野菜専用シンクで洗浄・消毒（次亜塩素酸Na 200 mg/L 5分，または100 mg/L 10分）
　消毒済み専用器具の使用
10 手洗いは2回洗浄・消毒する
　清潔な白衣，使い捨て手袋，マスク着用
　消毒済み盛りつけ器具の使用

かきたま汁 / 中国風卵スープ

汁物 ・ 副菜 ・ 卵

食 品 名	正味重量(g)	調味(％)
Ａ かきたま汁		
卵，みつば	15，　3	
だし汁		
水	170	
昆布	0.8	水の 0.5
削り節	3	〃 2
塩，しょうゆ	0.9，0.9	だし汁の塩分 0.6
かたくり粉	1.7	〃 1
Ｂ 中国風卵スープ		
たけのこ（水煮）	10	
にんじん	10	
乾きくらげ	0.3	
卵，みつば	20，　3	
スープ（スープの素）	150(0.8)	水の 0.5
塩，しょうゆ	0.8，0.8	全体の塩分 0.7 塩分は塩：しょうゆ＝6：1
酒	1	
しょうが汁，こしょう	1，0.02	
かたくり粉	1.5	

作業工程

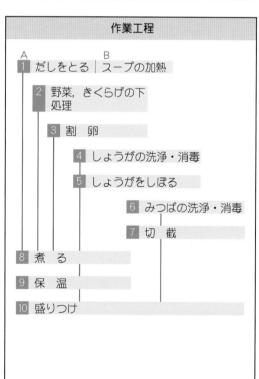

```
        A           B
[1] だしをとる | スープの加熱
     [2] 野菜，きくらげの下
         処理
       [3] 割 卵
         [4] しょうがの洗浄・消毒
         [5] しょうがをしぼる
           [6] みつばの洗浄・消毒
           [7] 切 截
[8] 煮 る
[9] 保 温
[10] 盛りつけ
```

下 調 理

Ａ〈卵〉 1 個ずつ割り鮮度を確認し，こしがなくなるまでよくほぐす．〈みつば〉 洗浄・消毒後，2 cm 長さに切る．〈だし汁〉 昆布と削り節でとる．〈かたくり粉〉 3 倍重量の水で溶く．

Ｂ〈たけのこ〉 縦 3 cm 長さの薄切りにする．〈にんじん〉 1×3 cm の短冊切りにする．〈乾きくらげ〉 水でもどして石づきを取り，ちぎる．〈卵・みつば〉 Ａと同様にする．〈スープ〉 鶏がらでとる，またはスープの素を溶かし温める．〈しょうが〉 洗浄・消毒し，すりおろしてしぼる．〈かたくり粉〉 3 倍重量の水で溶く．

調理手順

Ａ① だし汁を調味し，水溶きかたくり粉を加え，沸騰したら，ざるなどでこしながら卵を流し入れ火を止める．
　② 器（椀）に①を注ぎ入れ，みつばを入れる．

Ｂ① スープにたけのこ，にんじん，きくらげを入れ，野菜がやわらかくなったら調味する．
　② 水溶きかたくり粉を加え，沸騰したら，ざるなどでこしながら卵を流し入れ，しょうが汁を加えて火を止める．
　③ 器（椀）に②を注ぎ入れ，みつばを入れる．

調理の標準化（ポイント）と応用

鶏がらスープのとり方は p.80 参照．卵は卵白のこしを切るように十分ほぐす．溶き卵は，ざる，万能こし器などを用いて流し入れるとよい．水溶きかたくり粉は 2〜3 回に分けて入れるとだまになりにくい．

中国風スープで酢を入れる場合，でんぷんの粘度が低下するので，でんぷんの使用量を多くする．時間経過で粘度が低下するので供食まで長時間としない．具として干しえび，トマトもよい．

調理機器

回転釜または寸胴鍋　だしをとる，汁を煮る．

管理基準と管理の方法

[2] 野菜下処理専用シンクで洗浄
　　野菜下処理専用器具の使用
[3] 卵の鮮度の確認
　　卵殻，卵液による二次汚染の防止（下処理室で割卵）
　　下処理専用器具の使用
　　調理時以外は原材料保管専用冷蔵庫に保管（10℃以下）
[4] [6] 生食野菜専用シンクで洗浄・消毒（次亜塩素酸 Na 200 mg/L 5 分，または 100 mg/L 10 分）
　　消毒済み専用器具の使用
[5] 手洗いは 2 回洗浄・消毒する
[7] 清潔な白衣，使い捨て手袋，マスク着用
　　消毒済み器具の使用
[8] 加熱温度と時間の管理（75℃・1 分間以上）
　　消毒済み器具の使用
[9] 喫食までの管理（65℃以上，2 時間以内）
[10] 手洗いは 2 回洗浄・消毒する
　　清潔な白衣，使い捨て手袋，マスク着用
　　消毒済み盛りつけ器具の使用

玉米湯（ユイミイタン）（スイートコーンスープ）
中華風はくさいスープ

汁物　副菜　野菜

食品名	正味重量(g)	調味(%)
A玉米湯		
スイートコーン（缶・クリーム）	40	
にんじん	5	
乾しいたけ	1	
ごま油	2	
さやえんどう	5	
スープ（スープの素）	120(0.6)	全体の塩分 0.6
塩	0.7	
こしょう	0.03	
B中華風はくさいスープ		
はくさい	30	
にんじん	5	
乾しいたけ	1	
油	0.5	
牛乳	60	
スープ（スープの素）	60(0.6)	全体の塩分 0.6
塩	0.7	
こしょう	0.03	
ゆず皮	1	
ゆずしぼり汁	0.5	

下 調 理

A〈スイートコーン（缶）〉 缶から出しておく.
　〈にんじん〉 せん切りにする.
　〈乾しいたけ〉 もどして石づきを取り，せん切りにする.
　〈スープ〉 スープの素を溶かし，温めておく.
　〈さやえんどう〉 筋を取り，下ゆでし，せん切りにする.
B〈はくさい・にんじん〉 せん切りにする.
　〈乾しいたけ〉 もどして石づきを取り，せん切りにする.
　〈スープ〉 スープの素を溶かし，温めておく.
　〈牛乳〉 温めておく.
　〈ゆず〉 洗浄・消毒後，皮はすりおろし，汁はしぼっておく.

調理手順

A① コーンに分量のスープの一部を加え，ミキサーにかける.
　② にんじんとしいたけを炒め，残りのスープと①を加え煮る.
　③ 沸騰したら，さやえんどうを加え，塩，こしょうで味をととのえる.
B① にんじんとしいたけを炒め，スープとはくさいを加えて煮る.
　② 沸騰したら，牛乳を加え，塩，こしょうで味をととのえる.
　③ 最後にゆずの汁，すりおろしたゆず皮を加える.

調理の標準化（ポイント）と応用

　クリームコーンの塩分を考慮して，全体の調味パーセントを設定する.

調理機器

回転釜　スープを煮る.

作業工程

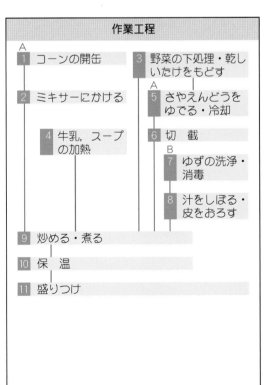

A
1 コーンの開缶
2 ミキサーにかける
4 牛乳，スープの加熱

3 野菜の下処理・乾しいたけをもどす
A
5 さやえんどうをゆでる・冷却
6 切載
B
7 ゆずの洗浄・消毒
8 汁をしぼる・皮をおろす

9 炒める・煮る
10 保温
11 盛りつけ

管理基準と管理の方法

3 野菜下処理専用シンクで洗浄
　野菜下処理専用器具の使用
4 牛乳は使用時まで冷蔵庫に保管（10℃以下）
5 加熱温度と時間の管理（75℃・1分間以上）
　飲用水で冷却または急速冷却（30分以内に20℃付近，または60分以内に10℃付近まで冷却）
　ゆでた後は消毒済み器具を使用
6 手洗いは2回洗浄・消毒する
8 清潔な白衣，使い捨て手袋，マスク着用
　消毒済み専用器具の使用
　料理保管用専用冷蔵庫に保管（10℃以下）
7 生食野菜専用シンクで洗浄・消毒（次亜塩素酸Na 200 mg/L 5分，または100 mg/L 10分）
　消毒済み専用器具の使用
9 加熱温度と時間の管理（75℃・1分間以上）
　消毒済み器具の使用
10 料理保管用専用温蔵庫に保管（65℃以上）
11 手洗いは2回洗浄・消毒する
　清潔な白衣，使い捨て手袋，マスク着用
　消毒済み盛りつけ器具の使用
　喫食までの管理（65℃以上，2時間以内）

チゲ風肉だんご

（ 汁物 ）（ 主菜 ）（ 肉 ）

食品名	正味重量(g)	調味(%)
豚ひき肉	50	
しょうが	2	
かたくり粉	5	
塩	0.4	塩分 0.8
れんこん	40	
だいこん	25	
にんじん	20	
生しいたけ	8	
長ねぎ	25	
にら	15	
はくさい	30	
ごぼう	10	
スープ（スープの素）	120	スープの塩分 0.9
調味液		
白みそ	8	スープの塩分 0.8
酒	4	スープの 3
しょうが	2	
コチュジャン	2	スープの塩分 0.1

下 調 理

〈れんこん〉粗いみじん切りにする．
〈だいこん〉約 3 mm 厚さのいちょう切りにする．
〈にんじん〉短冊切りにする．
〈生しいたけ〉石づきを取り，薄切りにする．
〈長ねぎ〉斜め切りにする．
〈にら〉長さ 3 cm に切る．
〈はくさい〉3 cm×2 cm に切る．
〈ごぼう〉約 2 mm 厚さの斜め切りにし，酢水に漬ける．
〈しょうが〉すりおろす．

調理手順

① 豚ひき肉に，おろししょうが，かたくり粉，塩を加えよくこね，みじん切りのれんこんを加え再びよくこねる．
② 回転釜にスープを温め，ごぼうを入れて煮る．
③ スプーンで①をだんごにし，②に落とし入れ，沸騰してきたらあくを取り，野菜をかたいものから順に入れ加熱していく．
④ 調味料を合わせておく．
⑤ 調味液，にらを加え，ひと煮立ちさせる．
⑥ 器に盛る．

調理の標準化（ポイント）と応用

　肉だんごのかたさは，かたくり粉で調節する．だんごを入れるとき，汁が沸騰しすぎていないようにする．野菜の煮え具合とだんごを入れる時間を調節する．

調理機器

回転釜　汁をつくる．　　ボール　肉だんごを混ぜ合わせる．

作業工程

1 野菜の下処理
2 たねを練る
　　　　　　　4 にらの洗浄・消毒
　　　　　　　5 切　截
3 煮　る
6 保　温
7 盛りつけ

管理基準と管理の方法

1 野菜下処理専用シンクで洗浄
　野菜下処理専用器具の使用
2 専用白衣，使い捨て手袋着用
　専用器具の使用
　調理時以外は食肉専用冷蔵庫に保管（10℃以下）
　作業終了後，手洗いは 2 回洗浄・消毒する
3 加熱温度と時間の管理（75℃・1 分間以上）
　消毒済み器具の使用
4 生食野菜専用シンクで洗浄・消毒（次亜塩素酸 Na 200 mg/L 5 分，または 100 mg/L 10 分）
　消毒済み専用器具の使用
5 手洗いは 2 回洗浄・消毒する
　清潔な白衣，使い捨て手袋，マスク着用
　消毒済み器具の使用
6 料理保管用専用温蔵庫に保管 （65℃以上）
7 手洗いは 2 回洗浄・消毒する
　清潔な白衣，使い捨て手袋，マスク着用
　消毒済み盛りつけ器具の使用
　喫食までの管理（65℃以上，2 時間以内）

赤　飯
炊きおこわ

蒸し物
炊飯　　主食　　米

食品名	正味重量(g)	調味(%)
A 赤飯		
もち米	80	
ささげ(またはあずき)	8	
ごま塩		
黒ごま	1	
塩	0.8	米の1
B 炊きおこわ		
うるち米	40	
もち米	40	
塩	0.8	米の1
ささげ(またはあずき)	8	
黒ごま	1	

作業工程

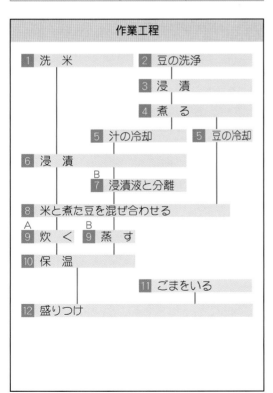

1 洗　米　　　2 豆の洗浄
　　　　　　　3 浸　漬
　　　　　　　4 煮　る
　　　5 汁の冷却　　5 豆の冷却
6 浸　漬
　　　B
　　7 浸漬液と分離
8 米と煮た豆を混ぜ合わせる
A　　　　B
9 炊　く　9 蒸　す
10 保　温
　　　　　11 ごまをいる
12 盛りつけ

下 調 理

A〈米〉洗米し，ささげの煮汁に2時間以上浸漬する．
　〈ささげ〉洗う．〈黒ごま〉ごまと塩をいって合わせる．
B〈米〉もち米とうるち米を合わせ，洗米し，水きりしておく．
　〈ささげ〉洗う．〈黒ごま〉からいりする．

調理手順

A① ささげは5～6倍の水に約30分浸漬する．
　② ①を火にかけ，沸騰したらさし水をして，沸騰が続く程度の火加減で4～5分煮る．
　③ ②のゆで汁の一部を冷まし，もち米を浸漬する（2時間以上）．
　④ ②はさらに煮て，かためにゆでて冷ます．
　⑤ 豆と米は汁気をきって混ぜる（米を浸漬した水はうち水に使う）．
　⑥ 蒸し器に入れ約40分（スチームコンベクションオーブンの場合スチームモードで45～50分）蒸す（うち水：20分後に1回目，さらに10分ごとに玉じゃくしで全体にうち水をする）．
　⑦ 全体を均一に混ぜて，器に盛り，ごま塩をふる．
B① 赤飯の①，②に準じてささげを煮て冷ます．
　② 米は①の煮汁に約60分浸漬，豆と塩を加えて炊飯する．
　③ 蒸らし終了後，撹拌，器に盛り，ごまを散らす．

調理の標準化（ポイント）と応用

　赤飯は，うち水の回数（分量）によって，かたさがきまる．
　ささげを煮る際にすくい上げて落とす操作を行うとささげの色素が空気に触れて酸化し，色が鮮明になるといわれている．炊きおこわの加水量の計算は，もち米は0.6～0.9倍重量＋蒸発量，うるち米は1.3倍重量＋蒸発量とする．
　炊きおこわでは，豆の代わりに山菜の煮たものを用いてもよい．

調理機器

鍋　豆を煮る．　スチームコンベクションオーブン・蒸し器（中華せいろなど）　赤飯を蒸す．　竪型ガス炊飯器　おこわを炊く．

管理基準と管理の方法

1 下処理室で行い，水切り水による二次汚染を防止
　下処理専用器具の使用
　作業終了後，手洗いは2回洗浄・消毒する
2 野菜下処理専用シンクで洗浄
　野菜下処理専用器具の使用
9 加熱温度と時間の管理（75℃・1分間以上）
　消毒済み器具の使用
10 喫食までの管理（65℃以上，2時間以内）
11 加熱温度と時間の管理（75℃・1分間以上）
　消毒済み器具の使用
12 手洗いは2回洗浄・消毒する
　清潔な白衣，使い捨て手袋，マスク着用
　消毒済み盛りつけ器具の使用

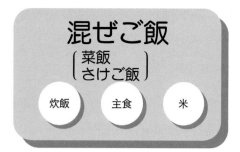

混ぜご飯

（菜飯
さけご飯）

炊飯 　主食 　米

食 品 名	正味重量(g)	調味(%)
A菜飯		
精白米	90	
昆布	0.3	
水	117	米の1.3倍重量
塩	1.2	米の1.3
だいこんの葉	15	
塩	0.15	葉の1
白ごま	1	
Bさけご飯		
精白米	90	
水	117	米の1.3倍重量
塩	1.0	米の1.1
さけ	40	
塩	0.4	さけの1
しその葉	1.4(2枚)	
黒ごま	0.5	

作業工程

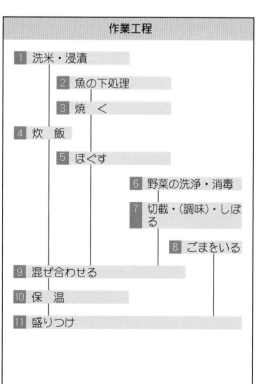

1 洗米・浸漬
2 魚の下処理
3 焼　く
4 炊　飯
5 ほぐす
6 野菜の洗浄・消毒
7 切截・(調味)・しぼる
8 ごまをいる
9 混ぜ合わせる
10 保　温
11 盛りつけ

下 調 理

A〈米〉洗米し，昆布を入れ 60 分以上浸漬する．〈だいこんの葉〉さっとゆで，細かく刻み，塩をふり下味後，水気をしぼる．〈白ごま〉からいりする．

B〈米〉洗米し，60 分以上浸漬する．〈さけ〉塩をふって焼き，骨を取り除いてほぐす．〈しその葉〉洗浄・消毒後，せん切りにして水にさらし，あくを抜いて水気をしぼる．〈黒ごま〉からいりする．

調理手順

A① 米に塩を加え全体を撹拌し，白飯と同じ要領で炊く．
　② 炊き上がったら昆布をとり出し撹拌する．だいこんの葉，ごまを加え飯をつぶさないように均一に混ぜ合わせる．
　③ 器に盛りつける．
B① 白飯を炊き，さけと塩を混ぜ合わせる．
　② 供食直前にしそを混ぜ合わせ，器に盛り，ごまをちらす．

調理の標準化（ポイント）と応用

　炊飯の要点は p.84 参照．塩味は白飯の重量に対して 0.6 ％前後である．塩は炊飯後の白飯に混ぜる場合と炊飯直前に加えて炊飯する場合がある．しそなどの緑色は白飯に混ぜてしばらくおくと白飯の熱で色が悪くなるので供食直前に混ぜ合わせるか，盛りつけ後，上に飾ってもよい．

　混ぜる具としてしらす干しとしその葉，ゆかり（飯の 0.6 ％前後），グリンピース，えびといり卵，わかめ（ふりかけ），たかな（漬物をみじん切りにする），にんじん（せん切りしてさっと炒めて塩をふる），牛肉のそぼろなど多彩．具の塩分を考慮して飯の塩分を決める．炊飯後に混ぜる具は，十分に加熱する，消毒を行うなどの衛生的な配慮をする．

調理機器

鍋　だいこんの葉をゆでる．　オーブン　さけを焼く．
竪型ガス炊飯器　炊飯．

管理基準と管理の方法

1 下処理室で行い，水切り水による二次汚染を防止
　下処理専用器具の使用
　作業終了後，手洗いは 2 回洗浄・消毒する
2 専用白衣，使い捨て手袋着用
　魚介専用シンク使用，流水で洗う
　洗浄水のはねなどによる二次汚染の防止
　専用器具の使用
　調理時以外は魚介専用冷蔵庫に保管（5℃以下）
　作業終了後，手洗いは 2 回洗浄・消毒する
3 加熱温度と時間の管理（75℃・1 分間以上）
4 消毒済み器具の使用
8
5 手洗いは 2 回洗浄・消毒する
7 清潔な白衣，使い捨て手袋，マスク着用
9 消毒済み器具の使用
6 生食野菜専用シンクで洗浄・消毒（次亜塩素酸 Na 200 mg/L 5 分，または 100 mg/L 10 分）
　消毒済み専用器具の使用
10 喫食までの管理（65℃以上，2 時間以内）
11 手洗いは 2 回洗浄・消毒する
　清潔な白衣，使い捨て手袋，マスク着用
　消毒済み盛りつけ器具の使用

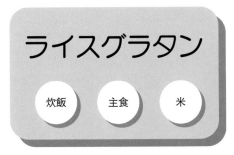

ライスグラタン

（炊飯）（主食）（米）

食品名	正味重量(g)	調味(%)
精白米	70	
スープ(スープの素)	91(0.5)	米の1.3倍重量
塩	0.8	米の1.1(飯の0.5)
豚ひき肉	40	
ぶなしめじ	20	
油	2	
塩, こしょう	0.3, 0.03	炒める材料の0.5
ブロッコリー	20	
たまねぎ	25	
マッシュルーム(缶・スライス)	5	
ホワイトソース		
バター	5	
薄力粉	5	
牛乳	80	
スープの素	0.5	ホワイトソースの0.6
塩, こしょう	0.4, 0.02	〃 0.4
粉チーズ	3	
パン粉	2	
赤ピーマン	10	

作業工程

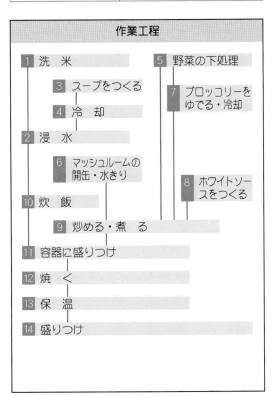

下調理

〈精白米〉洗米し，浸水しておく．〈ぶなしめじ〉石づきを取り，1本ずつに分ける．〈ブロッコリー〉小房に分け，かためにゆでる．〈たまねぎ〉薄切りにする．〈マッシュルーム〉缶から出し，水きりをする．〈赤ピーマン〉1cmの色紙切りにする．〈スープ〉スープの素を溶かし温め，冷却する．

調理手順

① スープで炊飯する．
② 鍋に油を熱し，豚ひき肉を加え，色が変わりほぐれたら，しめじ，たまねぎ，マッシュルームを加え，塩，こしょうで味つけする．
③ バターを弱火にかけ，小麦粉を加えホワイトルーをつくる．
④ 温めた牛乳を少しずつ加え，ホワイトソースをつくり，スープの素，塩，こしょうで味をととのえる．
⑤ 炒めた具を加える．
⑥ 耐熱容器に白飯，ブロッコリーを入れ，上からホワイトソース，粉チーズ，パン粉，赤ピーマンの順に入れていく．
⑦ 220℃で約10分間，パン粉とホワイトソースに焼き色がつくまで焼く．

調理の標準化（ポイント）と応用

　グラタンにほどよいこげ目がつくようにスチームコンベクションオーブン（オーブン）の温度と入れるグラタンの数を設定する（220℃・10分間，1天板10食，1回に5天板）．こげやすいので，ホワイトルーのバターは植物油を用いてもよい．加熱最終温度は120℃～130℃．牛乳とルーを合わせる温度はともに60℃程度にするとだまになりにくい．白飯はかため（2.2倍重量）に炊く．ブイヨンは冷えたものを加えて炊飯する．調味は米の吸水を阻害するので炊飯開始直前にする．

調理機器

堅型ガス炊飯器　炊飯．　**スチームコンベクションオーブン**　グラタンを焼く．　**ソースパン**　ルー，ソースをつくる．

管理基準と管理の方法

1　洗米コーナーで作業
　　米の異物除去
　　専用器具の使用
　　洗浄水のはねなどによる二次汚染の防止
5　野菜下処理専用シンクで洗浄
　　野菜下処理専用器具の使用
7　加熱温度と時間の管理(75℃・1分間以上)
　　急速冷却（30分以内に20℃付近，または60分以内に10℃付近まで冷却）
　　二次汚染の防止
　　ゆでた後は消毒済み器具を使用
8　牛乳は使用時まで冷蔵庫に保管（10℃以下）
9　加熱温度と時間の管理(75℃・1分間以上)
　　消毒済み器具の使用
10　加熱温度と時間の管理(75℃・1分間以上)
11　作業終了後，手洗いは2回洗浄・消毒する
　　清潔な白衣，使い捨て手袋，マスク着用
　　消毒済み盛りつけ器具の使用
12　加熱温度と時間の管理(75℃・1分間以上)
　　消毒済み器具の使用
13　料理保管用専用温蔵庫に保管（65℃以上）
14　手洗いは2回洗浄・消毒する
　　清潔な白衣，使い捨て手袋，マスク着用
　　消毒済み盛りつけ器具の使用
　　喫食までの管理（65℃以上，2時間以内）

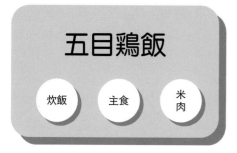

五目鶏飯

炊飯　　主食　　米肉

食 品 名	正味重量(g)	調味(%)
精白米	90	
塩	0.9	米の塩分1.2
しょうゆ	0.9	
酒	2	
水(具の煮汁含む)		米の1.3倍重量
鶏肉(もも)	20	
にんじん	10	
ごぼう	10	
しらたき	10	
乾しいたけ	1	
油揚げ	5	
油	2.4	具の4
だし汁	12	〃20
しょうゆ	4.6	〃塩分1.3
砂糖	2.4	〃4
酒	1	
グリンピース(冷凍)	5	
きざみのり	0.5	

下 調 理

〈米〉洗米し, 炊飯予定の水に60分以上浸漬する. 〈鶏肉〉小さめのさいの目に切る. 〈にんじん〉3 cm長さのせん切りまたは短冊切りにする. 〈ごぼう〉ささがきにし, 水に浸してあくを抜く. 〈しらたき〉ゆでてあくを抜き, 3 cm長さに切る. 〈乾しいたけ〉もどして石づきを取り, せん切りにする. 〈油揚げ〉熱湯をくぐらせ油抜きをして, せん切りにする. 〈だし汁〉昆布と削り節でとる. 〈グリンピース〉ゆでて水にとる. 〈のり〉さっとからいりする.

調理手順

① 回転釜に油を熱し, 具を炒め, だし汁, 調味料を加え煮たのち, 具と煮汁に分ける.
② 炊飯する釜の数に合わせて, 具と汁を分ける.
③ 1釜ごとにしょうゆ, 酒, ②の煮汁を合わせ計量する.
④ 炊飯直前に③に相当する分量の水を釜からとり出し, ③と塩を加え, よく撹拌して炊飯する.
⑤ 蒸らし終了後, 飯と具を混ぜ合わせ, 器に盛り, グリンピースとのりを散らす.

調理の標準化(ポイント)と応用

　具をいっしょに炊き込むと米の対流が悪くなるので, 具を別に煮て煮汁を加えて炊く.
　具, 煮汁はおのおの炊飯する釜の数に分け, 調味は米, 具を別々にする. 具の分量は米の重量の50〜100%が目安. 鶏肉の分量は主菜の料理との関係で増減する. 炊飯の加水量は加える調味料の水分量(しょうゆ, 酒など)と具の煮汁の量も含めるため, 米を予定の水に浸漬しておき, のちにその水分量を差し引く.
　炊き込みごはんの調味は, 米の吸水を阻害するため炊飯の直前に行う. 具の種類により, しょうゆ, 塩の割合を変える.

調理機器

回転釜　具を炒めて煮る.　　竪型ガス炊飯器　炊飯.

管理基準と管理の方法

1　下処理室で行い, 水切り水による二次汚染を防止
　下処理専用器具の使用
　作業終了後, 手洗いは2回洗浄・消毒する
2　野菜下処理専用シンクで洗浄
　野菜下処理専用器具の使用
3　専用白衣, 使い捨て手袋着用
　専用器具の使用
　調理時以外は食肉専用冷蔵庫に保管(10℃以下)
　作業終了後, 手洗いは2回洗浄・消毒する
4　下処理室で行い, 水切り水による二次汚染を防止
5　下処理専用器具の使用
　作業終了後, 手洗いは2回洗浄・消毒する
7　手洗いは2回洗浄・消毒する
10　消毒済み器具の使用
6　加熱温度と時間の管理(75℃・1分間以上)
8　消毒済み器具の使用
9　料理保管用専用温蔵庫に保管(65℃以上)
11　喫食までの管理(65℃以上, 2時間以内)
12　加熱温度と時間の管理(75℃・1分間以上)
　飲用水で冷却または急速冷却(30分以内に20℃付近, または60分以内に10℃付近まで冷却)
　消毒済み器具の使用
13　手洗いは2回洗浄・消毒する
　清潔な白衣, 使い捨て手袋, マスク着用
　消毒済み盛りつけ器具の使用

作業工程

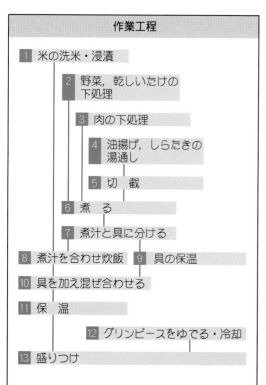

1 米の洗米・浸漬
2 野菜, 乾しいたけの下処理
3 肉の下処理
4 油揚げ, しらたきの湯通し
5 切　截
6 煮　る
7 煮汁と具に分ける
8 煮汁を合わせ炊飯　　9 具の保温
10 具を加え混ぜ合わせる
11 保　温
12 グリンピースをゆでる・冷却
13 盛りつけ

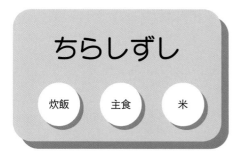

ちらしずし

炊飯　主食　米

食品名	正味重量(g)	調味(%)
精白米，水，昆布	90, 108, 0.2	水は米の1.2倍重量
合わせ酢		
酢，砂糖，塩	15, 4 , 1	米に対し 15, 4, 1
芝えび，酒	40, 2	
砂糖，塩	0.8, 0.2	2, 0.5
れんこん，だし汁	30, 10	
砂糖，酢	4, 6	13, 20
塩	0.2	0.7
卵，塩	25, 0.08	0.3
油	1	4
にんじん，だし汁	15, 10	
砂糖	0.75	5
塩，しょうゆ	0.1, 0.3	塩分1
かんぴょう，乾しいたけ	4, 1	
砂糖，しょうゆ	1.6, 2.4	5，塩分1.3
さやえんどう，だし汁	15, 15	
きざみのり	0.5	
甘酢しょうが	8	

下 調 理

〈米〉洗米し，昆布を入れて60分以上浸漬する．〈合わせ酢〉酢は温めて砂糖，塩を溶かす．〈芝えび〉洗って背わたを取り，ゆで，調味液で煮て煮汁につけたまま冷ます．〈れんこん〉薄切りにして酢水にさらし，調味液で煮て冷ます．〈卵〉ほぐして塩を加え，裏ごししてから薄く焼き，せん切りにする．〈にんじん〉2 cm長さの短冊に切り，調味液で煮る．〈かんぴょう〉塩でもみ，流水で洗い，細かく切る．〈乾しいたけ〉もどして石づきを取ってせん切りにし，かんぴょうといっしょに調味液で煮る．〈さやえんどう〉筋を取り，塩1％沸騰水でゆでて水にとり，2 cm長さのせん切りにする．〈だし汁〉昆布と削り節でとる．

調理手順

① 米は加水量を減らして炊き，消火後5分たったら昆布を取り出し，バットにあけて合わせ酢をまわしかけて1～2分蒸らし，風をあてながら手早く切るように混ぜる．
② すし飯の粗熱がとれたら，具のしいたけ，かんぴょう，にんじん，れんこんを混ぜ合わせる．
③ 器(皿または丼)に②を盛り，えび，錦糸卵，さやえんどう，のり，甘酢しょうがをいろどりよく盛る．

調理の標準化（ポイント）と応用

　炊飯の水加減は酢が約10％入るので，普通の白飯のときより10％程度減らす．具の分量は飯と混ぜる場合は飯に対して30～40％，上に飾り盛る分は15～20％が目安．すし飯の撹拌は切るように行い，風を送りながら余分な水蒸気をとばすと，米粒の表面がしまってつやが出る．

　具はほかに高野豆腐，油揚げ，白身魚のそぼろ，さやいんげんの青煮など．

調理機器

鍋　具を煮る．　フライパン　卵を焼く．　竪型ガス炊飯器　炊飯．

作業工程

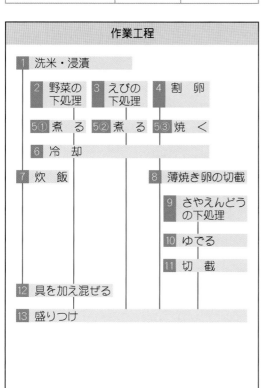

1 洗米・浸漬
2 野菜の下処理
3 えびの下処理
4 割 卵
5① 煮 る
5② 煮 る
5③ 焼 く
6 冷 却
7 炊 飯
8 薄焼き卵の切截
9 さやえんどうの下処理
10 ゆでる
11 切 截
12 具を加え混ぜる
13 盛りつけ

管理基準と管理の方法

1 下処理室で行い，水切り水による二次汚染を防止
　下処理専用器具の使用
　作業終了後，手洗いは2回洗浄・消毒する
2 野菜下処理専用シンクで洗浄
9 野菜下処理専用器具の使用
3 えび：専用白衣，使い捨て手袋着用
4 　　　魚介専用シンク使用，流水で洗う
　　　　洗浄水のはねなどによる二次汚染の防止
　　　　専用器具の使用
　卵： 卵の鮮度の確認
　　　　卵殻，卵液による二次汚染の防止（下処理室で割卵）
　　　　下処理専用器具の使用
　調理時以外は魚介（卵）専用冷蔵庫5℃（卵10℃）以下に保管
　作業終了後，手洗いは2回洗浄・消毒する
5 加熱温度と時間の管理（75℃・1分間以上）
7 消毒済み器具の使用
10
6 消毒済み専用器具の使用
　二次汚染の防止
　冷却時間と温度の管理（30分以内に20℃付近，または60分以内に10℃付近まで冷却）
8 手洗いは2回洗浄・消毒する
11 清潔な白衣，使い捨て手袋，マスク着用
12 消毒済み器具の使用
13 喫食までの管理（65℃以上，2時間以内）

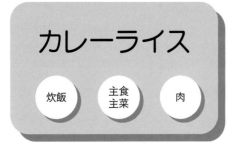

カレーライス

（炊飯）　（主食 主菜）　（肉）

食品名	正味重量(g)	調味(%)
精白米, 水	90	米の1.3倍重量
豚肉（角切り）	80	
塩, こしょう	0.4, 0.02	肉の0.5
カレー粉	0.5	
油, ワイン	3.2, 5	〃4
にんにく, しょうが	2, 2	
たまねぎ	70	
にんじん	30	
じゃがいも	60	
油	6	野菜の4
スープ（スープの素）	70(0.8)	出来上がり量の塩分1
塩	2.2	
小麦粉, 油	9, 8	
カレー粉, ウスターソース	2, 1	
トマトピューレ, こしょう	4, 0.03	
りんご	5	
パイナップル（缶）	1	
チャツネ	0.5	
福神漬	10	
らっきょう	10	

作業工程

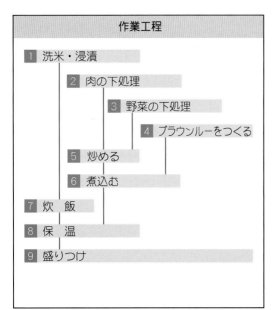

1 洗米・浸漬
2 肉の下処理
3 野菜の下処理
4 ブラウンルーをつくる
5 炒める
6 煮込む
7 炊　飯
8 保　温
9 盛りつけ

下調理

〈米〉洗米し, 60分以上浸漬する. 〈豚肉〉塩, こしょう, カレー粉をまぶし, 下味をする. 〈にんにく・しょうが〉みじん切りにする. 〈たまねぎ〉1/2量は縦半分に切り, 薄切り, 1/2量はくし形に切る. 〈にんじん〉乱切りまたはいちょう切りにする. 〈じゃがいも〉一口大に切り, 水にさらす. 〈スープ〉スープの素を溶かし, 温める. 〈ルー〉小麦粉と油を合わせ, 炒めてブラウンルーをつくり, 粗熱がとれたらカレー粉を混ぜ合わせ香りをだす. 〈りんご〉すりおろす. 〈パイナップル〉フードプロセッサーで細かくする.

調理手順

① 米は炊き, 蒸らし終了後, 撹拌する.
② 回転釜1に油を熱し, 強火で肉の表面に焼き目がつくように炒め, 温めたスープ1/2量とワインを加えて煮込む.
③ 回転釜2に油を熱し, たまねぎの薄切りを褐色になるまで炒め, にんにく, しょうが, くし形のたまねぎ, にんじんを炒め, さらにトマトピューレを加えて酸味がとぶまで炒める.
④ ③に②を合わせ, 残りのスープと塩1/2量を加えて煮込む.
⑤ ブラウンルーを④の煮汁の一部でのばし④に加え煮る.
⑥ ウスターソース, りんご, パイナップル, チャツネで味をととのえ, じゃがいもを加え火が通ったら, 最後に残りの塩で味をととのえ, 火を止める.
⑦ 皿に白飯を盛り, カレーソースをかけ, 福神漬, らっきょうを添える.

調理の標準化（ポイント）と応用

　ブラウンルーのつくり方はp.67, たまねぎの炒め方はp.69参照. 角切りの肉は60〜90分煮込む. じゃがいもは煮くずれないように, 出来上がりからさかのぼって入れる. ブラウンルーの代わりに焙焼小麦粉（p.61参照）を用いてもよい.
　出来上がり量と煮込み時間を考慮してスープの量を決める.

調理機器

回転釜2基　肉, 野菜を炒めて煮る, カレーソースを煮る.
ソトワール　ブラウンルーをつくる.　竪型ガス炊飯器　炊飯.
寸胴鍋　スープをとる.　フードプロセッサー　具をみじん切りにする, パイナップルを細かくする.

管理基準と管理の方法

1 下処理室で行い, 水切り水による二次汚染を防止
　下処理専用器具の使用
　作業終了後, 手洗いは2回洗浄・消毒する
2 専用白衣, 使い捨て手袋着用
　専用器具の使用
　調理時以外は食肉専用冷蔵庫に保管（10℃以下）
　作業終了後, 手洗いは2回洗浄・消毒する
3 野菜下処理専用シンクで洗浄
　野菜下処理専用器具の使用
6 加熱温度と時間の管理（75℃・1分間以上）
7 消毒済み器具の使用
8 喫食までの管理（65℃以上, 2時間以内）
9 手洗いは2回洗浄・消毒する
　清潔な白衣, 使い捨て手袋, マスク着用
　消毒済み盛りつけ器具の使用

ハヤシライス

炊飯　主食主菜　肉

食品名	正味重量(g)	調味(%)
精白米, 水	90	米の1.3倍重量
牛肉(薄切り)	70	
塩, こしょう	0.4, 0.02	肉の0.6
油, ワイン	2.8, 1.5	〃 4
たまねぎ	90	
にんにく	1	
油	3.6	たまねぎの4
にんじん	20	
油	0.8	にんじんの4
マッシュルーム(スライス缶)	15	
ブラウンルー		
小麦粉, 油	2.5, 1.5	
トマトピューレ, ケチャップ	40, 10	
ウスターソース	4	
塩, こしょう	1.8, 0.02	出来上がり量の塩分1
スープ(スープの素)	60(0.7)	
生クリーム	2	
グリンピース(缶)	4	

下調理

〈米〉洗米し，60分以上浸漬する．〈牛肉〉一口大に切り，下味をする．〈たまねぎ〉縦半分に切り，薄切りにする．〈にんにく〉みじん切りにする．〈にんじん〉いちょう切りにする．〈ルー〉小麦粉と油を合わせ，炒めてブラウンルーをつくる．〈スープ〉スープの素を溶かし，温める．〈マッシュルーム(缶)・グリンピース(缶)〉汁をきっておく．

調理手順

① 米は炊き，蒸らし終了後，撹拌する．
② 回転釜1に油を熱し，たまねぎの2/3量を褐色になるまで炒め，にんにくを炒め，たまねぎの1/3量とにんじんを炒め，さらにトマトピューレとケチャップを加え酸味がとぶまで炒める．
③ 回転釜2に油を熱し，強火で肉の表面に焼き目がつくように炒め，ワインと温めたスープの1/2量を加え煮る．肉と煮汁を分ける．
④ ②に③の煮汁とスープ，塩の1/2量を加え，30分以上煮込む．
⑤ ブラウンルーを④の一部でのばし均一になったら④に加え煮る．
⑥ ③の炒めた肉とマッシュルーム，ウスターソースを加え，最後に残りの塩で味をととのえ，火を止める．
⑦ 皿に白飯を盛りソースをかけ，グリンピースをのせ，生クリームをかける．

調理の標準化（ポイント）と応用

ブラウンルーのつくり方はp.67，たまねぎの炒め方はp.69参照．牛肉はかたくならない程度の加熱で仕上げるように，出来上がりからさかのぼって入れるほうがよい．出来上がりの量と煮込み時間を考慮してスープの量を決める．ブラウンルーの代わりに焙焼小麦粉（p.61参照）を用いてもよい．

調理機器

回転釜2基　肉，野菜を炒めて煮る，ソースを煮る．
ソトワール　ブラウンルーをつくる．　竪型ガス炊飯器　炊飯．
寸胴鍋　スープをつくる．

作業工程

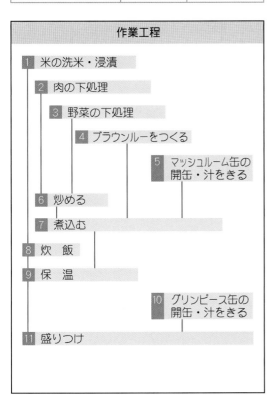

1 米の洗米・浸漬
2 肉の下処理
3 野菜の下処理
4 ブラウンルーをつくる
5 マッシュルーム缶の開缶・汁をきる
6 炒める
7 煮込む
8 炊飯
9 保温
10 グリンピース缶の開缶・汁をきる
11 盛りつけ

管理基準と管理の方法

1 下処理室で行い，水切り水による二次汚染を防止
下処理専用器具の使用
作業終了後，手洗いは2回洗浄・消毒する
2 専用白衣，使い捨て手袋着用
専用器具の使用
調理時以外は食肉専用冷蔵庫に保管（10℃以下）
作業終了後，手洗いは2回洗浄・消毒する
3 野菜下処理専用シンクで洗浄
野菜下処理専用器具の使用
7 加熱温度と時間の管理（75℃・1分間以上）
8 消毒済み器具の使用
9 喫食までの管理（65℃以上，2時間以内）
10 手洗いは2回洗浄・消毒する
清潔な白衣，使い捨て手袋，マスク着用
消毒済み器具の使用
11 手洗いは2回洗浄・消毒する
清潔な白衣，使い捨て手袋，マスク着用
消毒済み盛りつけ器具の使用

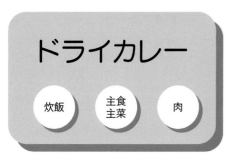

ドライカレー

（炊飯）　（主食主菜）　（肉）

食品名	正味重量(g)	調味(%)
バターライス		
精白米	90	
スープ(スープの素)	117(0.6)	水の0.5
たまねぎ	20	米とたまねぎの8
バター	8.8	
塩，こしょう	0.9, 0.02	米の1
ソース		
豚ひき肉	50	
たまねぎ	30	
にんじん	20	
ピーマン	5	
にんにく	0.5	
油	4	材料の4
小麦粉，カレー粉	2, 1.2	
スープ(スープの素)	40(0.8)	出来上がり量の塩分1
塩，こしょう	0.5, 0.03	
ケチャップ	8	
ウスターソース	1	

作業工程

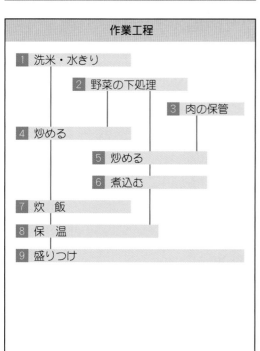

1 洗米・水きり
2 野菜の下処理
3 肉の保管
4 炒める
5 炒める
6 煮込む
7 炊飯
8 保温
9 盛りつけ

下調理

〈米〉洗米し，水きりする．
〈炊飯用スープ〉加水量の一部の少量の水を温めスープの素を溶かし，残りの水に加え，冷たいスープをつくる．
〈炊飯用のたまねぎ〉みじん切りにする．
〈ソースのたまねぎ〉縦半分に切り，繊維に直角に薄切りにする．
〈にんじん・ピーマン・にんにく〉みじん切りにする．
〈ソースのスープ〉スープの素を溶かし，温める．

調理手順

① バターライスは，ソトワールにバターを溶かし，たまねぎ，米を炒めて炊飯釜に移し，スープと塩，こしょうを加えて炊飯する．
② ソースは，回転釜に油を熱し，たまねぎを褐色になるまで炒める．
③ ②ににんにく，ひき肉，にんじん，ピーマンを加え炒め，小麦粉，カレー粉をふり入れ炒める．
④ ③にケチャップを加えてひと煮立ちしたらスープと塩1/2量を加え，煮込む（約60分）．
⑤ 残りの調味料で味をととのえて火を止める．
⑥ 皿にバターライスを盛り，ソースをかける．

調理の標準化（ポイント）と応用

　ソースのたまねぎは褐色に炒める．炒め方はp.69参照（炒め加減の目安は生の40％重量）．スープの量は煮込み時間により加減する．塩味はソースの出来上がり量によって加減する．たまねぎは縦半分に切り，繊維に直角に薄切りにすると，みじん切りと同様の効果があり，作業量を少なくできる．
　バターライスはターメリックを加えても白飯でもよい．レーズンを加えると甘味が増す．

調理機器

ソトワール　たまねぎ，米を炒める．　寸胴鍋　スープをつくる．
回転釜　ソースをつくる．　竪型ガス炊飯器　炊飯．

管理基準と管理の方法

1 下処理室で行い，水切り水による二次汚染を防止
　下処理専用器具の使用
　作業終了後，手洗いは2回洗浄・消毒する
2 野菜下処理専用シンクで洗浄
　野菜下処理専用器具の使用
3 専用白衣，使い捨て手袋着用
　専用器具の使用
　調理時以外は食肉専用冷蔵庫に保管（10℃以下）
　作業終了後，手洗いは2回洗浄・消毒する
6 加熱温度と時間の管理（75℃・1分間以上）
7 消毒済み器具の使用
8 喫食までの管理（65℃以上，2時間以内）
9 手洗いは2回洗浄・消毒する
　清潔な白衣，使い捨て手袋，マスク着用
　消毒済み盛りつけ器具の使用

いわしのかば焼き風どんぶり

炊飯 ・ 主食主菜 ・ 魚

食品名	正味重量(g)	調味(％)
精白米, 水	90	米の1.3倍重量
いわし	60	
しょうが汁	1	
酒	1	
しょうゆ	1.8	いわしの塩分0.5
小麦粉	3	〃 5
油（吸油）	3	〃 5
たれ		
しょうゆ	7.2	いわしの塩分2
みりん, 砂糖	4.2, 2.8	〃 糖分7
長ねぎ	3	
しょうが	0.5	
ピーマン	20	
油	0.8	ピーマンの4
塩, こしょう	0.1, 0.01	〃 0.6
しょうが	1	
のり	1/8枚	
粉ざんしょう	適宜	

下調理

〈米〉洗米し，60分以上浸漬する．
〈いわし〉流水で洗い手開きをして，合わせた調味液をふり，約30分下味をする．
〈下味用のしょうが〉すりおろしてしぼる．
〈たれ〉調味液を合わせ，しょうが，長ねぎのぶつ切りを加えて約80％に煮つめる．
〈ピーマン〉乱切りまたはせん切りにする．
〈しょうが〉繊維にそってせん切り（針しょうが）にし，水にさらす．
〈のり〉あぶる（きざみのりも可）．

調理手順

① 米は炊き，蒸らし終了後，撹拌する．
② いわしは小麦粉をまぶして揚げる．
③ 平らな鍋にたれを温め，②を加え，たれをからめる．
④ 中華鍋に油を熱し，ピーマンを色よく炒め，塩，こしょうで調味をしておく．
⑤ 丼に白飯を盛り，のりを敷き，上に③と④をのせる．④の残り汁をかけ，針しょうがを飾る．粉ざんしょうは，好みでふるようにする．

調理の標準化（ポイント）と応用

いわしのから揚げは油温180℃，投入量8％，揚げ時間は4～5分が目安．粉は揚げる直前にまぶす．かば焼き風はフライパンを用いて焼く方法もあるが，大量に扱う場合はから揚げにしてから，温かいうちにたれとからめる方法がよい．
いわしのほかにさんまも可．

調理機器

フライヤー　いわしを揚げる．　　中華鍋　ピーマンを炒める．
竪型ガス炊飯器　炊飯．　　ソトワール　いわしにたれをからめる．

作業工程

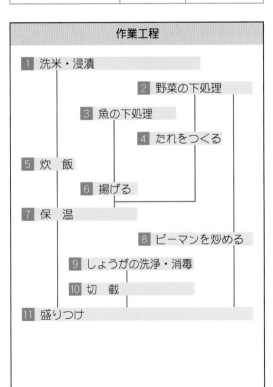

1 洗米・浸漬
2 野菜の下処理
3 魚の下処理
4 たれをつくる
5 炊飯
6 揚げる
7 保温
8 ピーマンを炒める
9 しょうがの洗浄・消毒
10 切截
11 盛りつけ

管理基準と管理の方法

1 下処理室で行い，水切り水による二次汚染を防止
下処理専用器具の使用
作業終了後，手洗いは2回洗浄・消毒する
2 野菜下処理専用シンクで洗浄
野菜下処理専用器具の使用
3 専用白衣，使い捨て手袋着用
魚介専用シンク使用，流水で洗う
洗浄水のはねなどによる二次汚染の防止
専用器具の使用
調理時以外は魚介専用冷蔵庫に保管（5℃以下）
作業終了後，手洗いは2回洗浄・消毒する
4 加熱温度と時間の管理（75℃・1分間以上）
5 消毒済み器具の使用
6 揚げ油の品質確認（酸価の測定等）
加熱温度と時間の管理（75℃・1分間以上）
消毒済み器具の使用
7 喫食までの管理（65℃以上，2時間以内）
8 加熱温度と時間の管理（75℃・1分間以上）
消毒済み器具の使用
9 生食野菜専用シンクで洗浄・消毒（次亜塩素酸Na 200 mg/L 5分，または100 mg/L 10分）
消毒済み専用器具の使用
10 手洗いは2回洗浄・消毒する
11 清潔な白衣，使い捨て手袋，マスク着用
消毒済み器具の使用

えびとほたて
がいのピラフ

（炊飯）（主食主菜）（米魚介）

食　品　名	正味重量(g)	調味(%)
バターライス		
精白米	90	
スープ(スープの素)	117(0.6)	(水の0.5)
たまねぎ	20	米とたまねぎの
バター	5	4
塩	1	米の1
こしょう	0.02	
ソース		
ほたてがい	30	
むきえび	25	
たまねぎ	30	
マッシュルーム(缶・スライス)	20	
バター，白ワイン	4，2	
ホワイトルー		
小麦粉，油	5，4	
牛乳，ローリエ	80,1/20枚	
塩，こしょう	0.75,0.02	出来上がり量の 0.5
パセリ	0.5	

作業工程

1 洗米・水きり
2 えび，ほたてがいの下処理
3 たまねぎの下処理
4 ホワイトソースをつくる
5 炒める
6 煮込む
7 炒める
8 炊　飯
9 保　温
10 パセリの洗浄・消毒
11 切　截
12 盛りつけ

下　調　理

〈米〉洗米し，水きりする。〈スープ〉加水量の一部の少量の水を温めスープの素を溶かし，残りの水に加え，冷たいスープをつくる。〈たまねぎ〉みじん切りにする。〈ほたてがい〉縦に2〜4個に切る。〈えび〉流水で洗い，背わたを取り除く。〈ソースのたまねぎ〉縦半分に切り，薄切りにする。〈マッシュルーム(缶)〉汁をきっておく。〈ホワイトルー〉小麦粉と油を合わせて130℃まで炒め，粗熱をとり，温めた牛乳を加え，よく撹拌しながら20〜30分煮て調味する。〈パセリ〉洗浄・消毒し，みじん切りにし，水にさらしてしぼる．

調理手順

① バターライスは，ソトワールにバターを溶かし，たまねぎ，米を炒めて炊飯釜に移し，スープと塩，こしょうを加えて炊飯する。
② ソースは，鍋にバターの1/2量を溶かし，えび，ほたてがいを炒め，白ワインをふり，牛乳の一部を加えさっと煮たら具を取り出す。
③ ホワイトルーをつくり，②の煮汁を加え濃度がつくまで煮込む。
④ 別の鍋に残りのバターを溶かし，たまねぎ，マッシュルームを炒めて③に加え，塩，こしょうで調味をする。
⑤ 最後にえびとほたてがいを加えて火を止め，皿にバターライスを盛りつけ，ソースをかけ，パセリを散らす。

調理の標準化（ポイント）と応用

　えび，貝類は長く煮ると身がしまりかたくなり，旨味も抜けてしまうので，少量の牛乳で煮て，煮汁をソースに加える。また，バターライスの上にえびとほたてがいを盛り，その上からソースをかけてもよい。

調理機器

ソトワール　たまねぎ，米を炒める，具を炒める，ルーをつくる。
竪型ガス炊飯器　炊飯。
寸胴鍋　牛乳を温める，スープをつくる。

管理基準と管理の方法

1 下処理室で行い，水切り水による二次汚染を防止
下処理専用器具の使用
作業終了後，手洗いは2回洗浄・消毒する
2 専用白衣，使い捨て手袋着用
魚介専用シンク使用，流水で洗う
洗浄水のはねなどによる二次汚染の防止
専用器具の使用
調理時以外は魚介専用冷蔵庫に保管(5℃以下)
作業終了後，手洗いは2回洗浄・消毒する
3 野菜下処理専用シンクで洗浄
野菜下処理専用器具の使用
4 牛乳は使用時まで冷蔵庫に保管（10℃以下）
6 加熱温度と時間の管理（85〜90℃・90秒間以上）
消毒済み器具の使用
8 加熱温度と時間の管理（75℃・1分間以上）
消毒済み器具の使用
9 喫食までの管理（65℃以上，2時間以内）
10 生食野菜専用シンクで洗浄・消毒（次亜塩素酸 Na 200 mg/L 5分，または 100 mg/L 10分）
消毒済み専用器具の使用
11 手洗いは2回洗浄・消毒する
12 清潔な白衣，使い捨て手袋，マスク着用
消毒済み器具の使用

さばのココナッツ みそカレーライス

炊飯 ／ 主菜 主食 ／ 魚

食品名	正味重量(g)	調味(%)
精白米	90	
さば（切身）	60	
塩	0.2	魚の0.3
こしょう	0.02	
小麦粉	2	
サラダ油	1.2	魚の2
しめじ	15	
赤パプリカ	10	
ピーマン	15	
かぼちゃ	30	
揚げ油	適宜	
レッドカレーペースト	4	
ココナッツミルク	50	
水	50	
米みそ・淡色辛みそ	4	
ローストフラワー	1	

作業工程

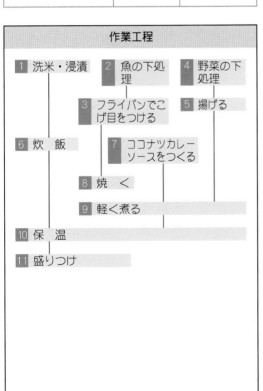

1 洗米・浸漬
2 魚の下処理
4 野菜の下処理
3 フライパンでこげ目をつける
5 揚げる
6 炊飯
7 ココナッツカレーソースをつくる
8 焼く
9 軽く煮る
10 保温
11 盛りつけ

下調理

〈さば〉塩，こしょうをして約30分下味をする．
〈しめじ〉石づきを取り，食べやすい大きさにほぐす．
〈パプリカ・ピーマン〉種とへたを除き，4〜6等分する．
〈かぼちゃ〉厚さ1mmの一口大に切る．

調理手順

① 米は炊き，蒸らし終了後，撹拌して保温する．
② さばに小麦粉をまぶし，フライパンで表面にこげ目をつける．
③ クッキングシートを敷いたホテルパンに②を並べ，スチームコンベクションオーブン（200〜240℃）で焼く．
④ ソトワールにレッドカレーペーストを熱し，香りが立つまでよく炒める．ココナッツミルクと水を加えて煮つめ，ローストフラワーを煮汁で溶いて加え，濃度をつける．みそを加えて味を整える．
⑤ 野菜（かぼちゃ，しめじ，パプリカ，ピーマン）を揚げる．
⑥ ④にさば，揚げた野菜を加えて軽く煮る．
⑦ 白飯を盛り，⑥をかける．

調理の標準化（ポイント）と応用

　スチームコンベクションオーブンは機種により熱伝達性が異なるので設定温度は調整する．
　かぼちゃは，7〜8分通り蒸したあと素揚げにしてもよい．
　野菜の素揚げはフライヤー設定温度170〜180℃，1回の投入量は揚げ油の7〜8％程度，レッドカレーペーストは香りが立つまでよく炒める（フッ素加工フライパンがよい）．
　水の量は1回の処理量（食数）によって加熱中の蒸発量が異なる．
　煮込み時間は約20分間．
　ローストフラワー（焙焼小麦粉）の作り方はp.61参照．

調理機器

ソトワール　みそカレーをつくる．　　炊飯器　白飯を炊く．
フライヤー　野菜を揚げる．　フライパン　さばにこげ目をつける．
スチームコンベクションオーブン　さばを焼く．

管理基準と管理の方法

1 洗米コーナーで作業
2 専用白衣，使い捨て手袋着用
　魚介専用シンク使用，流水で洗う
　洗浄水のはねなどによる二次汚染の防止
　専用器具の使用
　調理時以外は魚介専用冷蔵庫に保管（5℃以下）
3 専用白衣，使い捨て手袋着用
　調理時以外は魚介専用冷蔵庫に保管（5℃以下）
　作業終了後，手洗いは2回洗浄・消毒する
4 野菜下処理専用シンクで洗浄
　野菜下処理専用器具の使用
5 専用白衣，使い捨て手袋着用
　揚げ油の品質確認（酸価の測定等）
　消毒済み器具の使用
6〜9 加熱温度と時間の管理（75℃・1分間以上）
　消毒済み器具の使用
10 喫食までの管理（料理保管用専用温蔵庫に保管，65℃以上，2時間以内の喫食．室温なら，30分以内の喫食）
11 手洗いは2回洗浄・消毒する
　清潔な白衣，使い捨て手袋，マスク着用
　消毒済み盛りつけ器具の使用
　喫食までの管理（65℃以上，2時間以内）

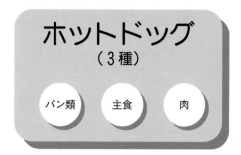

ホットドッグ
（3種）

（パン類）（主食）（肉）

食品名	正味重量(g)	調味(%)
ドッグパン	100(2本)	
マーガリン(バター)	6	
からし(粉)	0.6	
A		
ウインナソーセージ	30	
油	0.6	
ケチャップ	10	
キャベツ	10	
油	0.4	4
塩，こしょう	0.06，0.01	0.6
B		
卵，マヨネーズ	30，10	
塩，こしょう	0.1，0.01	卵の0.3
パセリ	1.5	
C		
かぼちゃ	50	
プロセスチーズ	5	
生クリーム，塩	3，0.3	かぼちゃの0.5

固ゆで卵は p.41 参照.

下調理

〈パン〉切り離さないように縦に庖丁目を入れる.
〈からし〉微温湯で溶き，辛味がでるまで練り，密閉する.
〈マーガリン〉クリーム状に練り，練りからしを混ぜ合わせる.
A 〈ソーセージ〉斜めに数か所庖丁目を入れて炒め，ケチャップで調味する.〈キャベツ〉せん切りにし，さっと炒めて塩，こしょうで調味する.
B 〈卵〉固ゆでにし，卵白はみじん切り，卵黄は粗くつぶし，マヨネーズと混ぜ合わせ，塩，こしょうで調味する.〈パセリ〉洗浄・消毒後，小さくちぎる.
C 〈かぼちゃ〉一口大に切り（皮を少し残す），ゆでてつぶす.〈チーズ〉7〜8mm角に切り，かぼちゃ，生クリーム，塩と混ぜる.

調理手順

① パンにからしマーガリンをぬる.
② ①のパンに具をはさむ（A，B，Cはそれぞれパン1本分の分量.1食はこのうち2種類とする）.
③ 供食直前にオーブンで表面を焼き，温め，器に盛る.

調理の標準化（ポイント）と応用

　パンは袋からとり出すと表面が乾燥するので，専用容器に入れ，ふたをしておく.ウインナソーセージはこげないように炒める.オーブンでころがしながら焼いてもよい.ケチャップは添えてもよい.固ゆで卵はp.41参照.焼いたパンは冷めるとかたくなるので，温蔵庫で保温しながら供食する.
　ほかの具としてコロッケ，豚カツ，まぐろ油漬もよい.

調理機器

フライパンまたはソトワール ウインナソーセージ，キャベツを炒める. **オーブン** ホットドッグを温める.
鍋 卵をゆでる，かぼちゃを煮る.

作業工程

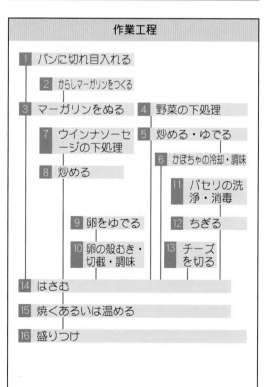

1 パンに切れ目入れる
2 からしマーガリンをつくる
3 マーガリンをぬる　4 野菜の下処理
7 ウインナソーセージの下処理　5 炒める・ゆでる
6 かぼちゃの冷却・調味
8 炒める
11 パセリの洗浄・消毒
9 卵をゆでる　12 ちぎる
10 卵の殻むき・切截・調味　13 チーズを切る
14 はさむ
15 焼くあるいは温める
16 盛りつけ

管理基準と管理の方法

1 10 手洗いは2回洗浄・消毒する
2 12 清潔な白衣，使い捨て手袋，マスク着用
3 13 14 消毒済み器具の使用

4 野菜下処理専用シンクで洗浄
野菜下処理専用器具の使用
5 加熱温度と時間の管理（75℃・1分間以上）
8 消毒済み器具の使用
6 冷却時間と温度の管理（30分以内に20℃付近，または60分以内に10℃付近まで冷却）
手洗いは2回洗浄・消毒する
清潔な白衣，使い捨て手袋，マスク着用
消毒済み器具の使用
7 ソーセージ：専用白衣，使い捨て手袋着用
9 専用器具の使用
調理時以外は食肉専用冷蔵庫に保管（10℃以下）
卵：卵の鮮度の確認
下処理専用器具の使用
調理時以外は原材料保管専用冷蔵庫に保管（10℃以下）
作業終了後，手洗いは2回洗浄・消毒する
11 生食野菜専用シンクで洗浄・消毒（次亜塩素酸Na 200mg/L 5分，または100mg/L 10分）
消毒済み専用器具の使用
15 手洗いは2回洗浄・消毒する
16 清潔な白衣，使い捨て手袋，マスク着用
消毒済み盛りつけ器具の使用
喫食までの管理（65℃以上，2時間以内）

フィッシュ バーガー

パン類　主食　魚

食 品 名	正味重量(g)	調味(%)
バンズパン	60	
マーガリン(バター)	6	
からし(粉)	0.6	
白身魚(たら)	60	
塩，こしょう	0.3，0.01	魚の 0.5
小麦粉	3	〃 5
卵	12	〃 20
パン粉	9	〃 15
油	12	〃 20
スライスチーズ	13	
ピクルス	5	
サラダ菜(レタス)	3	
タルタルソース		
マヨネーズ	8	
卵	2	
たまねぎ	2	
塩，こしょう	0.03，0.001	卵とたまねぎの 0.8

作業工程

1 パンを切る
2 からしマーガリンをつくる
3 パンにマーガリンをぬる
4 魚の下処理
5 割　卵
6 衣つけ
7 揚げる
8 卵をゆでる
9 殻をむく・つぶす
10 野菜の洗浄・消毒
11 たまねぎの切截
12 タルタルソースをつくる
13 はさむ・盛りつけ

下 調 理

〈パン〉横に 1/2 に切る．
〈からし〉微温湯で溶き，辛味がでるまで練り，密閉する．
〈マーガリン〉クリーム状に練り，練りからしを混ぜ合わせる．
〈魚〉流水でさっと洗い，水をきり，約 30 分下味をする．
〈衣用の卵〉1 個ずつ割り鮮度を確認し，ほぐす．
〈ピクルス〉輪切りにする．
〈サラダ菜〉洗浄・消毒後，パンにはさむ大きさにちぎる．
〈ソースの卵〉固ゆでにし，みじん切りにする．
〈たまねぎ〉洗浄・消毒後，みじん切りにし，ふきんに包み，流水中でさらし，しぼる．

調理手順

① パンにからしマーガリンをぬる．
② 魚は小麦粉，溶き卵，パン粉の順に衣をつけ，揚げる．
③ タルタルソースはマヨネーズ，ゆで卵，たまねぎを混ぜ合わせ，塩，こしょうで調味する．
④ パンにサラダ菜，魚のフライ，チーズ，タルタルソース，ピクルスの順にのせて，はさむ．
⑤ ④をオーブンで温め，器に盛る．

調理の標準化（ポイント）と応用

　マーガリンをパンにぬる目的は，パンの乾燥を防ぐことと，具の水分がパンにしみ込むのを防ぐことである．野菜は水をよくきって用い，可能な範囲で供食直前にはさむ．魚のフライは p.73 参照．はさむ具の種類が多い場合，はさむ手順を決めて流れ作業で行うと効率がよい．
　はさむ具はハンバーグ，豚カツ，鶏肉の照り焼きなど多彩である．

調理機器

フライヤー　魚を揚げる．　**オーブン**　バーガーを温める．

管理基準と管理の方法

1・9 手洗いは 2 回洗浄・消毒する
2・11 清潔な白衣，使い捨て手袋，マスク着用
3・12 消毒済み器具の使用
4 専用白衣，使い捨て手袋着用
6 下処理：魚介専用シンク使用，流水で洗う
　　洗浄水のはねなどによる二次汚染の防止
　専用器具の使用
　調理時以外は魚介専用冷蔵庫に保管（5℃以下）
　作業終了後，手洗いは 2 回洗浄・消毒する
7 揚げ油の品質確認(酸価の測定等)
　加熱温度と時間の管理(75℃・1 分間以上)
　消毒済み器具の使用
5 卵の鮮度の確認
8 卵殻，卵液による二次汚染の防止（下処理室で割卵）
　下処理専用器具の使用
　調理時以外は原材料保管専用冷蔵庫に保管（10℃以下）
　作業終了後，手洗いは 2 回洗浄・消毒する
　加熱温度と時間の管理(75℃・1 分間以上)
　冷却時間と温度の管理（30 分以内に 20℃付近，または 60 分以内に 10℃付近まで冷却）
　消毒済み器具の使用
10 生食野菜専用シンクで洗浄・消毒（次亜塩素酸 Na 200 mg/L 5 分，または 100 mg/L 10 分）
　消毒済み専用器具の使用
13 手洗いは 2 回洗浄・消毒する
　清潔な白衣，使い捨て手袋，マスク着用
　消毒済み盛りつけ器具の使用
　喫食までの管理(65℃以上，2 時間以内)

ピザトースト
ミックス／シーフード

パン類　主食　魚介野菜

食品名	正味重量(g)	調味(%)
食パン，マーガリン	110(2枚)，6	
Aミックス		
ソフトサラミ(ハム)	15	
たまねぎ，ピーマン	10，5	
マッシュルーム(缶・スライス)	10	
ピザ用ミックスチーズ	20	
Bシーフード		
むきえび，ロールいか	30，20	
あさりむき身(缶)	5	
白ワイン，オリーブ油	5，1	
白こしょう，たまねぎ	0.01，10	
ピザ用ミックスチーズ	20	
ピザソース		
トマト(缶・ホール)	100	
たまねぎ	18	
にんにく，オリーブ油	3，5	
ケチャップ，赤ワイン	8，5	
オレガノ，塩	0.2，0.5	
パセリ，こしょう	0.1，0.01	

下調理

〈パン〉マーガリンをぬる．
A〈サラミ〉半月または 1/4 の薄切りにする．〈たまねぎ〉縦半分に切り，繊維に直角に薄切りにし，水にさらし，ふきんで水気をきる．〈ピーマン〉繊維に直角に薄切りにする．〈マッシュルーム(缶)〉汁をきる．
B〈えび〉流水で洗い，背わたを取り，ワインをふる．〈いか〉小さい短冊切りにし，ワインをふる．〈あさり(缶)〉汁をきる．〈たまねぎ〉Aと同じ．
〈トマト(缶)〉種を除き，粗いみじん切りにする．
〈ピザソースのたまねぎ・にんにく・パセリ〉みじん切りにする．

調理手順

① 鍋にオリーブ油を熱し，ソースのにんにく，たまねぎを炒める．
② ①にトマト，ケチャップ，ワイン，オレガノ，パセリと塩 1/2 量を加え，約 1/2 量になるまで煮込み，塩，こしょうで味をととのえる．
③ 鍋にオリーブ油を熱し，いか，えびを炒める．
④ パンに②のピザソースをぬる．
⑤ ④に具をのせる．Aはサラミ，マッシュルーム，たまねぎ，ピーマン，チーズの順にいろどりよくのせる．Bはえび，いか，あさりをのせ，その上にたまねぎ，チーズをのせる．
⑥ オーブンでチーズが溶けるまで焼き，皿にのせ，温かいうちに供食する．パンは切ると食べやすい．

調理の標準化（ポイント）と応用

1 天板で焼けるパンの枚数は 6 ～ 9 枚．具ははじめに全部のせておき，焼きたてを供食できるように喫食状況に合わせて焼く．具は小分けにしておくと過不足なくのせられる．生のあさりの場合は，加熱してから使用する（温度管理：85～90℃・90 秒間以上）．

調理機器

鍋（ソトワール） ピザソースをつくる，いか，えびを炒める．
オーブン ピザトーストを焼く．

作業工程

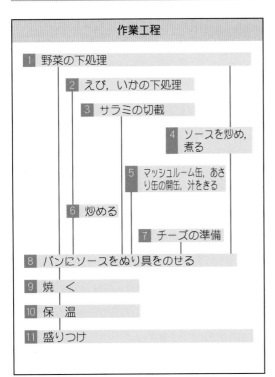

1 野菜の下処理
2 えび，いかの下処理
3 サラミの切截
4 ソースを炒め，煮る
5 マッシュルーム缶，あさり缶の開缶，汁をきる
6 炒める
7 チーズの準備
8 パンにソースをぬり具をのせる
9 焼く
10 保温
11 盛りつけ

管理基準と管理の方法

1 野菜下処理専用シンクで洗浄
　野菜下処理専用器具の使用
2 専用白衣，使い捨て手袋着用
3 魚介：　魚介専用シンク使用，流水で洗う
　　　　　洗浄水のはねなどによる二次汚染の防止
　　　　　専用器具の使用
　　　　　調理時以外は魚介専用冷蔵庫に保管（5℃以下）
　サラミ：専用器具の使用
　　　　　調理時以外は食肉専用冷蔵庫に保管（10℃以下）
　作業終了後，手洗いは 2 回洗浄・消毒する
4 加熱温度と時間の管理（75℃・1 分間以上）
　消毒済み器具の使用
5 手洗いは 2 回洗浄・消毒する
8 清潔な白衣，使い捨て手袋，マスク着用
　消毒済み器具の使用
6 加熱温度と時間の管理（75℃・1 分間以上）
9 加熱温度と時間の管理（85～90℃・90 秒間以上）
　消毒済み器具の使用
10 喫食までの管理（65℃以上，2 時間以内）
11 手洗いは 2 回洗浄・消毒する
　清潔な白衣，使い捨て手袋，マスク着用
　消毒済み盛りつけ器具の使用

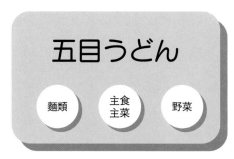

五目うどん

(麺類) (主食 主菜) (野菜)

食 品 名	正味重量(g)	調味(%)
ゆでうどん	230(1 玉)	
かけ汁		
水	260	
昆布	2.6	水の1
削り節	10.4	水の4
みりん	15	だし汁の糖分2
しょうゆ	23.4	〃塩分1.5〜1.8
かまぼこ	15	
生しいたけ	10	
だし汁	10	
砂糖, しょうゆ	0.4, 0.8	4, 塩分1.3
油揚げ	5	
だし汁	10	
砂糖, しょうゆ	0.3, 0.4	6, 塩分1.3
生わかめ, 卵	5, 25	
たけのこ(水煮)	20	
だし汁	10	
さやえんどう	5	
ねぎ, 七味とうがらし	10,適量	

作業工程

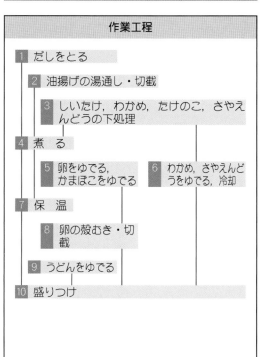

1 だしをとる

2 油揚げの湯通し・切截

3 しいたけ, わかめ, たけのこ, さやえんどうの下処理

4 煮 る

5 卵をゆでる, かまぼこをゆでる

6 わかめ, さやえんどうをゆでる, 冷却

7 保 温

8 卵の殻むき・切截

9 うどんをゆでる

10 盛りつけ

下 調 理

〈うどん〉ほぐす.〈だし汁〉昆布と削り節でとる.
〈みりん〉煮きってアルコール分をとばす.
〈かまぼこ〉沸騰水でゆで, 半月に切る.
〈生しいたけ〉石づきを取り, 調味液で煮る.
〈油揚げ〉熱湯をくぐらせ油抜きをして6等分し, 調味液で煮る.
〈生わかめ〉塩をふり洗いし, 3 cm 長さに切り, 熱湯に通し, 急冷する.
〈卵〉固ゆでにして, 縦半分に切る.
〈たけのこ〉縦に薄切りにし, だし汁で煮る.
〈さやえんどう〉筋を取り, 塩1%の沸騰水でゆで, 水にとる.
〈ねぎ〉洗浄・消毒後, 小口切りにする.

調理手順

① だし汁にしょうゆとみりんを加え, ひと煮立ちさせ火を止める.
② 鍋(大)に湯を沸かし, うどんてぽ(水きりざる)に麺を入れ, ゆでる.
③ ②の湯をきり, どんぶりに入れる.
④ ③に具をいろどりよく盛る. ①を注ぎ入れ, ねぎを散らす.

調理の標準化(ポイント)と応用

　かけ汁は関東風とした. 関西風はだし汁に対して1.8%塩分の塩とうすくちしょうゆ, 砂糖1%を用いて色を薄く仕上げる. のせる具のかまぼこ, わかめは衛生上, 加熱して用いる. 麺を沸騰水に通すことは, 温めることと殺菌の目的があり, 再沸騰させ, 中心温度を確認する. 万能こし器の大きいものを利用して1回に数食(5〜10食)ずつ行うとよい. またゆで水を2〜3個の鍋に用意して順次行うと効率がよい. 冷凍ゆで麺はスチームコンベクションオーブンで蒸す. かけ汁は供食直前に注ぐ. 具は, 鶏肉, ほうれんそう, 麩, だし巻き卵など, 献立の料理の組み合わせを考慮する.

調理機器

寸胴鍋　だしをとる, かけ汁をつくる. 麺のゆで水を沸かす.
鍋(大)　麺, 具をゆでる, 具を煮る.　うどんてぽ　うどんをゆでる.

管理基準と管理の方法

2 下処理室で行い, 水切り水による二次汚染を防止
　下処理専用器具の使用
　作業終了後, 手洗いは2回洗浄・消毒する
3 野菜下処理専用シンクで洗浄
　野菜下処理専用器具の使用
4 加熱温度と時間の管理(75℃・1分間以上)
　消毒済み器具の使用
5 Ａ　卵:　　　　p.229 フィッシュバーガー8 と同様
　Ｂ　かまぼこ:専用白衣, 使い捨て手袋着用
　　　　　　　　専用器具の使用
　　　　　　　　調理時以外は魚介専用冷蔵庫に保管(5℃以下)
　　　　　　　　冷却時間と温度の管理(30分以内に20℃付近, または60分以内に10℃付近まで冷却)
　　　　　　　　消毒済み器具の使用
6 加熱温度と時間の管理(75℃・1分間以上)
　消毒済み器具の使用
　飲用水で冷却または急速冷却(30分以内に20℃付近, または60分以内に10℃付近まで冷却)
7 喫食までの管理(65℃以上, 2時間以内)
9 加熱温度と時間の管理(75℃・1分間以上)
　消毒済み器具の使用
8 手洗いは2回洗浄・消毒する
10 清潔な白衣, 使い捨て手袋, マスク着用
　ゆでた後は消毒済み器具を使用
　喫食までの管理(65℃以上, 2時間以内)

五目あんかけ
焼きそば

麺類　主食主菜　肉野菜

食品名	正味重量(g)	調味(%)
蒸し中華麺	150	
塩，しょうゆ	0.4，2.1	塩分0.5
油	6	4
豚肉（薄切り）	40	
酒，しょうゆ	1.5，1.2	塩分0.5
油	1.6	4
むきえび，酒	30，1	
かたくり粉，油	2.4，1.2	8，4
にんじん	20	
たけのこ（水煮）	15	
乾しいたけ	1.5	
キャベツ	60	
油	4	野菜の4
さやえんどう	10	
スープ（スープの素）	100(0.8)	
塩，しょうゆ	0.6，6	野菜とスープの塩分1
砂糖	1	
ごま油，かたくり粉	0.5，6	（かたくり粉）スープの6
紅しょうが，からし（粉）	10，0.5	

下調理

〈麺〉ほぐして，塩，しょうゆ，油をまぶす．〈豚肉〉一口大に切り，しょうゆ，酒をふり，下味をする．〈えび〉流水で洗い，背わたを取り，酒をふり下味後，かたくり粉をまぶす．〈にんじん・たけのこ〉短冊切りにする．〈乾しいたけ〉もどして石づきを取り，細切りまたはそぎ切りにする．〈さやえんどう〉筋を取り，塩1%沸騰水でゆでて水にとる．〈キャベツ〉3〜4cm角に切る．〈スープ〉スープの素を溶かし，温める．〈かたくり粉〉3倍重量の水で溶く．〈紅しょうが〉細切りにする．〈からし〉微温湯で溶き，辛味がでるまで練り，密閉する．

調理手順

① 回転釜に油を熱し，肉を炒めてとり出す．
② ①に油を足し，えびを炒めてとり出す（または油通し）．
③ ②に油を足し，にんじん，たけのこ，しいたけ，キャベツを炒め，スープを加えて調味する．
④ ③に①の肉と水溶きかたくり粉を加え，沸騰したら火を止め，②のえびを加えてごま油を混ぜる．
⑤ 麺は，油をぬった天板に約15食ずつ分けて入れ，オーブンで焼く（途中1度返す）．
⑥ 皿に麺を盛り，供食直前に五目あんにさやえんどうを混ぜ合わせ，麺の上にかけ，紅しょうがと練りからしを添える．

調理の標準化（ポイント）と応用

　五目あんは八宝菜と同様で，短時間に仕上げることがポイントである．麺の調理の仕方は一般には回転釜を用いて炒め，最後にスープ（水）を入れて蒸し焼き状態にする．麺がきれないように炒めることが重要である．スチームコンベクションオーブンは約200℃，コンビモードで5〜8分焼く．麺は油通しを用いることもある．

調理機器

回転釜　肉，えびを炒める，五目あんをつくる．　**スチームコンベクションオーブン**　麺を焼く．　**寸胴鍋**　スープをつくる．

管理基準と管理の方法

1 専用白衣，使い捨て手袋着用
　専用器具の使用
　調理時以外は食肉専用冷蔵庫に保管（10℃以下）
　作業終了後，手洗いは2回洗浄・消毒する
2 専用白衣，使い捨て手袋着用
　魚介専用シンク使用，流水で洗う
　洗浄水のはねなどによる二次汚染の防止
　専用器具の使用
　調理時以外は魚介専用冷蔵庫に保管（5℃以下）
　作業終了後，手洗いは2回洗浄・消毒する
3 野菜下処理専用シンクで洗浄
　野菜下処理専用器具の使用
5 加熱温度と時間の管理（75℃・1分間以上）
6 消毒済み器具の使用
7
8 喫食までの管理（65℃以上，2時間以内）
9 加熱温度と時間の管理（75℃・1分間以上）
　消毒済み器具の使用
　ゆでた後は消毒済み器具を使用
　飲用水で冷却または急速冷却（30分以内に20℃付近，または60分以内に10℃付近まで冷却）
10 手洗いは2回洗浄・消毒する
11 清潔な白衣，使い捨て手袋，マスク着用
　消毒済み器具の使用

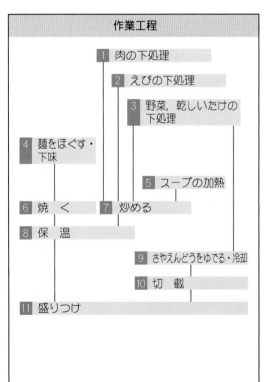

作業工程

1 肉の下処理
2 えびの下処理
3 野菜，乾しいたけの下処理
4 麺をほぐす・下味
5 スープの加熱
6 焼く
7 炒める
8 保温
9 さやえんどうをゆでる・冷却
10 切　截
11 盛りつけ

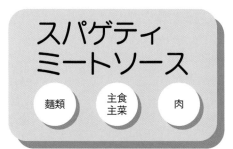

スパゲティ
ミートソース

（麺類）（主食 主菜）（肉）

食 品 名	正味重量(g)	調味(%)
スパゲティ	90	
塩，こしょう	1.1，0.03	ゆでた麺の 0.5 ,, 4
油	9	
合いびき肉	50	
たまねぎ	30	
にんにく	1	
しょうが	1	
油	3.2	肉と野菜の4
小麦粉	2	
ワイン	1	
スープ（スープの素）	30(0.8)	出来上がり量の 塩分 0.8
塩	0.5	
トマトピューレ	40	
ケチャップ	10	
ウスターソース	3	
こしょう	0.03	
ローリエ	1/20枚	
粉チーズ，タバスコ	2(卓上)	

作業工程

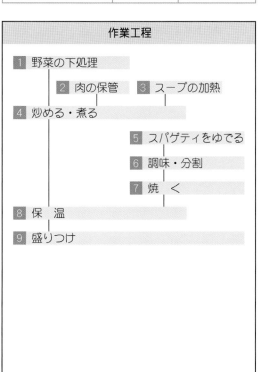

1 野菜の下処理
2 肉の保管　3 スープの加熱
4 炒める・煮る
5 スパゲティをゆでる
6 調味・分割
7 焼く
8 保温
9 盛りつけ

下 調 理

〈たまねぎ・にんにく・しょうが〉みじん切りにする．
〈スープ〉スープの素を溶かし，温める．

調理手順

① 回転釜に油を熱し，たまねぎが褐色になるまで炒める．
② ①ににんにく，しょうがを加え炒め，さらに肉を加え炒める．
③ ②に小麦粉をふり込み，よく撹拌したら，ワイン，ピューレ，ケチャップを加え，撹拌しながら加熱し，酸味をとばす．
④ ③にスープと塩 1/2 量，ローリエを加え 30〜40 分，濃度がつくまで煮込む．残りの塩，こしょう，ウスターソースで味をととのえる．
⑤ スパゲティはたっぷりの沸騰水に 0.5 ％の塩を入れてゆでる．
⑥ ゆで上がったらざるにとり水気をよくきり，塩，こしょう，油をまぶしておく．
⑦ 油をぬった天板に⑥の麺を 10〜15 食ずつ分け，オーブンで焼く．途中で一度上下を返す．
⑧ 皿にスパゲティを盛りソースをかけ，粉チーズをふる．

調理の標準化（ポイント）と応用

　たまねぎの炒め加減が出来上がりの色，味，コクに関係する（p.69 参照）．スパゲティはたっぷりの沸騰水（10 倍）で 0.5 ％の塩を入れ，かためにゆでる．麺は時間経過に伴い，こしがなくなるため，供食時間からさかのぼってゆで始める．麺はゆで上げたまま提供したいが，給食では時間，作業量の制約があるため，ゆでてから水で冷却し，塩，こしょうと油をまぶし，再度焼く手順もあるが，衛生（二次汚染）に注意．冷凍麺を使用する場合はスチームコンベクションオーブンで蒸す．ミートソースのスープの量は煮込み時間により加減する．
　ソースは生の完熟トマト，ホールトマト（缶）の果肉を加えるとよい．

調理機器

回転釜 2 基　ソースをつくる，スパゲティをゆでる．
スチームコンベクションオーブン　麺を焼く．

管理基準と管理の方法

1 野菜下処理専用シンクで洗浄
　野菜下処理専用器具の使用
2 専用白衣，使い捨て手袋着用
　専用器具の使用
　調理時以外は食肉専用冷蔵庫に保管（10℃以下）
　作業終了後，手洗いは 2 回洗浄・消毒する
4 加熱温度と時間の管理（75℃・1 分間以上）
　消毒済み器具の使用
5 加熱温度と時間の管理（75℃・1 分間以上）
　消毒済み器具の使用
6 手洗いは 2 回洗浄・消毒する
　清潔な白衣，使い捨て手袋，マスク着用
　消毒済み器具の使用
7 加熱温度と時間の管理（75℃・1 分間以上）
　消毒済み器具の使用
8 喫食までの管理（65℃以上，2 時間以内）
9 手洗いは 2 回洗浄・消毒する
　清潔な白衣，使い捨て手袋，マスク着用
　消毒済み盛りつけ器具の使用

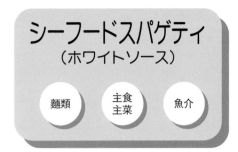

シーフードスパゲティ
（ホワイトソース）

麺類　　主食主菜　　魚介

食品名	正味重量(g)	調味(%)
スパゲティ	90	
塩，こしょう	1.7，0.03	ゆでた麺の0.8
油	9	〃 4
いか	30	
むきえび	20	
しめじ	20	
たまねぎ	20	
白ワイン	2	
塩，こしょう	0.5，0.03	具の0.6
油	2.8	〃 4
ピーマン（黄，オレンジ）	10，10	
油，塩	0.8，0.2	ピーマンの4，0.8
ホワイトソース		
小麦粉，油	7，5	
牛乳，スープの素	100，0.3	出来上がり量の
塩，こしょう	0.5，0.03	塩分0.6
パセリ（またはバジリコ）	0.5	

作業工程

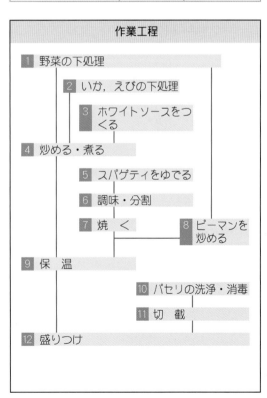

1 野菜の下処理
2 いか，えびの下処理
3 ホワイトソースをつくる
4 炒める・煮る
5 スパゲティをゆでる
6 調味・分割
7 焼く
8 ピーマンを炒める
9 保温
10 パセリの洗浄・消毒
11 切截
12 盛りつけ

下調理

〈いか〉裏側に切れ目を入れ1.5×3cmの短冊切り，または輪切り．〈むきえび〉流水で洗い，背わたを取る．〈しめじ〉石づきを取り，ほぐす．〈たまねぎ〉縦半分に切り，薄切りにする．〈にんにく〉みじん切りにする．〈ピーマン〉縦半分に切り，せん切りにし，炒めて塩で調味する．〈ホワイトソース〉小麦粉と油を合わせて130℃まで炒め，粗熱をとり，温めた牛乳を加え，よく撹拌しながら20〜30分煮て調味する．〈パセリ〉洗浄・消毒後みじん切りにし，水にさらししぼる．

調理手順

① 回転釜に油を熱し，たまねぎが透き通るまで炒める．
② ①にいか，えび，しめじを加え炒め，ワイン，塩，こしょうで調味する．
③ ②にホワイトソースを加え温める．
④ スパゲティはたっぷりの沸騰水に0.5％の塩を入れてゆでる．
⑤ ゆで上がったらざるにとり水気をよくきり，塩，こしょう，油をまぶしておく．
⑥ 油をぬった天板に麺を10〜15食ずつ分け，オーブンで焼く．途中上下を途中で一度返す．
⑦ ⑥にピーマンを混ぜて皿に盛り，ソースをかけ，パセリを散らす．

調理の標準化（ポイント）と応用

　麺の扱いはp.233参照．ホワイトソースはp.67参照．
　いか，えびはソースのなかに長くおくと熱でかたくなるので，炒めて少量の牛乳でさっと煮ておき，麺の上にのせてからソースをかけてもよい．ホワイトソースはさけやブロッコリーと組み合わせてもよい．麺にトマト（湯むき）を加えると，味やいろどりがよくなる．

調理機器

回転釜　ソース，スパゲティをゆでる．　**寸胴鍋**　牛乳を温める．
ソトワール　ピーマンを炒める，ソースをつくる．
スチームコンベクションオーブン　麺を焼く．

管理基準と管理の方法

1 野菜下処理専用シンクで洗浄
　野菜下処理専用器具の使用
2 専用白衣，使い捨て手袋着用
　魚介専用シンク使用，流水で洗う
　洗浄水のはねなどによる二次汚染の防止
　専用器具の使用
　調理時以外は魚介専用冷蔵庫に保管（5℃以下）
　作業終了後，手洗いは2回洗浄・消毒する
3 牛乳は使用時まで冷蔵庫に保管（10℃以下）
4 加熱温度と時間の管理（75℃・1分間以上）
　消毒済み器具の使用
5 加熱温度と時間の管理（75℃・1分間以上）
　消毒済み器具の使用
6 手洗いは2回洗浄・消毒する
11 清潔な白衣，使い捨て手袋，マスク着用
　消毒済み器具の使用
7 加熱温度と時間の管理（75℃・1分間以上）
8 消毒済み器具の使用
9 喫食までの管理（65℃以上，2時間以内）
10 生食野菜専用シンクで洗浄・消毒（次亜塩素酸Na 200 mg/L 5分，または100 mg/L 10分）
　消毒済み専用器具の使用
12 手洗いは2回洗浄・消毒する
　清潔な白衣，使い捨て手袋，マスク着用
　消毒済み盛りつけ器具の使用

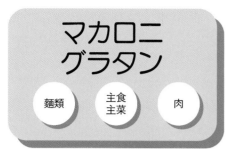

マカロニ グラタン

麺類 ／ 主食主菜 ／ 肉

食品名	正味重量(g)	調味(%)
マカロニ	25	
塩，こしょう	0.3，0.01	ゆで上がりの0.5 ノ 4
油	2	
鶏肉	30	
白ワイン	1	
塩，こしょう	0.24，0.005	肉の0.8
たまねぎ	30	
マッシュルーム(スライス缶)	20	
油	3.2	肉と野菜の4
塩，こしょう	0.25，0.01	野菜の0.5
ホワイトソース		
小麦粉	5	
バター	4	
牛乳	50	
ローリエ	1/20枚	
塩，こしょう	0.22，0.02	出来上がり量の0.5
エダムチーズ，バター	10，2	
パン粉，パセリ	2，0.5	

作業工程

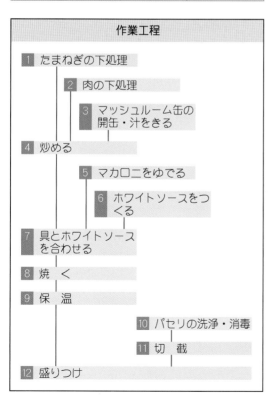

1 たまねぎの下処理
2 肉の下処理
3 マッシュルーム缶の開缶・汁をきる
4 炒める
5 マカロニをゆでる
6 ホワイトソースをつくる
7 具とホワイトソースを合わせる
8 焼く
9 保温
10 パセリの洗浄・消毒
11 切截
12 盛りつけ

下調理

〈鶏肉〉 一口大に切り，塩，こしょう，ワインをふり，下味をする．
〈たまねぎ〉 縦半分に切り，薄切りにする．
〈マッシュルーム（缶）〉 汁をきる．
〈ソース〉 小麦粉とバターを合わせて130℃まで炒め，粗熱をとり，温めた牛乳を加え，よく撹拌しながら約30分煮て調味する．
〈バター〉 小さくちぎっておく，または溶かしておく．
〈パセリ〉 洗浄・消毒後，みじん切りにし，水にさらししぼる．

調理手順

① マカロニを10倍量の沸騰水（塩0.5％）でゆでて水気をきり，塩，こしょうと油をまぶす．
② 回転釜に油を熱し，たまねぎ，鶏肉，マッシュルームを炒め，マカロニを加えて混ぜ合わせ，塩，こしょうで味をととのえる．
③ ②にホワイトソースの1/2量を加え混ぜ合わせる．
④ 油をぬった天板に③を流し入れ，残りのホワイトソースをその上にかけ平らにし，上にパン粉，チーズをふり，バターをのせる．
⑤ ④をオーブンで焼き，仕上げにパセリをふる．
⑥ 人数分に切り分け，器に盛る．

調理の標準化（ポイント）と応用

　ホワイトソースのつくり方はp.67参照．マカロニはゆで上がりの熱いうちに下味をする．ホワイトソースの濃度はグラタン皿で焼くときよりやや濃くする．塩分は出来上がりの0.5％．天板ごと温蔵庫で保温する．
　グラタンは表面をこがした料理の意．具は魚介類もよい．

調理機器

ソトワール ソースをつくる．　**寸胴鍋** 牛乳を温める．
回転釜 マカロニをゆでる，具を炒めソースと合わせる．
オーブン グラタンを焼く．

管理基準と管理の方法

1 野菜下処理専用シンクで洗浄
　野菜下処理専用器具の使用
2 専用白衣，使い捨て手袋着用
　専用器具の使用
　調理時以外は食肉専用冷蔵庫に保管（10℃以下）
　作業終了後，手洗いは2回洗浄・消毒する
3 消毒済み器具の使用
4 加熱温度と時間の管理（75℃・1分間以上）
8 消毒済み器具の使用
5 加熱温度と時間の管理（75℃・1分間以上）
　消毒済み器具の使用
6 牛乳は使用時まで冷蔵庫に保管（10℃以下）
　加熱温度と時間の管理（75℃・1分間以上）
　消毒済み器具の使用
7 手洗いは2回洗浄・消毒する
8 清潔な白衣，使い捨て手袋，マスク着用
　消毒済み器具の使用
9 料理保管用専用温蔵庫に保管（65℃以上）
10 生食野菜専用シンクで洗浄・消毒（次亜塩素酸Na 200 mg/L 5分，または100 mg/L 10分）
　消毒済み専用器具の使用
12 手洗いは2回洗浄・消毒する
　清潔な白衣，使い捨て手袋，マスク着用
　消毒済み盛りつけ器具の使用
　喫食までの管理（65℃以上，2時間以内）

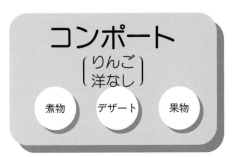

コンポート
[りんご 洋なし]

煮物　デザート　果物

食品名	正味重量(g)	調味(%)
Aりんご		
りんご（紅玉）	100	
水	30	りんごの30
砂糖	9	水の30
レモン	1/15 個	
白ワイン	3	
B洋なし		
洋なし（缶詰）	40	
缶汁	20	
レモン	1/15 個	
赤ワイン	3	

下　調　理

〈りんご〉皮をむき半分に切り，スプーンまたはいもくり器で，芯をくり抜く．
〈洋なし〉缶の汁をきり，汁は煮汁として用いる．
〈レモン〉皮をよく洗浄し，輪切りにする．

調理手順

① ソトワールにりんご（洋なし）を重ねないように並べ，煮汁とレモンを加え，紙ぶたをして中火で煮る．
② 粗熱をとったりんご（洋なし）は，煮汁のまま急速冷却機で十分に冷やす．
③ 器にりんご（洋なし）を盛る．

調理の標準化（ポイント）と応用

　煮汁は 30～50 %，加熱時間は約 20 分．煮汁がおどると煮くずれるので，静かに沸騰が継続するようにふたをきり，火加減も調整する．冷却時に味がしみ込むので煮汁ごと冷やすが，煮汁の量が多いと冷えにくいので急速冷却機があれば活用する．
　りんごは 1/8～1/12 のくし形に切ってもよい．それを赤ワインを入れたシロップで煮ると赤ワイン煮になる．ソースとして半立てにした生クリームやヨーグルトを添えてもよい．
　りんごは，紅玉が酸味があり，コンポートに適しているが，出回りの時期が限られるのでふじでもよい．煮くずれがなく扱いやすい．洋なしのコンポートは，洋風肉料理の付け合せとしても応用できる．

調理機器

ソトワール　りんご（洋なし）を煮る．
急速冷却機　果物を冷却する．

作業工程

A
1 りんごの下処理
2 加　熱
3 冷　却
4 盛りつけ
5 保　冷

B
1 開缶・汁をきる

管理基準と管理の方法

A 1　野菜下処理専用シンクで洗浄
　　野菜下処理専用器具の使用
　2　加熱温度と時間の管理（75℃・1 分間以上）
　　消毒済み器具の使用
　3　冷却時間と温度の管理（30 分以内に 20℃付近，または 60 分以内に10℃付近まで冷却）
　　消毒済み専用器具の使用
　4　手洗いは 2 回洗浄・消毒する
　　清潔な白衣，使い捨て手袋，マスク着用
　　消毒済み盛りつけ器具の使用
　5　喫食までの管理（10℃以下，2 時間以内）
B 2　りんごと共通
　3
　4
　5

タピオカ入りココナッツミルク (2種)

その他　デザート　果物

食品名	正味重量(g)	調味(%)
りんご	30	
キウイフルーツ	15	
黄桃(缶)	15	
タピオカパール(小粒)	5	
a		
牛乳	30	
ココナッツミルク	25	
プレーンヨーグルト	15	
粉糖	3	
b		
ココナッツミルク	25	
牛乳	25	
エバミルク	15	
砂糖	4	
水	2	

作業工程

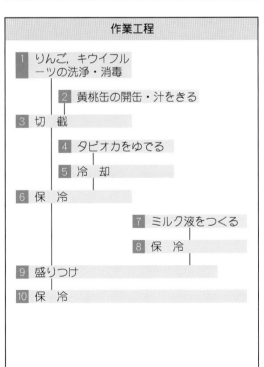

1　りんご，キウイフルーツの洗浄・消毒
2　黄桃缶の開缶・汁をきる
3　切　截
4　タピオカをゆでる
5　冷　却
6　保　冷
7　ミルク液をつくる
8　保　冷
9　盛りつけ
10　保　冷

下調理

〈りんご〉 洗浄・消毒後，1/8 に切り，5 mm 厚さのいちょう切りにする．0.3％の塩水にくぐらせる．
〈キウイフルーツ〉 洗浄・消毒後，皮をむき，1/4 に切り，3 ～ 4 mm 厚さのいちょう切りにする．〈黄桃(缶)〉 りんごと同様に切る．
〈タピオカ〉 ゆでて水にとり，水をきる．
b 〈砂糖〉 水と合わせて加熱し，冷却する．

調理手順

① a はプレーンヨーグルトに粉糖を加え，よく撹拌したなかに，牛乳，ココナッツミルクを加え，さらに撹拌する．
② b は糖水，ココナッツミルク，牛乳，エバミルクを合わせ，撹拌する．
③ 果物とタピオカを器に盛る．
④ ③に①または②をかけて供する．

調理の標準化（ポイント）と応用

　タピオカはサイズによってもどる時間が異なる．給食にはもどる時間の短い小粒のものが使いやすい．強い火でゆでると表面が荒れ，口ざわりが悪くなる．たっぷりの湯を沸騰させ，火を止めたなかにかき混ぜながらタピオカを加え，タピオカがおどらない程度の弱火で20～30分ときどき底をかき混ぜながらゆでる．芯が透明になるのが目安．
　果物はほかにパイン缶やトロピカルフルーツの缶詰など．果物は生と缶詰では甘さが異なるので，ココナッツミルクに加える砂糖の量を調整する．砂糖は粉糖がなければ糖水を十分に冷やして使う．水っぽくなるので牛乳をエバミルクに代えるとよい．ヨーグルトは牛乳に代えてもよい．
　ココナッツミルクのパウダーを使用する場合は，パウダー：水の割合は1：3とし，完全に溶けるまで加熱（75℃・1分）後，冷却する．

調理機器

鍋　タピオカをゆでる，ココナッツミルクを合わせる．
ピッチャー　ココナッツミルクを分注する．

管理基準と管理の方法

1　生食野菜専用シンクで洗浄・消毒(次亜塩素酸 Na 200 mg/L 5 分，または 100 mg/L 10 分)
　消毒済み専用器具の使用
2　手洗いは 2 回洗浄・消毒する
3　清潔な白衣，使い捨て手袋，マスク着用
7　消毒済み器具の使用
4　加熱温度と時間の管理(75℃・1 分間以上)
5　飲用水で冷却，二次汚染の防止
　消毒済み器具を使用
6　料理保管専用冷蔵庫に保管(10℃以下)
8
9　手洗いは 2 回洗浄・消毒する
　清潔な白衣，使い捨て手袋，マスク着用
　消毒済み盛りつけ器具の使用
10　喫食までの管理(10℃以下，2 時間以内)

カスタードプディング

蒸し物 | デザート | 卵・牛乳

食品名	正味重量(g)	調味(%)
牛乳	40	
卵	25	
砂糖	7	牛乳と卵の10
バニラエッセンス	0.1	
カラメルソース		
砂糖	8	
湯	6	
バター	1	

作業工程

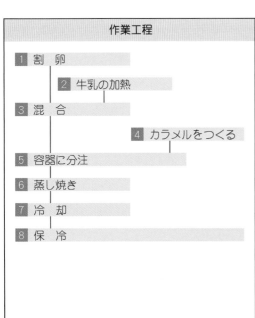

1 割卵
2 牛乳の加熱
3 混合
4 カラメルをつくる
5 容器に分注
6 蒸し焼き
7 冷却
8 保冷

下調理

〈卵〉1個ずつ割り鮮度を確認し, 泡立てないようにほぐす. 〈牛乳〉砂糖と合わせ, 加熱する. 〈バニラエッセンス〉消火後, 加える. 〈カラメルソース〉砂糖が湿る程度の水を加え, 加熱してこがし, 湯を加え煮溶かす. 〈バター〉クリーム状にし, 型の内側にぬる.

調理手順

① 卵に温めた牛乳を加え, 混ぜ合わせたら万能こし器でこす.
② 天板にプリン型を並べ, カラメルソースを底に流し入れ, その上に卵液をピッチャーなどで分注する.
③ 天板に湯を注いでオーブンで蒸し焼きにするか, スチームコンベクションオーブンで蒸す.
④ プリン型のまま冷やし, 供食時, 型から出し, 器に盛る.

調理の標準化（ポイント）と応用

　オーブンの設定温度は160℃, 加熱時間20〜25分. スチームコンベクションオーブンの設定温度は85℃, 加熱時間10〜15分(p.57参照). 加熱時間は設定温度により異なり, 出来上がりの性状も異なる. カラメルソースのこがし方は褐色で少し煙がでるくらい, 最終温度180℃前後が目安. こげたカラメルに湯を加えるときは激しく沸騰するので注意する. カラメルソースを煮溶かしたあとの煮つめ加減は, 鍋を傾けてゆっくり流れだすくらいの濃度にする. ゆるすぎると卵液とカラメルソースが混ざり合ってきれいに仕上がらない. またかたすぎると分注途中で固まってしまう. 冷えても固まらない程度の濃度に仕上げ, 盛りつけたあと上からかける方法は扱いやすい.

　パン, カステラ, バミセリなどを入れるとボリュームのあるおやつになる. 果物を入れるとフルーツプリンになる. 器に果物を盛り合わせてもよい. 冷却は, 急速冷却機の使用が望ましい.

調理機器

ボール 卵を割りほぐす. 　**寸胴鍋** 牛乳を温める.
ピッチャー 卵液を分注する. 　**急速冷却機** プディングの冷却.
スチームコンベクションオーブン プリンを蒸す（蒸し焼きにする）.

管理基準と管理の方法

1 卵の鮮度の確認
　卵殻, 卵液による二次汚染の防止（下処理室で割卵）
　下処理専用器具の使用
　調理時以外は原材料保管専用冷蔵庫に保管（10℃以下）
　作業終了後, 手洗いは2回洗浄・消毒する
3 消毒済み専用器具の使用
5 卵液による二次汚染の防止
　作業終了後, 手洗いは2回洗浄・消毒する
6 加熱温度と時間の管理（75℃・1分間以上）
7 冷却時間と温度の管理（30分以内に20℃付近, または60分以内に10℃付近まで冷却）
8 喫食までの管理（10℃以下, 2時間以内）

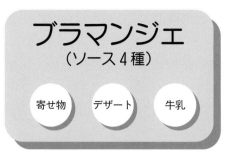

ブラマンジェ
（ソース4種）

寄せ物　デザート　牛乳

食品名	正味重量(g)	調味(%)
ゼラチン，水	2，10	
牛乳	80	
砂糖	9	
アーモンドエッセンス	0.05	
ソースa		
みかん(缶)	15	
かたくり粉	1.5	
水	3	
ソースb		
黄桃(缶)	15	
ブランデー	0.2	
ソースc		
いちご	20	
砂糖	3	
ラム酒	0.5	
ソースd		
ブルーベリージャム	10	
水	6	

作業工程

1. ゼラチンの吸水
2. 加　熱
3. 牛乳の加熱
4. 混　合
5. 容器に分注
6. 冷　却
7. 黄桃缶の開缶・汁をきる
8. ソースをつくる
9. 冷　却
10. 盛りつけ
11. 保　冷

下調理

〈ゼラチン〉水にふり入れ，20～30分吸水，膨潤させる．
〈牛乳〉砂糖を加え，沸騰させないように加熱する．
〈みかん(缶)〉ミキサーにかけ，加熱し，かたくり粉でとろみをつけて冷やす．〈黄桃〉ブランデーといっしょにミキサーにかけ，冷やす．
〈いちご〉砂糖，ラム酒といっしょにミキサーにかけ，冷やす．
〈ブルーベリージャム〉水でのばし，やわらかくして冷やす．

調理手順

① 供食する容器は，水にくぐらせてバットに並べておく．
② ゼラチンは弱火で加熱し，煮溶かす．
③ 温めた牛乳と②を合わせて，よく撹拌する．
④ エッセンスを加え，人数分をピッチャーなどに計量し，容器に分注する．
⑤ 冷蔵庫で冷やし固め，供食直前まで冷蔵する．
⑥ 冷えたソースをかけて供する．

調理の標準化（ポイント）と応用

　ゼリー強度が弱くなるので過熱はさけたい（40～60℃）が，給食では衛生上必要な温度まで加熱する．加熱・冷却工程に十分注意する．
　牛乳は砂糖が溶けるまで加熱する．加熱しすぎると牛乳のたんぱく質が凝固してざらつくうえに冷やし固めるのに余分な時間がかかる．急速冷却機で冷やすと1時間以内で固めることができるが，冷蔵庫では3～5時間かかる．やむを得ず前日仕込みとなることもある．
　牛乳の半分をプレーンヨーグルトに代え，レモンの香りを利かせるとヨーグルトゼリーになる．ソースは同様のものを応用できる．

調理機器

ソースパン　ゼラチンを浸水，加熱する．　**寸胴鍋**　牛乳を加熱する．
ミキサー　ソース用果物を細かくする．
ピッチャー　ゼリー液を分注する．
急速冷却機　ゼリーを冷却する．

管理基準と管理の方法

1　手洗いは2回洗浄・消毒する
4　清潔な白衣，使い捨て手袋，マスク着用
5　消毒済み器具の使用
7
8

2　加熱温度と時間の管理(75℃・1分間以上)
3

6　冷却時間と温度の管理(30分以内に20℃付近，または60分以内に
9　10℃付近まで冷却)
　　消毒済み専用器具の使用
10　手洗いは2回洗浄・消毒する
　　清潔な白衣，使い捨て手袋，マスク着用
　　消毒済み盛りつけ器具の使用
11　喫食までの管理(10℃以下，2時間以内)

豆乳ブラマンジェ
黒豆と柿のアマレット風

(寄せ物)　(デザート)　(豆乳 牛乳)

食品名	正味重量(g)	調味(%)
調整豆乳	40	
牛乳	40	
三温糖	2	
くず粉	1	
粉寒天	0.2	牛乳と豆乳の3
バニラエッセンス	0.1	
黒豆(水煮)	5(5粒)	
かき	20	
アマレット酒	5	

下調理

〈かき〉洗浄・消毒後，皮をむき，さいの目に切る．

調理手順

① 鍋に豆乳，牛乳，三温糖，くず粉，粉寒天を入れて混ぜ合わせ，弱火にかける．
② 沸騰したら火を弱め，よく混ぜながら2～3分そのまま煮る．
③ 鍋を火から下ろし，バニラエッセンスを加えて混ぜる．
④ 人数分をピッチャーなどに計量し，容器に分注する．
⑤ 冷蔵庫で冷やし固め，供食直前まで冷蔵する．
⑥ ⑤の上にさいの目に切ったかきをこんもり盛り，その上から黒豆をちらし，アマレット酒をかける．

調理の標準化（ポイント）と応用

　寒天とくず粉がだまにならないように温度が低いうちから泡だて器で混ぜる．

調理機器

寸胴鍋　材料を加熱する．　ピッチャー　ゼリー液を分注する．

作業工程

1 豆乳，牛乳，砂糖，くず粉，粉寒天の加熱
2 バニラエッセンスを加える
3 容器に分注
　　　　　　4 かきの洗浄・消毒
　　　　　　5 切　截
6 冷　却
7 盛りつけ
8 保　冷

管理基準と管理の方法

1 加熱温度と時間の管理（75℃・1分間以上）
3 手洗いは2回洗浄・消毒する
　清潔な白衣，使い捨て手袋，マスク着用
　消毒済み専用器具の使用
4 生食野菜専用シンクで洗浄・消毒（次亜塩素酸Na 200 mg/L 5分，または100 mg/L 10分）
　消毒済み専用器具の使用
5 専用白衣，使い捨て手袋着用
　消毒済み専用器具の使用
　料理保管用専用冷蔵庫に保管（10℃以下）
6 冷却時間と温度の管理（30分以内に20℃付近，または60分以内に10℃付近まで冷却）
　冷却温度を確認する
7 手洗いは2回洗浄・消毒する
　清潔な白衣，使い捨て手袋，マスク着用
　消毒済み盛りつけ器具の使用
8 喫食までの管理（10℃以下，2時間以内）

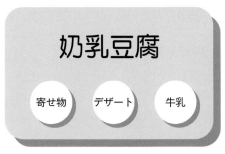

奶乳豆腐

寄せ物　デザート　牛乳

食品名	正味重量(g)	調味(%)
粉寒天	0.45	
水	30	
牛乳	40	
砂糖	6	
レモンエッセンス		
キウイフルーツ	10	
パイナップル(缶)	10	
みかん(缶)	10	
シロップ		
水	20	
砂糖	6	
レモンの皮	1/50 個	
レモン汁	1	

作業工程

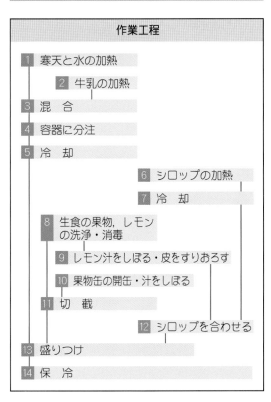

1 寒天と水の加熱
　2 牛乳の加熱
3 混合
4 容器に分注
5 冷却
　　6 シロップの加熱
　　7 冷却
　8 生食の果物，レモンの洗浄・消毒
　　9 レモン汁をしぼる・皮をすりおろす
　　10 果物缶の開缶・汁をしぼる
　11 切截
　　12 シロップを合わせる
13 盛りつけ
14 保冷

下調理

〈粉寒天〉水と合わせて加熱し，完全に煮溶かす．
〈牛乳〉砂糖を加えて，沸騰させないように加熱する．
〈キウイフルーツ〉洗浄・消毒後，皮をむき 5 mm 厚さのいちょう切りにする．
〈パイナップル(缶)〉汁をきり放射状に切る．
〈みかん(缶)〉汁をきる．
〈シロップの砂糖〉水を合わせて加熱する．水冷後，冷蔵庫で冷やす．
〈レモン〉洗浄・消毒後，皮はすりおろして汁をしぼる．ともにシロップに加える．

調理手順

① 供食する容器は，水にくぐらせてバットに並べておく．
② 熱い寒天液と牛乳を合わせ，エッセンスを加えよく撹拌する．
③ 人数分をピッチャーなどに計量し，手早く容器に分注する．
④ 粗熱がとれたら冷蔵庫で冷やし，固まったらひし形に包丁で切れ目を入れ，上に果物をのせる．
⑤ 供食直前まで冷やし，シロップは供食時にかける．

調理の標準化（ポイント）と応用

　寒天ゼリーの凝固温度は30℃付近．室温で固まるので流し込む容器を並べておき，寒天液の分注方法も効率のよい作業手順を考える．粉寒天は浸水せず水と合わせ，よくかき混ぜて加熱する．砂糖は寒天が完全に煮溶けてから加える．食品，器具などは衛生的に取り扱う．
　アーモンドエッセンスを使うと濃厚な香りになる．果物はほかにいちご，黄桃，チェリーなど．容器の大きさでゼリーとシロップの量は加減する．包丁目は作業量の点から省略してもよい．

調理機器

寸胴鍋　寒天を煮溶かす，牛乳を温める，シロップをつくる．
ピッチャー　ゼリー液を分注する．
急速冷却機　ゼリーを冷却する．

管理基準と管理の方法

1
2　加熱温度と時間の管理(75℃・1分間以上)
6

3　手洗いは2回洗浄・消毒する
4　清潔な白衣，使い捨て手袋，マスク着用
9　消毒済み器具の使用
10
11
12

5　冷却時間と温度の管理(30分以内に20℃付近，または60分以内に
7　10℃付近まで冷却)
　消毒済み専用器具の使用
8　生食野菜専用シンクで洗浄・消毒(次亜塩素酸Na 200 mg/L 5分，または100 mg/L 10分)
　消毒済み専用器具の使用
13　手洗いは2回洗浄・消毒する
　清潔な白衣，使い捨て手袋，マスク着用
　消毒済み盛りつけ器具の使用
14　喫食までの管理(10℃以下，2時間以内)

オレンジゼリー
レモンゼリー

寄せ物　デザート　果物

食品名	正味重量(g)	調味(%)
Aオレンジゼリー		
ゼラチン	2	
水	10	
オレンジジュース	60	
砂糖	8	
水	20	
リキュール	0.5	
Bレモンゼリー		
ゼラチン	2	
水	10	
レモン汁	6	
レモン	5	
砂糖	15	
水	70	

作業工程

1 ゼラチンの吸水

2 加　熱

3 レモンの洗浄・消毒

4 レモン汁をしぼる

5 ゼリー液に糖水，ジュースを加える

6 容器に分注

7 冷　却

8 保　冷

下調理

A〈ゼラチン〉水にふり入れ，20～30分吸水，膨潤させる．
　〈オレンジジュース〉100％果汁を用いる．
　〈砂糖〉水と合わせて加熱する．
B〈ゼラチン〉〈砂糖〉Aと同様にする．
　〈レモン〉洗浄・消毒後，半月の薄切りにする．レモン汁はしぼる．

調理手順

① 供食する容器は，水にくぐらせてバットに並べておく（レモンゼリーはレモンの薄切りを入れる）．
② ゼラチンは弱火で加熱し，煮溶かす．
③ 糖水と②，オレンジジュース，リキュールまたはレモン汁を合わせ，撹拌する．
④ 人数分をピッチャーなどに計量し，容器に分注する．
⑤ 冷蔵庫で冷やし固め，供食直前まで冷蔵する．

調理の標準化（ポイント）と応用

　ゼラチンゼリーの凝固温度は，ゼラチン濃度にもよるが10℃以下である．急速冷却機で冷やすと1時間以内で固めることができるが，冷蔵庫では3～5時間かかる．やむを得ず前日仕込みとなることもある．食品や器具の取り扱いは，十分な衛生的配慮が必要．酸の添加はゼリーの強度を低下させるので，果汁は粗熱をとって加える．ゼリーの嗜好温度約10℃に保冷して供する．
　ほかにグレープフルーツジュース，ぶどうジュースなどもよい．寒天・カラギーナンでもよいが，寒天・カラギーナンゼリーは室温で固まるので果汁の量と，合わせるときの温度に注意する．リキュールはオレンジキュラソー，コアントロー，グランマルニエなど．

調理機器

レモンしぼり器　レモンをしぼる．　　**ソースパン**　ゼラチンを浸水，加熱する．　**寸胴鍋**　糖水を加熱する．　　**ピッチャー**　ゼリー液を分注する．　**急速冷却機**　ゼリーを冷却する．

管理基準と管理の方法

1 手洗いは2回洗浄・消毒する
4 清潔な白衣，使い捨て手袋，マスク着用
5 消毒済み器具の使用
6

2 加熱温度と時間の管理（75℃・1分間以上）
3 生食野菜専用シンクで洗浄・消毒（次亜塩素酸Na 200 mg/L 5分，または100 mg/L 10分）
　消毒済み専用器具の使用
7 冷却時間と温度の管理（30分以内に20℃付近，または60分以内に10℃付近まで冷却）
　消毒済み専用器具の使用
8 喫食までの管理（10℃以下，2時間以内）

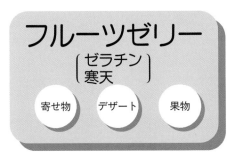

フルーツゼリー
[ゼラチン 寒天]

寄せ物　デザート　果物

食品名	正味重量(g)	調味(%)
Aゼラチンゼリー		
ゼラチン	1	
水	10	
砂糖	4	
水	30	
レモン汁	0.5	
グランマルニエ	1	
黄桃(缶)	15	
パイナップル(缶)	15	
みかん(缶)	15	
チェリー(缶)	5	
B寒天ゼリー		
粉寒天	0.2	
水	40	
砂糖	4	
ほかの材料は ゼラチンゼリーと同じ		

作業工程

1　ゼラチンの吸水
2　加　熱
　　3　レモンの洗浄・消毒
　　4　レモン汁をしぼる
5　混　合
　　6　果物缶の開缶・汁をきる
　　7　切　截
8　果物，ゼリー液を容器に分注
9　冷　却
10　保　冷

下調理

A〈ゼラチン〉水にふり入れ，20〜30分吸水，膨潤させる．
　〈砂糖〉水と合わせて溶けるまで加熱する．
　〈レモン〉洗浄・消毒後，レモンしぼりでしぼる．
　〈黄桃(缶)〉汁をよくきり，一口大に切る．
　〈パイナップル(缶)〉汁をよくきり，一口大に切る．
　〈みかん(缶)，チェリー(缶)〉汁をよくきる．
B〈粉寒天〉水と合わせて加熱し，寒天が完全に煮溶けてから砂糖を加える．

調理手順

A① 供食する容器は，水にくぐらせてバットに並べ，なかに果物を入れる．
　② ゼラチンは弱火で加熱し，煮溶かす．
　③ 糖水とゼラチンを合わせ，レモン汁，グランマルニエを入れる．
　④ 人数分をピッチャーなどに計量し，容器に分注する．
　⑤ 急速冷却機で冷やし固め，供食直前まで冷蔵する．
B① 寒天液が熱いうちに，レモン汁，グランマルニエを入れ，容器に分注する．ほかはゼラチンゼリーと同じ手順．

調理の標準化（ポイント）と応用

　ゼラチンゼリーと異なり，寒天ゼリーは室温で固まるので分注作業を手早く行う．缶詰の果物の量は，出来上がりのゼリーの甘さと食感に影響する．果物とゼリー液の割合，砂糖の量は，喫食者に合わせ加減する．
　ゼラチンゼリーには，生のキウイフルーツ，パイナップルなどたんぱく質分解酵素をもった果物は使えない．

調理機器

ソースパン　ゼラチンを浸水，加熱する．　寸胴鍋　糖水，寒天液を加熱する．　ピッチャー　ゼリー液を分注する．
急速冷却機　ゼリーを冷却する．

管理基準と管理の方法

1　手洗いは2回洗浄・消毒する
4　清潔な白衣，使い捨て手袋，マスク着用
5　消毒済み器具の使用
6
7
8
2　加熱温度と時間の管理(75℃・1分間以上)
3　生食野菜専用シンクで洗浄・消毒(次亜塩素酸Na 200 mg/L 5分，または100 mg/L 10分)
　　消毒済み専用器具の使用
9　冷却時間と温度の管理(30分以内に20℃付近，または60分以内に10℃付近まで冷却)
　　消毒済み専用器具の使用
10　喫食までの管理(10℃以下，2時間以内)

マスカット クラッシュゼリー

寄せ物　デザート　果物

食品名	正味重量(g)	調味(%)
ゼラチン	2	水とジュースの3
水	30	
マスカットジュース	40	} 糖分14
砂糖	2	
コアントロー	0.1	
生ブルーベリー	3	
ナタデココ	10	
シロップ		
水	13	
砂糖	3	水の23
レモン汁	1	

下調理

〈ゼラチン〉ゼラチンの5倍の水にふり入れ，20〜30分吸水，膨潤させる．
〈生ブルーベリー〉洗浄・消毒する．
〈ナタデココ〉汁をよくきる．
〈レモン〉洗浄・消毒後，果汁をしぼる．

調理手順

① シロップ用の湯に砂糖を溶かし，レモン汁を加えて冷やす．
② 水と砂糖，膨潤したゼラチンを弱火で加熱する．
③ ジュース，コアントローを加え，計量後，数人分ずつを水を通したバットに流し，冷やし固める．
④ 器にナタデココとブルーベリーを入れる．
⑤ ゼリーが固まったらフォークで砕き，器に盛り，再び供食直前まで冷蔵する．
⑥ 供食直前にシロップをかける．

調理の標準化（ポイント）と応用

　ゼラチンはフォークで砕いたときにつぶれないように，濃度を高く3％にする．粉ゼラチンは，水で膨潤させてから使用すると溶け残ることが避けられる．ゼラチン液は衛生上75℃・1分間加熱する．

調理機器

ソースパン　ゼラチンを浸水・加熱，シロップを加熱する．
寸胴鍋　ジュースを加熱し，ゼラチン液と混ぜ合わせる．
冷蔵庫またはブラストチラー　ゼリー液を冷却する．

作業工程

1 ゼラチンの吸水
2 加熱
3 ジュースと合わせる
4 バットに流す
5 冷却
　6 ブルーベリーの洗浄・消毒
　7 ナタデココの水きり
　8 レモンの洗浄・消毒　10 シロップの加熱
　9 レモン汁をしぼる　11 冷却
　12 シロップを合わせる
13 盛りつけ
14 保冷

管理基準と管理の方法

1 手洗いは2回洗浄・消毒する
3 清潔な白衣，使い捨て手袋，マスク着用
4 消毒済み専用器具の使用
7 冷却時間と温度の管理（30分以内に20℃付近，または60分以内に
9 10℃付近まで冷却）
12 二次汚染の防止
2 加熱温度と時間の管理（75℃・1分間以上）
10 消毒済み器具の使用
5 冷却時間と温度の管理（30分以内に20℃付近，または60分以内に
11 10℃付近まで冷却）
　　冷却温度を確認する
6 生食野菜専用シンクで洗浄・消毒（次亜塩素酸Na 200 mg/L 5分，また
8 は100 mg/L 10分）
　　消毒済み専用器具の使用
13 作業終了後，手洗いは2回洗浄・消毒する
　　清潔な白衣，使い捨て手袋，マスク着用
　　消毒済み盛りつけ器具の使用
14 喫食までの管理（10℃以下，2時間以内）

コーヒーゼリー
ワインゼリー

(寄せ物)　(デザート)　(その他)

食 品 名	正味重量(g)	調味(%)
Aコーヒーゼリー		
カラギーナン(アガー)	3	
水	80	
インスタントコーヒー	0.8	
砂糖	1	
ガムシロップ		
砂糖	8	
水	6	
生クリーム	5	
牛乳	5	
Bワインゼリー		
カラギーナン(アガー)	3	
水	60	
砂糖	10	
赤ワイン	10	

調理手順

① カラギーナンと砂糖を混ぜておく.
② 水を沸騰させ①を徐々に加えて，再沸騰させ完全に煮溶かす．または，水に①を加えて煮溶かす.
③ インスタントコーヒー（ワインゼリーは赤ワイン）を加え，よく撹拌する.
④ 人数分をピッチャーなどに計量し，容器に分注する.
⑤ 急速冷却機で冷やし固め，供食直前まで冷蔵する.
⑥ コーヒーゼリーの場合は，生クリームと牛乳を混ぜ合わせ，供食直前にシロップ，クリームの順にかける.

調理の標準化（ポイント）と応用

　カラギーナンは，砂糖が少ないと沸騰した湯に溶けにくいので，水から加え撹拌しながら煮溶かす.
　インスタントコーヒーは沸騰した湯で溶いたほうが香りがよいが，全量の水を沸騰させると冷やすのに時間がかかるので半量の水を加熱して溶かしてもよい．酸はカラギーナンゼリーのゼリー強度を低下させるので，赤ワインとカラギーナン液を合わせる温度に注意する．ガムシロップをかけて長くおくとゼリーが脱水するので，供食間際にかける.
　コーヒーゼリーは，ゼリーに砂糖を入れる方法もあるが，甘さと苦味の対比がおいしさの要素でもある．ほかに紅茶ゼリー，ウーロン茶ゼリーなどもよい．白ワインゼリーはレモンの香りを加えるとよい.
　カラギーナンをゼラチン，寒天に変えることもできる.

調理機器

ソースパン　カラギーナンを加熱する.
寸胴鍋　コーヒー液，糖水を加熱する.
ピッチャー　ゼリー液を分注する.
急速冷却機　ゼリーを冷却する.

作業工程

1 砂糖と混ぜたカラギーナンと水を混合し加熱
2 加熱したコーヒー（ワイン）を加える
3 容器に分注
4 冷　却
　　　　5 シロップの加熱
　　　　6 冷　却
　　7 生クリーム・牛乳を混ぜる
8 盛りつけ
9 保　冷

管理基準と管理の方法

1
2
5 加熱温度と時間の管理（75℃・1分間以上）

3 手洗いは2回洗浄・消毒する
7 清潔な白衣，使い捨て手袋，マスク着用
　消毒済み器具の使用

4
6 冷却時間と温度の管理（30分以内に20℃付近，または60分以内に10℃付近まで冷却）
　消毒済み専用器具の使用

8 手洗いは2回洗浄・消毒する
　清潔な白衣，使い捨て手袋，マスク着用
　消毒済み盛りつけ器具の使用

9 喫食までの管理（10℃以下，2時間以内）

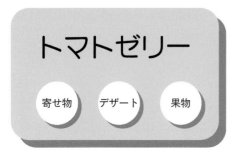

トマトゼリー

寄せ物　デザート　果物

食品名	正味重量(g)	調味(%)
トマトジュース（無塩）	40	
オレンジジュース	40	
砂糖	8	
ゼラチン	1.7	
水	8	
〈クラッシュレモンゼリー〉		
レモン果汁	2	
砂糖	4	
ゼラチン	0.16	
水	1.5	
フルーツトマト	15.5	1/8個
ミント	0.1	

作業工程

1 ゼラチンの吸水

2 加　熱

3 ジュースと合わせる

4 容器に注ぐ　　5 バットに注ぐ

6 冷　却

7 フルーツトマトの洗浄・消毒

9 砕　く　　8 ミントの洗浄・消毒

10 盛りつけ

11 保　冷

下調理

〈ゼラチン〉水にふり入れ，20〜30分吸水，膨潤させる．
〈砂糖〉水と合わせて溶けるまで加熱する．
〈フルーツトマト〉洗浄・消毒後，1/8個に切る．
〈ミント〉洗浄・消毒する．

調理手順

① ゼラチンはおのおの湯せんにかけて煮溶かす．
② トマトジュース，オレンジジュース，砂糖を鍋に入れて温め，ゼラチンを加える．
③ 容器に注ぎ，冷蔵庫で冷やし固める．
④ レモン汁と砂糖を別の鍋に入れて温め，ゼラチンを加える．
⑤ バットに注ぎ，冷蔵庫で冷やし固める．
⑥ ⑤が固まったらフォークなどで砕き，③の上に飾る．
⑦ フルーツトマト，ミントの葉を飾る．
⑧ 供食直前まで冷蔵する．

調理の標準化（ポイント）と応用

　ゼリーのゼラチン濃度 1.7 %．
　クラッシュレモンゼリーのゼラチン濃度 2.1 %．
　ゼラチンゼリーは凝固温度が低いので，固まる時間は冷蔵庫では3〜5時間，ブラストチラーでは1時間以内で固めることができる．
　ゼラチンが酸で溶解するのを防ぐため，レモンは提供する直前に飾る．

調理機器

ソースパン　ゼラチンを浸水・加熱．
寸胴鍋　ジュースを加熱し，ゼラチン液と混ぜ合わせる．
冷蔵庫またはブラストチラー　ゼリー液を冷却する．冷蔵する．
バット　ゼリーを固める．

管理基準と管理の方法

1 専用白衣，使い捨て手袋着用専用器具の使用
清潔な白衣，使い捨て手袋、マスク着用，消毒済み専用器具の使用
冷却時間と温度の管理(30分以内に20℃付近，または60分以内に10℃付近まで冷却)

2 生食野菜専用シンクで洗浄・消毒(次亜塩素酸 Na 200 mg/L 5分，または 100 mg/L 10分)
消毒済み専用器具の使用

3 手洗いは2回洗浄・消毒する

4 清潔な白衣，使い捨て手袋，マスク着用，消毒済み専用器具の使用

5

6 消毒済み専用器具の使用
二次汚染の防止
冷却時間と温度の管理(30分以内に20℃付近または，60分以内に10℃付近まで冷却)

7 生食野菜専用シンクで洗浄・消毒(次亜塩素酸 Na 200 mg/L 5分，または 100 mg/L 10分)

8 消毒済み専用器具の使用

9 手洗いは2回洗浄・消毒する
清潔な白衣，使い捨て手袋，マスク着用，消毒済み専用器具の使用
冷却時間と温度の管理(30分以内に20℃付近，または60分以内に10℃付近まで冷却)

10 手洗いは2回洗浄・消毒する
清潔な白衣，使い捨て手袋，マスク着用，消毒済み専用器具の使用

11 料理保管用専用冷蔵庫に保管(10℃以下)
喫食までの管理(10℃以下，2時間以内)

芋ようかん

(寄せ物) (デザート) (野菜)

食品名	正味重量(g)	調味(%)
さつまいも	27	
牛乳	36	
粉寒天	0.5	
水	15	
砂糖	4.5	
ミント	0.1	

作業工程

1 野菜の下処理
2 液状化
3 加　熱
4 バットに戻す
5 冷　却
7 切　る　　　　6 ミントの洗浄・消毒
8 盛りつけ
9 保　冷

下　調　理

〈さつまいも〉皮をむき 2 cm 角のぶつ切りにし，水にさらす．やわらかくなるまで蒸す．
〈粉寒天〉水と合わせて加熱し煮溶かす．
〈ミント〉洗浄・消毒する．

調理手順

① 蒸したさつまいもと牛乳をフードプロセッサーにかけ，液状にする．
② ①と砂糖を鍋に入れ，60℃になるまで混ぜながらあたためる．
③ 寒天液が熱いうちに②を加えてよく混ぜる（温度の確認）．
④ 水でぬらしたバットに流し入れ，冷やし固める．
⑤ 型から取り出し，ようかんを切る．
⑥ 器にようかんを盛り，上にミントをのせる．

調理の標準化（ポイント）と応用

　さつまいもは，甘味が強く繊維の少ない紅あずまなどの品種が適している．
　さつまいもは，蒸したあと熱いうちにフードプロセッサーにかける．
　バット 1 枚（大きさ 410×295×67 の場合）につき 72 個（8×9）分．

調理機器

スチームコンベクションオーブン　さつまいもを蒸す．
フードプロセッサー　液状にする．**寸胴鍋**　寒天液を煮溶かす．
バット　ようかんを固める．
冷蔵庫またはブラストチラー　ようかんを冷却・冷蔵する．

管理基準と管理の方法

1 野菜下処理専用シンクで洗浄
　野菜下処理専用器具の使用
2 手洗いは 2 回洗浄・消毒する
4 清潔な白衣，使い捨て手袋，マスク着用，消毒済み専用器具の使用
　冷却時間と温度の管理(30 分以内に 20℃付近，または 60 分以内に 10℃付近まで冷却)
　冷却温度を確認する
3 加熱温度と時間の管理(75℃・1 分間以上)
　消毒済み器具の使用
5 消毒済み専用器具の使用
　二次汚染の防止
　冷却時間と温度の管理(30 分以内に 20℃付近，または 60 分以内に 10℃付近まで冷却)
6 生食野菜専用シンクで洗浄・消毒(次亜塩素酸 Na 200 mg/L 5 分，または 100 mg/L 10 分)
　消毒済み専用器具の使用
7 手洗いは 2 回洗浄・消毒する
　清潔な白衣，使い捨て手袋，マスク着用，消毒済み専用器具の使用
　喫食までの管理(10℃以下，2 時間以内)
8 手洗いは 2 回洗浄・消毒する
　清潔な白衣，使い捨て手袋，マスク着用
　消毒済み盛りつけ器具の使用
9 料理保管用専用冷蔵庫に保管(10℃以下)
　喫食までの管理(10℃以下，2 時間以内)

■ スチームコンベクションオーブンの活用 ■

赤 飯

(炊飯) (主食) (米)

食品名（10人分）	正味重量(g)	調味(%)
あずき	150	
水	2,000	煮汁から800cc使用
もち米	1,000	
あずき煮汁	800 cc	米の80
塩	10	
黒ごま	10	

下 調 理

〈もち米〉洗米後，ざるにあけて水気をよくきる．
〈あずき〉洗っておく．

調理手順

① あずきを水2Lで10分間煮て煮汁をつくる．
② ①から800cc取り出し，ブラストチラーで粗熱を取る．
③ ①のあずきをそのまま15分煮たあと，ざるにあける．
●炊く場合
④ ホテルパンにもち米，②の煮汁，③を入れてふたをする．
⑤ スチームコンベクションオーブンで加熱する（温度の確認）．
⑥ 5分間蒸らし，全体をほぐして器に盛りごま塩をかける．
●蒸す場合
④ もち米を②の煮汁に約2時間浸漬させる．
⑤ 蒸す直前にざるにあけ，よく水分をきる（浸漬水はふり水に使用）．
⑥ 穴あきホテルパンに布をひき，⑤と③をセットする．
⑦ スチームコンベクションオーブンで加熱する（温度の確認）．途中，1～3回ふり水（あずきの煮汁）をする．
⑧ ⑦を混ぜ合わせて器に盛り，ごま塩をかける．

調理の標準化（ポイント）と応用

　あずきの煮汁を途中で取り出すことにより，にごりのない煮汁を取り出すことができる．
●炊く場合
　煮汁の後にあずきを入れることにより豆を均一にセットすることができる．蒸らしてからふたをあけることで，ホテルパンに米がくっつきにくい．
●蒸す場合
　ふり水は蒸気が抜け，温度が下がってから行う．

スチームコンベクションオーブン	
赤飯（炊く，蒸す）	スチームモード98℃，45分 もち米1,000g/ホテルパン1枚

焼きそば

(炒め物) (主食・主菜) (麺・魚介)

食品名	正味重量(g)	調味(%)
蒸し中華麺	120	
キャベツ	50	
もやし	40	
にんじん	10	
えび	20	
いか	20	
油	2.5	材料の1
中濃ソース	25	中濃ソースと塩で，材料の0.8％塩分
塩	0.5	
こしょう	0.02	

下 調 理

〈キャベツ〉一口大に切る．ホテルパン1枚単位の重量を確認する．
〈にんじん〉短冊切りにする．ホテルパン1枚単位の重量を確認する．
〈えび・いか〉洗浄する．ホテルパン1枚単位の重量を確認する．
〈蒸し中華麺〉ホテルパン1枚単位にほぐしておく．

調理手順

① ホテルパン（深さ65mm以上）に材料をセットする．下に中華麺，いちばん上にもやしまたはキャベツになるように具材をのせ，油，調味料をふりかける．
② スチームコンベクションオーブンで加熱する．
③ 食材の加熱温度を確認する（75℃・1分間以上）．
④ ホテルパンを取り出して，麺と具をよく混ぜ合わせ，味を整え，器に盛る．

調理の標準化（ポイント）と応用

　回転釜の調理と比較して，1天板で何人分という管理がしやすい．また，こげたり，ホテルパンにくっつくこともないため，ロスがない．
　1ホテルパンの分量は，10人分が適当である．
　具材を多く使用できるのが特徴である．具材は，上記のほかにも，肉類，きのこ類，豆苗，ピーマンなど，なんでも使用可能である．
　魚介類・肉類は，中心温度75℃・1分間以上とする．

スチームコンベクションオーブン	
焼きそば	コンビモード180℃，10～15分 10食/ホテルパン1枚

■スチームコンベクションオーブンの活用■

焼きかつ

(揚げ物) (主菜) (肉)

食 品 名	正味重量(g)	調味(%)
豚もも肉	70	
塩	0.3	肉の 0.5
こしょう	0.02	
小麦粉	7	
卵	4	
水	2	
パン粉	7	
油	1	

下 調 理

〈豚肉〉肉の筋切りをし，塩・こしょうで下味をする．
〈卵〉1個ずつ検卵をする．卵と水を合わせておく．

調理手順

① 小麦粉，卵液，パン粉の順に衣をつける．
② ホテルパン（できれば，薄いものがよい）にクッキングシートを敷いて衣をつけた肉を並べる．
③ 油を霧吹きで噴霧する，もしくは，ハケで塗る．
④ スチームコンベクションオーブンで加熱する（75℃・1分間以上の確認）．

調理の標準化（ポイント）と応用

　油の噴霧は，均等にする．油が噴霧された部分のパン粉は，つやがあるが，油がかかっていない部分はつやが出ないためである．
　スチコン用の油がすでに含まれているパン粉も販売されているので，これらを使用する場合は，油の噴霧は不要である．
　使用するホテルパンは，できれば深さ 30 mm 以下のものがよい．
　衣にさまざまな具材を使うことができる．
　あらかじめローストしたパン粉を使用すると焼き色がきれいになる．
　焼き網を使うと食材全体に熱風が循環し，焼き色が全体につく．

スチームコンベクションオーブン	
豚肉を焼く ホテルパン	コンビモード 200℃，7分 12〜18 枚/ホテルパン 1 枚

鶏肉のから揚げ風

(揚げ物) (主菜) (肉)

食 品 名	正味重量(g)	調味(%)
鶏もも肉	90	
しょうが汁	1	肉の 0.5
塩	0.5	
こしょう	0.02	
かたくり粉	9	
油	2	

下 調 理

〈しょうが〉皮をむき，すりおろした後しぼり，しょうが汁をつくる．
〈鶏肉〉しょうが汁，塩・こしょうで下味をする．

調理手順

① 肉にかたくり粉をまぶす．
② ホテルパンに肉を並べる．
③ 油を噴霧する．
④ スチームコンベクションオーブンで加熱する（75℃・1分間以上の確認）．

調理の標準化（ポイント）と応用

　肉は，可能なかぎり，厚みがそろっているほうがよい．
塩は，しょうゆ（3 g）にしてもよい．
　かたくり粉は，焼く直前につける．
　油は，均等に噴霧する．
　スチームコンベクションオーブンを使用することで，揚げ調理と比較して，少ない油で調理することが可能である．また，吸油量も少ない．

スチームコンベクションオーブン	
鶏肉を焼く	220℃，8分 約 20 人分/ホテルパン 1 枚

■ スチームコンベクションオーブンの活用 ■

おでん

煮物　主菜　魚練製品

食品名	正味重量(g)	調味(%)
だいこん	70	
卵	50	
ごぼう巻き	30	
板こんにゃく	30	
がんもどき	20	
焼き竹輪	25	
結び昆布	1	
だし汁	220	
削り節	2.5	だし汁の1
昆布	1	だし汁の0.5
しょうゆ	8	だし汁の塩分1
塩	1.3	〃糖分0.3
みりん	2.4	
からし（練り）	適宜	

下調理

〈だいこん〉2cmの輪切りもしくは，半月切りにして，下ゆでする．〈ごぼう巻き，がんもどき〉湯に通し油抜きする．〈こんにゃく〉ゆでてあく抜きをする．〈卵〉スチームコンベクションオーブンで固ゆでにして殻をむく．〈だし汁〉削り節と昆布でとる．

調理手順

① ホテルパンにだし汁，調味料，材料を入れる．
② スチームコンベクションオーブン（中心温度75℃・1分間以上の確認）で加熱する．
③ 器に盛る．

調理の標準化（ポイント）と応用

　だし汁は具材の100％と設定しているが，ホテルパンに入れる具材とだし汁の割合によって変わってくる．なるべくホテルパン一面に具材が入った方が，だし汁が少なくてよい．ホテルパンにほぼきっちりと具材が並ぶ状況であれば，だし汁は具材の50％程度で可能である．ペーパータオル等で落し蓋をすると，煮汁を全体にいきわたらせることができる．
　応用編として，だいこんをやわらかく煮るには，1時間以上加熱した方がよいので，先に煮始めるとよい．
　スチームコンベクションオーブンでつくると，煮くずれなく仕上げることができる．また，ホテルパンごとの管理ができる．

スチームコンベクションオーブン	
固ゆで卵	スチームモード100℃　15分
	50個/ホテルパン1枚
おでん	スチームモード100℃　40分
	10〜12人分/ホテルパン1枚

ロール白菜（みそソース）

煮物　主菜　肉

食品名	正味重量(g)	調味(%)
はくさい	250	2枚
鶏ひき肉	60	
たまねぎ	18	肉の30
卵	6	肉の10
パン粉	4.8	肉の8
米みそ・甘みそ	7	タネの0.5
こしょう	0.02	
スープ（スープの素）	80〜100(1)	スープの0.08
赤みそソース		
米みそ・赤色辛みそ	9	みその塩分13
ピーナッツバター	3	
砂糖，水	2，30	
バター	0.5	
白みそソース		
米みそ・甘みそ	5.5	
練りごま（白）	8	
砂糖，水	1.8，7	
生クリーム	5.5	

下調理

〈白菜〉1枚ずつはがして洗い，水きりする．
〈たまねぎ〉みじん切り．
〈ソース〉鍋に材料を入れ，よく混ぜ合わせ，弱火にかけながら練る．つやが出てとろみがついたら火からおろす．

調理手順

① 白菜は重ならないよう1枚ずつずらしてホテルパンに入れ，スチームコンベクションオーブンで2〜3分加熱し，急速冷却機（ブラストチラー）で冷却する．
② ひき肉にみじん切りたまねぎ，溶き卵，パン粉，みそ，こしょうを加え混ぜ合わせ，人数分の個数に分けて丸める．
③ 白菜に②をきっちり包み，ホテルパンに並べる．
④ ロール白菜がかぶる程度にスープを加える．
⑤ スチームコンベクションオーブンで加熱する（温度の確認）．
⑥ 器にロール白菜を盛り，ソースをかける．好みでごま，あさつきみじん切りなどを振る．

調理の標準化（ポイント）と応用

　ソースは1種でもよい．キャベツで包みロールキャベツでもよい．鶏ひき肉の代わりに豚ひき肉でもよい．
　ロール白菜を薄味に仕上げ，みそソースを濃い目にするとみその風味が生かされおいしい．ロール白菜を2つに切り，切り口を上にして盛り，ソースをかけるとソースがなじむ．

スチームコンベクションオーブン	
白菜	スチームモード100℃，2〜3分
	15〜18枚/ホテルパン1枚
ロール白菜	スチームモード100℃，約60分
	30個/ホテルパン1枚

■ スチームコンベクションオーブンの活用 ■

冷凍かぼちゃ甘煮

煮物　副菜　野菜

食品名	正味重量(g)	調味(%)
冷凍かぼちゃ	120	
砂糖	7	6
調味液		
しょうゆ	6	塩分 0.8
酒	3.5	3
だし汁	8	7

下調理

〈冷凍かぼちゃ〉砂糖をまぶしホテルパンに並べ，自然解凍する（60〜90分）.
〈調味液〉合わせておく.

調理手順

① かぼちゃに，調味液をスプレーでまんべんなく吹きかける.
② スチームコンベクションオーブンでかぼちゃの中心温度95℃まで加熱する.
③ 保温し，温かい状態で供食する.

調理の標準化（ポイント）と応用

調味液をかぼちゃに均等に吹きかける.
少ない調味液量で冷凍かぼちゃの甘煮ができる.
煮くずれなく，ほくほくした食感に仕上がる.
かぼちゃの中心部 95℃まで加熱する.

卵豆腐

蒸し物　副菜　卵

食品名	正味重量(g)	調味(%)
卵	50	
だし汁	60	
削り節		水の 2
昆布		水の 1
塩	0.5	⎫ 塩分 0.6
うすくちしょうゆ	1	⎭

下調理

〈だし〉削り節と昆布でだしをとる.
〈卵〉1個ずつ検卵し，撹拌する.

調理手順

① 卵，調味料，だし汁を合わせる.
② 型に流し入れる.
③ スチームコンベクションオーブンで加熱する（卵の凝固状態と，75℃・1分間以上の確認）.
④ 包丁で切り分け，器に盛る.

調理の標準化（ポイント）と応用

卵はよく撹拌し，調味料を加えておく. 作業にゆとりがある場合にはこすとよい.
温度管理が容易なため，すをたたせることなく調理することが可能である.
ファンによって豆腐の表面に模様ができる場合には，ラップをかけて蒸すなど，風対策を講じる.
卵豆腐の取り出しを考慮すると流し缶で調理するほうがよい.
ホテルパンで調理する場合には，1/2サイズ（65 mm）が扱いやすい.
卵液の加熱最終温度は80〜85℃とする. これ以上温度が高くなるとすだちができる. 加熱時間は卵液の高さなどが関係する（p.58 参照）.

スチームコンベクションオーブン	
冷凍かぼちゃ	スチームモード 100℃，約 15〜20 分 約 3 kg/ホテルパン 1 枚

スチームコンベクションオーブン	
卵豆腐	スチームモード 85℃，30 分 20 食/ホテルパン 1/2 サイズ（65 mm）

■ スチームコンベクションオーブンの活用 ■

ラタトゥイユ

（煮物）（副菜）（野菜）

食品名	正味重量(g)	調味(%)
たまねぎ	25	
にんにく	0.5	
パプリカ（赤）	10	
パプリカ（黄）	10	
ズッキーニ	20	
なす	25	
トマト（ホール）	20	
オリーブ油	3.5	材料の4
ワインビネガー	2.5	
砂糖	0.3	材料の0.3
塩	0.6	材料の0.5
こしょう	0.01	
ローリエ	1/20枚	

下調理

〈たまねぎ〉1.5 cm角に切る．〈にんにく〉みじん切りにする．
〈パプリカ〉1 cm角に切る．
〈ズッキーニ，なす〉乱切りにする．

調理手順

① ホテルパンにたまねぎとにんにく，分量の1/4の砂糖，1/4の塩をふり，10分置く．1/4のオリーブ油をかける．
② ①をスチームコンベクションオーブンで加熱する．
③ 残りの野菜に，3/4の砂糖，塩を振っておく（約10分）．
④ ②のホテルパンをとり出し，③の野菜を加え，オリーブ油をかけて，スチームコンベクションオーブンでさらに加熱する．
⑤ ④のホテルパンをとり出し，ホールトマト，ワインビネガー，ローリエを加えて，スチームコンベクションオーブンで加熱する（75℃・1分間以上の確認）．
⑥ 器に盛る．

調理の標準化（ポイント）と応用

　野菜は大きさをそろえて切り，加熱前に下味（約10分）をする．塩と砂糖をふるのは，野菜から水分を出すためである．
　①と④の手順では，よく撹拌してから，次の工程に移る．
　この料理は，温菜でも冷菜でも可能である．また分量を増減すれば，つけ合せとしても使用できる．
　スチコン調理のメリットは，撹拌しながら加熱しなくてよいので，加熱中にほかの作業を行うことが可能である．

スチームコンベクションオーブン	
調理手順②，④ 調理手順⑤	コンビモード200℃，約10分 コンビモード150℃，10〜15分 20〜40人分/ホテルパン（65 mm）1枚

大学いも

（揚げ物）（副菜）（いも）

食品名（20人分）	正味重量(g)	調味(%)
さつまいも	2,000	
サラダ油	5	
砂糖	300	
しょうゆ	50	
いりごま黒	20	

下調理

〈さつまいも〉乱切りにカットし，水にさらしておく．

調理手順

① さつまいもの水気をよくきり，ホテルパンにセットする．
② ①に砂糖，しょうゆ，サラダ油を加え，全体をよく混ぜ合わせる．
③ スチームコンベクションオーブンで加熱する（さつまいもの中心温度95℃まで）．
④ たれがからむように全体をよく混ぜ，ごまをふる．

調理の標準化（ポイント）と応用

水にさらしたさつまいもは水分をよくきる．
さつまいもの大きさにより，加熱時間を調整する．
さつまいもの中心温度95℃．

スチームコンベクションオーブン	
大学いも	自動加湿オーブンモード200℃， 加湿10，15〜20分 さつまいも2,000 g/ホテルパン1枚

■ スチームコンベクションオーブンの活用 ■

さつまいもまんじゅう

(蒸し物) (デザート) (いも)

食品名	正味重量(g)	調味(%)
さつまいも	35	
薄力粉	21	いもの60
ベーキングパウダー	0.63	粉の3
砂糖	8.4	粉の40
塩	0.04	粉の0.2
微温湯（約40℃）	8.4	粉の40

下調理

〈さつまいも〉皮をむき，1cm角に切る．10分ほど水にさらし，あくを抜き，水気をとる．

調理手順

① ボールに砂糖，塩を入れ，微温湯の一部を加えて溶かす．
② ①にさつまいもを加える．
③ 薄力粉，ベーキングパウダーを合わせて②にふるい入れ，菜ばしでいもに粉をまぶしつけるように混ぜる．
④ 残りの微温湯を少しずつ加え，固めの生地をつくる．
⑤ オーブンシートを敷いた上に，70g程度ずつ生地をのせる．ホテルパンでつくる場合は，オーブンシートを敷いたホテルパンに生地を均一に流す．
⑥ スチームコンベクションオーブンでいもの中心温度95℃まで加熱する．

調理の標準化（ポイント）と応用

　さつまいもは金時，紅あずまなどがおいしい．さつまいもの大きさをそろえて切り，加熱むらがないようにする．
　1個ずつ蒸す場合は，1個の重量によって加熱時間が異なる．またスチームコンベクションオーブンの機種やホテルパン1枚分の分量によって加熱時間が異なる．
　さつまいもの中心温度95℃まで加熱する．

スチームコンベクションオーブン	
さつまいもまんじゅう ホテルパンで加熱する場合	スチームモード100℃，約20分 約30個/ホテルパン1枚

タピオカココナッツミルク

(その他) (デザート) (牛乳)

食品名	正味重量(g)	調味(%)
あずきあん	10	市販品
タピオカパール	6	
ココナツミルクパウダー	3	
牛乳	50	
砂糖	5	

下調理

調理手順

① 鍋に牛乳を温めて，ココナツミルクパウダーを溶かした後（75℃・1分間以上の確認），冷却する．
② タピオカパールと水（タピオカの10倍）をホテルパンに入れて，スチームコンベクションオーブンで加熱する（75℃・1分間以上の確認）．
③ ②を水にとって冷却する．
④ タピオカ，ココナツミルク，あずきあんの順に盛る．

調理の標準化（ポイント）と応用

　ココナツミルクパウダーはだまになりやすいので，少しずつ加えて撹拌する．
　タピオカパールは，水からあげてしまうとくっついてしまうので，器に盛る直前に水きりをする．
　タピオカパールは，冷蔵庫に長時間入れるとでんぷんが老化してしまうので，注意する．
　あずきあんは，拡散しないように，最後に盛る．

スチームコンベクションオーブン	
タピオカパール	スチームモード100℃，20分 30人分/ホテルパン1枚

■真 空 調 理■

かぼちゃの煮物

（煮物）（副菜）（野菜）

食品名（10人分）	正味重量（g）	調味（%）
かぼちゃ	1,000	
調味液		20
しょうゆ	140	
砂糖	120	
だし汁	380	

調理手順

① かぼちゃは洗浄し，乱切りにする．
② 鍋に水と調味料を入れて煮立たせる．
③ 調味液をブラストチラーで急速冷却する．
④ 真空包装袋にかぼちゃと調味液を入れ，真空包装機で真空パックする．
⑤ 加熱機器（スービークッカー，スチームコンベクションオーブン）にて加熱する．
⑥ 急速冷却後，冷蔵保存する．
⑦ 再加熱後，袋から取り出し，器に盛り提供する．

作業工程

〈かぼちゃの煮物〉	〈高野豆腐の含め煮〉
1 かぼちゃ下処理	2 高野豆腐下処理
3	調味液加熱
4	急速冷却
5	袋詰め・真空包装
6	加熱調理
7	急速冷却
8	冷蔵保存
9	再加熱
10	盛りつけ
11	保温
12	提供

設定温度・時間

加　熱	設定94℃／約30分（中心温度75℃・1分以上）
急速冷却	90分以内に3℃以下
冷蔵保存	専用冷蔵庫にて連続3℃以下
再加熱	設定94℃／約15分（中心温度75℃・1分以上）

高野豆腐の含め煮

（煮物）（副菜）（豆腐）

食品名（10人分）	正味重量（g）	調味（%）
高野豆腐（16g×10枚）	160	
にんじん（花型）	30	
調味液		
だし汁	800	
うすくちしょうゆ	100	
みりん	100	

調理手順

① 高野豆腐は水に戻す．
② 鍋に水と調味料を入れて煮立たせる．
③ 調味液をブラストチラーで急速冷却する．
④ 高野豆腐の水気をしぼり，調味液とともに真空包装袋に入れ，真空包装機で真空パックする．
⑤ 加熱機器にて加熱する．
⑥ 急速冷却後，冷蔵保存する．
⑦ 再加熱後，袋から取り出し，器に盛り提供する．

管理基準と管理の方法

1 野菜下処理専用シンクで洗浄，野菜下処理専用器具の使用
2 専用器具の使用
3 加熱後は消毒済み専用器具の使用
4 消毒済専用器具の使用，ブラストチラーの殺菌
二次汚染の防止
冷却時間と温度の管理（90分以内に3℃以下）
5 専用白衣，使い捨て手袋使用，専用器具の使用
二次汚染の防止　製造年月日の記入
6 加熱温度と時間の管理　低温殺菌加熱（58℃～95℃）
消毒済み器具の使用
7 消毒済専用器具の使用，二次汚染の防止
冷却時間と温度の管理（90分以内に3℃以下）
8 専用冷蔵庫の使用，連続3℃以下で保存
9 加熱温度と時間の管理　低温殺菌加熱（58℃～95℃）
消毒済み器具の使用
10 手洗いは2回洗浄・消毒する，消毒済み盛りつけ器具の使用
清潔な白衣，使い捨て手袋，マスク着用
11 喫食までの管理（料理保管用専用温蔵庫に保管，
65℃以上，2時間以内の喫食，室温なら30分以内の喫食）
12 喫食までの管理（65℃以上，2時間以内）

設定温度・時間

加　熱	設定94℃／約30分（中心温度75℃・1分以上）
急速冷却	90分以内に3℃以下
冷蔵保存	専用冷蔵庫にて連続3℃以下
再加熱	設定94℃／約15分（中心温度75℃・1分以上）

■ 真 空 調 理 ■

ひじきの五目煮

| 煮物 | 副菜 | 野菜 |

食 品 名 （20 人分）	正味重量(g)	調味(%)
ひじき戻し（乾燥 200 g）	600	
油揚げ	200	
にんじん	200	
だいず（水煮）	100	
こんにゃく	100	
調味液		
だし汁，しょうゆ	350, 150	
みりん，砂糖	100, 50	

調理手順

① ひじきは水洗い後，水で戻しておく．
② にんじんはせん切り，油揚げも太めのせん切りにする．
③ 鍋に水と調味料を入れて煮立たせる．
④ 調味液をブラストチラーで急速冷却する．
⑤ 戻したひじきの水気をよくしぼる．
⑥ ひじきとその他の材料，調味液を真空パックする．
⑦ 加熱機器にて加熱する．
⑧ 急速冷却後，冷蔵保存する．
⑨ 袋から取り出し，器に盛り提供する．

作業工程

	〈ひじきの五目煮〉	〈切干しだいこん煮付け〉
1	ひじき戻し	切干しだいこん・しいたけ戻し
2	材料下ごしらえ	
3	調味液加熱	
4	急速冷却	
5	袋詰め・真空包装	
6	加熱調理	
7	急速冷却	
8	冷蔵保存	
9	盛りつけ	
10	保　冷	
11	提　供	

設定温度・時間

加　　熱	設定 94℃／約 30 分（中心温度 75℃・1 分以上）
急速冷却	90 分以内に 3℃以下
冷蔵保存	専用冷蔵庫にて連続 3℃以下
再 加 熱	―

切干しだいこん煮付け

| 煮物 | 副菜 | 野菜 |

食 品 名 （10 人分）	正味重量(g)	調味(%)
切干しだいこん戻し	600	
（乾燥 150 g）		
乾しいたけ戻し（乾燥 15 g）	75	
にんじん	60	
油揚げ	80	
調味液		70
だし汁，うすくちしょうゆ	200, 150	
みりん，砂糖	200, 10	

調理手順

① 切干しだいこん，乾しいたけは水洗い後，水で戻しておく．
② にんじんはせん切り，油揚げも太めのせん切りにする．
③ 鍋に水と調味料を入れて煮立たせる．
④ 調味液をブラストチラーで急速冷却する．
⑤ 切干しだいこんの水気をよくしぼり，その他の材料と合わせ，調味液を加えて真空パックする．
⑥ 加熱機器にて加熱する．
⑦ 急速冷却後，冷蔵保存する．
⑧ 袋から取り出し，器に盛り提供する．

調理の標準化（ポイント）と応用

〈ひじきの五目煮〉
　　水で戻したひじきは，水分が残っていると味が薄くなるため，水気をよくしぼってから真空包装する．

〈切干しだいこん煮付け〉
　　水で戻した切干しだいこんは水気をよくしぼる．
　　しぼった分，汁気をよく吸収するので煮汁は通常よりも多めに調整するとよい．

※調味液の量は，盛りつけ時の煮汁の必要量や，味の濃さなどにより調整する．

設定温度・時間

加　　熱	設定 94℃／約 60 分（中心温度 75℃・1 分以上）
急速冷却	90 分以内に 3℃以下
冷蔵保存	専用冷蔵庫にて連続 3℃以下
再 加 熱	設定 94℃／約 20 分（中心温度 75℃・1 分以上）

ふろふきだいこん

煮物　副菜　野菜

食 品 名（10 人分）	正味重量(g)	調味(%)
だいこん（70 g×10 個）	700	
煮汁		
しろしょうゆ	40	
塩	2	
だし汁	350	
（柚子味噌）		完成品

調理手順

① だいこんは洗浄後，皮をむき 2 cm 厚の輪切りにする．
② ①のだいこんを湯引きする．
③ 鍋に調味液の材料を入れて煮立たせる．
④ ②のだいこんと③の調味液をブラストチラーで冷却する．
⑤ 真空包装袋にだいこんと調味液を入れ，真空パックする．
⑥ 加熱機器にて加熱する．
⑦ ⑥を取り出し，急速冷却後，冷蔵保存する．
⑧ 再加熱後，器に盛り提供する．

さつまいものレモン煮

煮物　副菜　野菜

食 品 名（20 人分）	正味重量(g)	調味(%)
さつまいも	2,200	
調味液		
砂糖	80	
あら塩	1	
水	320	
白ワイン	30	
レモン汁	10	

調理手順

① さつまいもは洗浄後，1 cm の厚さにカットし水にさらしておく．
② 鍋に調味液の材料を入れて煮詰める．
③ 加熱した調味液をブラストチラーで冷却する．
④ 真空包装袋に，水をきったさつまいもと冷却した調味液を入れて真空パックする．
⑤ 加熱機器にて加熱する．
⑥ ⑤を取り出し，急速冷却後，冷蔵保存する．
⑦ 再加熱後，器に盛り提供する．

作業工程

	〈ふろふきだいこん〉	〈さつまいものレモン煮〉
1	材料の洗浄・切截	材料の洗浄・切截
2	下処理加熱	
3		調味液加熱
4		急速冷却
5		袋詰め・真空包装
6		加熱調理
7		急速冷却
8		冷蔵保存
9		再加熱
10		盛りつけ
11		保　温
12		提　供

調理の標準化（ポイント）と応用

〈ふろふきだいこん〉
　だいこんはできるだけ，厚さを均等にカットする．
　厚みがある場合や，まるごと加熱する場合などは加熱時間を調整する．真空調理で下煮をしただいこんを，煮物などに応用することも可能．

〈さつまいものレモン煮〉
　さつまいもは袋詰めする際，いもが重ならないように並べてパックする．
　温菜としても，冷菜としても提供することができる．

※調味液の量は，盛りつけ時の煮汁の必要量や，味の濃さなどにより調整する．

設定温度・時間

加　　熱	設定 94℃／約 60 分（中心温度 92℃以上）
急速冷却	90 分以内に 3℃以下
冷蔵保存	専用冷蔵庫にて連続 3℃以下
再 加 熱	設定 94℃／約 20 分（中心温度 75℃・1 分以上）

設定温度・時間

加　　熱	設定 94℃／約 40 分（中心温度 92℃以上）
急速冷却	90 分以内に 3℃以下
冷蔵保存	専用冷蔵庫にて連続 3℃以下
再 加 熱	設定 94℃／約 10 分（中心温度 75℃・1 分以上）

■真　空　調　理■

くりきんとん

煮物　　副菜　　野菜（いも・くり）

食品名（20人分）	正味重量(g)	調味(%)
さつまいも	600	
くり（甘露煮）	20　個	
調味液		50
くり甘露煮のシロップ	100	
砂糖	150	
みりん	50	
くちなし	1　個	

調理手順

① さつまいもはよく洗浄し，皮をむいてカットする．
② 鍋に調味液の材料を入れて煮立たせる．
③ ②の調味液からくちなしを取り出し，ブラストチラーで急速冷却する．
④ 真空包装袋にさつまいもと調味液を入れて真空パックする．
⑤ 加熱機器にて加熱する．
⑥ さつまいもを熱いうちに麺棒でつぶしてあん状にする．
⑦ ⑥を急速冷却後，冷蔵保存する．
⑧ 袋から取り出し，いもあんとくりを混ぜて提供する．

金時まめ甘煮

煮物　　副菜　　豆

食品名（20人分）	正味重量(g)	調味(%)
赤いんげんまめ（乾燥200 g）	400	
調味液		24
上白糖	64	
水	32	
塩	0.64	

調理手順

① 赤いんげんまめは水に漬け一晩置く（200 g → 400 g）．
② 鍋に水と調味料を入れて煮立たせる．
③ 鍋で湯を沸かし，まめを入れて15分ゆでる．
④ ③のまめを冷水にとり，さっと洗い水気をきる．
⑤ 調味液とまめをブラストチラーで急速冷却する．
⑥ 真空包装袋に，調味液とまめを入れて真空パックする．
⑦ 加熱機器にて加熱する．
⑧ 急速冷却後，冷蔵保存する．
⑨ 袋から取り出し，器に盛り提供する．

調理の標準化（ポイント）と応用

〈くりきんとん〉

　シロップに“くちなし”を入れることにより，色鮮やかなくりきんとんをつくることができる．
　シロップと分けたくりは殺菌のために真空パックをしてさつまいもと同様に加熱をする．
　いもの粘度が硬い場合は多めに作っておいたシロップを加えてのばすとよい．

〈金時まめ甘煮〉

　乾燥したまめは5倍量の水で浸漬する．浸漬が不十分だとえぐみの原因となる．
　赤いんげんまめをゆでこぼししない場合はオーバーナイトクッキングで14時間ほど加熱をする．

作業工程

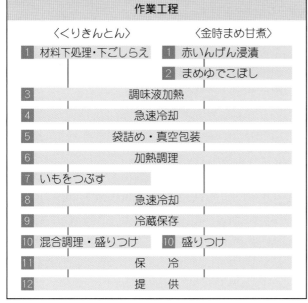

〈くりきんとん〉　　　　〈金時まめ甘煮〉

1 材料下処理・下ごしらえ　　1 赤いんげん浸漬
　　　　　　　　　　　　　　2 まめゆでこぼし
3 調味液加熱
4 急速冷却
5 袋詰め・真空包装
6 加熱調理
7 いもをつぶす
8 急速冷却
9 冷蔵保存
10 混合調理・盛りつけ　　10 盛りつけ
11 保　　冷
12 提　　供

設定温度・時間

加　　熱	設定94℃／約60分（中心温度92℃以上）
急速冷却	90分以内に3℃以下
冷蔵保存	専用冷蔵庫にて連続3℃以下
再 加 熱	―

設定温度・時間

加　　熱	設定94℃／約3時間（中心温度92℃以上）
急速冷却	90分以内に3℃以下
冷蔵保存	専用冷蔵庫にて連続3℃以下
再 加 熱	―

■ 真 空 調 理 ■

マッシュポテト

(煮物) (副菜) (いも)

食 品 名 （5人分）	正味重量(g)	調味(%)
じゃがいも	500	
バター	70	
生クリーム	50	
エダムチーズ	50	

調理手順

① じゃがいもは十分に洗浄し，皮をむいて乱切りにする．
② 真空包装袋に，じゃがいもとバター，生クリーム，エダムチーズを入れて真空パックする．
③ 加熱機器にて加熱する．
④ ③を取り出し熱いうちに，真空袋の上から麺棒でつぶす．
⑤ 袋を平らに直し，急速冷却後，冷蔵保存する．
⑥ 再加熱後，袋から取り出し，器に盛り提供する．

作業工程

	〈マッシュポテト〉		〈ほたてがゆ〉
1	じゃがいも洗浄・切截	1	洗　米
		2	調味液加熱
		3	急速冷却
4		袋詰め・真空包装	
5		加熱調理	
6		急速冷却	
7		冷蔵保存	
8		再加熱	
9		盛りつけ	
10		保温	
11		提供	

設定温度・時間

加　　熱	設定94℃／約60分（中心温度92℃以上）
急速冷却	90分以内に3℃以下
冷蔵保存	専用冷蔵庫にて連続3℃以下
再加熱	設定94℃／約20分（中心温度75℃・1分以上）

ほたてがゆ

(煮物) (主食) (米)

食 品 名 （5人分）	正味重量(g)	調味(%)
米	400	
ほたて（水煮・缶詰）	150	
だし汁（水煮の汁も合わせる）	2,800	米1：水7
塩	2	
しょうゆ	6	
みつば（飾り）	30	

調理手順

① 洗米し，ざるにあけ，水気をきっておく．
② 鍋に水と調味料を入れて煮立たせる．
③ ②をブラストチラーで急速冷却する．
④ 真空包装袋に，米・ほたて水煮・冷却した煮汁を入れ真空パックする．
⑤ 加熱機器にて加熱する．
⑥ 袋を平らに直し，急速冷却後，冷蔵保存する．
⑦ 再加熱後，袋から取り出し，器に盛り提供する．

調理の標準化（ポイント）と応用

〈マッシュポテト〉
　　土のついたじゃがいもには，土壌菌などが付着している危険性があるため，皮むき後，十分に洗浄をしたものを使用する．
　　加熱後，熱いうちに真空袋の上から麺棒でじゃがいもをつぶしてマッシュポテトにする．
　　取り出すときは，袋の端をカットし，しぼり出してもよい．

〈ほたてがゆ〉
　おかゆの水加減は目的により調整する．
　一分粥　米1：水20
　三分粥　米1：水15
　五分粥　米1：水10

設定温度・時間

加　　熱	設定94℃／約60分（中心温度92℃以上）
急速冷却	90分以内に3℃以下
冷蔵保存	専用冷蔵庫にて連続3℃以下
再加熱	設定94℃／約20分（中心温度75℃・1分以上）

鴨のロースト

焼き物　主菜　肉

食 品 名（7人分）	正味重量(g)	調味(%)
かもむね肉（1枚）	700	
下味用		
塩	2	0.3
こしょう	0.1	0.01
漬け込み用		
オリーブ油	20	3
しょうゆ	7	1

調理手順

① かもむね肉は下処理し，塩・こしょうをふる．
② フライパンにオリーブ油を入れ，かもの皮面からきつね色になるまで焼く．
③ バットに並べ，ブラストチラーで冷却する．
④ 真空包装袋に冷却したかもと調味料を入れ，真空パックする．
⑤ 加熱機器にて加熱する．
⑥ ⑤を取り出し，急速冷却後，冷蔵保存する．
⑦ 器に盛り，提供する．

作業工程

	〈鴨のロースト〉　　　　〈ローストビーフ〉
1	肉の下処理・下ごしらえ
2	焼き色付け
3	急速冷却
4	袋詰め・真空包装
5	加熱調理
6	急速冷却
7	冷蔵保存
8	盛りつけ
9	保　冷
10	提　供

設定温度・時間

加　　熱	設定 65℃／中心温度 63℃（63℃で 30 分以上保持）
急速冷却	90 分以内に 3℃以下
冷蔵保存	専用冷蔵庫にて連続 3℃以下
再 加 熱	―

ローストビーフ

焼き物　主菜　肉

食 品 名（10人分）	正味重量(g)	調味(%)
牛肉	1,000	
下味用		
塩	5	0.5
こしょう	0.1	0.01
漬け込み用		
オリーブ油	30	3

調理手順

① 牛肉は下処理し，塩・こしょうをふる．
② フライパンにオリーブ油を入れ，両面に焼き色をつける．
③ バットに並べ，ブラストチラーで冷却する．
④ 真空包装袋に冷却した牛肉とオリーブ油を入れ，真空パックする．
⑤ 加熱機器にて加熱する．
⑥ ⑤を取り出し，急速冷却後，冷蔵保存する．
⑦ 薄切りにして器に盛り，提供する．

調理の標準化（ポイント）と応用

〈鴨のロースト〉
　　フライパンで焼き目をつける際は，鴨の皮面から焼き，表面がきつね色になるまで焼く（裏面は少しでよい）．
　　真空パックの前に，食材を急速冷却する．

〈ローストビーフ〉
　　フライパンで肉の表面に焼き色をつける．
　　真空パックの前に，食材を急速冷却する．

　鴨のロースト，ローストビーフは，中心温度と加熱時間の厳重な管理を行い，微生物的安全性を確保する．
　加熱時間は，肉の重量，形状により異なることを考慮する．
※肉は安全性の確保されたものを使用する．

設定温度・時間

加　　熱	設定 62℃／中心温度 58℃（58℃で 32 分以上保持）
急速冷却	90 分以内に 3℃以下
冷蔵保存	専用冷蔵庫にて連続 3℃以下
再 加 熱	―

チキンのプロバンサル風煮込み

(煮物)　(主菜)　(肉)

食 品 名（10人分）	正味重量(g)	調味(%)
鶏肉（手羽元）	1,000	
下味用		
塩，こしょう	5, 1	0.5, 0.01
小麦粉	90	
たまねぎ（スライス）	200	
オリーブ油	20	
トマトフォンジュ	600	完成品
粉チーズ	適量	

調理手順

① 鶏手羽元に塩・こしょうをふり小麦粉を軽くまぶす．
② ホテルパンにスライスしたたまねぎと①の鶏手羽肉，オリーブ油をセットし，スチームコンベクションオーブンで加熱し表面に軽く焼き色をつける．
③ ②をブラストチラーで急速冷却する．
④ 真空包装袋に③，トマトフォンジュを入れ真空パックする．
⑤ 加熱機器にて加熱する．
⑥ 急速冷却後，冷蔵保存する．
⑦ 再加熱後，器に盛り，仕上げに粉チーズをふる．

作業工程

	〈チキンのプロバンサル風煮込み〉	〈煮込みハンバーグ〉
1	肉・たまねぎ下処理・下ごしらえ	きのこ下処理・下ごしらえ
2	下処理加熱	下処理加熱
3	急速冷却	
4	袋詰め・真空包装	
5	加熱調理	
6	急速冷却	
7	冷蔵保存	
8	再加熱	
9	盛りつけ	
10	保温	
11	提供	

設定温度・時間

加　　熱	設定94℃／約60分（中心温度75℃・1分以上）
急速冷却	90分以内に3℃以下
冷蔵保存	専用冷蔵庫にて連続3℃以下
再 加 熱	設定94℃／約20分（中心温度75℃・1分以上）

煮込みハンバーグ

(煮物)　(主菜)　(肉)

食 品 名（12人分）	正味重量(g)	調味(%)
ハンバーグ	1,800	
たまねぎ	600	
しめじ	120	
えのき	120	
まいたけ	120	
ビーフシチューソース	1,200	完成品

調理手順

① 焼皿にハンバーグを並べる．
② ホテルパンにきのこをセットする．
③ ①②をスチームコンベクションオーブンで加熱し，表面に焼き色をつける．
④ ③をブラストチラーで急速冷却する．
⑤ 真空包装袋に冷却したハンバーグときのこ，シチューソースを入れ真空パックする．
⑥ 加熱機器にて加熱する．
⑦ 急速冷却後，冷蔵保存する．
⑧ 再加熱後，袋から取り出し，器に盛り提供する．

調理の標準化（ポイント）と応用

〈チキンのプロバンサル風煮込み〉
　チキンの下処理加熱は，熱湯にさっとくぐらせてもよい．
野菜は好みの野菜を使用してよい．

〈煮込みハンバーグ〉
　加熱済みの冷凍ハンバーグを使用する場合は冷凍のまま使用することも可能．
　ハンバーグは重ならないよう，平らに並べて袋詰めする．

設定温度・時間

加　　熱	設定94℃／約60分（中心温度75℃・1分以上）
急速冷却	90分以内に3℃以下
冷蔵保存	専用冷蔵庫にて連続3℃以下
再 加 熱	設定94℃／約20分（中心温度75℃・1分以上）

■ 真 空 調 理 ■

手羽先とたまごの照り煮

(煮物) (主菜) (卵・肉)

食 品 名（18 人分）	正味重量(g)	調味(%)
鶏手羽先	1,400	
卵	900	
調味液		材料の 30
だし汁，しょうゆ	119，238	
砂糖，みりん	95，238	
にんにく（スライス）	1　片	
水溶きかたくり粉	35	煮汁の 5

調理手順

① 穴あきホテルパンに卵と手羽先を並べる．
② ①をスチームコンベクションオーブンで加熱する．
③ 水と調味料を入れ煮立たせ，かたくり粉でとろみをつける．
④ ②と③をブラストチラーで急速冷却する．
⑤ 真空包装袋に，殻をむいたゆでたまごと手羽先，冷却した
　 煮汁を入れ真空パックする．
⑥ 加熱機器にて加熱する．
⑦ 急速冷却後，冷蔵保存する．
⑧ 再加熱後，袋から取り出し，器に盛り提供する．

作業工程

	〈手羽先とたまごの照り煮〉	〈八幡巻き〉
1	卵・手羽先セット	下ごしらえ
2	卵・手羽先下処理加熱	鶏肉下処理加熱
3	調味液加熱	
4	急速冷却	
5	袋詰め・真空包装	
6	加熱調理	
7	急速冷却	
8	冷蔵保存	
9	再加熱	
10	盛りつけ	
11	保　温	
12	提　供	

設定温度・時間

加　　熱	設定 94℃／約 60 分（中心温度 75℃・1 分以上）	
急速冷却	90 分以内に 3℃以下	
冷蔵保存	専用冷蔵庫にて連続 3℃以下	
再 加 熱	設定 94℃／約 20 分（中心温度 75℃・1 分以上）	

八幡巻き

(焼き物) (主菜) (肉)

食 品 名（7 人分）	正味重量(g)	調味(%)
鶏肉（むね肉）	765	
小麦粉	9	
いんげん	72	
にんじん	72	
調味液		
だし汁，しょうゆ	135，54	
みりん	36	

調理手順

① にんじんは洗浄し拍子切りに，いんげんは筋をとる．
② 鶏肉は皮を下にして平らに広げ小麦粉をまぶし，①を巻い
　 てホイルで包み，焼皿に並べる．
③ スチームコンベクションオーブンに入れ下処理加熱する．
④ 鍋に水と調味料を入れて煮立たせる．
⑤ ③と④をブラストチラーで急速冷却する．
⑥ シュリンクタイプの真空包装袋に冷却した鶏肉と煮汁を
　 入れて真空パックする．
⑦ 加熱機器にて加熱する．
⑧ 急速冷却後，冷蔵保存する．
⑨ 再加熱後，袋から取り出し，カットして器に盛り提供する．

調理の標準化（ポイント）と応用

〈手羽先とたまごの照り煮〉
　手羽先を下処理加熱することにより，生臭さやあくを防
ぐことができる．

〈八幡巻き〉
　シュリンク包材は食材を入れて加熱することにより袋が
収縮し，食材が密着した包装に仕上げることができる包材
である．

設定温度・時間

加　　熱	設定 80℃／約 30 分（中心温度 75℃・1 分以上）	
急速冷却	90 分以内に 3℃以下	
冷蔵保存	専用冷蔵庫にて連続 3℃以下	
再 加 熱	設定 80℃／約 20 分（中心温度 75℃・1 分以上）	

■ 真空調理（オーバーナイトクッキング）■

豚バラとだいこんのやわらか煮

煮物　主菜　肉

食 品 名 （10人分）	正味重量(g)	調味(%)
豚バラブロック	700	
だいこん	400	
調味料		30
だし汁，しょうゆ	60, 120	
砂糖，みりん，酒	90, 30, 30	
しょうが（スライス）	20	
にんにく（スライス）	10	

調理手順

① 豚バラ肉とだいこんは一口大にカットする．
② カットした豚バラ肉とだいこんをそれぞれ湯通しする．
③ 鍋に水と調味料，しょうが，にんにくを入れて煮立たせる．
④ ②と③をブラストチラーで急速冷却する．
⑤ 真空包装袋に，冷却した豚バラ肉，だいこん，調味液を入れ真空パックする．
⑥ 加熱機器にて加熱する．
⑦ 急速冷却後，冷蔵保存する．
⑧ 再加熱後，袋から取り出し，器に盛り提供する．

作業工程

	〈豚バラとだいこんのやわらか煮〉	〈さんまのしょうが煮〉
1	材料下処理・下ごしらえ	さんまの下処理
2	下処理加熱	さんま下処理加熱
3	調味液加熱	調味液加熱
4	急速冷却	
5	袋詰め・真空包装	
6	加熱調理	
7	急速冷却	
8	冷蔵保存	
9	再加熱	
10	盛りつけ	
11	保　温	
12	提　供	

設定温度・時間

加　　熱	設定88℃／約10時間（中心温度75℃・1分以上）
急速冷却	90分以内に3℃以下
冷蔵保存	専用冷蔵庫にて連続3℃以下
再 加 熱	設定88℃／約20分（中心温度75℃・1分以上）

さんまのしょうが煮

煮物　主菜　魚

食 品 名 （10人分）	正味重量(g)	調味(%)
さんま	900	
調味液		20
しょうゆ	45	
砂糖	45	
酒	18	
だし汁	90	
しょうが（スライス）	45	

調理手順

① さんまは頭，尾，わたを取り，1/2にカットする．
② 焼皿にさんまを並べ，スチームコンベクションオーブンで表面を焼く．
③ 鍋に水と調味料を入れて煮立たせる．
④ ②と③をブラストチラーで急速冷却する．
⑤ 真空包装袋にさんまと煮汁を入れ真空パックする．
⑥ 加熱機器にて加熱する．
⑦ 急速冷却後，冷蔵保存する．
⑧ 再加熱後，袋から取り出し，器に盛り提供する．

調理の標準化（ポイント）と応用

〈豚バラとだいこんのやわらか煮〉
　豚バラ肉を固まりのまま，調味料を入れずにオーバナイトクッキング後保管し，用途に応じて調理をすることもできる．
　パーツとして利用することも有効的．

〈さんまのしょうが煮〉
　オーバーナイトクッキングで長時間加熱をしたさんまは，骨まで食べることができる．
　いわしなどでも応用が可能．
　さんまの尾やヒレなどによりピンホールがないように（袋に穴が開かないよう）下処理をする．

設定温度・時間

加　　熱	設定94℃／約10時間（中心温度75℃・1分以上）
急速冷却	90分以内に3℃以下
冷蔵保存	専用冷蔵庫にて連続3℃以下
再 加 熱	設定94℃／約20分（中心温度75℃・1分以上）

■真空調理■

煮たまご

（煮物）（副菜）（卵）

食品名（25人分）	正味重量(g)	調味(%)
卵	25　個	
調味液		
だし汁	120	
砂糖	60	
しょうゆ	90	
酒	130	

調理手順

① 穴あきホテルパンに卵を並べてスチームコンベクションオーブンで加熱し，ゆでたまごをつくる．
② 鍋に水と調味料を入れて煮立たせる．
③ ②と③をブラストチラーで急速冷却する．
④ 真空包装袋に，殻をむいたゆでたまごと冷却した煮汁を入れ真空パックする．
⑤ 加熱機器にて加熱する．
⑥ 急速冷却後，冷蔵保存する．
⑦ 再加熱後，袋から取り出し，器に盛り提供する．

さばのみそ煮

（煮物）（主菜）（魚）

食品名（20人分）	正味重量(g)	調味(%)
さば切り身（70g×20切れ）	1,400	
調味液		
白みそ	100	
赤みそ	120	
砂糖	60	
酒	120	
しょうが	8	

調理手順

① さばは下処理し，水気をきっておく．
② 焼皿にさばを並べ，スチームコンベクションオーブンで表面を軽く焼く．
③ 鍋に水と調味料，しょうがを入れて煮立たせる．
④ ②と③をブラストチラーで急速冷却する．
⑤ 真空包装袋に冷却したさばと煮汁を入れ真空パックする．
⑥ 加熱機器にて加熱する．
⑦ 急速冷却後，冷蔵保存する．
⑧ 再加熱後，袋から取り出し，器に盛り提供する．
※仕上げに煮汁をとろみが出るまで煮詰めてもよい．

調理の標準化（ポイント）と応用

〈煮たまご〉
　スチームコンベクションオーブンでゆでたまごを調理すると，黄身が中央に仕上がりやすい．
　途中，袋の中を混ぜることにより，色ムラなく仕上げることができる．

〈さばのみそ煮〉
　さばを下処理加熱することにより，生臭さやあくを防ぐことができる．
　煮汁はあらかじめとろみがつくまで煮詰めたものを使用してもよい．

作業工程

	〈煮たまご〉	〈さばのみそ煮〉
1	卵セット	さばの下処理
2	卵下処理加熱	さば下処理加熱
3	調味液加熱	
4	急速冷却	
5	袋詰め・真空包装	
6	加熱調理	
7	急速冷却	
8	冷蔵保存	
9	再加熱	
10	盛りつけ	
11	保　温	
12	提　供	

設定温度・時間（煮たまご）

加　熱	設定94℃／約120分（中心温度75℃・1分以上）
急速冷却	90分以内に3℃以下
冷蔵保存	専用冷蔵庫にて連続3℃以下
再加熱	設定94℃／約20分（中心温度75℃・1分以上）

設定温度・時間（さばのみそ煮）

加　熱	設定94℃／約30分（中心温度75℃・1分以上）
急速冷却	90分以内に3℃以下
冷蔵保存	専用冷蔵庫にて連続3℃以下
再加熱	設定94℃／約20分（中心温度75℃・1分以上）

■ 真空調理〔真空包装機による漬け込み（応用）〕■

こまつなときのこのお浸し

（あえ物）（副菜）（野菜）

食品名（10人分）	正味重量（g）	調味（%）
こまつな	1,000	
しいたけ（なま）	100	
えのき	100	
まいたけ	100	
しめじ	100	
にんじん	100	
調味液		25
だし汁	340	
塩，しょうゆ	2，16	
みりん	4	

調理手順

① 材料はそれぞれカットする．
② 穴あきホテルパンにこまつな，きのこ，にんじんをセットする．
③ スチームコンベクションオーブンで加熱する．
④ 鍋に水と調味料を入れて煮立たせる．
⑤ ③と④をブラストチラーで急速冷却する．
⑥ 真空包装袋に食材と調味料を入れ，真空パックする．
⑦ 真空パックのまま冷蔵庫で盛りつけまで保存する．
⑧ 器に盛り提供する．

作業工程

〈こまつなときのこのお浸し〉　〈シーフードのマリネ〉

1 材料下処理・下ごしらえ　　1 材料下処理・下ごしらえ
2 こまつな・きのこ・にんじん加熱　2 魚介類・ブロッコリー加熱
3 調味液加熱
4 急速冷却
5 袋詰め・真空包装
6 冷蔵保存
7 盛りつけ
8 保冷
9 提供

設定温度・時間

加　熱　設定98℃／6分（中心温度75℃・1分以上）
急速冷却　90分以内に3℃以下
冷蔵保存　専用冷蔵庫にて連続3℃以下
再加熱　―

シーフードのマリネ

（マリネ）（主菜）（魚介）

食品名（10人分）	正味重量(g)	調味(%)
えび	300	
いか	300	
ほたて	300	
ブロッコリー	200	
マリネ液		25
ワインビネガー	100	
オリーブ油	150	
マスタード	12	
砂糖	12	
塩	6	

調理手順

① 魚介類は解凍後，水気をよくきっておく．
② ブロッコリーは洗浄後，小房に分ける．
③ ①，②をそれぞれ穴あきホテルパンにセットし加熱する．
④ ③をブラストチラーで急速冷却する．
⑤ 真空包装袋に冷却した魚介類と合わせたマリネ液を入れ，真空パックする．
⑥ 真空パックのまま冷蔵庫で盛りつけまで保存する．
⑦ 器に盛り提供する．

調理の標準化（ポイント）と応用

〈こまつなときのこのお浸し〉
　こまつな，きのこ，にんじんは同じ穴あきホテルパンに一緒にセットする（1袋分ずつセッティングするとよい）．

〈シーフードのマリネ〉
　魚介類とブロッコリーは同じ加熱時間になるよう大きさをそろえることがポイント．

※いずれも，保存を目的としたものではなく，真空包装機による味の染み込みやすさを応用したものである．

※即席漬けやフルーツのシロップ漬けなども短時間で行うことができる．

設定温度・時間

加　熱　設定98℃／6分（中心温度85～90℃・90秒以上）
急速冷却　90分以内に3℃以下
冷蔵保存　専用冷蔵庫にて連続3℃以下
再加熱　―

■ 真 空 調 理 ■

やわらかりんごのコンポート

(煮物) (デザート) (果物)

食 品 名（12 人分）	正味重量(g)	調味(%)
りんご（1/6 カット）	30×36　個	
シロップ		りんごの 20
砂糖	100	
水	100	
白ワイン	70	

調理手順

① りんごはよく洗浄し，皮と芯を取り 1/6 にカットする．
② 鍋にシロップの材料を入れて煮詰める．
③ 加熱したシロップをブラストチラーで急速冷却する．
④ 真空包装袋にりんごとシロップを入れ，真空パックする．
⑤ 加熱機器にて加熱する．
⑥ ⑤を取り出し，急速冷却後，冷蔵保存する．
⑦ 器に盛り提供する．

作業工程

	〈りんごのコンポート①〉 ※やわらか	〈りんごのコンポート②〉 ※しゃきしゃき
1	りんご下処理	
2	シロップ加熱	
3	急速冷却	
4	袋詰め・真空包装	
5	加熱調理	
6	急速冷却	
7	冷蔵保存	
8	盛りつけ	
9	保　冷	
10	提　供	

設定温度・時間

加　　熱	設定 92℃／約 2 時間（中心温度 92℃以上）
急速冷却	90 分以内に 3℃以下
冷蔵保存	専用冷蔵庫にて連続 3℃以下
再 加 熱	―

しゃきしゃきりんごのコンポート

(煮物) (デザート) (果物)

食 品 名（12 人分）	正味重量(g)	調味(%)
りんご（1/6 カット）	30×36　個	
シロップ		りんごの 20
砂糖	100	
水	100	
白ワイン	70	

調理手順

① りんごはよく洗浄し，皮と芯を取り 1/6 にカットする．
② 鍋にシロップの材料を入れて煮詰める．
③ 加熱したシロップをブラストチラーで急速冷却する．
④ 真空包装袋にりんごとシロップを入れ，真空パックする．
⑤ 加熱機器にて加熱する．
⑥ ⑤を取り出し，急速冷却後，冷蔵保存する．
⑦ 器に盛り提供する．

調理の標準化（ポイント）と応用

〈りんごのコンポート〉

　　りんごはよく洗浄し，皮をむいて使用する．
　　紅玉の場合は皮をむかずに使用しても色よく仕上がる．

　　同じ調理工程でも，加熱の温度帯により，仕上がりの状態が異なるため，用途や好みにより設定するとよい．

　　りんごのほかにも，梨の赤ワイン煮や洋なしのコンポートなどに応用できる．

設定温度・時間

加　　熱	設定 85℃／約 20 分（中心温度 80℃以上）
急速冷却	90 分以内に 3℃以下
冷蔵保存	専用冷蔵庫にて連続 3℃以下
再 加 熱	―

■ 真 空 調 理 ■

いちごのミルク煮バニラ風味

(煮物)　(デザート)　(果物)

食 品 名 （20人分）	正味重量(g)	調味(%)
いちご（5パック）	1,500	
練乳	400	
牛乳	200	
バニラエッセンス	少量	
（飾り：ミントなど）		

調理手順

① いちごはよく洗い，へたをとり水気をきっておく．
② 練乳と牛乳，バニラエッセンスを合わせる．
③ 真空包装袋にいちごと②をいれて真空パックする．
④ 加熱機器にて加熱する．
⑤ ④を取り出し，急速冷却後，冷蔵保存する．
⑥ 器に盛り提供する．

作業工程

	〈いちごのミルク煮〉	〈アングレーズソース〉
1	材料下処理・下ごしらえ	1 材料下処理・下ごしらえ
		2 脱 気
3	袋詰め・真空包装	
4	加熱調理	
5	急速冷却	
6	冷蔵保存	
7	盛りつけ	
8	保 冷	
9	提 供	

設定温度・時間

加　　熱	設定78℃／約10分（中心温度75℃・1分以上）
急速冷却	90分以内に3℃以下
冷蔵保存	専用冷蔵庫にて連続3℃以下
再 加 熱	―

アングレーズソース

(煮物)　(デザート)　(卵)

食 品 名 （50人分）	正味重量(g)	調味(%)
卵黄	600	
グラニュー糖	300	
牛乳	1,500	
バニラエッセンス	少量	

調理手順

① ボールに卵黄，グラニュー糖を入れホイッパーでよく撹拌し，牛乳・バニラエッセンスを加え，シノアでこす．
② ボールごと真空包装機にかけて何度か脱気する．
③ 真空包装袋に②を入れて真空パックする．
④ 加熱機器にて加熱する．
⑤ ④を取り出し，急速冷却後，冷蔵保存する．
⑥ 器に盛り提供する．

調理の標準化（ポイント）と応用

〈いちごのミルク煮〉
　いちごはよく洗浄し，へたを取ったものを使用する．
　完成品を好みでパックのままクラッシュして使用してもよい．

〈アングレーズソース〉
　袋詰めの前に，ボールに材料を入れてよく撹拌する．
　ボール内に空気が多く含まれるので，吹きこぼれ防止のため，フィルムに入れる前にボールごと真空包装機で中の空気を脱気することがポイント．脱気は何度か行う．

　加熱後は袋の上からよく撹拌する．

設定温度・時間

加　　熱	設定78℃／約20分（中心温度75℃・1分以上）
急速冷却	90分以内に3℃以下
冷蔵保存	専用冷蔵庫にて連続3℃以下
再 加 熱	―

■真 空 調 理■

オレンジゼリー

寄せ物　デザート　果物

食 品 名（20 人分）	正味重量(g)	調味(%)
オレンジジュース	2,000	
みかん（缶）	800	
グラニュー糖	100	
板ゼラチン	1.5×20 枚	

調理手順

① 板ゼラチンは少量の水で吸水，膨潤させる．
② 真空包装袋にオレンジジュース，みかん缶を入れ，①の板ゼラチンとともに真空パックする．
③ 加熱機器にて加熱する．
④ ③を取り出し，急速冷却後，冷蔵保存する．
⑤ 袋から取り出しカット後，器に盛り提供する．

トマト風味のゼリー寄せ

寄せ物　副菜　野菜

食 品 名（10 人分）	正味重量(g)	調味(%)
トマトジュース	1,000	
コンソメ顆粒	10	
水	1,000	水の 10
板ゼラチン	1.5×30 枚	
黄パプリカ	30	
セロリ	30	
たまねぎ	30	
ズッキーニ	30	

調理手順

① 板ゼラチンは少量の水で吸水，膨潤させる．
② 野菜は洗浄し，決められた大きさにカットする．
③ カットした野菜をさっとボイルする．
④ 鍋に水とコンソメ顆粒を入れて煮立たせる．
⑤ 野菜とコンソメをブラストチラーで急速冷却する．
⑥ 真空包装袋に①，⑤，トマトジュースを入れて真空パックする．
⑦ 加熱機器にて加熱する．
⑧ ⑦を取り出し，急速冷却後，冷蔵保存する．
⑨ 袋から取り出しカット後，器に盛り提供する．

作業工程

	〈オレンジゼリー〉	〈トマト風味のゼリー寄せ〉
1	材料下処理・下ごしらえ	材料下処理・下ごしらえ
2		下処理加熱
3		急速冷却
4	袋詰め・真空包装	
5	加熱調理	
6	急速冷却	
7	冷蔵保存	
8	盛りつけ	
9	保　冷	
10	提　供	

調理の標準化（ポイント）と応用

〈オレンジゼリー〉
　　板ゼラチンは水につけて吸水，膨潤させてから使用する．
　　オレンジジュースはふきこぼれ防止のため，冷蔵庫で冷やしたものを使用する．
　　完成品は袋の中で混ぜてから，しぼり出して盛りつけるとクラッシュゼリーとしても使用できる．

〈トマト風味のゼリー寄せ〉
　　板ゼラチンは水につけて吸水，膨潤させてから使用する．
　　野菜は軽く下ゆでする．

※ゼラチンの種類により液体量が異なる．
※冷却の際は，バットや焼皿などの上で平らにし，重ねないようにして冷却する．

設定温度・時間

加　　熱	設定 85℃／約 15 分（中心温度 80℃以上）
急速冷却	90 分以内に 3℃以下
冷蔵保存	専用冷蔵庫にて連続 3℃以下
再 加 熱	―

設定温度・時間

加　　熱	設定 85℃／約 15 分（中心温度 80℃以上）
急速冷却	90 分以内に 3℃以下
冷蔵保存	専用冷蔵庫にて連続 3℃以下
再 加 熱	―

■ クックチルシステム ■

鶏肉のトマト煮

(煮物)　(主菜)　(肉)

食 品 名	正味重量(g)	調味(%)
鶏むね肉	70	
塩	0.5	0.7
こしょう	0.02	
トマト（缶・ホール）	50	
たまねぎ	30	
マッシュルーム（缶）	10	
水（スープの素）	30(0.1)	水の0.3
塩，こしょう	0.2, 0.02	〃 0.6
パセリ	0.5	
油	1	
ピーマン	5	
ケチャップ	5	
小麦粉	2	
赤ワイン	5	

重　　量　K/1 天板（ホテルパン）		3.2 k
急速冷却　70℃→3℃		45 分
再 加 熱　5℃→75℃・1 分間		コンビ160℃, 21 分

ミートソース

(煮物)　(主菜)　(肉)

食 品 名	正味重量(g)	調味(%)
豚ひき肉	25	
牛ひき肉	25	
たまねぎ	30	
にんにく	1	
しょうが	1	
油	3.2	肉と野菜の4
小麦粉	2	
赤ワイン	1	
水（スープの素）	40 (0.1)	
ケチャップ	10	
ピューレー	40	
ウスターソース	3	
塩，こしょう	1, 0.03	出来上がり量の0.8
ローリエ	1/20 枚	
砂糖	0.6	

重　　量　K/1 天板（ホテルパン）		3.4 k
急速冷却　70℃→3℃		42 分
再 加 熱　5℃→75℃・1 分間		コンビ140℃, 40 分

調理機器　通常の調理器具，ブラストチラー，ホテルパン　急速冷却．　冷蔵庫　保管．
スチームコンベクションオーブン（コンビモード）　再加熱．　温蔵庫　保温．

作業工程

1 通常の方法で調理

2 ポーショニング

3 急速冷却

4 保　管

5 再加熱

6 盛りつけ

7 供　食

管理基準と管理の方法

1 鶏肉のトマト煮：p.158 参照
　ミートソース：p.233 参照
　調理後 30 分以内に冷却を開始（70℃）
　消毒済み器具の使用
2 消毒済み専用器具の使用
　二次汚染の防止
　清潔な白衣，使い捨て手袋，マスク着用
　消毒済み盛りつけ器具の使用
3 冷却時間と温度の管理（90 分以内に 3℃ まで冷却）
　消毒済み専用器具の使用
4 消毒済み専用器具の使用
　二次汚染の防止
　冷却時間と温度の管理（90 分以内に 0〜3℃ まで冷却）
5 加熱温度と時間の管理（75℃・1 分間以上）
6 手洗いは 2 回洗浄・消毒する
　清潔な白衣，使い捨て手袋，マスク着用
　消毒済み盛りつけ器具の使用
7 喫食までの管理（料理保管用専用温蔵庫に保管，65℃ 以上，
　2 時間以内の喫食，室温なら，30 分以内の喫食）

■ クックチルシステム ■

かにたま

焼き物 | 主菜 | 卵

食 品 名	正味重量(g)	調味(%)
かに（缶）	30	
卵	100	
にんじん	10	
長ねぎ	10	
乾しいたけ	1	
油	5	
塩	0.5	卵の0.5
酒	7	

重　　量	K/1天板（ホテルパン）	2.7 K
急速冷却	70℃→3℃	33分
再加熱	5℃→75℃・1分間	コンビ120℃, 13分

ぎせい豆腐

焼き物 | 主菜 | 豆腐

食 品 名	正味重量(g)	調味(%)
豆腐（木綿）	75	
卵	25	
にんじん	10	
乾しいたけ	1	
グリンピース	5	
水	20	
顆粒風味調味料	0.4	水の2
油	4.6	材料の4
砂糖	4.6	〃 4
塩　　　（塩：しょうゆ　1：1）	0.5	塩分1
しょうゆ	3.5	
みりん	3	

重　　量	K/1天板（ホテルパン）	2.8 K
急速冷却	70℃→3℃	50分
再加熱	5℃→75℃・1分間	コンビ130℃, 5分

麻婆豆腐

炒め物 | 主菜 | 豆腐

食 品 名	正味重量(g)	調味(%)
豆腐（木綿）	150	
豚ひき肉	30	
長ねぎ	15	
にんにく	1	
しょうが	1	
油	1.2	肉の4
しょうゆ　（しょうゆ：みそ＝2：1）	7	材料の塩分0.9
赤色辛みそ	5	〃 1
砂糖	2	
酒	2	
トウバンジャン	1.5	
ごま油	0.5	
水（中華だし）	40(0.2)	
水（かたくり粉）	6(2)	

重　　量	K/1天板（ホテルパン）	3.0 K
急速冷却	70℃→3℃	60分
再加熱	5℃→75℃・1分間	コンビ140℃, 10分

さばの照り焼き

焼き物 | 主菜 | 魚

食 品 名	正味重量(g)	調味(%)
さば	70	
下味		
しょうゆ	2.1	塩分0.5
みりん	6.3	糖分3
酒	1.1	
つけ汁		
しょうゆ	3.4	塩分0.8
みりん	1.9	糖分0.9
砂糖	1.4	2

重　　量	K/1天板（ホテルパン）	1.3 K
急速冷却	70℃→3℃	35.5分
再加熱	5℃→75℃・1分間	コンビ130℃, 19分

■クックチルシステム■

切干しだいこんの煮物

煮物　副菜　野菜

食品名	正味重量(g)	調味(%)
切干しだいこん（乾）	20	
にんじん	25	
油	4	
水（切干しだいこんもどし汁）	60	
砂糖	4.4	全体の 4
塩	0.4	〃塩分 1
しょうゆ（塩：しょうゆ＝1：2）	4.2	
（切干しだいこんのもどし 4.3 倍）		

重量	k/1 天板（ホテルパン）	3.5 k
急速冷却	70℃→ 3℃	52 分
再加熱	5℃→ 75℃・1 分間	コンビ 120℃，6 分

きんぴらごぼう

煮物　副菜　野菜

食品名	正味重量(g)	調味(%)
ごぼう	50	
にんじん	15	
油	2.6	野菜の 4
砂糖	2	〃 3
しょうゆ	4	〃塩分 1
酒	3.3	〃 5

重量	k/1 天板（ホテルパン）	1.0 k
急速冷却	70℃→ 3℃	9.0 分
再加熱	5℃→ 75℃・1 分間	コンビ 120℃，6 分

かぼちゃの含め煮

煮物　副菜　野菜

食品名	正味重量(g)	調味(%)
かぼちゃ	100	
だし汁	30	
砂糖	4	かぼちゃの 4
みりん	0.6	
塩	0.7	〃塩分 0.8〜1
しょうゆ（塩：しょうゆ＝2：1）	1.5	

重量	k/1 天板（ホテルパン）	2.85 k
急速冷却	70℃→ 3℃	40.6 分
再加熱	5℃→ 75℃・1 分間	スチーム 100℃，8 分

ポテトコロッケ

揚げ物　主菜　いも肉

食品名	正味重量(g)	調味(%)
じゃがいも	100	
豚ひき肉	30	
たまねぎ	20	
油	2	肉とたまねぎの 4
塩	0.5	〃 1
こしょう	0.03	
衣		
小麦粉	4	
卵	10	
生パン粉	20	
油（吸油）	10	10

重量	k/1 天板（ホテルパン）	1.4 k
急速冷却	70℃→ 3℃	42.4 分
再加熱	5℃→ 75℃・1 分間	コンビ 220℃，9 分

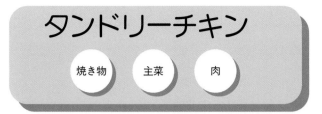

タンドリーチキン

（焼き物）　（主菜）　（肉）

1バッチ　20人分

食品名	1人分(g)	1バッチ(g)
鶏　もも皮なし	75	1500
食塩	0.6	12
プレーンヨーグルト	5	100
マヨネーズ　全卵型 ⎫A	5	100
カレー粉	0.3	6
トマトケチャップ ⎭	1.5	30

調理手順

① 調味料を計量する.
② Aをあわせる.
③ 鶏肉とAをあわせる.
④ 65 mm ホテルパンにオーブンシートを敷き，③を並べる.
⑤ スチームコンベクションオーブンに④を入れ加熱する.
⑥ ④を取り出し，ブラストチラーで冷却する.
⑦ 超耐熱食器に盛りつけ，チルドバンクで保管する.
⑧ コンベアーラインにてトレイメイク後，加熱カートで保管する.
⑨ 再加熱して提供する.

調理の標準化（ポイント）と応用

　漬けだれに漬け込むことで，しっとりやわらかく仕上がる.
　マヨネーズとケチャップを合わせることで，風味豊かでマイルドな辛さに仕上がる.
　幼児向けにはカレー粉を抜き，ほかは同量でアレンジ可能.

作業工程

1 調味料計量
2 下ごしらえ
3 加熱調理
4 急速冷却
5 盛りつけ
6 保　管
7 トレイメイク
8 保　管
9 再加熱

管理基準と管理の方法

1 手洗いは2回洗浄・消毒する
清潔な白衣，使い捨て手袋，帽子，マスク着用
消毒済器具の使用
2 作業終了後，手洗いは2回洗浄・消毒する
3 加熱温度と時間の管理（中心温度75℃以上・1分）
コンビモード250℃・8分・加湿100%・ファン中
4 30分以内に20℃付近，または60分以内に10℃付近まで冷却
手洗いは2回洗浄・消毒する
5 清潔な白衣，使い捨て手袋，帽子，マスク着用
消毒済盛りつけ器具の使用
盛りつけ室18℃以下
6 チルド帯
7 室温18℃以下
8 チルド帯
9 加熱温度と時間の管理（115℃・60分・中心温度75℃以上）

271

■ニュークックチルシステム■

朝食例①

献立名	材　料	分量(g)
ごはん	めし	180
冬瓜のみそ汁	とうがん	30
	だし汁	120
	いりこだし	0.6
	こんぶだし	0.3
	みそ	6
生姜醤油焼き	赤魚	70
	しょうゆ	5
	みりん	4
	酒	2
	しょうが（おろし）	1
大根おろし	だいこん	30
（付け合わせ）	減塩しょうゆ	0.5
野菜サラダ	レタス	20
	きゅうり	10
	トマト	40
	マヨネーズ	6
牛乳	牛乳	200
味付海苔	味付けのり	1.25

昼食例①

献立名	材　料	分量(g)
焼きそば	蒸し中華めん	200
	豚もも肉	40
	もやし	30
	キャベツ	30
	にんじん	10
	油	10
	焼そばソース	13
	紅しょうが	8
	あおのり	0.2
和え物	オクラ	25
	もどしひじき	15
	にんじん	5
	中華ドレッシング	10
白菜の酢の物	はくさい	50
	甘夏みかん	20
	塩	0.5
	砂糖	1
	食酢	6
果物	パインアップル	80

夕食例①

献立名	材　料	分量(g)
ごはん	めし	180
赤だし	だし汁	120
	いりこだし	0.6
	こんぶだし	0.3
	赤だしみそ	6
	乾燥わかめ	0.5
	油揚げ	5
カレイの煮つ	煮つけかれい	70
け（焼き葱）	長ねぎ	30
	塩	0.1
白和え	白和えの素	40
	ほうれんそう	40
	にんじん	5
	乾しいたけ	1
	塩	0.5
	砂糖	1
なめこおろし	だいこん	70
	なめこ（水煮）	20
	だしわりしょうゆ	3

朝食例②

献立名	材　料	分量(g)
ごはん	めし	180
キャベツの	キャベツ	30
みそ汁	だし汁	120
	いりこだし	0.6
	こんぶだし	0.3
	みそ	6
炒り煮	鶏もも肉	60
	だいこん	30
	こんにゃく	40
	にんじん	20
	油	3
	だし汁	40
	砂糖	5
	こいくちしょうゆ	8
蒸し茄子	なす	50
	ぽん酢しょうゆ	8
牛乳	牛乳	200
ふりかけ	鉄の助（さけ）	3

昼食例②

献立名	材　料	分量(g)
ごはん	めし	180
タンドリー	鶏もも肉	75
チキン	塩	0.6
	プレーンヨーグルト	5
	マヨネーズ	5
	カレー粉	0.3
	トマトケチャップ	1.5
（付け合わせ）	フレンチポテト	50
フライド	油	4
ポテト	塩	0.4
	パセリ	0.1
キャベツの	キャベツ	60
サラダ	にんじん	5
	ミックスビーンズ	15
	フレンチドレッシング	13
果物	キウイフルーツ	80
ふりかけ	鉄の助（のりごま）	3

夕食例②

献立名	材　料	分量(g)
ごはん	めし	180
清汁	だし汁	120
	酒	0.4
	塩	0.6
	うすくちしょうゆ	0.6
	てまり麩	0.5
	えのきだけ	15
鶏の治部煮	鶏もも肉	75
	小麦粉	5
	とうがん	75
	酒	5
	しょうゆ	8
	みりん	5
	砂糖	2
	だし汁	40
辛子和え	なばな	60
	からし粉	0.4
	だし汁	10
	しょうゆ	4
	ごま	0.3
春雨サラダ	春雨	5
	カニフレーク	20
	みずな	5
	マヨネーズ	10

【主食について】

＊主食は再加熱カート専用食器使用により再加熱が可能．後付けする場合より，付け間違いが減る．

＊温かい汁麺は再加熱によりコシがなくなりやすいが，麺の上にゲル状の麺つゆと具を載せる方法で，再加熱でも良好な出来上がりとなる．

朝食例		①	②
エネルギー	（kcal）	559	619
たんぱく質	（g）	25.9	29.2
脂　質	（g）	10.4	13.3
炭水化物	（g）	85.8	92.8
食物繊維	（g）	2.7	4.2
食塩相当量	（g）	2.0	3.1

昼食例		①	②
エネルギー	（kcal）	725	660
たんぱく質	（g）	22.8	23.7
脂　質	（g）	21.3	19.1
炭水化物	（g）	107.8	96.0
食物繊維	（g）	9.8	6.3
食塩相当量	（g）	4.2	2.1

夕食例		①	②
エネルギー	（kcal）	487	583
たんぱく質	（g）	21.3	29.3
脂　質	（g）	3.9	11.6
炭水化物	（g）	89.2	87
食物繊維	（g）	6.9	4.4
食塩相当量	（g）	2.3	3.5

献立例① 朝食

献立名	材　料	分量(g)
ごはん	無洗米	63
	水	112
小松菜とがん	こまつな	40
もどきの含	がんもどき	50
め煮	にんじん（皮なし）	10
	ねぎ	15
	水	60
	めんつゆ（ストレート）	15
	酒	5
	みりん	6
	しょうが（おろし）	1
れんこんとこ	れんこん（皮なし）	30
んにゃくの	こんにゃく	30
きんぴら	水	30
	しょうゆ	6
	みりん	6
	酒	5
	砂糖	1
	とうがらし（輪切り）	0.4
	いりごま	1
豆腐と貝割れ	絹ごし豆腐	25
菜のお吸い	かいわれ大根	3
物	水	130
	酒	10
	みりん	9
	和風だし（顆粒）	1.5
	いりごま	1
納豆	納豆(小粒，たれ付)	34

献立例① 昼食

献立名	材　料	分量(g)
鶏南蛮うどん	うどん（冷凍）	180
	水（加水用）	30
	サラダ油	4
	鶏もも肉（皮つき）	45
	ねぎ	15
	しいたけ（生）	10
	水	100
	中華だし（顆粒）	1.5
	しょうゆ	4
	酒	4
	みりん	4.5
	根みつば	1
ほうれん草の	ほうれんそう	50
ごまあえ	水	10
	練りごま	4
	しょうゆ	2
	砂糖	3
	いりごま	1.5
白あえ	木綿豆腐	40
	にんじん（皮なし）	5
	ほうれんそう	10
	うすくちしょうゆ	3
	砂糖	4
	すりごま	3.5
葛ごこり（うめ）	葛ごこり（うめ）	50
牛乳	普通牛乳	210

献立例① 夕食

献立名	材　料	分量(g)
ごはん	無洗米	63
	水	112
鶏肉ときのこ	鶏もも肉（皮なし）	70
のトマト煮	エリンギ	10
	ぶなしめじ	10
	大豆（水煮・缶）	10
	トマト（カット・缶）	60
	ぬるま湯	30
	コンソメ（顆粒）	0.9
	トマトケチャップ	5
	にんにく（おろし）	2
	こしょう	0.01
	パセリ（乾燥）	0.1
ブロッコリー	ブロッコリー（冷凍）	50
のチーズあ	サラダ油	2
え	ピザ用チーズ	12
	こしょう	0.01
パンプキンポ	かぼちゃ	40
タージュス	普通牛乳	50
ープ	水	50
	かぼちゃパウダー	15
	たまねぎ	10
	バター（無塩）	1.5
	コンソメ（顆粒）	1.3
	塩	0.2
	こしょう	0.01
	パセリ（乾燥）	0.1
コールスロー	キャベツ	30
サラダ	きゅうり	10
	にんじん（皮なし）	5
	スイートコーン（粒・缶）	5
	ノンオイルフレンチ	10
	ドレッシング	
果物	ぶどう	60

献立例② 朝食

献立名	材　料	分量(g)
ロールパン	ロールパン（2個）	60
ハムエッグ	卵（1個）	52
	ロースハム	10
	サラダ油	3
じゃが芋とブ	じゃがいも（皮なし）	40
ロッコリー	ブロッコリー（冷凍）	35
のケチャッ	トマトケチャップ	15
プあえ	にんにく（おろし）	1
	砂糖	1.5
	オリーブ油	2
	粉チーズ	1.5
ベーコンとた	ベーコン	20
っぷり野菜	たまねぎ	20
のミネスト	にんじん（皮なし）	20
ローネ	トマトジュース（無塩）	120
	トマトピューレ	10
	砂糖	1.5
	にんにく（おろし）	1
	こしょう	0.01
	オリーブ油	2
	パルメザンチーズ	1
	バジル（乾燥）	0.1

献立例② 昼食

献立名	材　料	分量(g)
ごはん	無洗米	63
	水	112
鮭のちゃん	さけ	70
ちゃん焼き	塩	0.2
	こしょう	0.01
	キャベツ	25
	もやし	20
	たまねぎ	15
	にんじん（皮なし）	15
	水	25
	淡色辛みそ	10
	酒	5
	みりん	6
	バター（有塩）	5
	砂糖	3
ほうれん草の	ほうれんそう	60
ごまあえ	にんじん（皮なし）	30
	水	10
	練りごま	4
	しょうゆ	2
	砂糖	3
	いりごま	1
なす漬け	なす漬け	20
牛乳	普通牛乳	210

献立例② 夕食

献立名	材　料	分量(g)
ごはん	無洗米	63
	水	112
なすと豚肉の	豚肩ロース肉	45
みそ炒め	なす	30
	サラダ油	4
	ピーマン	30
	水	20
	酒	7.5
	みりん	9
	淡色辛みそ	9
	和風だし（顆粒）	1
	かたくり粉	3
	ごま油	2
	いりごま	0.75
ごぼうの	ごぼう	45
炒め煮	鶏もも肉（皮なし）	20
	水	10
	しょうゆ	3
	砂糖	1
	和風だし（顆粒）	1
	サラダ油	1
湯豆腐	絹ごし豆腐	60
	水	55
	こんぶ	2
	だしわりぽん酢	5
果物	りんご	60

献立例③ 朝食

献立名	材　料	分量(g)
ごはん	無洗米	63
	水	112
さばの	さば（開き干し）	65
干物焼き	ほうれんそう（冷凍）	25
	サラダ油	2
	切り干し大根（乾）	3
	酒	5
かぼちゃと	かぼちゃ	35
しいたけの	しいたけ（生）	9
炊き合わせ	さやいんげん（冷凍）	5
	水	25
	しょうゆ	2
	砂糖	1.3
	和風だし（顆粒）	0.15
まいたけの	まいたけ	30
みそ汁	葉ねぎ	2
	水	130
	淡色辛みそ	6
	和風だし（顆粒）	0.75

献立例③ 昼食

献立名	材　料	分量(g)
赤飯	もち米	40
	無洗米	20
	ゆで小豆（缶）	15
	水	75
	ゆで小豆の汁	20
豆腐ステーキ	木綿豆腐	120
	薄力粉	6
	サラダ油	4
	しょうゆ	8
	みりん	8
	葉ねぎ	20
	いりごま	1
肉じゃが	じゃがいも（皮なし）	45
	たまねぎ	10
	にんじん（皮なし）	10
	牛もも薄切り肉	10
	しらたき	10
	しょうゆ	4
	みりん	6
	砂糖	0.5
	和風だし（顆粒）	0.3
	サラダ油	1
きゅうり漬け	きゅうり漬け	15
牛乳	普通牛乳	210

献立例③ 夕食

献立名	材　料	分量(g)
ごはん	無洗米	63
	水	112
豚ばらの醤油	豚ばら薄切り肉	55
マヨ炒め	たまねぎ	30
	キャベツ	50
	水	5
	めんつゆ（3倍濃縮）	13
	マヨネーズ	6.5
	（低カロリータイプ）	
	ごま油	1
大豆のケチャ	鶏もも肉（皮なし）	20
ップ煮	たまねぎ	15
	にんじん（皮なし）	5
	大豆（水煮・缶）	20
	グリンピース（冷凍）	3
	コンソメ（顆粒）	0.2
	トマトケチャップ	4
	中濃ソース	0.8
トマトの	トマト	75
和風煮	水	23
	白だし	10
	かつお節	0.5
	あおさ（素干し）	0.1
果物	キウイフルーツ	60

献立例①		朝	昼	夕
エネルギー	（kcal）	558	648	610
たんぱく質	（g）	20.8	27.1	28.5
脂　質	（g）	14.2	26.0	14.1
炭水化物	（g）	78.0	84.1	91.1
食物繊維	（g）	4.6	5.8	9.3
食塩相当量	（g）	2.6	3.0	2.3

献立例②		朝	昼	夕
エネルギー	（kcal）	559	640	616
たんぱく質	（g）	21.3	31.7	21.9
脂　質	（g）	28.1	19.3	20.4
炭水化物	（g）	55.7	81.3	81.5
食物繊維	（g）	5.4	5.9	6.8
食塩相当量	（g）	2.3	2.6	2.8

献立例③		朝	昼	夕
エネルギー	（kcal）	540	659	627
たんぱく質	（g）	19.7	25.2	21.9
脂　質	（g）	21.8	20.4	25.5
炭水化物	（g）	62.3	88.7	74.2
食物繊維	（g）	5.0	3.3	6.2
食塩相当量	（g）	2.5	2.7	2.8

調理法別料理別栄養量

「日本食品標準成分表 2020 年版（八訂）」により算出

	料理名	掲載頁	エネルギー（kcal）	アミノ酸組成によるたんぱく質	脂肪酸のトリアシルグリセロール当量	コレステロール	利用可能炭水化物（質量計）	食物繊維総量	ナトリウム
			kcal	g	g	mg	g	g	mg
揚げ物	豚カツ	122	315	14.8	21.3	72	14.8	0.7	446
	魚のフライ	122	191	12.7	8.4	70	15.1	0.7	493
	鶏のから揚げ a	123	212	12.2	15.3	62	5.6	0.0	272
	鶏のから揚げ b	123	209	12.7	15.8	81	3.3	0.0	279
	鶏のから揚げ c	123	212	12.4	15.3	62	5.3	0.1	272
	天ぷら	124	387	16.9	15.0	175	42.2	2.8	549
	魚のエスカベッシュ	125	224	10.8	15.7	41	8.6	1.1	508
	揚げ魚の辛味あん	126	177	11.2	7.9	41	12.6	2.3	771
	かれいのおろし煮	127	159	13.5	5.7	50	9.6	2.2	476
	えびのワンタン揚げ	128	232	12.7	10.6	96	19.9	1.2	503
	揚げだし豆腐の野菜あんかけ a	129	218	9.5	12.3	0	14.8	3.5	765
	揚げだし豆腐の野菜あんかけ b	129	236	9.5	12.3	0	18.9	3.5	765
	大学いも	130	175	1.1	5.2	0	29.1	1.8	237
	フライドポテト	130	41	0.5	1.9	0	3.5	3.6	78
	ながいもの揚げあんかけ	131	200	4.4	10.7	16	20.6	0.9	485
焼き物	ハンバーグステーキ	132	367	17.1	27.8	106	11.1	0.6	656
	鶏肉の香味焼き	133	151	12.4	9.5	62	2.8	0.4	331
	あじの塩焼き	134	91	12.0	2.6	48	3.8	2.6	379
	さばの幽庵焼き	134	162	12.9	9.0	43	6.4	0.4	436
	あじの韓国風焼き	135	160	13.4	5.5	48	10.0	4.4	465
	ぶりの照り焼き	136	202	15.2	10.5	58	10.2	0.0	455
	さけのマヨネーズ焼き	136	239	15.8	17.6	58	4.4	0.1	375
	白身魚のホイル焼き	137	82	11.0	0.6	41	5.9	1.3	633
	さけのみそ焼き	138	150	12.6	6.2	38	8.3	1.6	425
	さけのムニエル（ソースかけ）	139	170	15.9	7.2	52	9.8	1.0	538
	チキンピカタ	139	208	18.5	11.4	148	7.3	0.1	408
	かにたま	140	258	13.4	16.2	347	12.9	1.3	765
	スペイン風オムレツ	141	307	12.1	20.3	288	15.8	5.1	886
	豆腐ハンバーグ	142	311	16.9	20.7	56	10.7	4.8	943
	豆腐とじゃがいものグラタン	143	354	18.2	23.9	37	13.9	4.4	789
	ぎせい豆腐	144	286	16.5	17.5	185	14.2	2.7	773
	みそ漬け豚のやわらかソテー	145	224	11.5	16.3	48	7.1	1.2	472
炒め物	牛肉とピーマンのせん切り炒め	146	206	12.8	11.9	43	10.2	1.7	435
	八宝菜（五目うま煮）	147	251	14.5	14.2	200	14.0	3.4	892
	酢豚	148	333	13.8	17.5	48	27.5	3.4	713
	えびのチリソース	149	206	14.3	9.1	129	12.8	1.9	654
	麻婆豆腐	150	233	17.2	15.3	30	4.8	1.9	807
	生揚げと豚肉のみそ炒め	151	321	18.9	20.7	24	11.4	4.4	601
	生揚げと根菜のきんぴら	152	91	2.9	4.8	0	7.6	1.7	311
	ほうれんそうとコーンのソテー	153	42	1.5	1.8	1	3.4	2.6	131
	じゃがいもとベーコンのソテー	153	133	2.9	10.5	12	4.4	3.8	322
	さけのトマト炒め	154	181	10.8	7.0	30	15.7	2.9	495
煮物	ビーフシチュー	155	272	15.7	12.5	42	18.9	8.2	907
	豚肉のロベール風	156	235	11.4	15.9	49	10.8	1.8	463
	豚肉の甘辛煮	157	189	12.8	8.0	47	12.3	2.0	555
	鶏肉のトマト煮	158	159	13.1	7.9	51	7.6	2.0	461
	鶏肉のクリーム煮	159	239	14.8	12.2	56	14.3	4.5	646
	ロールキャベツ	160	200	12.6	10.6	63	11.9	4.3	933
	すき焼き煮	161	240	16.9	11.8	30	13.0	3.6	787
	さばのみそ煮	162	182	13.4	9.4	43	10.1	0.4	485

担当：殿塚婦美子（Tf），三好恵子（Mk），笹島道雄（Sm），山部秀子（Ys），辻ひろみ（Th），堀端薫（Hk），吉永和美（Yk），榎本真理（Em）

カリウム	カルシウム	リン	鉄	レチノール活性当量	ビタミンD	α-トコフェロール	ビタミンB₁	ビタミンB₂	ビタミンC	食塩相当量	担当
mg	mg	mg	mg	μg	μg	mg	mg	mg	mg	g	
314	17	164	0.7	26	0.4	1.6	0.52	0.15	2	1.1	Mk
342	37	199	0.7	29	1.0	1.9	0.11	0.11	1	1.3	Mk
227	5	128	0.5	28	0.3	1.3	0.07	0.11	2	0.7	Mk
232	7	136	0.6	39	0.5	1.3	0.08	0.13	2	0.7	Mk
229	6	129	0.5	28	0.3	1.3	0.08	0.11	2	0.7	Mk
608	68	250	1.3	49	1.0	3.4	0.17	0.17	15	1.4	Mk
422	40	188	0.5	31	0.7	3.0	0.11	0.09	9	1.3	Mk
445	41	206	0.5	82	0.8	1.8	0.13	0.15	13	2.0	Mk
366	62	166	0.4	9	9.1	1.8	0.04	0.27	5	1.2	Mk
338	54	174	1.2	19	0.0	2.7	0.07	0.07	13	1.3	Ys
435	129	174	2.4	72	0.4	1.4	0.20	0.14	5	1.9	Mk
436	129	175	2.4	72	0.4	1.4	0.20	0.14	5	1.9	Mk
402	36	47	0.6	2	0.0	1.7	0.09	0.04	23	0.6	Mk
164	2	19	0.2	0	0.0	0.2	0.04	0.01	11	0.2	Mk
420	19	54	0.6	9	0.0	1.4	0.10	0.06	5	1.2	Th
384	32	150	2.4	41	0.6	1.9	0.29	0.26	3	1.7	Sm
276	23	135	0.7	44	0.3	0.7	0.08	0.13	12	0.9	Th
348	78	171	0.6	5	6.2	0.4	0.10	0.10	4	1.0	Sm
264	9	165	1.0	27	3.6	1.1	0.15	0.23	10	1.1	Sm
718	71	219	1.4	136	6.3	1.8	0.19	0.22	20	1.1	Ys
324	6	112	1.1	40	6.4	1.6	0.19	0.30	2	1.2	Sm
314	18	211	0.6	22	25.7	3.6	0.13	0.18	2	1.0	Sm
390	29	203	0.5	7	0.8	0.6	0.13	0.13	2	1.6	Sm
363	27	181	0.8	73	19.3	1.3	0.14	0.19	5	1.1	Th
442	20	217	0.6	46	25.6	1.9	0.16	0.18	11	1.4	Sm
312	79	240	0.6	94	0.9	0.6	0.09	0.19	2	1.0	Sm
195	64	200	1.7	191	3.6	2.7	0.07	0.38	2	2.0	Sm
566	51	224	1.8	198	3.0	2.9	0.23	0.35	37	2.3	Sm
482	144	204	2.6	28	0.4	1.6	0.48	0.21	8	2.4	Sm
443	288	308	2.4	88	0.3	0.8	0.28	0.24	19	2.0	Sm
328	171	241	3.2	179	2.1	1.9	0.19	0.29	7	2.0	Sm
343	22	139	0.9	5	0.2	1.1	0.45	0.18	24	1.2	Tf
380	19	156	2.1	14	0.1	1.6	0.08	0.17	26	1.1	Sm
580	66	248	1.5	251	1.0	2.5	0.46	0.27	24	2.2	Sm
562	30	201	1.1	219	0.4	2.3	0.70	0.24	22	1.8	Sm
582	83	209	2.1	147	0.0	3.7	0.09	0.13	18	1.6	Ys
345	148	201	2.9	6	0.2	0.8	0.42	0.17	1	2.0	Sm
527	287	282	3.6	78	0.4	2.2	0.45	0.20	25	1.5	Sm
205	65	64	0.8	72	0.0	0.7	0.05	0.03	9	0.8	Th
461	30	44	1.3	214	0.0	1.4	0.09	0.13	22	0.3	Sm
258	8	70	0.3	8	0.1	0.5	0.13	0.04	23	0.8	Sm
471	29	175	1.3	103	17.4	2.3	0.15	0.20	31	1.3	Ys
870	35	199	1.7	165	0.2	2.3	0.20	0.23	29	2.3	Mk
425	17	146	0.9	29	0.3	1.4	0.49	0.21	13	1.2	Mk
380	32	173	1.0	60	0.1	0.4	0.66	0.18	5	1.4	Ys
469	12	184	0.6	32	0.2	1.1	0.14	0.13	8	1.2	Mk
551	62	222	0.7	133	0.2	1.2	0.15	0.18	16	1.6	Mk
646	100	149	1.4	93	0.4	0.6	0.52	0.22	85	2.3	Mk
516	181	223	2.6	82	0.2	1.3	0.15	0.23	10	2.0	Mk
275	15	171	1.2	26	3.6	1.0	0.15	0.23	1	1.3	Mk

料理名	掲載頁	エネルギー（kcal）	アミノ酸組成によるたんぱく質	脂肪酸のトリアシルグリセロール当量	コレステロール	利用可能炭水化物（質量計）	食物繊維総量	ナトリウム
		kcal	g	g	mg	g	g	mg
煮物 さんまのしょうが煮	163	212	10.5	13.7	41	8.3	1.1	557
おでん	164	244	14.6	7.0	104	23.5	9.8	1670
炒り鶏	165	144	6.4	8.8	27	7.6	3.3	540
じゃがいもとにんじんの炒め煮	166	134	2.0	4.7	0	15.6	9.8	446
野菜の炊き合わせ	167	78	1.9	0.2	0	14.2	3.6	573
じゃがいもの重ね煮	168	109	1.6	4.2	12	10.9	9.4	373
さつまいもとりんごの重ね煮	168	193	0.9	3.7	10	37.4	2.3	45
きんぴらごぼう	169	54	0.7	2.0	0	7.0	2.5	183
ひじきの炒り煮	169	80	2.1	4.6	0	4.9	4.6	414
れんこんとピーマンのきんぴら	170	94	1.5	1.8	0	16.0	1.8	326
こまつなの煮浸し	171	38	2.5	1.6	0	2.0	1.6	253
ほうれんそうの煮浸し	171	32	3.3	0.3	20	2.0	2.2	383
チンゲンサイの煮浸し	171	18	1.0	0.1	0	2.0	1.4	263
わかめの煮浸し	171	23	1.1	0.1	0	3.0	2.3	505
ラタトゥイユ	172	93	1.1	5.9	1	5.7	2.7	356
キャベツのブレゼー	173	92	1.7	6.5	15	5.1	2.2	349
だいこんとえびのあんかけ	174	60	2.9	2.3	15	6.1	1.1	432
蒸し物 蒸し鶏a（香味じょうゆ）	175	132	13.0	6.4	51	4.2	0.5	425
蒸し鶏b（ごまマヨネーズ）	175	156	13.2	8.8	53	4.5	0.5	454
しゅうまい（焼売）	176	199	11.7	8.8	59	16.4	1.6	545
つくねのあんかけソース	177	158	11.2	7.5	67	10.0	2.2	714
生ざけのポシェa（マスタードソース）	178	147	14.5	5.9	48	7.3	0.5	447
生ざけのポシェb（コーンソース）	178	151	15.3	4.2	46	11.8	1.5	519
生ざけのポシェc（マヨネーズソース）	178	170	13.7	10.1	47	5.2	0.5	409
茶碗蒸し	179	60	7.3	2.0	98	2.8	0.3	419
あえ物 ほうれんそうのお浸し	180	20	1.9	0.2	1	0.8	2.2	349
ほうれんそうとえのきのお浸し	180	22	1.8	0.2	0	1.5	2.5	340
しゅんぎくとしめじのお浸し	180	24	1.9	0.1	0	1.9	3.0	345
ほうれんそうのごまあえ	181	50	2.5	2.2	0	2.7	2.7	366
しゅんぎくとキャベツのごまあえ	181	51	2.1	2.1	0	4.5	2.4	409
さやいんげんのごまあえ	181	34	1.4	1.3	0	3.1	1.5	223
ごぼうとさやいんげんのごまがらめ	182	53	1.4	1.3	0	7.4	2.9	238
きゅうりとわかめの酢の物	183	31	1.9	0.1	13	4.4	1.4	679
かぶときゅうりの甘酢あえ	184	36	0.6	0.1	0	6.2	1.2	490
カリフラワーの甘酢あえ	184	41	1.5	0.1	0	5.9	2.2	224
花野菜のごまマヨネーズあえ	185	122	3.5	9.4	5	4.0	3.7	241
ブロッコリーのピーナツあえ	186	48	2.7	2.5	0	2.4	2.5	163
きゅうりともやしのナムル	187	49	1.8	3.1	0	2.6	1.6	414
こまつなともやしのナムル	187	50	2.0	3.1	0	2.3	1.9	409
炒りなます	188	93	1.3	4.2	0	9.8	2.6	403
涼拌黄瓜	189	33	0.7	2.0	0	2.5	0.9	449
涼拌茄子	189	22	0.8	0.0	1	3.3	1.8	297
サラダ グリーンサラダ	190	67	0.6	5.9	0	2.0	1.2	281
コンビネーションサラダ	190	70	0.7	5.9	0	2.6	1.0	347
えびとひじきのマリネ風サラダ	191	129	5.6	5.2	48	12.8	2.2	332
マカロニのマリネ風サラダ	191	167	5.4	7.0	9	18.2	2.6	347
フレッシュカリフラワーのマリネ	192	59	1.2	4.0	0	3.2	1.8	410
にんじんのサラダ	192	152	1.8	10.6	0	10.8	2.4	409
ゆで野菜のサラダ	193	106	2.1	7.4	6	6.1	3.0	193
ごぼうのサラダ	194	91	1.2	6.3	4	5.6	3.1	197
かぼちゃのサラダ	195	122	1.0	7.4	6	11.3	2.5	191

カリウム	カルシウム	リン	鉄	レチノール活性当量	ビタミンD	α-トコフェロール	ビタミンB₁	ビタミンB₂	ビタミンC	食塩相当量	担当
mg	mg	mg	mg	μg	μg	mg	mg	mg	mg	g	
249	29	129	1.1	29	9.6	1.9	0.03	0.21	37	1.4	Ys
1004	153	237	2.3	56	1.5	0.9	0.18	0.23	32	4.3	Mk
282	32	89	0.6	152	0.5	1.2	0.07	0.12	6	1.4	Mk
510	13	68	0.6	140	0.0	0.7	0.12	0.06	30	1.1	Mk
537	21	66	0.6	111	0.3	0.7	0.09	0.09	14	1.5	Mk
493	11	59	0.5	43	0.0	0.3	0.11	0.04	33	0.9	Mk
434	31	43	0.5	27	0.0	1.3	0.10	0.03	25	0.1	Mk
169	22	33	0.4	69	0.0	0.6	0.03	0.03	2	0.4	Mk
580	101	37	0.8	132	0.0	0.9	0.02	0.05	1	1.1	Mk
402	19	72	0.5	9	0.0	1.1	0.09	0.03	55	0.9	Th
433	153	63	2.5	208	0.0	0.8	0.08	0.11	31	0.6	Mk
605	67	90	1.7	292	3.1	1.8	0.10	0.17	28	0.9	Mk
266	72	43	0.9	119	0.1	0.5	0.05	0.08	17	0.7	Mk
322	33	51	0.4	26	0.2	0.0	0.08	0.08	1	1.3	Mk
366	29	48	0.6	35	0.0	1.8	0.07	0.07	37	0.9	Mk
257	54	46	0.4	36	0.1	0.2	0.07	0.05	51	0.9	Mk
241	25	50	0.3	7	0.0	0.2	0.09	0.04	10	1.1	Th
276	41	165	0.6	13	0.1	0.2	0.08	0.09	2	1.1	Mk
272	53	171	0.7	14	0.1	0.7	0.09	0.09	2	1.2	Mk
285	19	122	1.0	14	0.4	0.4	0.40	0.17	4	1.4	Mk
544	118	130	2.6	194	0.3	1.4	0.13	0.26	34	1.8	Ys
356	54	215	0.5	82	22.5	1.0	0.14	0.21	3	1.2	Mk
399	61	226	0.6	80	22.5	1.0	0.14	0.23	4	1.3	Mk
308	21	184	0.5	66	22.4	2.2	0.12	0.16	3	1.1	Mk
186	22	102	0.5	44	1.0	0.5	0.04	0.11	1	1.1	Mk
585	41	50	1.7	280	0.0	1.7	0.09	0.17	28	0.9	Mk
565	36	60	1.7	245	0.1	1.5	0.12	0.18	25	0.8	Mk
406	76	58	1.3	229	0.1	1.5	0.10	0.15	13	0.9	Mk
593	89	70	2.1	280	0.0	1.7	0.11	0.18	28	0.9	Mk
273	107	57	1.1	116	0.0	0.6	0.07	0.08	26	1.0	Mk
155	55	41	0.7	25	0.0	0.1	0.04	0.07	4	0.6	Mk
208	58	53	0.7	12	0.0	0.3	0.05	0.05	3	0.6	Th
269	49	62	0.4	42	0.6	0.3	0.04	0.05	10	1.7	Mk
228	25	24	0.2	6	0.0	0.1	0.03	0.03	14	1.2	Ys
365	27	50	0.4	3	0.0	0.2	0.04	0.07	50	0.6	Ys
323	87	101	1.2	33	0.0	2.4	0.12	0.14	73	0.6	Ys
239	24	68	0.6	65	0.0	1.5	0.08	0.10	56	0.4	Th
129	40	46	0.5	7	0.0	0.2	0.05	0.06	10	1.0	Mk
280	101	54	1.5	105	0.0	0.5	0.07	0.10	21	1.0	Mk
257	51	53	0.6	72	0.0	0.7	0.06	0.04	14	1.0	Mk
168	22	32	0.3	22	0.0	0.2	0.03	0.03	11	1.1	Mk
191	16	30	0.3	7	0.0	0.2	0.04	0.05	3	0.8	Mk
199	29	27	0.3	24	0.0	1.1	0.04	0.03	15	0.7	Mk
169	15	27	0.4	22	0.0	1.2	0.04	0.03	10	0.9	Mk
285	78	81	0.9	12	0.0	1.0	0.02	0.03	0	0.8	Ys
230	79	114	2.6	37	0.0	1.0	0.09	0.07	8	0.9	Ys
238	16	41	0.4	2	0.0	0.4	0.04	0.06	42	1.0	Tf
265	28	50	0.6	346	0.0	0.7	0.07	0.05	3	1.0	Tf
324	27	61	0.6	127	0.0	2.2	0.08	0.11	55	0.5	Mk
230	55	52	0.8	89	0.0	1.4	0.05	0.04	5	0.5	Mk
322	15	37	0.4	202	0.0	4.3	0.06	0.06	28	0.5	Mk

	料理名	掲載頁	エネルギー（kcal）	アミノ酸組成によるたんぱく質	脂肪酸のトリアシルグリセロール当量	コレステロール	利用可能炭水化物（質量計）	食物繊維総量	ナトリウム
			kcal	g	g	mg	g	g	mg
サラダ	きのこのサラダ	196	83	1.3	6.5	0	2.5	2.6	326
	ポテトサラダ	197	163	1.7	11.3	6	9.0	7.9	325
	切干しだいこんのサラダ	198	46	1.7	1.1	8	6.1	2.3	312
	春雨サラダ	199	102	4.1	2.1	10	14.3	2.1	418
	ひじきのサラダ	200	60	1.2	3.9	0	3.6	2.6	302
	ビーンズサラダ	201	118	3.4	6.3	0	8.8	5.9	275
	フルーツサラダ	202	165	1.1	11.3	10	13.7	1.1	118
漬物	即席漬（かぶ）	203	14	0.3	0.1	0	2.4	1.1	276
	即席漬（キャベツ，きゅうり）	203	12	0.6	0.1	0	2.0	1.1	276
	即席漬（だいこん）	203	11	0.3	0.0	0	1.8	1.0	310
	だいこんの柚香漬	204	17	0.2	0.0	0	3.2	0.9	429
	即席ピクルス	205	42	0.4	3.0	0	2.6	0.8	277
汁物	みそ汁（豆腐とわかめ）	206	39	3.1	1.7	0	2.3	0.9	515
	みそ汁（こまつなと油揚げ）	206	40	2.6	2.3	0	1.9	0.9	528
	豆腐としめじのすまし汁	207	20	1.7	0.7	0	1.2	0.9	400
	けんちん汁	208	53	2.1	2.8	0	4.1	1.9	473
	豚汁	209	93	5.7	3.8	14	7.6	2.6	814
	あさりと野菜のスープ煮	210	51	1.6	1.6	8	5.7	3.6	619
	イタリア風野菜スープ	211	102	2.3	5.5	4	9.0	3.2	408
	じゃがいものポタージュ（ポテトのピュレ）	212	150	2.5	9.1	19	11.0	6.6	395
	クラムチャウダー	213	141	3.7	8.8	25	10.3	2.5	677
	かきたま汁	214	31	2.1	1.4	56	2.7	0.1	481
	中国風卵スープ	214	43	2.7	1.9	74	3.2	0.7	542
	玉米湯（スイートコーンスープ）	215	58	0.9	2.2	0	7.9	1.5	481
	中華風はくさいスープ	215	51	2.2	2.6	7	4.1	1.0	403
	チゲ風肉だんご	216	206	10.5	8.5	38	18.6	4.6	500
炊飯	赤飯	217	303	6.4	1.4	0	65.0	2.0	312
	炊きおこわ	217	302	6.2	1.4	0	64.2	2.0	313
	混ぜご飯（菜飯）	218	317	5.3	1.2	0	68.5	1.3	542
	混ぜご飯（さけご飯）	218	354	5.0	1.0	0	70.1	0.6	548
	ライスグラタン	219	489	15.9	16.7	53	65.5	3.0	923
	五目鶏飯	220	409	10.5	5.8	15	74.4	2.7	688
	ちらしずし	221	487	15.4	4.2	161	90.8	3.9	999
	カレーライス	222	769	22.5	29.2	53	95.6	9.7	1516
	ハヤシライス	223	593	20.2	16.6	44	85.8	4.1	1351
	ドライカレー	224	558	13.8	19.5	56	78.3	2.5	1017
	いわしのかば焼き風どんぶり	225	481	15.7	8.9	40	80.5	1.2	604
	えびとほたてがいのピラフ	226	536	15.5	14.4	79	82.2	2.0	1088
	さばのココナッツみそカレーライス	227	618	18.0	21.5	37	84.1	3.2	516
パン類	ホットドッグ（ソーセージ）	228	270	7.1	14.0	18	28.1	1.4	641
	ホットドッグ（卵）	228	260	7.3	14.2	120	25.3	1.1	429
	ホットドッグ（かぼちゃ）	228	220	5.4	6.7	6	32.8	3.1	449
	フィッシュバーガー	229	504	18.7	29.5	102	39.9	1.7	812
	ピザトースト（ミックス）	230	339	12.8	17.8	30	29.4	2.6	959
	ピザトースト（シーフード）	230	325	17.5	13.1	124	31.3	2.2	771
麺類	五目うどん	231	361	13.5	4.7	95	59.3	4.4	1956
	五目あんかけ焼きそば	232	543	21.7	21.0	74	61.2	7.8	1441
	スパゲティミートソース	233	597	20.4	22.9	37	72.5	6.4	1049
	シーフードスパゲティ（ホワイトソース）	234	611	22.3	22.3	120	75.0	6.4	1316
	マカロニグラタン	235	332	13.7	18.1	52	26.2	2.7	634

カリウム	カルシウム	リン	鉄	レチノール活性当量	ビタミンD	α-トコフェロール	ビタミンB₁	ビタミンB₂	ビタミンC	食塩相当量	担当
mg	mg	mg	mg	μg	μg	mg	mg	mg	mg	g	
270	15	61	0.4	15	0.4	0.6	0.09	0.13	3	0.8	Mk
455	20	62	0.7	126	0.0	2.1	0.10	0.05	28	0.8	Mk
400	65	49	0.4	28	1.2	0.1	0.05	0.03	4	0.8	Th
238	23	69	0.7	20	0.9	0.5	0.05	0.07	23	1.1	Ys
280	42	23	0.4	82	0.0	0.8	0.03	0.05	4	0.8	Mk
278	34	72	0.9	18	0.0	1.2	0.11	0.04	7	0.7	Mk
226	28	37	0.4	28	0.0	2.3	0.04	0.05	10	0.3	Mk
157	18	16	0.1	0	0.0	0.1	0.02	0.02	16	0.7	Mk
128	27	18	0.2	14	0.0	0.1	0.02	0.02	22	0.7	Mk
162	27	14	0.3	17	0.0	0.2	0.02	0.02	9	0.8	Mk
147	15	11	0.1	0	0.0	0.0	0.01	0.01	9	1.1	Mk
165	16	20	0.2	9	0.0	0.8	0.02	0.02	31	0.7	Mk
142	40	66	0.8	4	0.0	0.1	0.03	0.04	1	1.4	Sm
179	64	54	1.1	52	0.0	0.3	0.04	0.04	8	1.3	Sm
217	21	55	0.4	8	0.1	0.0	0.07	0.06	0	1.0	Sm
265	40	55	0.5	104	0.1	0.4	0.06	0.05	5	1.2	Sm
334	46	112	1.0	70	0.0	0.4	0.21	0.09	8	2.1	Ys
295	25	47	0.8	130	0.3	1.0	0.07	0.10	48	1.6	Ys
262	16	56	0.4	116	0.0	0.7	0.10	0.04	15	1.0	Sm
388	56	86	0.4	50	0.2	0.3	0.09	0.10	21	1.0	Sm
253	70	92	1.0	111	0.2	0.5	0.08	0.12	10	1.7	Sm
147	14	51	0.3	40	0.6	0.2	0.03	0.08	0	1.3	Sm
94	17	47	0.5	119	1.0	0.4	0.02	0.10	1	1.4	Sm
108	4	26	0.3	38	0.2	0.1	0.02	0.05	5	1.2	Ys
196	81	70	0.2	60	0.4	0.2	0.04	0.12	9	1.0	Ys
729	65	151	1.6	190	0.2	1.2	0.46	0.20	36	1.2	Ys
194	22	117	0.7	0	0.0	0.2	0.15	0.03	0	0.8	Sm
191	22	115	0.9	0	0.0	0.1	0.13	0.03	0	0.8	Sm
164	47	103	1.3	50	0.0	0.7	0.10	0.04	8	1.4	Sm
93	15	92	0.8	12	0.0	0.1	0.08	0.02	0	1.4	Sm
544	152	275	1.6	91	0.6	1.8	0.46	0.36	48	2.3	Ys
289	41	175	1.3	86	0.2	0.7	0.13	0.10	4	1.7	Sm
561	71	293	2.1	176	1.1	1.6	0.22	0.20	26	2.6	Sm
886	53	313	2.8	215	0.2	3.0	0.74	0.27	26	3.8	Sm
764	44	273	2.5	172	0.3	3.1	0.23	0.27	13	3.4	Sm
428	33	179	1.9	194	0.3	1.4	0.47	0.16	10	2.6	Sm
339	57	248	2.3	19	19.2	2.3	0.11	0.28	16	1.5	Sm
470	131	310	2.1	87	0.4	1.6	0.16	0.29	6	2.7	Sm
665	26	288	2.5	135	3.1	3.5	0.27	0.28	42	1.3	Tf
163	27	107	0.8	6	0.5	1.1	0.16	0.08	15	1.6	Sm
106	39	96	1.1	63	1.1	2.4	0.06	0.14	2	1.1	Sm
272	60	102	0.8	184	0.3	3.1	0.08	0.10	16	1.1	Sm
331	139	324	1.3	77	1.8	4.6	0.14	0.22	1	2.1	Sm
307	147	239	1.2	81	0.6	2.0	0.20	0.21	11	2.4	Sm
375	171	330	2.6	80	0.5	2.9	0.12	0.14	7	1.9	Sm
476	77	210	1.6	57	1.0	0.9	0.14	0.24	4	5.0	Sm
622	82	261	1.9	147	0.3	2.8	0.34	0.44	33	3.7	Sm
619	63	221	2.7	36	0.1	3.4	0.42	0.21	8	2.7	Sm
639	152	364	1.9	53	0.5	4.2	0.29	0.27	34	3.3	Sm
297	138	204	0.9	91	0.4	1.2	0.13	0.23	4	1.6	Sm

	料理名	掲載頁	エネルギー（kcal）	アミノ酸組成によるたんぱく質	脂肪酸のトリアシルグリセロール当量	コレステロール	利用可能炭水化物（質量計）	食物繊維総量	ナトリウム
			kcal	g	g	mg	g	g	mg
デザート	りんごのコンポート	236	94	0.2	0.0	0	21.6	1.8	1
	洋なしのコンポート	236	53	0.2	0.1	0	11.2	0.9	2
	タピオカ入りココナッツミルク a	237	131	2.1	5.3	5	18.2	1.1	24
	タピオカ入りココナッツミルク b	237	144	2.3	5.8	7	20.0	1.1	35
	カスタードプディング	238	126	4.0	4.5	99	17.6	0.0	59
	ブラマンジェ a（オレンジソース）	239	105	4.2	2.8	10	15.9	0.1	39
	ブラマンジェ b（ピーチソース）	239	104	4.2	2.8	10	15.4	0.2	39
	ブラマンジェ c（いちごソース）	239	110	4.3	2.8	10	16.6	0.3	38
	ブラマンジェ d（ブルーベリーソース）	239	108	4.2	2.8	10	16.6	0.4	38
	豆乳ブラマンジェ黒豆と柿のアマレット風	240	98	3.2	3.2	5	10.8	1.0	37
	奶乳豆腐	241	92	1.4	1.4	5	18.2	0.8	18
	オレンジゼリー	242	67	1.9	0.1	0	14.7	0.1	6
	レモンゼリー	242	69	1.8	0.0	0	15.2	0.2	6
	フルーツゼリー（ゼラチン）	243	58	1.1	0.0	0	12.8	0.4	4
	フルーツゼリー（寒天）	243	55	0.2	0.0	0	12.8	0.6	2
	マスカットクラッシュゼリー	244	58	1.9	0.1	0	12.8	0.2	6
	コーヒーゼリー	245	66	0.3	2.2	4	10.2	2.4	10
	ワインゼリー	245	51	0.0	0.0	0	10.0	2.4	5
	トマトゼリー	246	82	2.2	0.1	0	17.8	0.6	9
	芋ようかん	247	74	1.4	1.3	4	13.7	1.0	19
スチームコンベクションオーブン	赤飯	248	395	8.7	1.7	0	83.8	4.3	390
	焼そば	248	307	13.5	4.8	82	48.6	6.1	979
	焼きかつ	249	185	13.7	8.5	62	12.9	0.5	188
	鶏肉のから揚げ風	249	219	15.3	14.1	80	7.4	0.0	251
	おでん	250	212	16.2	9.2	196	14.2	2.5	1579
	ロール白菜	250	322	16.0	16.9	75	23.4	5.9	1025
	冷凍かぼちゃ甘煮	251	126	2.0	0.2	0	25.2	5.0	348
	卵豆腐	251	73	5.8	4.7	185	2.0	0.0	348
	ラタトゥイユ	252	60	0.9	3.5	1	5.1	1.8	236
	大学いも	252	195	1.3	0.9	0	43.5	2.3	154
	さつまいもまんじゅう	253	152	1.9	0.3	0	33.9	1.5	67
	タピオカココナッツミルク	253	112	2.0	3.7	6	17.2	0.8	30
真空調理	かぼちゃの煮物	254	136	2.1	0.2	0	29.1	3.5	807
	高野豆腐の含め煮	254	112	8.6	5.2	0	5.3	0.5	719
	ひじきの五目煮	255	129	5.7	4.0	0	8.0	16.4	986
	切干しだいこん煮付け	255	169	5.2	2.7	0	22.9	8.0	995
	ふろふきだいこん	256	15	0.4	0.0	0	2.8	0.9	321
	さつまいものレモン煮	256	155	1.1	0.1	0	35.1	2.4	32
	くりきんとん	257	100	0.5	0.1	0	23.2	0.9	4
	金時豆甘煮	257	69	3.5	0.3	0	10.8	3.9	13
	マッシュポテト	258	230	4.5	16.7	42	10.5	8.9	188
	ほたてがゆ	258	313	9.7	0.7	19	65.1	0.5	533
	鴨のロースト	259	330	12.5	31.0	86	0.2	0.0	230
	ローストビーフ	259	248	15.1	18.8	69	4.5	0.0	244
	チキンの煮込みプロバンサル風	260	237	12.5	11.6	72	18.8	3.3	275
	煮込みハンバーグ	260	402	21.2	19.9	71	32.6	3.5	1031
	手羽先とたまごの照り煮	261	234	14.1	11.8	246	14.9	0.0	862
	八幡巻き	261	174	19.7	6.0	80	8.7	0.5	493
	豚バラとだいこんのやわらか煮	262	317	9.8	24.4	49	12.6	0.5	727
	さんまのしょうが煮	262	281	15.0	20.4	61	8.9	0.0	384

カリウム	カルシウム	リン	鉄	レチノール活性当量	ビタミンD	α-トコフェロール	ビタミンB₁	ビタミンB₂	ビタミンC	食塩相当量	担当
mg	mg	mg	mg	μg	μg	mg	mg	mg	mg	g	
132	9	14	0.1	1	0.0	0.2	0.03	0.01	12	0.0	Mk
52	8	5	0.1	0	0.0	0.2	0.01	0.02	8	0.0	Mk
222	59	65	0.3	20	0.1	0.5	0.03	0.07	13	0.0	Mk
238	76	77	0.4	20	0.1	0.5	0.03	0.10	12	0.1	Mk
93	56	80	0.4	73	1.1	0.4	0.03	0.15	0	0.2	Mk
132	90	76	0.1	36	0.2	0.2	0.04	0.12	3	0.1	Mk
132	89	76	0.1	33	0.2	0.3	0.03	0.12	1	0.1	Mk
154	92	81	0.1	31	0.2	0.2	0.04	0.12	13	0.1	Mk
128	89	76	0.1	31	0.2	0.3	0.04	0.12	1	0.1	Mk
186	61	69	0.7	22	0.1	1.0	0.06	0.07	14	0.1	Tf
113	50	42	0.1	19	0.1	0.3	0.03	0.07	12	0.0	Mk
114	6	11	0.1	2	0.0	0.2	0.04	0.01	25	0.0	Mk
13	4	1	0.0	0	0.0	0.1	0.01	0.00	8	0.0	Mk
47	3	4	0.2	8	0.0	0.3	0.02	0.01	4	0.0	Mk
47	4	4	0.2	8	0.0	0.3	0.02	0.01	4	0.0	Mk
15	2	3	0.1	0	0.0	0.1	0.01	0.01	1	0.0	Th
41	13	13	0.2	10	0.0	0.0	0.00	0.02	0	0.0	Mk
12	4	2	0.3	0	0.0	0.0	0.00	0.00	0	0.0	Mk
211	8	20	0.2	19	0.0	0.5	0.05	0.02	15	0.0	Ys
184	50	46	0.2	14	0.1	0.4	0.04	0.06	8	0.0	Ys
297	28	158	1.1	0	0.0	0.2	0.20	0.05	0	1.0	Yk
457	77	183	1.6	78	0.1	1.6	0.09	0.27	24	2.5	Hk
269	8	160	0.7	11	0.2	0.4	0.65	0.17	1	0.5	Hk
268	6	157	0.6	36	0.4	0.9	0.09	0.14	3	0.7	Hk
533	145	230	2.4	106	2.4	1.2	0.11	0.28	9	4.0	Hk
889	193	275	2.8	66	0.3	1.4	0.19	0.25	49	2.5	Tf
545	32	66	0.7	372	0.0	5.0	0.08	0.12	41	0.9	Tf
107	25	94	0.8	105	1.9	0.7	0.04	0.19	0	0.9	Hk
249	17	33	0.4	28	0.0	1.3	0.06	0.05	41	0.6	Hk
494	49	57	0.7	2	0.0	1.5	0.12	0.05	29	0.4	Yk
181	33	52	0.3	1	0.0	0.4	0.06	0.01	9	0.2	Tf
116	58	59	0.3	19	0.2	0.1	0.02	0.08	1	0.1	Hk
516	20	72	0.7	330	0.0	4.9	0.08	0.12	43	2.1	Yk
69	106	160	1.3	21	0.0	0.3	0.01	0.02	0	1.9	Yk
2004	343	90	2.4	177	0.0	1.7	0.04	0.15	1	2.6	Yk
943	132	120	1.3	41	1.3	0.1	0.12	0.20	7	2.5	Yk
175	17	21	0.2	0	0.0	0.0	0.02	0.01	8	0.8	Yk
530	40	52	0.7	2.2	0.0	1.7	0.12	0.04	32	0.0	Yk
156	12	17	0.3	0.9	0.0	0.5	0.04	0.02	9	0.0	Yk
280	28	74	1.2	0	0.0	0.0	0.13	0.03	0	0.0	Yk
428	77	105	0.5	114	0.1	0.3	0.10	0.09	28	0.5	Yk
534	39	205	0.9	16	0.0	0.5	0.12	0.10	1	1.4	Yk
224	5	132	1.9	46	1.0	0.4	0.24	0.35	1	0.6	Yk
301	4	150	1.2	10	0.4	0.9	0.07	0.20	1	0.6	Yk
827	45	152	1.4	82	0.4	4.3	0.19	0.14	12	0.7	Yk
769	63	260	2.6	27	0.9	0.9	0.45	0.35	7	2.7	Yk
222	37	176	1.3	109	1.5	0.9	0.07	0.23	1	2.2	Yk
464	15	242	0.6	96	0.1	0.4	0.12	0.14	5	1.3	Yk
309	15	119	0.7	8	0.4	0.4	0.37	0.12	5	1.8	Yk
200	27	171	1.3	14	14.4	1.5	0.01	0.26	0	1.0	Yk

	料理名	掲載頁	エネルギー（kcal）	アミノ酸組成によるたんぱく質	脂肪酸のトリアシルグリセロール当量	コレステロール	利用可能炭水化物（質量計）	食物繊維総量	ナトリウム
			kcal	g	g	mg	g	g	mg
真空調理	煮たまご	263	98	7.0	5.4	228	4.2	0.0	290
	さばのみそ煮	263	186	13.7	9.6	43	9.7	0.5	628
	こまつなときのこのお浸し	264	29	2.2	0.2	0	2.7	3.7	200
	シーフードのマリネ	264	220	12.9	15.4	121	6.2	1.0	448
	やわらかりんごのコンポート	265	85	0.1	0.0	0	19.4	1.3	0
	しゃきしゃきりんごのコンポート	265	85	0.1	0.0	0	19.4	1.3	0
	いちごのミルク煮バニラ風味	266	92	2.2	2.1	5	15.5	1.1	23
	アングレーズソース	266	82	2.6	4.4	148	7.8	0.0	19
	オレンジゼリー	267	92	1.8	0.0	0	21.2	0.2	7
	トマト風味のゼリー寄せ	267	39	4.7	0.2	0	4.2	0.9	191
クックチルシステム・ニュークックチルシステム	鶏肉のトマト煮	268	141	13.2	4.9	51	9.3	1.7	417
	ミートソース	268	197	8.7	12.2	35	12.2	1.5	665
	かにたま	269	224	15.2	14.2	391	6.8	1.0	539
	ぎせい豆腐	269	170	8.6	10.2	93	9.3	2.0	504
	麻婆豆腐	269	226	16.1	13.5	23	7.9	2.4	828
	さばの照り焼き	269	178	12.8	9.0	43	9.8	0.0	391
	切干しだいこんの煮物	270	121	1.8	4.0	0	16.8	5.0	444
	きんぴらごぼう	270	72	0.9	2.6	0	8.8	3.3	241
	かぼちゃの含め煮	270	97	1.4	0.2	0	20.4	3.5	370
	ポテトコロッケ	270	318	9.5	18.4	60	23.0	9.9	298
	タンドリーチキン	271	124	12.5	7.0	69	2.5	0.1	343

カリウム	カルシウム	リン	鉄	レチノール活性当量	ビタミンD	α-トコフェロール	ビタミンB₁	ビタミンB₂	ビタミンC	食塩相当量	担当
mg	mg	mg	mg	μg	μg	mg	mg	mg	mg	g	
94	30	109	1.0	102	1.5	0.7	0.04	0.20	0	0.7	Yk
277	17	175	1.3	26	3.6	1.0	0.15	0.23	1	1.6	Yk
678	174	89	3.1	329	0.7	1.0	0.16	0.22	40	0.5	Yk
370	41	237	1.4	28	0.1	3.1	0.08	0.16	30	1.1	Yk
112	3	12	0.1	1	0.0	0.1	0.02	0.00	4	0.0	Yk
112	3	12	0.1	1	0.0	0.1	0.02	0.00	4	0.0	Yk
223	76	77	0.2	29	0.1	0.4	0.04	0.10	47	0.1	Yk
57	50	93	0.6	94	1.5	0.6	0.04	0.10	0	0.0	Yk
140	9	12	0.3	65	0.0	0.4	0.08	0.05	36	0.0	Yk
295	10	23	0.4	27	0.0	0.8	0.05	0.04	12	0.5	Yk
454	17	173	0.7	43	0.1	1.1	0.12	0.12	14	1.1	Tf
435	20	86	1.4	31	0.1	2.0	0.25	0.14	8	1.7	Tf
209	73	215	1.7	283	4.0	2.6	0.08	0.41	2	1.4	Tf
194	87	126	1.7	126	1.1	1.1	0.11	0.16	2	1.3	Tf
345	156	197	3.0	6	0.1	0.7	0.36	0.15	3	2.1	Tf
253	6	163	0.9	26	3.6	0.9	0.15	0.23	1	1.0	Tf
792	108	57	0.7	180	0.0	0.6	0.09	0.06	7	1.1	Tf
221	28	42	0.4	108	0.0	0.7	0.04	0.04	2	0.6	Tf
476	17	49	0.5	330	0.0	4.9	0.07	0.10	43	0.9	Tf
567	20	128	1.2	24	0.5	1.9	0.34	0.14	30	0.7	Tf
261	12	151	0.6	16	0.2	1.1	0.09	0.15	2	0.9	Em

文　献

1) 三好恵子，笹島道雄，谷武子，殿塚婦美子：栄養学雑誌，49，193〜204（1991）

2) 松浦宏之，野口典子，小林啓子：家政誌，20，3（1969）

3) 早川利郎，伊賀上郁夫：農化誌，53，8，9（1979）

4) 貝沼やす子：調理科学（調理科学研究会編），246，光生館（1984）

5) 高橋ひろ子，鈴木久乃：女子栄養大学紀要，16，35（1985）

6) ニチワ電機株式会社：ニチワ電機株式会社のレジュメ

7) 五月女格，坂本晋子，竹中真紀子，小笠原幸雄，名達義剛，五十部誠一郎：日本食品工学会誌，6，229〜236（2005）

8) 五十部誠一郎，小笠原幸雄，根岸由紀子，殿塚婦美子：日本食品科学工学会誌，58(8)，351〜358（2011）

9) 直井婦美子，鈴木久乃：第18回日本栄養改善学会講演集，270（1971）

10) 小林ひろ子，三好恵子，殿塚婦美子：第23回日本栄養改善学会講演集，318（1976）

11) 直井婦美子，吉松藤子：家政誌，23(2)，110〜115（1972）

12) 浅草すみ，渡辺久子，秋山房雄：栄養学雑誌，39，193（1981）

13) 三好恵子，谷武子，殿塚婦美子：栄養学雑誌，53，103〜110（1995）

14) 殿塚婦美子，笹島道雄：第31回日本栄養改善学会講演集，425（1984）

15) 上柳富美子：家政誌，35，371〜378（1984）

16) 岡村喜美：家庭科教育学会誌，23（1960）

17) 鈴木久乃，直井婦美子，渡辺美智子：女子栄養大学紀要，5，49〜54（1974）

18) 笹島道雄，殿塚婦美子：第31回日本栄養改善学会講演集，424（1984）

19) 笹島道雄，殿塚婦美子：第32回日本栄養改善学会講演集，508（1985）

20) 沼倉久枝，白木まさ子，寺元芳子，大石みどり：家政誌，32，150〜155（1981）

21) 玉置光：ゆで卵，39（1967）

22) 殿塚婦美子：調理科学会誌，28，129〜135（1995）

23) 直井婦美子，松元文子：家政誌，24，710〜715（1973）

24) 直井婦美子，吉松藤子：家政誌，23，110〜115（1972）

25) 直井婦美子，吉松藤子：家政誌，22，164〜168（1971）

26) 香西みどり，長尾慶子，松裏容子，平野悦子，島田淳子：家政誌，37，533（1986）

27) 渕上倫子：家政誌，38，465〜473（1987）

28) 清水亘：水産利用学，63，金原出版（1985）

29) 下村道子，島田邦子，鈴木多香枝：家政誌，27，486（1976）

30) 冨岡和子，遠藤金次：家政誌，45，595〜601（1994）

31) 畑江敬子，青柿節子，吉松藤子，川中郁子，留目幸子：家政誌，32，515〜520（1981）

32) 冨岡和子，梁善雄，遠藤金次：家政誌，44，11〜16（1993）

33) 井上幸作：西洋料理・基本と応用，107，柴田書店（1968）

34) 荒田勇作：荒田西洋料理（スープ，ソース編），154，柴田書店（1965）

35) 三好恵子，谷武子，伊藤至乃，堤ちはる，殿塚婦美子：調理科学，25，127（1992）

36) 未発表

37) 畑江敬子，島田淳子，吉松藤子：家政誌，30，441（1979）

38) 殿塚婦美子，谷武子：調理科学会誌，28，14〜19（1995）

39) 松田和雄：澱粉科学ハンドブック（二国二郎監修），63，朝倉書店（1977）

40) 畑江敬子，飯渕貞明，長尾慶子：調理科学講座2（島田淳子他編），39，朝倉書店（1993）

41) 渋川祥子：食品加熱の科学（渋川祥子編），115，朝倉書店（1996）

42）大西復治：食品機械装置，No.10，65（1990）

43）松元文子編著：新版調理学，71，光生館（1979）

44）菊地由美子，照井真紀子，太田和枝他：第36回日本栄養改善学会講演集，541（1989）

45）韓順子，柳沢幸江，村田安代，寺元芳子：家政誌，40，1057〜1064（1989）

46）布施静子，富江ハス子，松元文子：家政誌，28，264（1977）

47）山脇芙美子，松元文子：家政誌，14，160（1963）

48）山脇芙美子，松元文子：家政誌，15，249（1964）

49）渋川祥子：調理科学，22，108（1989）

50）渋川祥子：食品加熱の科学（渋川祥子編），124，朝倉書店（1996）

51）渋川祥子：調理科学，22，264（1989）

52）三田コト，西内久，松元文子：家庭科教育学会誌，16，79〜84（1975）

53）直井婦美子，鈴木久乃：女子栄養大学紀要，4，55〜62（1973）

54）川端晶子：家政誌，13，56（1962）

55）太田静行，妻鹿絢子，渋江暉子：油化学，15，533（1966）

56）島田キミエ：家政誌，17，11（1966）

57）杉山法子，佐藤文代，福島晴子：栄養学雑誌，23，113（1965）

58）松本睦子，吉松藤子：調理科学，16，40（1983）

59）大澤はま子，中浜信子：家政誌，24，359（1973）

60）野呂陽子，村田安代，殿塚婦美子他：第24回日本栄養改善学会講演集，334（1977）

61）福井裕美，薄木理一郎，金田尚志：調理科学，11，139（1978）

62）三好恵子，谷武子，殿塚婦美子：第28回日本栄養改善学会講演集，331（1981）

63）吉田企世子，鈴木久乃，島野ひな子：第18回日本栄養改善学会講演集，297（1971）

64）松元文子編著：調理学8，148，光生館（1972）

65）野呂陽子，直井婦美子，鈴木久乃：第21回日本栄養改善学会講演集，437（1974）

66）直井婦美子，新巻英子，鈴木久乃：第22回日本栄養改善学会講演集，401（1975）

67）高橋ひろ子，殿塚婦美子，鈴木久乃：第26回日本栄養改善学会講演集，327（1979）

68）片山喜美子，斉藤貴美子，高木和男：栄養学雑誌，31，145（1983）

69）吉松藤子：家政誌，5，359（1954）

70）吉松藤子，沢田佑子：家政誌，16，335（1965）

71）吉松藤子：調理科学，9，188（1976）

72）平田裕子，脇田美佳，長野美根，畑江敬子，島田淳子：家政誌，40，891（1989）

73）伊藤清枝，角田信子：家政誌，16，16（1965）

74）三好恵子，谷武子，殿塚婦美子：第40回日本栄養改善学会講演集，525（1993）

75）松本仲子，加藤尚已，甲田道子，菅原龍幸：家政誌，40，883（1989）

76）安達町子：調理科学，27，282〜285（1994）

77）三田コト，青柿節子，吉松藤子：家政誌，33，255（1982）

78）中川喜久代，鈴木久乃，直井婦美子：第17回日本栄養改善学会講演集，320（1970）

79）三好恵子，殿塚婦美子，高橋ひろ子他：第25回日本栄養改善学会講演集，320（1978）

80）殿塚婦美子，谷武子，松本仲子：栄養学雑誌，40（2），69〜77（1982）

81）田中良之訳：感覚心理学（現代心理学入門6），20〜21，岩波書店（1966）

82）松本仲子，中屋澄子，上田フサ：家政誌，22（2），16〜19（1971）

83）山口蒼生子，鈴木久乃：第21回日本栄養改善学会講演集，418（1974）

84）貝沼やす子，長尾慶子，畑江敬子，島田淳子：調理科学，23，419（1990）

85）松元文子他：家政誌，22（1），29〜34（1971）

86) 殿塚婦美子, 笹島道雄, 松本仲子, 鈴木久乃：栄養学雑誌, 41, 217〜225 (1983)

87) 貝沼やす子, 関千恵子：家政誌, 34, 690〜697 (1983)

88) 貝沼やす子：家政誌, 28, 194 (1977)

89) 貝沼やす子：調理科学, 27, 287 (1994)

90) 関千恵子, 貝沼やす子：家政誌, 37, 93〜99 (1986)

91) 松元文子, 関千恵子, 津田真由美：家政誌, 18, 158 (1967)

92) 江間章子, 貝沼やす子：家政誌, 43, 897 (1992)

93) 池上茂了, 村田安代, 渡辺信子：家政誌, 24, 370 (1973)

94) 関千恵子, 松元文子：家政誌, 20, 29〜34 (1969)

95) 関千恵子, 松元文子：家政誌, 20, 498 (1969)

96) 殿塚婦美子他：日本食生活学会誌 9, 4, 51〜57 (1999)

97) 殿塚婦美子：女子栄養大学栄養科学研究所年報, 15, 94 (2002)

98) 渋川祥子：食品加熱の科学（渋川祥子編）, 137, 朝倉書店 (1996)

99) 殿塚婦美子他：日本食生活学会誌 10, 4, 36〜44 (2000)

100) 殿塚婦美子他：日本食生活学会誌 11, 150〜158 (2000)

101) 殿塚婦美子他：日本食生活学会誌 12, 127〜133 (2001)

102) 新調理システム推進協会：新調理システムのすべて, 日経BP社 (2000)

103) 三好恵子, 谷武子, 畑中恵子, 殿塚婦美子：女子栄養大学紀要, 30, 127〜134 (1999)

104) 三信化工株式会社HP：「耐熱メラミンとの材質・性能比較一覧表」
   http://www.sanshin-kako.co.jp/products/hot_club.shtml

105) 檜作進：調理科学, 3, 4 (1970)

106) 花田朋美, 中村アツコ：東京家政学院大学紀要, 44 (2004)

Memo

Memo

Memo

〈編　集〉殿塚婦美子　　　　〈執　筆〉殿塚婦美子
　　　　女子栄養大学 名誉教授　　　　　前掲

　　　　　　　　　　　　　　　　　三好恵子
　　　　　　　　　　　　　　　　　女子栄養大学短期大学部 教授

　　　　　　　　　　　　　　　　　笹島道雄
　　　　　　　　　　　　　　　　　元二葉栄養専門学校 講師

　　　　　　　　　　　　　　　　　山部秀子
　　　　　　　　　　　　　　　　　札幌保健医療大学 教授

　　　　　　　　　　　　　　　　　辻ひろみ
　　　　　　　　　　　　　　　　　東洋大学 教授

　　　　　　　　　　　　　　　　　堀端　薫
　　　　　　　　　　　　　　　　　女子栄養大学 准教授

　　　　　　　　　　　　　　　　　吉永和美
　　　　　　　　　　　　　　　　　ニチワ電機株式会社　コンサルティング部

　　　　　　　　　　　　　　　　　榎本真理
　　　　　　　　　　　　　　　　　順天堂大学医学部附属順天堂医院 栄養部 課長補佐

　　　　　　　　　　　　　　　　　奥田静男
　　　　　　　　　　　　　　　　　株式会社　食域改良研究所 代表取締役

　　　　　　　　　　　　　　　　　長田早苗
　　　　　　　　　　　　　　　　　女子栄養大学短期大学部 准教授

改訂新版　**大量調理**　—品質管理と調理の実際—

1997 年 3 月 24 日	第 1 版第 1 刷発行
1998 年 4 月 1 日	第 1 版第 2 刷発行
2000 年 3 月 31 日	第 1 版第 3 刷発行
2002 年 10 月 20 日	第 2 版第 1 刷発行
2004 年 4 月 1 日	第 2 版第 2 刷発行
2006 年 3 月 30 日	第 3 版第 1 刷発行
	（改訂新版）
2007 年 3 月 1 日	第 3 版第 2 刷発行
2008 年 11 月 1 日	第 3 版第 3 刷発行
2011 年 3 月 1 日	第 3 版第 4 刷発行
2011 年 10 月 1 日	第 3 版第 5 刷発行
2012 年 7 月 1 日	第 4 版第 1 刷発行
2014 年 3 月 10 日	第 4 版第 2 刷発行
2016 年 9 月 1 日	第 4 版第 3 刷発行
2020 年 1 月 10 日	第 5 版第 1 刷発行
2022 年 5 月 1 日	第 5 版第 2 刷発行

編　者　　殿　塚　婦美子
発行者　　百　瀬　卓　雄
発行所　　株式会社 学建書院
〒 112-0004　東京都文京区後楽 1-1-15-3 F
　　　　　　TEL　(03)3816-3888
　　　　　　FAX　(03)3814-6679
　　　　　　http://www.gakkenshoin.co.jp
　　　　印 刷 所　　あづま堂印刷㈱
　　　　製 本 所　　㈲皆川製本所

保育園 学校給食 事業所給食 高齢者施設

大量調理にかかわる 栄養士，調理師必携

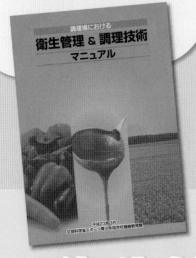

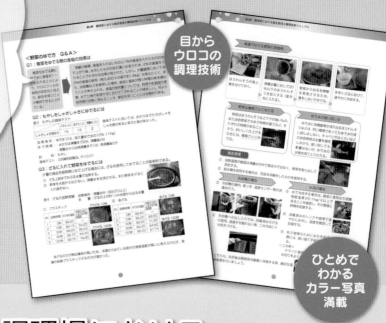

目から ウロコの 調理技術

ひとめで わかる カラー写真 満載

調理場における
衛生管理＆調理技術 マニュアル

編纂 平成23年3月文部科学省スポーツ青少年局学校健康教育課
A4判 / カラー / 77頁 / 定価1,100円（本体 1,000円）ISBN978-4-7624-0878-6 (2018.9/1-4)

★食品，調理法ごとの衛生管理，調理技術を数値やデータを示してわかりやすく解説.
★重要点，注意点が色分けされ，見やすく使いやすい.
★科学的根拠に基づいた，安全でおいしい給食を提供するノウハウをまとめたマニュアル書.

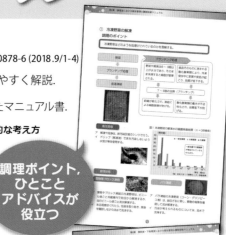

調理ポイント, ひとこと アドバイスが 役立つ

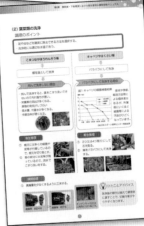

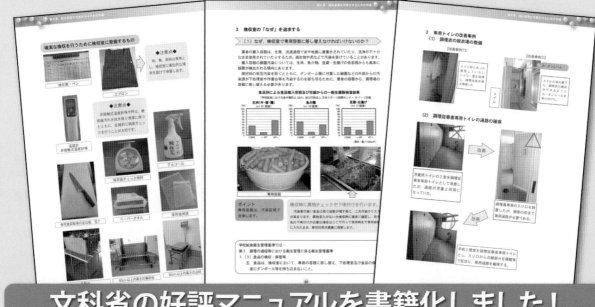

文科省の好評マニュアルを書籍化しました！

学校給食調理従事者
研修マニュアル

編纂 平成24年3月文部科学省スポーツ・青少年局学校健康教育課

A4 判 / カラー / 138 頁 / 定価 1,980 円（本体 1,800 円）
ISBN978-4-7624-0884-7（2015.10/1-1）

**食中毒ゼロ
をめざした
衛生管理の
マニュアル書**

**現場で役立つ
実践的な
情報が満載**

**学校給食
調理員の
標準的研修
プログラム
に準拠**

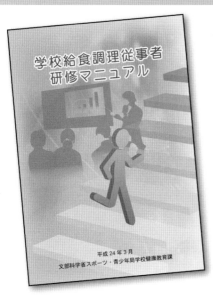

イラストでみる はじめての大量調理

日本図書館協会選定図書

著　女子栄養大学名誉教授　殿塚婦美子
元日本学校調理師会会長　山本五十六

A5 版 /2 色刷 /109 頁 / 定価 1,650 円（本体 1,500 円）
ISBN978-4-7624-0882-3 (2021.7/1-4)

大量調理の基本	おさえておきたい**大量調理ならではの調理技術**の基本
大量調理の裏ワザ	**学校給食のプロが伝授する**失敗しないコツ
大量調理の衛生管理	**中毒を出さないための必須**事項

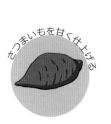
さつまいもを甘く仕上げる

失敗しないひと手間

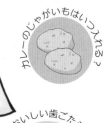
カレーのじゃがいもはいつ入れる？

仕上がり量を知る

大量調理には**コツが**あります

炒め物の調味料は合わせておく

おいしい歯ごたえ

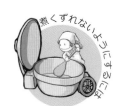
煮くずれないようにするには

---

12 炊飯

1 おいしいご飯の炊き方（ガス炊飯器）

a 計量
計量は容量ではなく、重量で 1 釜単位で計ります。

いつでも一定のかたさのご飯を炊くポイント
計量は重要で！

b 洗米
・洗米は手早く、洗米機の場合は短時間で行います。
・洗米時間が長くなると、砕米が多くなり、米のでんぷんが流出してべたついた飯になります。
・ビタミンB₁ など栄養成分が流出します。

c 加水量
・おいしい飯は　米→飯　2.2～2.4 倍
・加水量は米の 1.2～1.4 倍＋蒸発量（米の 6～10%）
・蒸発量は炊飯器、ふたの密閉度によっても異なるので、炊き上がりを実測しておくとよいでしょう。

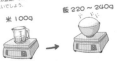
米 100g　飯 220～240g

---

10 揚げる －揚げむらなく香ばしく－

1 揚げ物を均一に揚げるには　一度に投入する

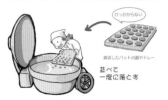

ひっかからない

裏返したバットの底やトレー

並べて一度に落とす

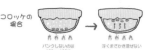
コロッケの場合
パンクしないのは 180～190℃
浮くまでかき混ぜない

☆食材を 1 つずつ油に入れたのでは時間がかかるうえに揚げむらになったり、型くずれして、うまく揚がりません。バットの裏やトレーを裏返して、成形した食材を並べて一度に油に落とすと、温度管理がしやすく、揚げむらもなく仕上がります。

さらに：コロッケを揚げるときは、高めの温度（180～190℃）の油に一度にサッと入れます。浮き上がってくるまでかき混ぜないことがポイントです。浮き上がってきたら均一の色になるようにひっくり返し、温度を確認してとり出します。各種揚げ物の加熱温度　➡ p.27 参照。

---

2 調理従事者の衛生管理

1 健康管理
①健康診断は年 1 回以上行います。
②検便検査は月 1 回以上行います。
③発熱・下痢などの症状や、手指に化膿がある場合は調理に従事できません。

2 身仕度

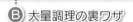

装身具（ピアス、イヤリング、時計、指輪）は外す

帽子をかぶる（髪の毛は出さない）

マスクをつける

爪は短く

マニキュア、指輪、時計は×

洗濯した白衣ズボンの着用

調理従事者の衛生管理　➡ ちょっとくわしく p.102

Ⓐ 大量調理の基本
洗浄 / 切さい / 下調理 / ゆでる / あえる（あえ物・酢の物・サラダ）/ 煮る / 蒸す / 焼く / 炒める / 揚げる / 汁物 / 炊飯

Ⓑ 大量調理の裏ワザ
球根皮むき機は野菜を入れすぎない，目を離さない / えだまめ，さやえんどう，いんげんは，ゆでる前に塩もみ / ごま和え，おかか和えは，あとで調味する / じゃがいもが六，七分煮えのときにルーを入れる / さつまいもを甘く仕上げるには低い温度で焼く / 大量調理でのおいしいだしとスープのとり方 / 洗米は力を入れず軽くかき混ぜ，手早く水を捨てる / 小麦粉と白玉粉は別々に練ってから合わせる

他多数掲載

Ⓒ 大量調理の衛生管理
衛生的に安全な食事の提供 / 調理従事者の衛生管理 / 器具の洗浄・殺菌マニュアル / 食品の衛生管理（食材料の購入・検収・保管・洗浄・殺菌マニュアル）/ 加熱調理食品の中心温度・加熱時間の記録マニュアル / 調理後の食品の温度管理マニュアル